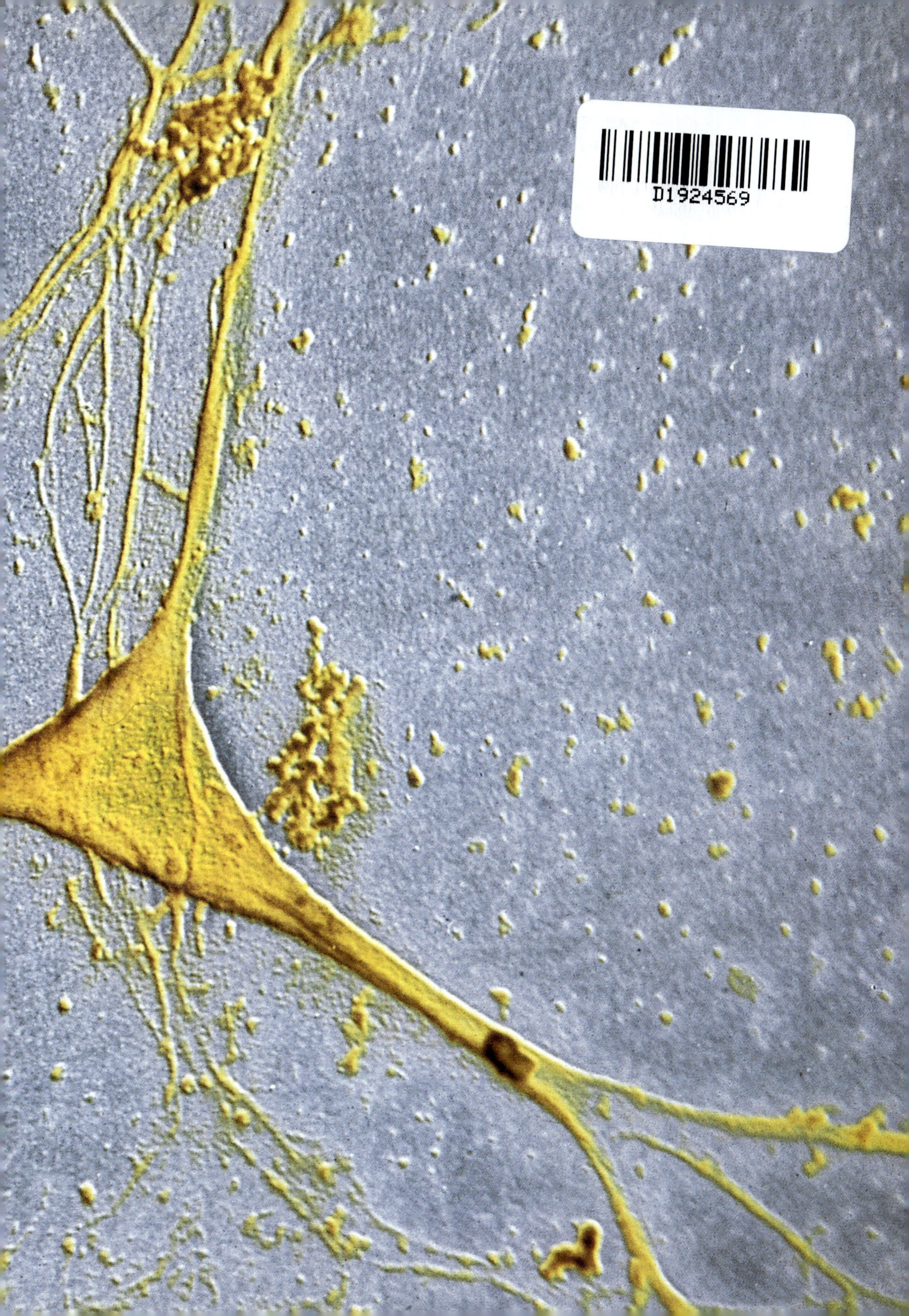

Das Wunder im Kopf

Genehmigte Lizenzausgabe für
Verlagsgruppe Weltbild GmbH, Augsburg

Umschlaggestaltung: Mario Lehmann
Gesamtherstellung: Offizin Andersen Nexö, Leipzig
Printed in Germany
ISBN 3-8289-1945-6

2004 2003 2002 2001
Die letzte Jahreszahl gibt die aktuelle Lizenzausgabe an.

Gabrielle Kautzmann

Das Wunder im Kopf

Herausgegeben von Gaby Miketta

Illustrationen: Jens Geiling unter der wissenschaftlichen Leitung von Professor Dr. Gustav Jirikowski

Wissenschaftliche Beratung: Dr. Martin Korte

Bechtermünz

Inhaltsverzeichnis

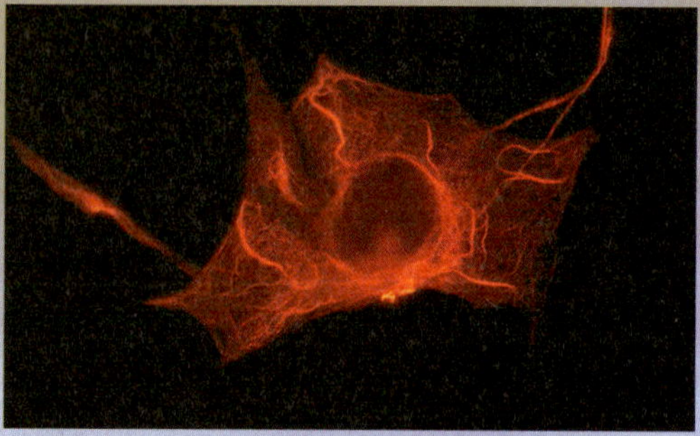

Eine drei Tage junge Nervenzelle. Sie wird wahrscheinlich mehrere Jahrzehnte leben und arbeiten.

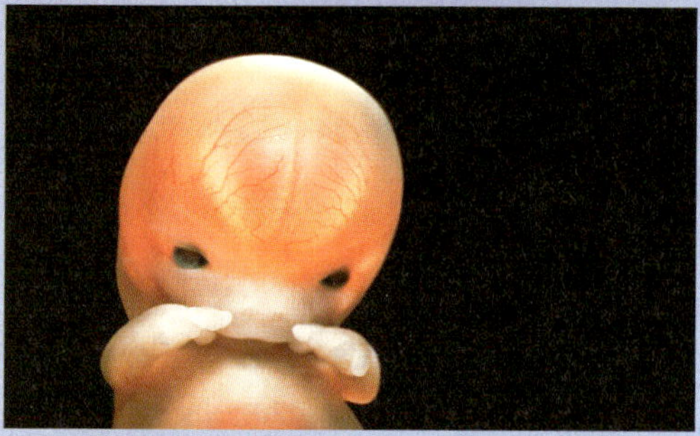

Im Alter von sieben Wochen sind hinter der durchsichtigen Stirnhaut des Embryos schon die vorderen Areale der Hirnrinde zu sehen.

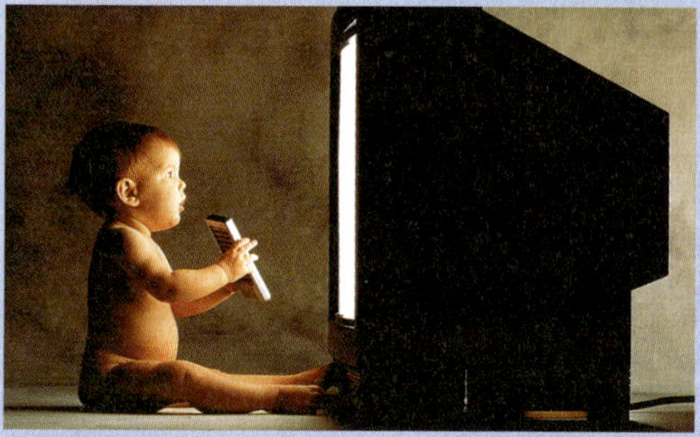

Babys brauchen Sinnesreize genauso nötig wie die Muttermilch.

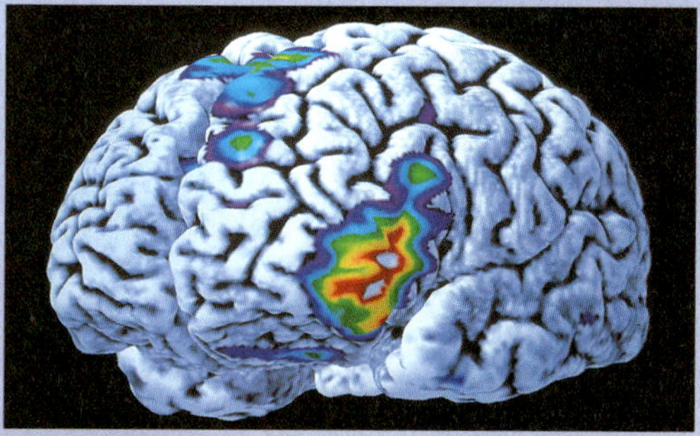

Diese Regionen in der linken Hirnhälfte sind aktiv, wenn wir mit anderen sprechen.

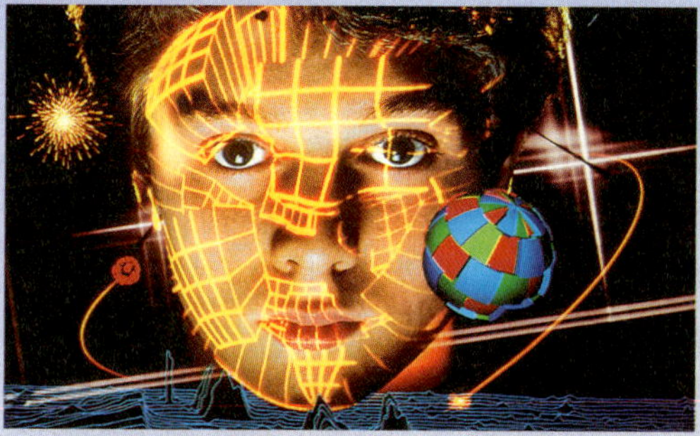

Assoziationen und Gefühle helfen beim Lernen.

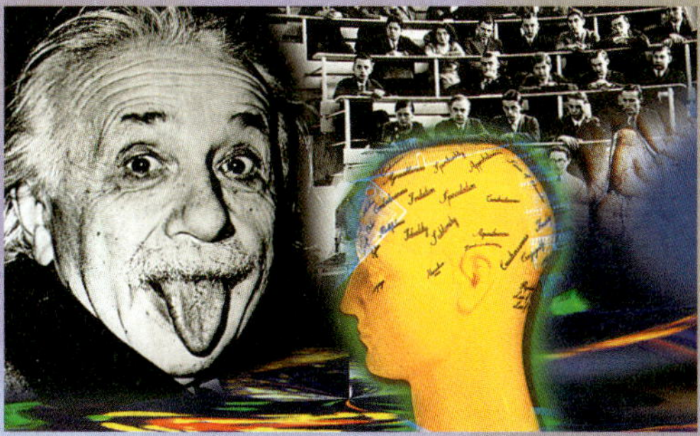

Unterscheidet sich das Gehirn von Genies von dem durchschnittlich Begabter?

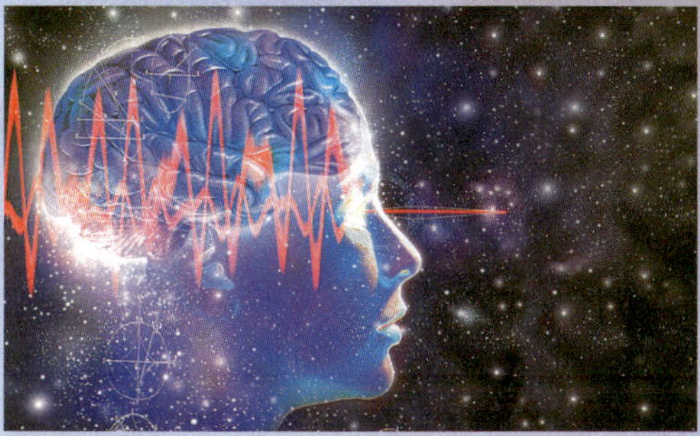

Hirnforscher suchen Antworten auf philosophische Fragen: Was ist der menschliche Geist? Was ist das Ich?

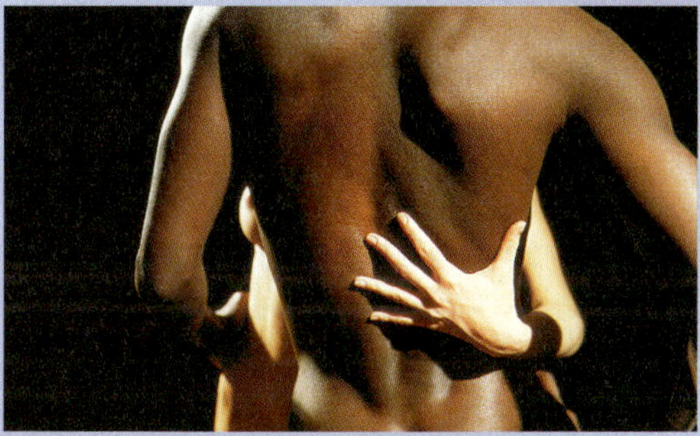

Lust und Leidenschaft entstehen im Gehirn. Es ist unser wichtigstes Sexualorgan.

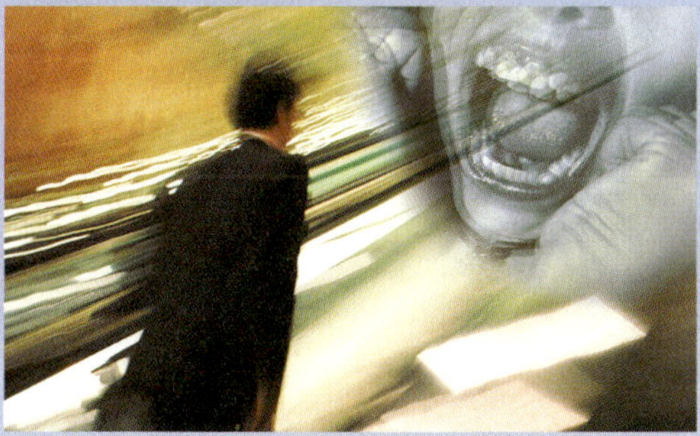

Bei ständiger Überlastung spielen Gehirn und Hormone verrückt.

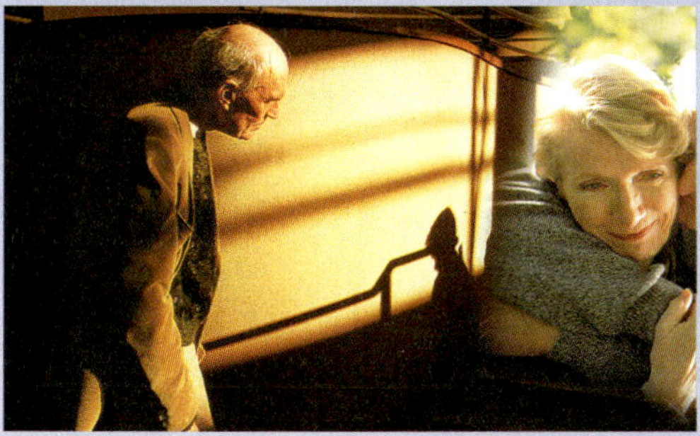

Auch das Gehirn altert, aber es muss nicht gebrechlich werden.

Leben, lernen, lieben ...

Das Gehirn ist *das* Symbol des Menschen. Es allein macht den Homo sapiens zu einer besonderen Spezies. Angst, Hass und Liebe sowie Logik, Wissen und Gedächtnis – alles spielt sich in 100 Milliarden Nervenzellen ab, die die drei Pfund schwere gallertartige Masse unter der harten Schädeldecke beherbergt. Das Innere des Gehirns galt Forschern bis vor einigen Jahrhunderten als mysteriöses Chaos, heute können die Neurowissenschaften viele wichtige Fragen beantworten. Die Erkenntnisse der modernen Hirnforschung – über die Macht der kleinen grauen Zellen, über psychische Erkrankungen, über die Auswirkungen von Hormonen und Drogen auf unser Denkvermögen und über so genannte Lernfenster – ermöglichen uns tiefe Einblicke in die menschliche Natur. Was ist Intelligenz? Wo sitzt das Gedächtnis? Wie entsteht Bewusstsein? Erstmals in der Menschheitsgeschichte können wir zumindest erahnen, wie unser Oberstübchen funktioniert. Dennoch bleibt das Gehirn – zumindest vorläufig – eines der letzten großen Wunder der Menschheit.

Ein Buch, das Ihnen weiterhilft. Das Wissen in der Gehirnforschung verdoppelt sich in etwa alle zehn Jahre. Viele dieser neuen Erkenntnisse, die mit enormem Forschungsaufwand zusammengetragen werden, stillen nicht nur den reinen Wissensdurst, sondern ermöglichen heute und in Zukunft auch neue Therapien für Krankheiten: wirksamere Medikamente gegen Depressionen und Schizophrenie, endlich eine Vorbeugung gegen Alzheimer und Parkinson, ein besseres Verständnis autistischer Verhaltensweisen. „Das Wunder im Kopf“ bietet konkrete Lebenshilfe und Ratschläge: Wie kann man die Entwicklung des Gehirns bei einem Ungeborenen fördern oder Schäden vermeiden? Wie kann man Intelligenz messen und das Gedächtnis trainieren?

Wir werden heute im Durchschnitt über 70 Jahre alt, und genau die gleichen Nervenzellen, die bereits vor der Geburt ihre Arbeit in dem winzigen Köpfchen eines Fötus taten, verrichten noch im Alter ihren Dienst. Natürlich verändert sich mit den Jahren die Effizienz des Gehirns. Es wird wie jedes andere alternde Körperteil anfälliger für Störungen. Wie lässt sich dieser schleichende Prozess aufhalten? Gibt es eine spezielle Nahrung für müde Nervenzellen? Während die moderne Medizin Hüftknochen, Knorpelgewebe, ja sogar die Linse im Auge ersetzen kann, sind wir beim Gehirn auf uns selbst gestellt. Nur wir können mit Hilfe eines cleveren Gehirns unsere grauen Zellen fit halten.

Die Geschichte im Buch. „Das Wunder im Kopf“ erzählt das Leben von Vitus: Wir lernen ihn bereits wenige Tage nach seiner Zeugung kennen, als die ersten primitiven Nervenzellen in dem winzigen Embryo entstehen und sich sein Gehirn innerhalb von neun Monaten in seiner ganzen Komplexität entwickelt. Wir erfahren, was in Vitus’ Gehirn bereits in den ersten 24 Stunden seines Lebens passiert. Wir begleiten Vitus durch Kindergarten- und Schulzeit und gehen mit ihm durch die Höhen und Tiefen von erster Liebe und Sexualität. Wir lieben und leiden mit Vitus und erfahren, wie sich Stress auf Vitus’ Nervenzellen auswirkt, wie seine Depression entsteht und wie im Alter schließlich auch bei Vitus der unvermeidliche schleichende Degenerationsprozess beginnt. Dabei schauen wir seinem Gehirn bei der Arbeit zu und begegnen zahlreichen Nervenzellen wie Memo, dem Gedächtnismanager. In ihren vielen Spezialabteilungen sorgen sie auf abenteuerliche Weise dafür, dass Vitus denkt, fühlt und handelt.

Das Autorenteam. Wie schon in unserem ersten gemeinsamen Buch „Krieg in unserem Körper“, das vom Immunsystem handelt, ist es der Wissenschaftsjournalistin Gabriele Kautzmann auch hier gelungen, uns das komplizierte Wunder, das sich in jeder Sekunde in unserem Kopf abspielt, verständlich und humorvoll zu erklären.

Mit Dr. Martin Korte vom Max-Planck-Institut für Neurobiologie bei München stand uns ein erfahrener Neurobiologe zu Seite, der die wissenschaftliche Beratung mit bewunderswertem didaktischen Geschick und großer Sorgfalt übernommen hat. Seine Spezialgebiete und Lieblingsthemen sind „Lernen“ und „Gedächtnis“.
Den Blick ins Innere des Kopfes ermöglichte Jens Geiling. Der Medizingrafiker am Institut für Anatomie I der Friedrich-Schiller-Universität in Jena gestaltete die vielen informativen Abbildungen. Er hat bereits einige Lehrbücher illustriert und ist zudem als Maler und Zeichner tätig.
Professor Gustav Jirikowski, Neuroanatom an der Friedrich-Schiller-Universität in Jena, brachte sowohl seine anatomischen Kenntnisse als auch seine Erfahrung aus der neurobiologischen Grundlagenforschung ein und lieferte die grafischen Vorlagen für Jens Geiling.

Gaby Miketta

Neurale Kommunikations-Spezialisten

Amygdala
schlägt im Emotionszentrum des Gehirns sofort Alarm, wenn Vitus in Gefahr ist und sorgt für Schmetterlinge im Bauch, wenn er sich verliebt.

Einstein
bestimmt in der präfrontalen Hirnrinde direkt hinter der Stirn Vitus' Persönlichkeit, bildet seine Meinungen und fällt Entscheidungen.

Eva
ist die Mutter aller Nervenzellen. In dem erst wenige Wochen alten Gehirn von Vitus agiert sie als embryonale Stammzelle.

Hannah
kurbelt im Hypothalamus, der obersten Hormonschaltzentrale, die Ausschüttung wichtiger Hormone an, zum Beispiel wenn Vitus Lust auf Sex hat oder unter Stress gerät.

Hibito
bremst als hemmendes Neuron den Überschwang seiner Kollegen und sorgt zum Beispiel dafür, dass Vitus ein Auto oder auch Anfang und Ende von Wörtern erkennen kann.

Memo
organisiert als Gedächtnismanager Vitus' Erinnerungen. Im Hippocampus übt er mit anderen Gedächtniszellen neues Wissen ein und entscheidet, was Vitus behalten oder vergessen soll.

Olivia
peilt im Hirnstamm die Richtung von Tönen, damit Vitus Geräuschquellen orten kann.

Optica
sorgt im Sehzentrum der Großhirnrinde für den richtigen Durchblick und erschließt Vitus die Welt der Farben.

Orion
steht als Gliazelle den Nervenzellen hilfreich zur Seite. In der Serviceabteilung ernährt und pflegt er Vitus' Neuronen.

Puck
lebt als Purkinje-Nervenzelle in Vitus' Kleinhirn. Er koordiniert seine Bewegungen und hilft ihm beim Snowboardfahren.

Sonata
gibt sich in der Hörrinde den akustischen Genüssen hin, die auf Vitus einstürmen.

Sensara
registriert als Tastsinneszelle sofort, wenn sich Vitus den Finger verbrennt oder ihn seine Freundin zärtlich streichelt.

Thalia
schaltet als „Fräulein vom Amt“ in der Relaisstation des Zwischenhirns (Thalamus) Sinnesinformationen in die Großhirnrinde weiter, damit Vitus die Welt überhaupt wahrnehmen kann.

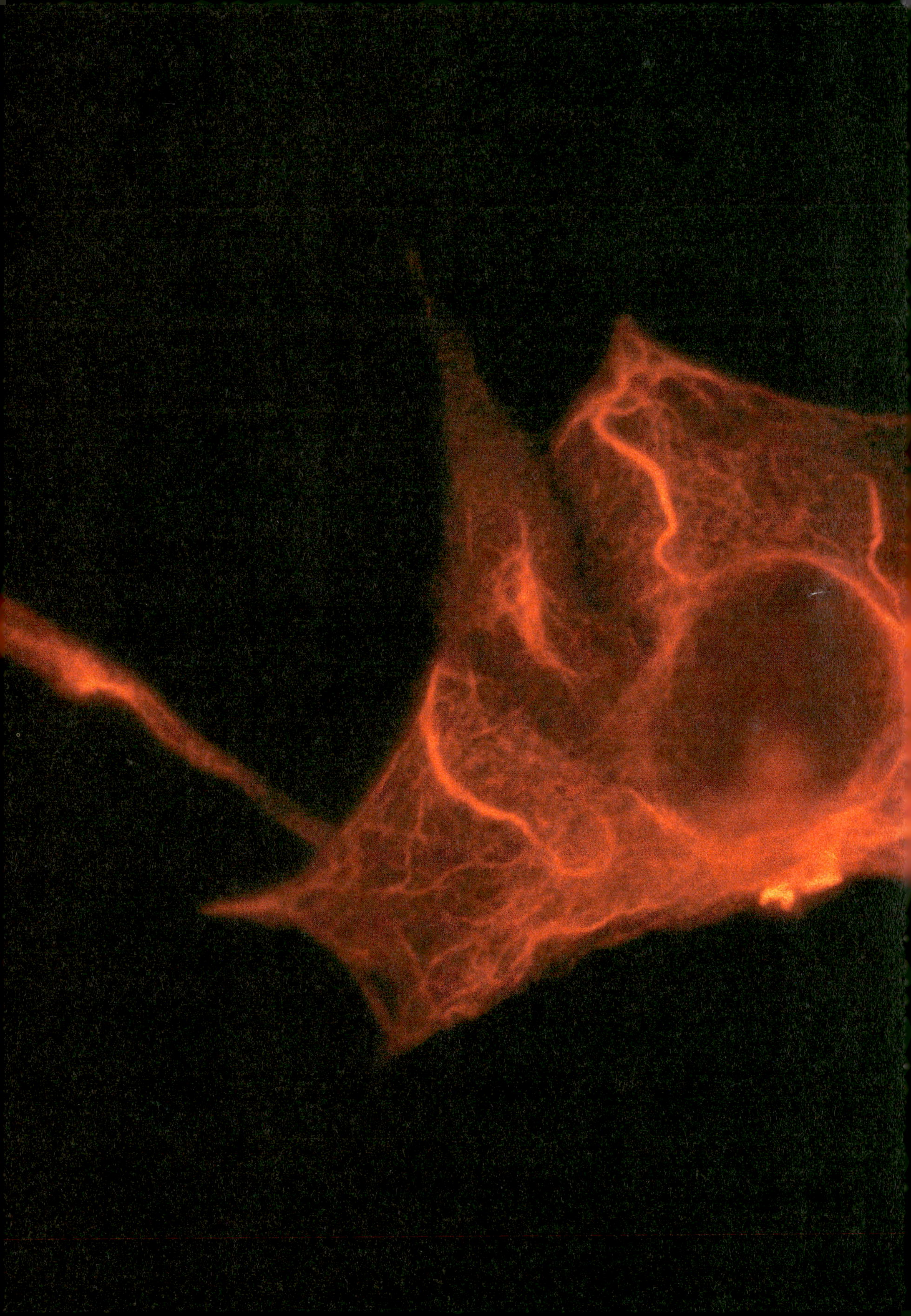

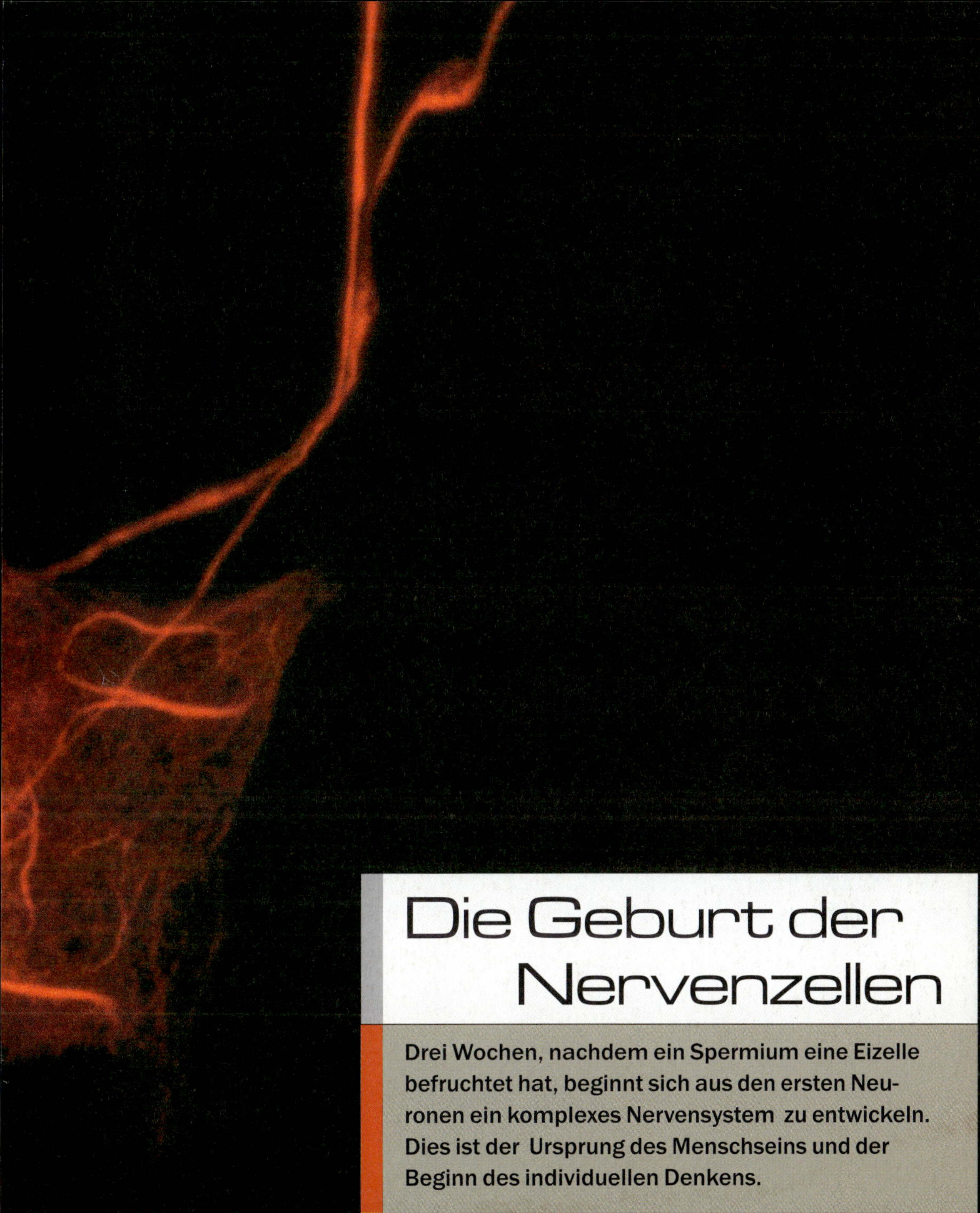

Die Geburt der Nervenzellen

Drei Wochen, nachdem ein Spermium eine Eizelle befruchtet hat, beginnt sich aus den ersten Neuronen ein komplexes Nervensystem zu entwickeln. Dies ist der Ursprung des Menschseins und der Beginn des individuellen Denkens.

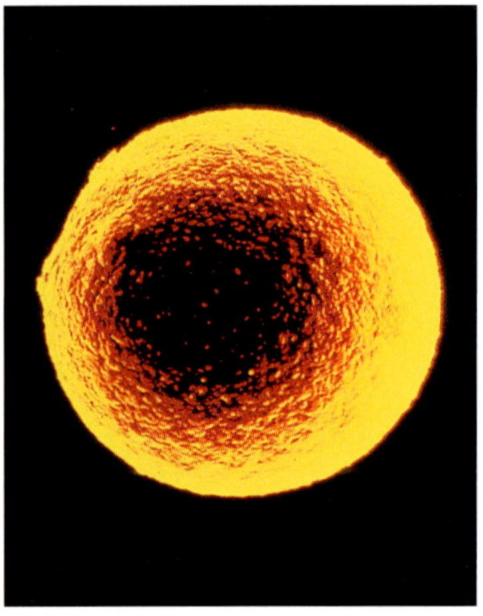

Im Kern dieser Eizelle steckt die Hälfte der Gene, die die Erbsubstanz des neuen Menschen ausmachen werden. Einige davon steuern die Reifung der Nervenzellen.

Eines dieser Spermien wird es schaffen, die Eizelle zu befruchten und die andere Hälfte der Gene beizusteuern.

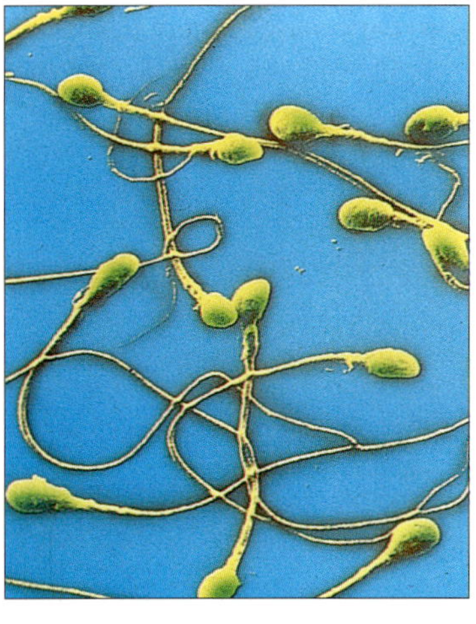

Ein neues Leben

Es ist warm und dunkel. Das Licht dringt noch nicht vor bis zu dem kleinen Punkt in der Mitte des mütterlichen Körpers. Es spielt auch keine Rolle. Er könnte es nicht sehen, denn noch ist er blind. Ohne Augen und ohne Gehirn, in dessen verschlungenen Windungen das Bild der Welt aus elektrischen Impulsen entsteht. Er besitzt eigentlich nichts und birgt doch schon alle Weisheit des Lebens in sich.

Niemand hat ihn bisher gesehen. Aber alle wissen von ihm. Unbewusst seinem inneren Programm folgend schickte er kleine Zeichen in seine Umwelt, um auf sich aufmerksam zu machen, noch während seiner Wanderschaft, auf der Suche nach einem Platz für die ersten Monate seines Lebens.

Die Wirkung war verblüffend: Es wuchs ein Nest für ihn, warm und feucht empfing es ihn, als er vor 14 Tagen an seinem vorläufigen Ziel angelangt war. Wenig später umgab ihn eine Wolke von Glückshormonen. Das muss an dem Tag gewesen sein, als seine kleinen Botschaften das Gehirn seiner Mutter erreicht hatten. Zuerst traute sie ihnen nicht. Zwar spürte sie die Veränderung, aber es bedurfte einigen Nachdrucks seinerseits, bis sie an das Wunder glaubte, das sich in ihr vollzog.

23 Tage ist er nun alt und zweieinhalb Millimeter groß. Jeden Tag wächst er um rund zwölf Prozent und jede Woche verdoppelt sich die Zahl seiner Zellen. Alle paar Minuten findet in seinem kleinen, noch unförmigen Körper das Wunder des Lebens statt: Aus einer Zelle entstehen zwei identische Kopien.

Aus eins mach zwei

„Moment mal, ich muss mich eben teilen."

„Einen Augenblick noch!" Eva möchte so viel wissen. Aber kaum hat die unscheinbare, neugierige Embryonalzelle mit einer ihrer Nachbarinnen Freundschaft geschlossen, schon steht die nächste Teilungsrunde bevor.

„Tut mir leid", erwidert die Nachbarin, die sich von Eva keinen Deut unterscheidet, „das ist eine ungünstige Zeit, um intensive Gespräche zu führen."

„Nur eine Frage noch …"

„Dann aber schnell."

„Wohin geht die Reise?"

„Wer weiß! Vielleicht in die Haut, ins Nervengewebe oder in den Kopf. Ich kann dir nur sagen, dass wir vorerst versuchen müssen, uns zu vermehren. Und deswegen teile ich mich jetzt. Achtung!"

Eva weicht einen Zehntelmillimeter zurück um Platz zu machen. Aus sicherer Entfernung sieht sie zu, wie die Nachbarin ihre Arme einzieht

und sich einkugelt. Die Kugel bekommt eine Taille, die wird dünner und dünner, bis sie der einer Wespe gleicht. Als die Taille nur noch aus Zellhaut besteht, schnürt sie sich ab. Beide neuen Zellen trennen sich und beginnen eifrig, die abgeschnittenen Enden zu verkleben.
Kugelrund und putzmunter machen sich die beiden Neuen breit.
„Hallo!“, kräht die eine.
„Guten Morgen!“, schmettert die andere.
„Morgen“, murmelt Eva.
„Teil dich doch auch, solange du noch kannst!“, ruft einer der Neulinge frech.
„Du wirst sehen“, bestätigt die andere, „es tut gar nicht weh!“
Eva zögert. Aber auch sie spürt den Drang ihres genetischen Programms, sich zu vermehren.
„Mach mit“, fordert ihre neue Nachbarin sie auf, „wir teilen uns um die Wette.“
„Gewonnen hat, wer zuerst zweihundertsechsundfünfzig Kinder hat“, fügt die Zwillingsschwester hinzu.
„Zweihundertsechsundfünfzig?“
„Das ist doch nicht viel!“
„Nur achtmal teilen.“
„Okay, ich bin dabei“, stimmt Eva zu, doch der Sinn der Aktion ist ihr ein Rätsel. „Wenn ich nur eine Ahnung hätte, wohin das alles führt …“, denkt sie.

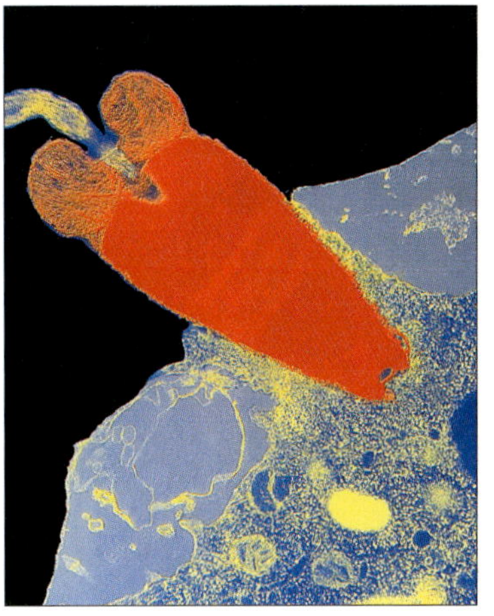

Der Kopf des schnellsten Spermiums durchdringt die Membran der Eizelle.

Der Ursprung des Denkens

Die unreifen Zellen im Körper des gut drei Wochen alten Jungen wissen nicht, was sie tun, aber sie tun es den ganzen Tag: Sie teilen sich Runde um Runde. Sie werden immer mehr und beginnen langsam, ein winziges Baby zu formen. Ein geheimnisvolles genetisches Programm sagt jeder Einzelnen von ihnen, wann es genug ist mit der Massenvermehrung und wann sie damit beginnen sollen, sich zu einer kleinen Persönlichkeit zu entwickeln.
Das Programm weist jeder Zelle ihre Aufgabe zu: Muskelzellen zum Blinzeln und Strampeln, Darmzellen zum Verdauen. Hautzellen zum Schutz und Nervenzellen zum Denken, Fühlen und Handeln.
In langen Leitungsbahnen werden Nervenzellen den ganzen Körper durchziehen und jedes Organ, jedes Gewebe in ein superschnelles Kommunikationsnetz einbinden.
Hundert Milliarden Neuronen werden im Kopf des Jungen leben, eingebettet in zehnmal so viele Gliazellen, die die Nervenzellen ernähren, sie schützen, stützen und ihren zellulären Müll entsorgen. Schon bei der Geburt des Kindes wird jedes Neuron im Gehirn, dem „zentralen“ Nervensystem, fünf bis zehn Verschaltungen mit anderen Nervenzellen

Vier Tage nach der Befruchtung ist der Embryo 16 Zellen groß und in der Gebärmutter angelangt. Jetzt muss er einen Platz finden, um sich einzunisten.

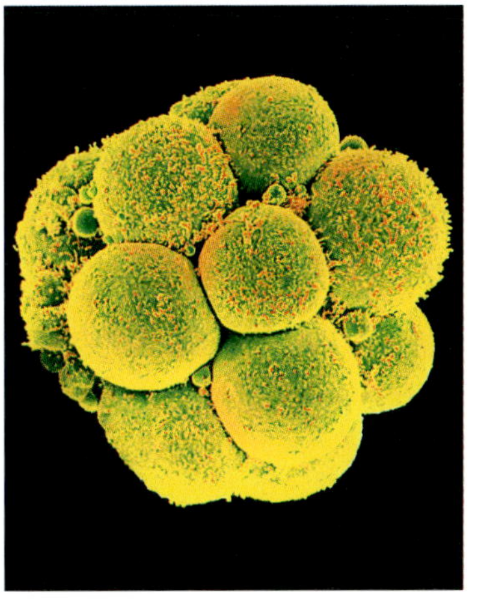

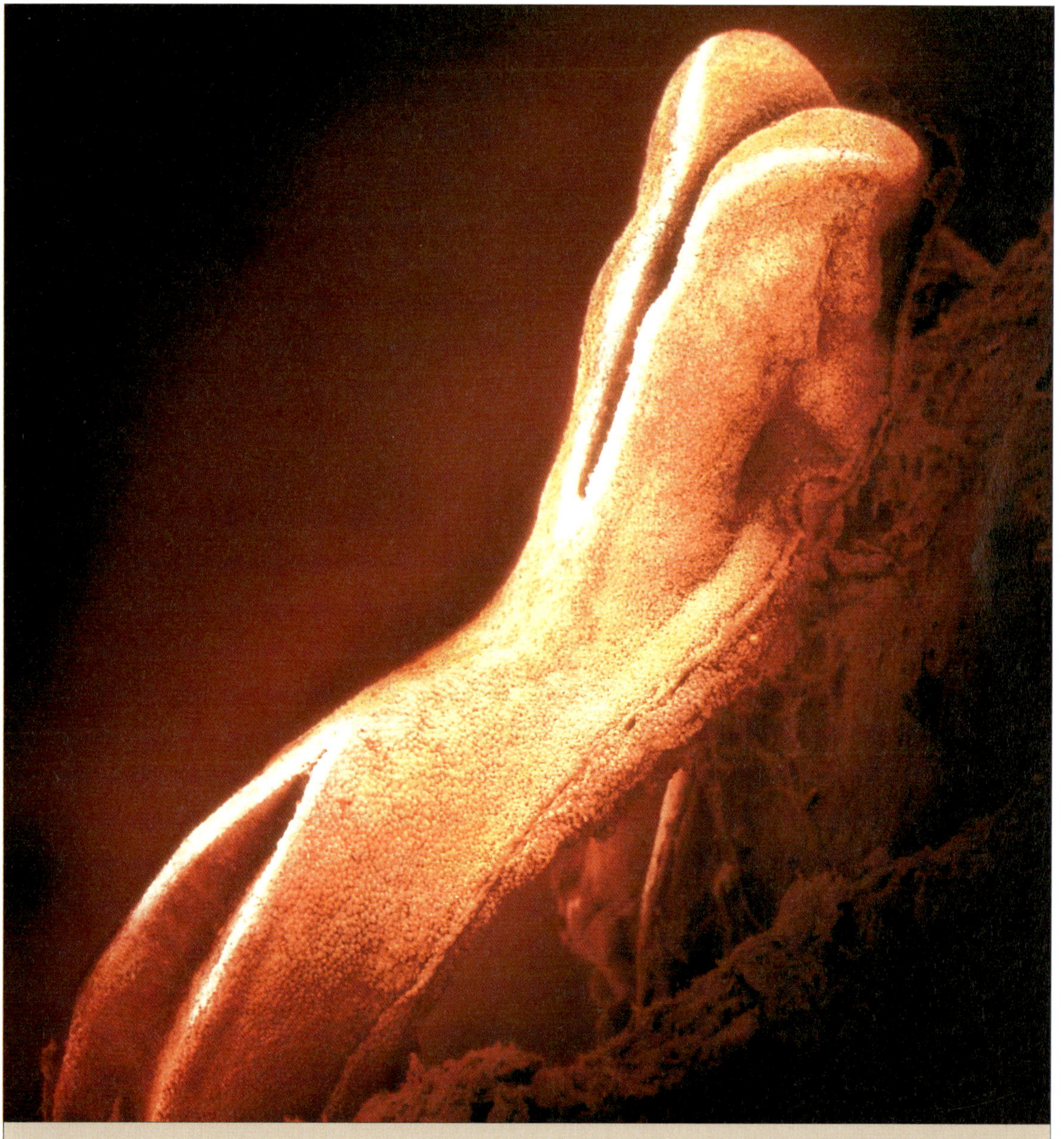

Primitive Nervenzellen
In dem etwa zwei Millimeter langen Embryo entstehen – etwa drei Wochen nach der Befruchtung – die ersten primitiven Nervenzellen. Das äußere Keimblatt (Ektoderm) des Embryos bildet die Haut, Haare, Talg- und Schweißdrüsen. Es wird durch das Neuralrohr gespalten. Oben und unten ist es noch offen, in der Mitte bereits geschlossen. Aus den im Bild hell erscheinenden ersten Nervenzellen im Neuralrohr werden sich später das Rückenmark, das Gehirn und auch die peripheren Nerven für Rumpf und Extremitäten entwickeln. Die Verdickung rechts oben ist der Beginn des Vorderhirns, seitlich darunter sind die Anlagen für das Herz und das innere Ohr sichtbar.

besitzen. Und dann geht es erst richtig los! Allein in den ersten beiden Lebensjahren lernt ein Baby so ungeheuer viel, dass sein Nervennetz im Gehirn zehn- bis hundertmal dichter wird. Es wird glücklich und traurig sein, wird sich über Erfolge freuen und Enttäuschungen erleben, wird schließlich über sich und die Welt nachdenken und auch oft darüber lachen – alles nur mit den grauen Zellen in seinem Kopf.
Die Hälfte der Neuronen im Gehirn sitzt dann in einer nur zwei bis fünf Millimeter dünnen Schicht, die alle anderen Regionen überdeckt: der Großhirnrinde. Ausgebreitet hätte sie eine Fläche von 2200 Quadratzentimetern. Diese Fläche muss sich im Lauf der Entwicklung innerhalb des Schädels kunstvoll falten, was das typische gewundene und gefurchte Äußere eines menschlichen Gehirns ausmacht.
Eines Tages wird der Junge ein Alter erreicht haben, in dem er sich mit Hilfe seiner Großhirnrinde für erwachsen hält. Es wird noch einige Zeit dauern, bis ihn auch die Erwachsenen endlich für erwachsen halten. Irgendwann wird er womöglich erkennen, dass die ganze intelligente Menschheit nur aus kleinen, glücklichen oder traurigen, klugen oder dummen Ameisen besteht, die emsig tun und ihre Welt für die einzig Wirkliche und Wichtige halten, im Grunde aber wenig von dem begriffen haben, was um sie herum vorgeht. Dann wird er wirklich erwachsen sein.
Von all dem ahnt das winzige Würmchen im Bauch seiner Mutter noch nichts. Es kann noch nicht denken, denn es hat noch kein Gehirn. Das Organ, das den Homo sapiens sapiens zu einer Spezies macht, die die Weisheit gleich doppelt in ihrem Namen verewigt hat, wird erst noch entstehen. Doch einen Vorläufer gibt es schon, ein Rohr am vorderen Ende der noch unförmig aussehenden Masse, wo bald der Kopf Gestalt annehmen wird.

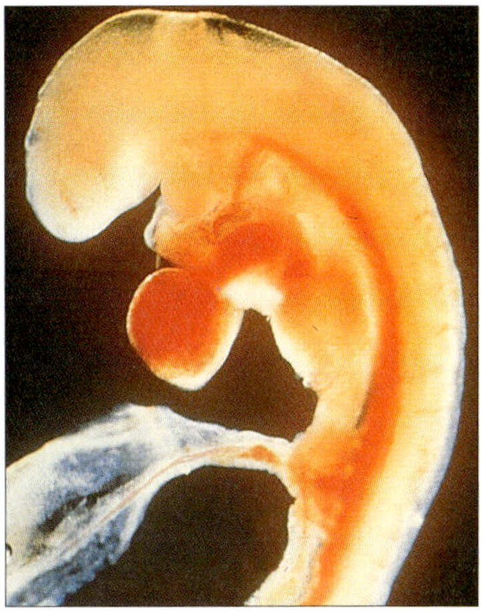

Mit vier Wochen sind bereits deutlich die Anlagen für das Gehirn (oben links) und die Wirbelsäule mit dem Rückenmark zu erkennen.

Die Neuro-Schaukel

Die Embryonalzelle Eva hat sich geteilt. Sie selbst ist dabei verschwunden. Nicht gestorben im menschlichen Sinne, denn Evas Leiche gibt es nicht. Alles, was sie besaß, und das war nichts außer dem, was sie im Leibe trug, hat sie weitergegeben und nach der Verdoppelung ihres Zellkerns gerecht geteilt. So lebt sie in ihren beiden Töchtern weiter, in deren Töchtern und in allen nachfolgenden Generationen.
Die Wohnung der angehenden Nervenzellen ist eng und niedrig: das Neuralrohr des vier Wochen alten Embryos, das sich aus einer Hautfalte gebildet hat, indem diese sich nach innen vertiefte, schließlich von der Haut abschnürte und zu einem Rohr schloss, nur einen halben Millimeter dicker, aber so lang wie der ganze Embryo. In der Wand des Rohres leben Evas Nachkommen, die Neuroblasten. Sie werden in zwei Wochen die ersten Hirnbläschen bilden.

Jeder Neuroblastenzelle sind zwei lange Arme gewachsen. Mit dem einen halten sie sich an der Innenwand des Rohres fest, mit dem anderen an der Außenwand. Dazwischen schaukeln sie, sehr langsam, eine Stunde lang hin und eine Stunde lang her.

Jedes Mal, wenn sie innen angelangt sind, ziehen sie ihre Arme ein, teilen sich, die beiden Tochterzellen strecken ihrerseits zwei Arme aus und beginnen wieder zu schaukeln. So geht das eine Woche lang, bis kein Platz mehr ist für all die schaukelnden Vorläuferzellen. Für die Älteren von ihnen wird es Zeit, nach außen aufzubrechen. Sie zwängen sich durch die Wand des Neuralrohrs und werden sich von nun an nicht mehr teilen. Das ist die Geburtsstunde der Nervenzellen.

Klettertour im Nervengarten

„Hibito, wo bleibst du denn?“

Hibito bemüht sich nach Kräften, seinen Weg aus dem immer dichter gepackten Neuralrohr hinaus zu finden. Evas Urenkel in der fünfzehnten Generation ähnelt seiner nachdenklichen und zögerlichen Ahnfrau sehr. Seine Freundin Optica hingegen drängt vorwärts.

„Beeil dich doch mal ein bisschen!“, ruft sie nach hinten, in die Rohrwand hinein. „Ich klettere auch extra ganz langsam, nur ein Sechzigtausendstel Stundenmillimeter.“

„Langsam? Meine Arme sind jetzt schon ganz schlapp.“

Eine Ewigkeit von sieben Tagen sind sie jetzt schon unterwegs. Die Rohrwand ähnelt einem Wald, der immer dichter wird. Sie sind darin

Erst im Querschnitt offenbart sich die Ästhetik des Gehirns

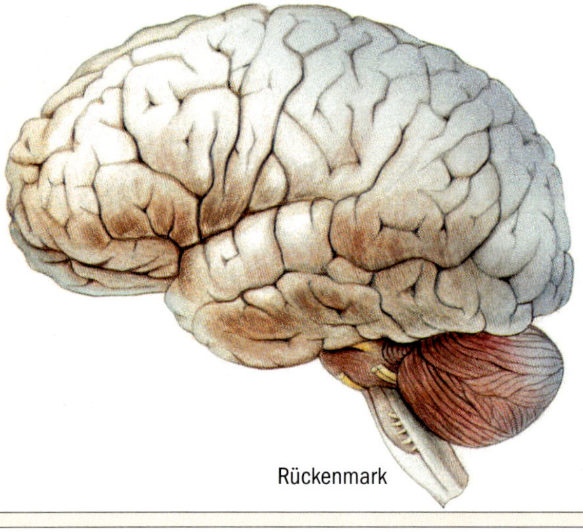

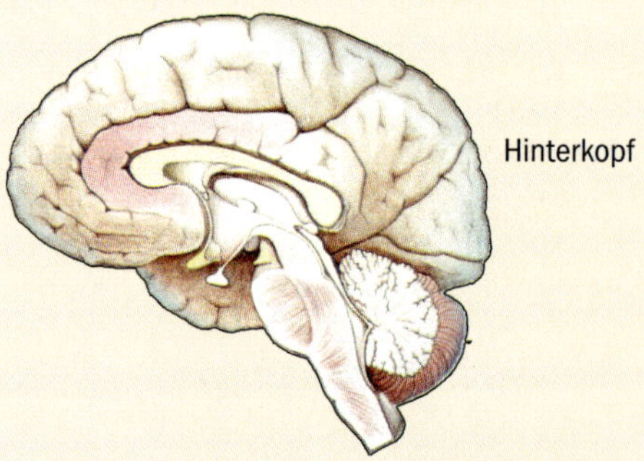

Die faltige Großhirnrinde überwuchert alle tieferen Regionen. Von außen betrachtet ist ein erwachsenes Gehirn nichts anderes als eine etwa drei Pfund schwere, wabbelige Masse. Doch im Inneren weist es ganz unterschiedliche Strukturen auf.

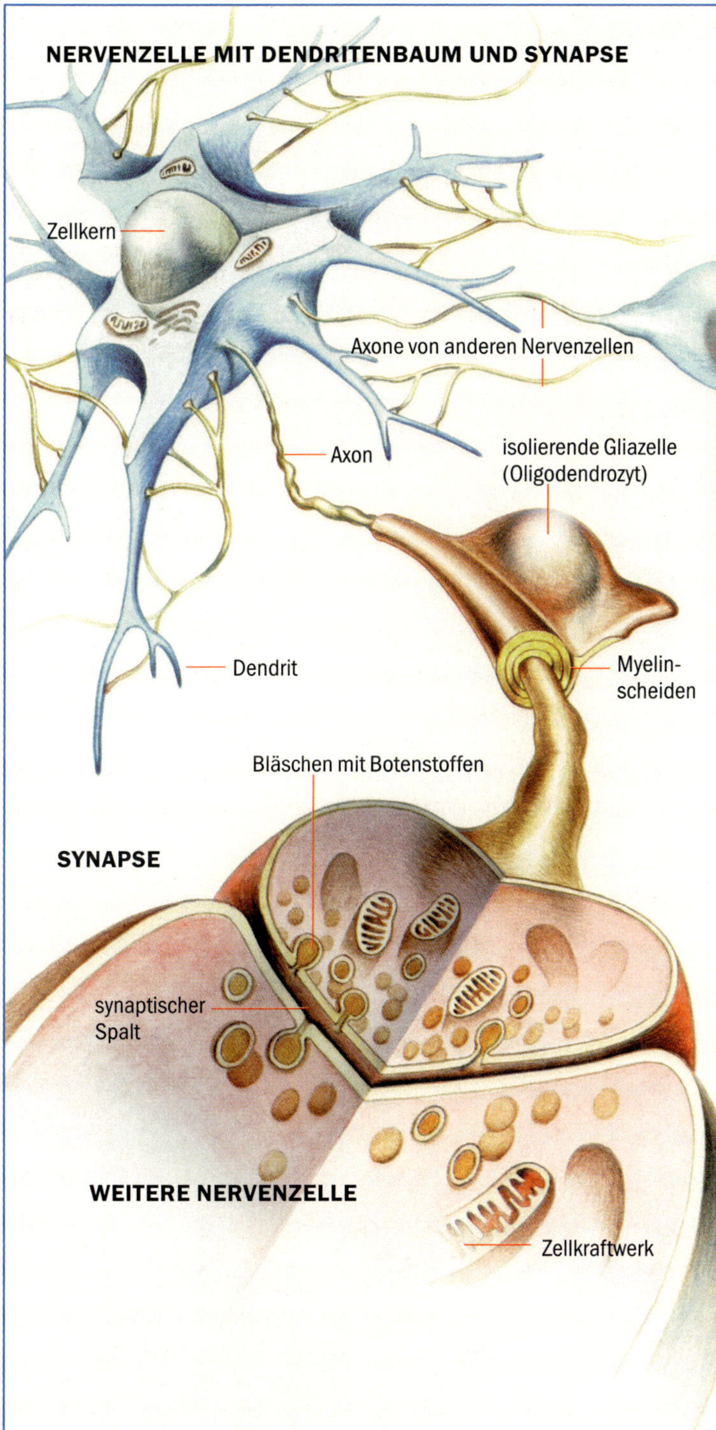

Wie Nervenzellen kommunizieren

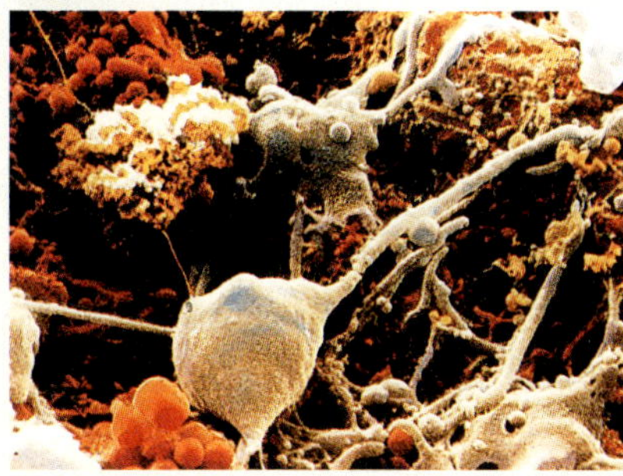

Axone, Dendriten und Synapsen: Im Gehirn existieren Trillionen von Verschaltungen (Synapsen). Sie bilden die Basis der Kommunikation im Kopf. Über ihre Fortsätze (Axone) leiten Nervenzellen Signale bis in weit entfernte Gebiete zu anderen Nervenzellen. Das Axon agiert als Sender, der Zellkörper und Dendriten sind die Empfänger von Signalen. Dendriten sind jene Ausläufer der Nervenzellen, die Signale aufnehmen und zum Zellkörper weiterleiten. Jede Synapse am Ende des Axons verbindet zwei Nervenzellen. Spezielle Gliazellen bilden die Myelinscheiden als Umhüllung der Axone. Im elektronenmikroskopischen Bild sind die Gliazellen (rot) und die großen Zellkörper der Neurone (grau), von denen viele Dendriten wie dünne Äste ausgehen, zu erkennen.

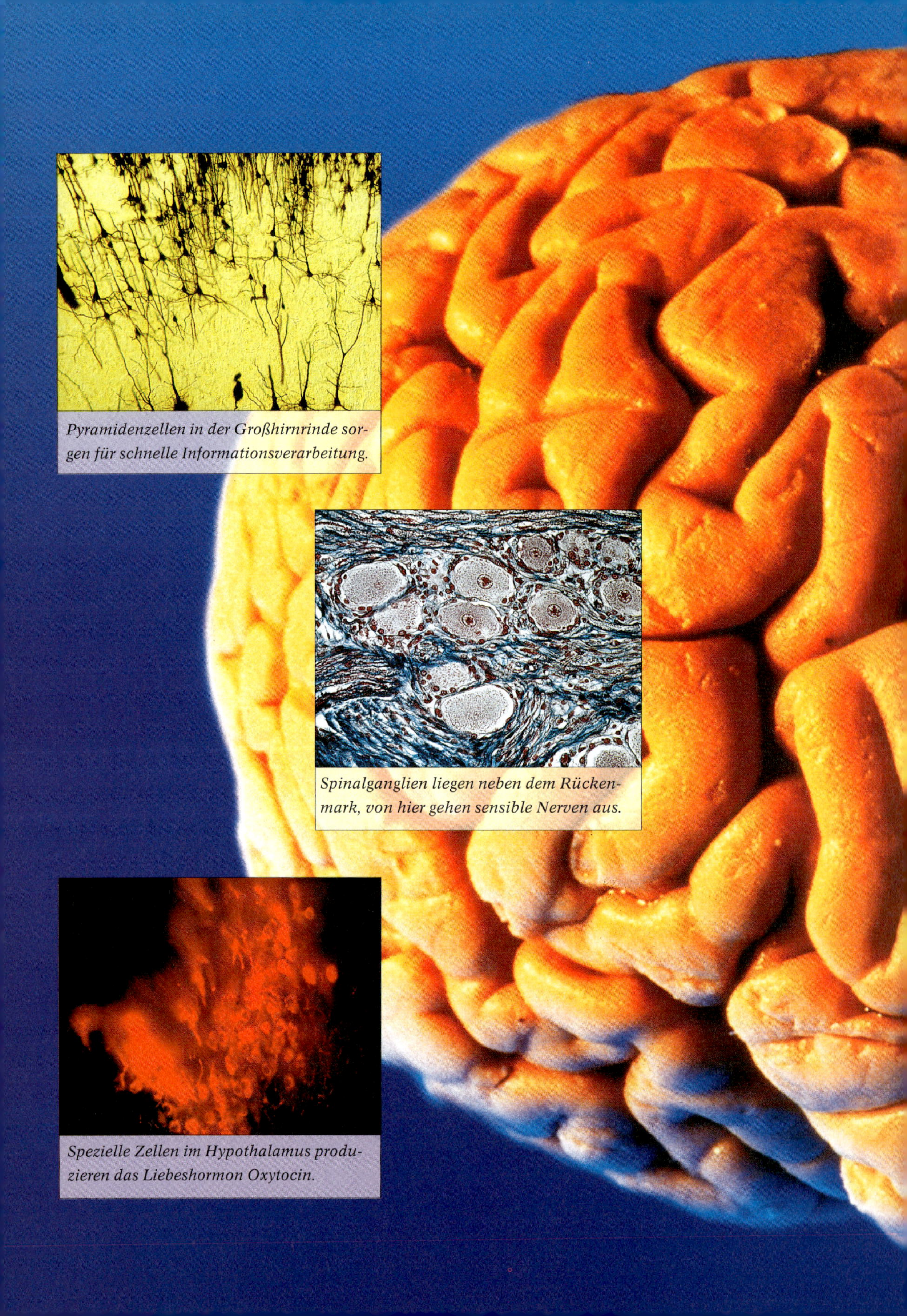

Pyramidenzellen in der Großhirnrinde sorgen für schnelle Informationsverarbeitung.

Spinalganglien liegen neben dem Rückenmark, von hier gehen sensible Nerven aus.

Spezielle Zellen im Hypothalamus produzieren das Liebeshormon Oxytocin.

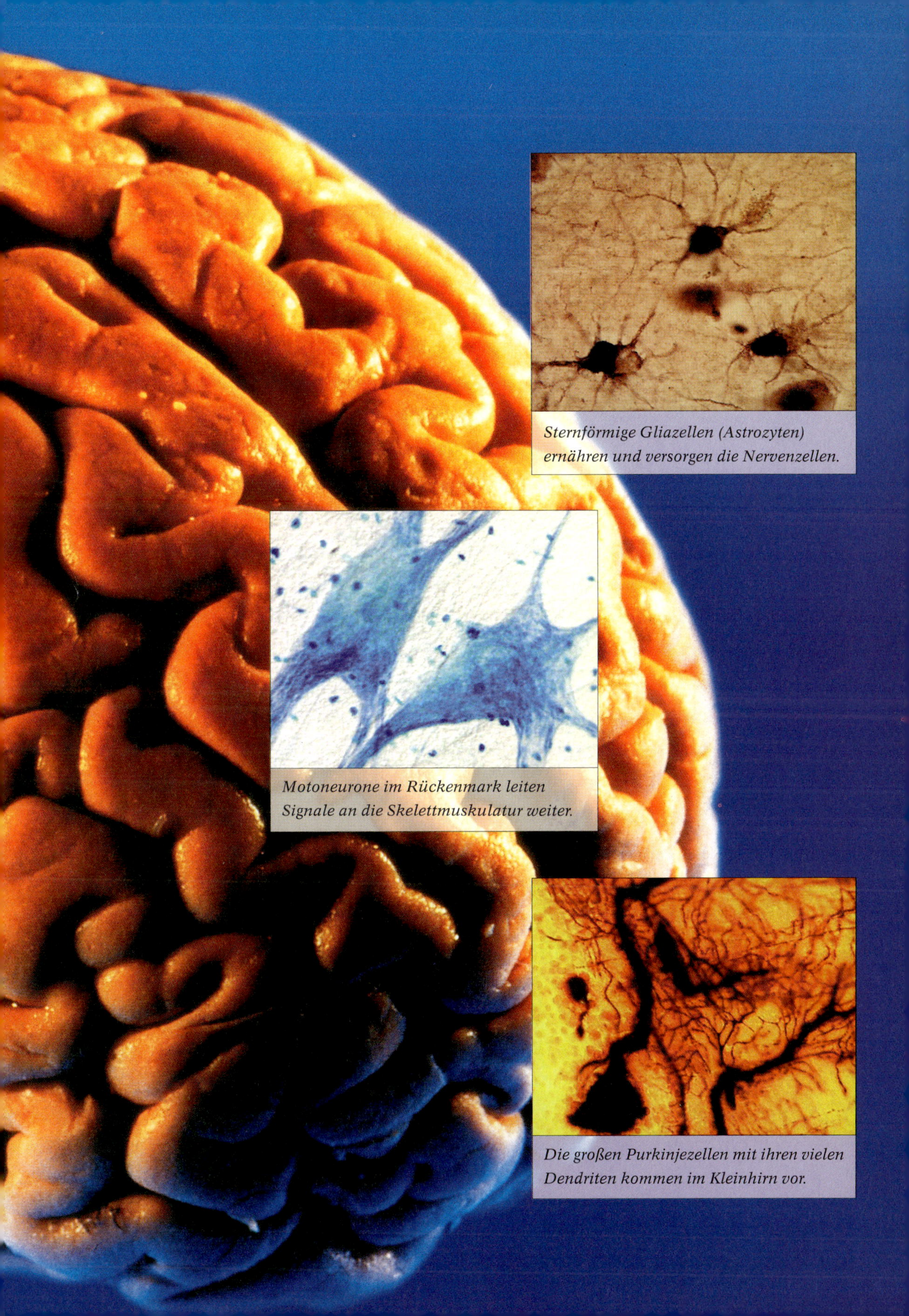

Sternförmige Gliazellen (Astrozyten) ernähren und versorgen die Nervenzellen.

Motoneurone im Rückenmark leiten Signale an die Skelettmuskulatur weiter.

Die großen Purkinjezellen mit ihren vielen Dendriten kommen im Kleinhirn vor.

Bilder aus dem Kopf

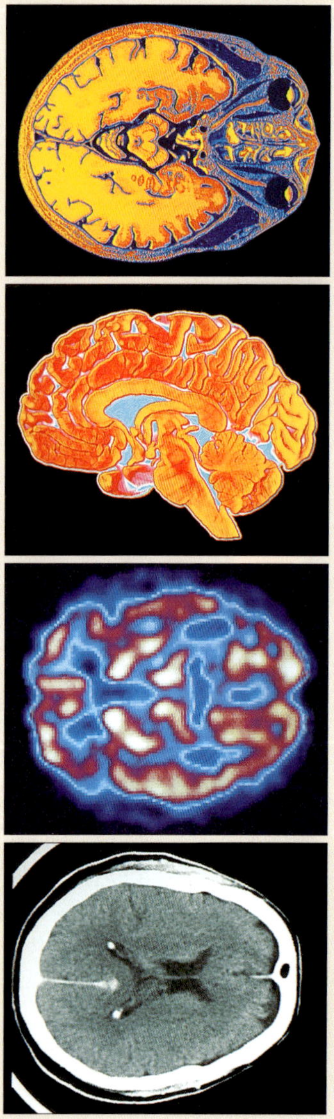

In der Kernspintomographie (oben) und im CT-Bild (darunter) lassen sich anatomische Strukturen gut erkennen, während die PET-Aufnahme Stoffwechselvorgänge aufzeigt. Im Röntgenbild (unten) sind nur Grauwerte erkennbar.

auf dem Weg nach außen. Am Waldboden auf der Rohrinnenseite sah die Welt noch recht übersichtlich aus. Die Bäume wuchsen einer neben dem anderen und eine nach der anderen kletterten die jungen Neuroblasten, sobald sie sich oft genug geteilt hatten, an ihren Stämmen empor. Mit den Bäumen sind Hibito und Optica und die vielen anderen Neuroblasten, die mit ihnen hinaufstreben, verwandt. Es sind Gliazellen, die entfernten Cousinen der Nervenzellen.
„Ich kann schon sehen, dass sich die Gliae da oben verzweigen!“, jubelt Optica. „Wir sind gleich da.“
Hibito schöpft neue Kraft. „Moment, ich bin gleich bei dir. Hier staut sich der Verkehr gerade mal wieder.“
„Versuch zu überholen.“
„Ja, ja. Von hinten drängeln sie auch schon.“
„Ich warte an der ersten Gabelung“, verspricht Optica, „komm, gleich haben wir es geschafft.“
Hibito zieht sich die letzten Mikrometer nach oben. Dann ein letzter Ruck und er sitzt neben Optica auf einer Art Astgabel.
„Geschafft.“ Hibito atmet erleichtert aus. Beide rutschen aus dem Gestrüpp heraus. Sie blicken auf einen lichten Klettergarten. An manchen Stellen sind Haken und Ringe vorbereitet, um denen, die weiter nach oben wollen, das Festhalten zu erleichtern.
Hibito allerdings hat genug. Er rutscht ein wenig hin und her um es sich bequem zu machen.
„Hier ist doch ein schönes Plätzchen! Was meinst du?“
Aber Optica sieht sich suchend um.
„Mir gefällt es nicht so besonders.“
„Warum nicht?“
„Ungemütlich. Ich suche etwas Besseres. Komm, steh auf.“
„Keinen Mikrometer gehe ich mehr weiter.“
„Habe ich dich deswegen hier raufgeschleppt, nur damit du jetzt auf halbem Weg schlappmachst?“

Die erste Nervenzelle

Optica kennt ihr genetisch vorbestimmtes Ziel: Zone eins im sich entwickelnden Gehirn, das spätere Großhirn, ganz oben im Klettergarten. Dort wird sie zusammen mit tausenden anderen Neuronen das erste Sehzentrum aufbauen und im Hinterkopf dafür sorgen, dass der kleine Junge sieht. Vom Zwischenhirn werden sie und ihre Kolleginnen die Impulse empfangen, die das Licht auf die Netzhaut des Auges zaubert und die der Sehnerv nach hinten leitet.
Von unten drängen immer neue Zellen nach und der Wald wächst. In wenigen Tagen hat sich das enge Neuralrohr in ein Gebilde verwandelt, das schon an ein Gehirn erinnert.

Ansichten eines Gehirns

Röntgenbild: Durch Röntgenstrahlen entsteht ein Bild in Grauschattierungen.

Computertomographie (CT): Der Computer verrechnet viele hunderttausend Messwerte, die durch Röntgenstrahlen entstehen, zu detailgetreuen Bildern.

Positronen-Emissions-Tomographie (PET): Im lebenden Gehirn lassen sich Blutfluss, Stoffwechsel und bestimmte chemische Reaktionen sichtbar machen, so als würde man dem Gehirn beim Arbeiten zuschauen.

Kernspintomographie (magnetic resonance imaging MRI): Bestrahlt man Gewebe im magnetischen Feld mit Radiowellen, bilden sich Magnetresonanz-Signale, die wasserstoffreiche oder fettarme Gewebeanteile unterscheiden und sichtbar machen.

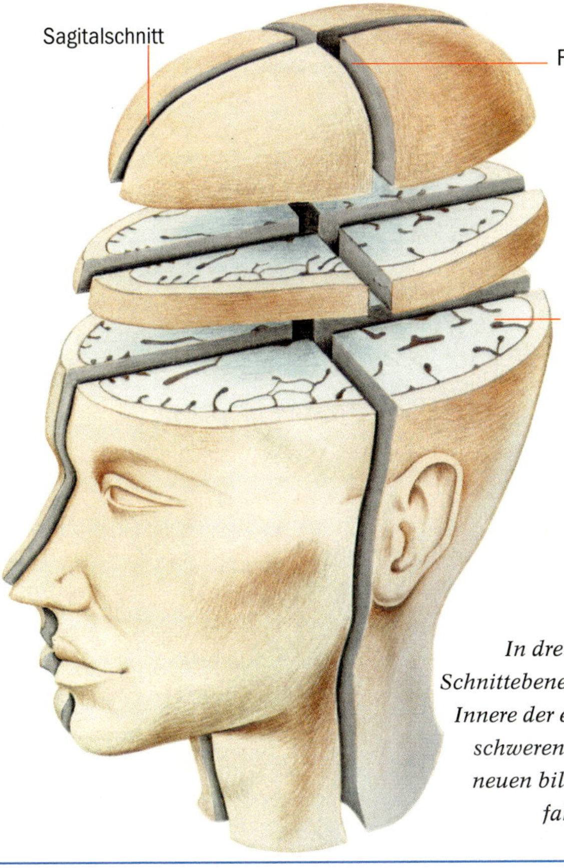

In drei verschiedenen Schnittebenen lässt sich das Innere der etwa drei Pfund schweren Hirnmasse mit neuen bildgebenden Verfahren darstellen.

Der Kopf des Embryos ist jetzt, in der achten Woche, von außen schon deutlich als solcher zu erkennen. Das sich entwickelnde Gehirn hat schon eine rechte und eine linke Hälfte und ist in sechs Zonen unterteilt.

„Ich sehe gleich nichts mehr vor lauter Zellengewimmel, das wird ja immer enger hier", schimpft Hibito.

Dennoch gibt er sich einen Ruck und folgt Optica nach oben. ‚Warte nur', denkt er, ‚wenn wir erst am Ziel sind! Dann schlägt meine Stunde. Ich werde meinen Bremsklotz ausfahren und dir und deinesgleichen schon Einhalt gebieten. Immer diese Hektik! Nie Zeit zum Nachdenken!'

Auch Hibito kennt seine Bestimmung: Er wird in der Großhirnrinde dafür sorgen, dass nur die wirklich wichtigen Nachrichten weitergegeben werden. Wo käme man denn hin, wenn alle Neuronen voller Begeisterung übers Ziel hinausschießen würden? Höchstens ins Chaos. Er aber wird für Ordnung sorgen ...

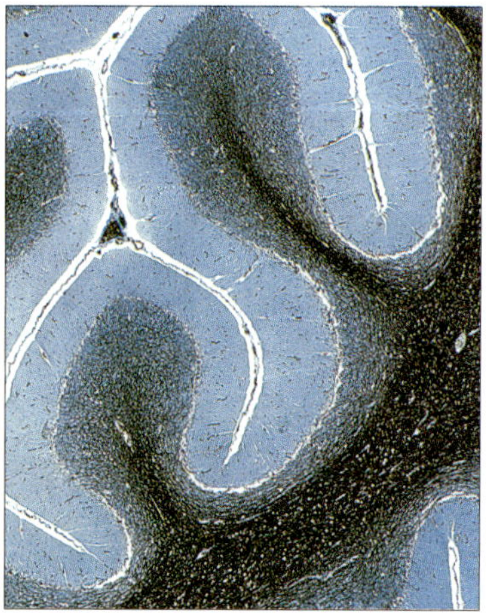

Das Kleinhirn, das vor allem Bewegungen des Körpers kontrolliert, ist mit vielen Einbuchtungen und Faltungen versehen. Das Netzwerk der Nervenfasern ist hier blau gefärbt, die Purkinjezellen erscheinen weiß.

Diese Nervenzellen des parasympathischen Nervensystems mit vielen Verzweigungen sorgen für die Darmbewegungen, ohne die keine Verdauung der Nahrung möglich ist.

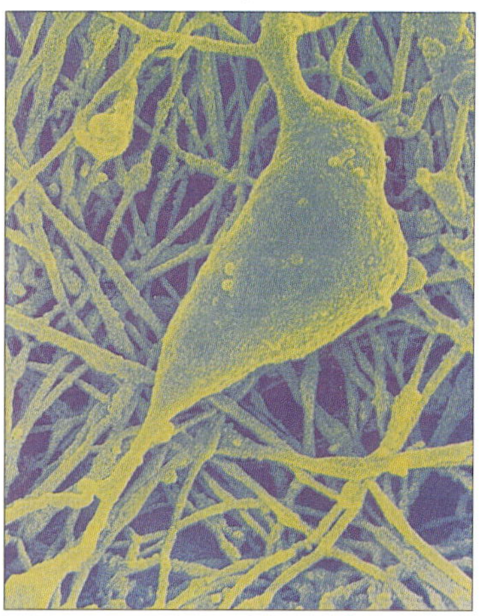

Bumm! Er ist auf Optica aufgelaufen. „Warum bleibt du denn plötzlich stehen?“, schimpft er.
„Siehst du nicht? Das Ziel! Wir sind da – ich jedenfalls. Und du?“
Hibito bleibt vor Staunen der Mund offen stehen. Mit Optica geht etwas Wundersames vor: Ihr pummeliger Leib mit den dicken kurzen Beinen streckt sich. Auf ihrem Kopf erscheint eine kleine, fein gearbeitete Krone, die zusehends wächst und immer mehr Zacken und Verästelungen bekommt. Am unteren Ende hingegen, dort, wo bisher die Arme waren, mit denen sie sich durch den Gliawald nach oben gezogen hat, dort beginnt ein Ästchen zu wachsen, schmal und zart, das zusehends länger wird.
„Du wirst ja ein richtiger Schwan“, staunt Hibito. „Ein Schwan aus dem hässlichen Entlein, ein Schmetterling aus der Puppe, ein wachgeküsster Frosch – äh, Prinz.“
Hibito ist ganz durcheinander. Er sieht an sich herab und fühlt sich plötzlich sehr hässlich.
„Sei nicht traurig“, tröstet der Schwan, „eines Tages in gar nicht ferner Zukunft wirst du auch so aussehen wie ich.“
„Meinst du?“
„Ganz sicher. Wenn du erst deinen Platz gefunden hast, wirst du ein wunderschöner Prinz werden.“
Hibito ist hin und weg von Opticas neuer Erscheinung.
„Aber – dann treffen wir uns nie wieder!“
„Wer weiß ...“, zwinkert Optica.
„Blödsinn! Du weißt genau, dass Nervenzellen nicht mehr wandern. Ein für allemal werden wir festsitzen! Lebenslänglich.“
„Das schon, aber was denkst du, was das hier ist?“ Optica deutet auf ihr neues Anhängsel.
„Ein Schwanz, eine Schleppe, was weiß ich!“
„Das Ästchen heißt Axon und es wird tausendmal so lang werden wie ich selbst. Es wird weiterwandern, auch wenn ich jetzt hier bleibe. Und wenn du an deinem endgültigen Platz dasselbe tust, wer weiß, vielleicht treffen sich die beiden.“ Optica lächelt. „Und jetzt geh. Es ist Zeit!“
„Leb wohl“, verabschiedet sich Hibito schweren Herzens, „und danke für die Begleitung.“
In der Menschenwelt hat niemand von der Geburt der ersten Nervenzelle etwas bemerkt. Opticas Verwandlung ist in der Tiefe des Mutterleibes, im noch winzigen Embryokopf passiert. Der ungeborene Junge ist jetzt acht Wochen alt. Wenn er achtzig Jahre alt sein wird, werden Optica und Hibito hoffentlich immer noch am Leben sein. Alle anderen Körperzellen werden im Laufe der Jahre millionenfach sterben und neu geboren werden, doch Optica und die meisten anderen Nervenzellen, die in diesen Tagen entstehen, werden ihn begleiten. Ein Leben lang.

Die unauffälligen Helfer: Gliazellen

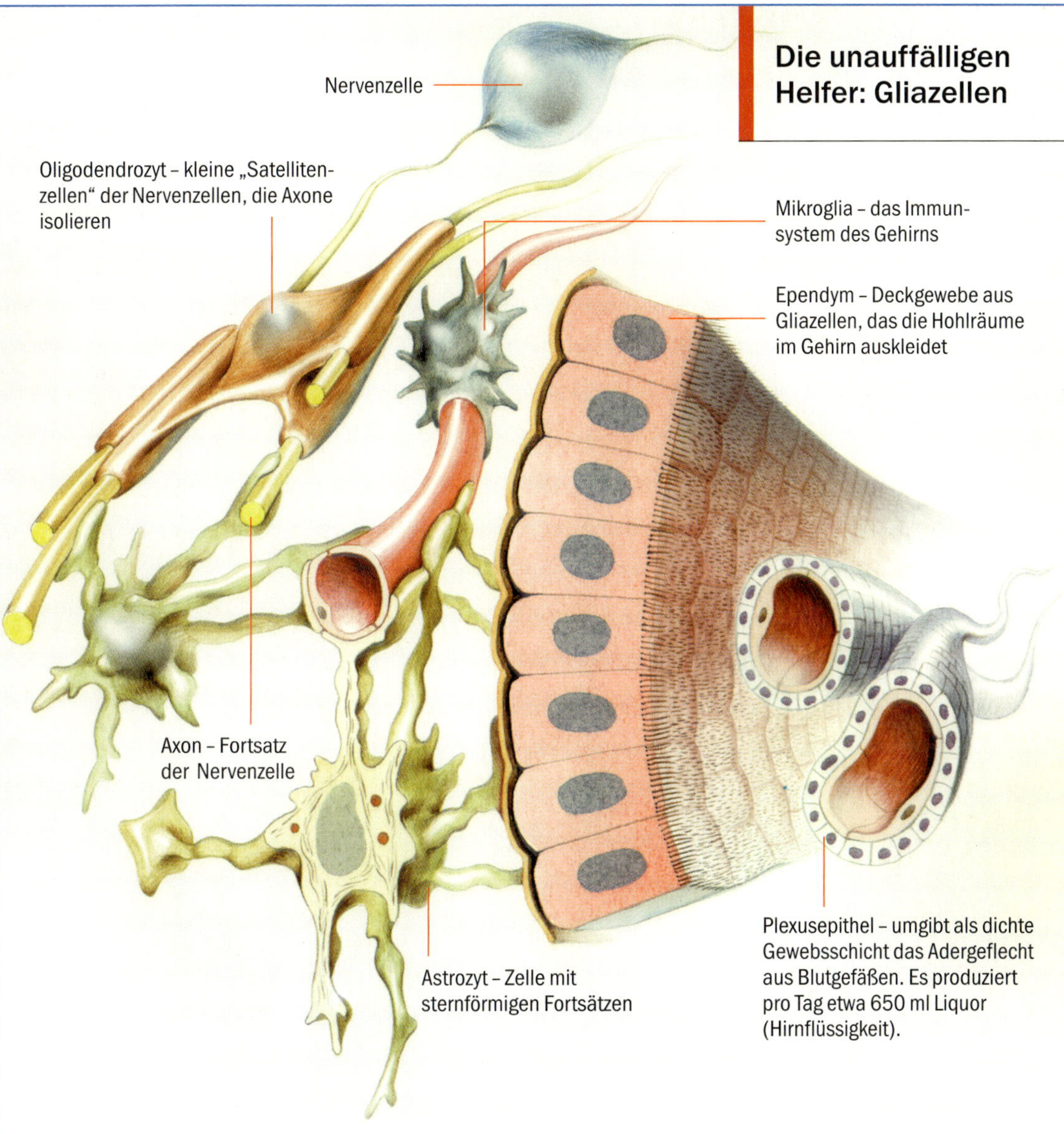

Ohne Gliazellen geht nichts

Milliarden Hilfszellen der Nervenzellen – die so genannten Gliazellen – sorgen für die Ernährung und den Stoffaustausch. Unterschiedliche Arten erfüllen unterschiedliche Aufgaben: Hohlräume (Ventrikel) im Gehirn werden von einem Gewebe aus Gliazellen ausgekleidet. Mit ihren feinen Wimpernhärchen erhalten sie die Strömung der Hirnflüssigkeit aufrecht. Andere Gliazellen sorgen für die Bildung der Hirnflüssigkeit. Ausläufer von Astrozyten enthalten auch muskelähnliche Proteine, deshalb können sie sich zusammenziehen und so Verbindungen zwischen Nervenzellen und Blutgefäßen herstellen oder auch trennen. Diese Plastizität des Gehirns ermöglicht die Bildung von Synapsen oder deren Trennung. Dies ist die Basis für Lernen, Erinnern und Vergessen.

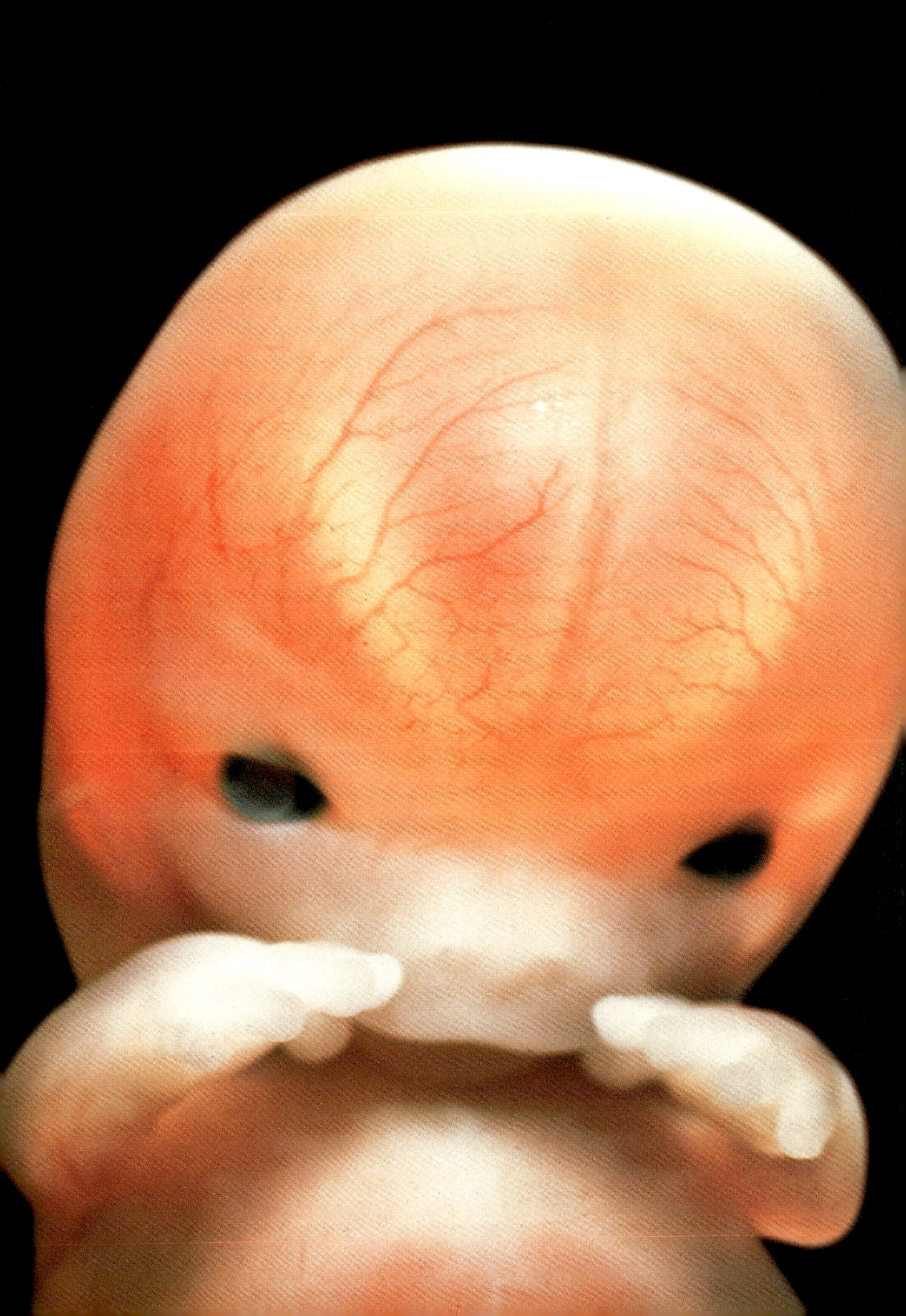

Die Architektur des Denkens

Noch vor der Geburt entstehen alle Nervenzellen, die ein Mensch zum Leben und Denken braucht. Nach einem genetischen Programm knüpfen sie ihre ersten Kontakte. Schon früh kann das Ungeborene hören, fühlen und sogar erste Lichtreize wahrnehmen. Auch Freude und Angst kennt es schon.

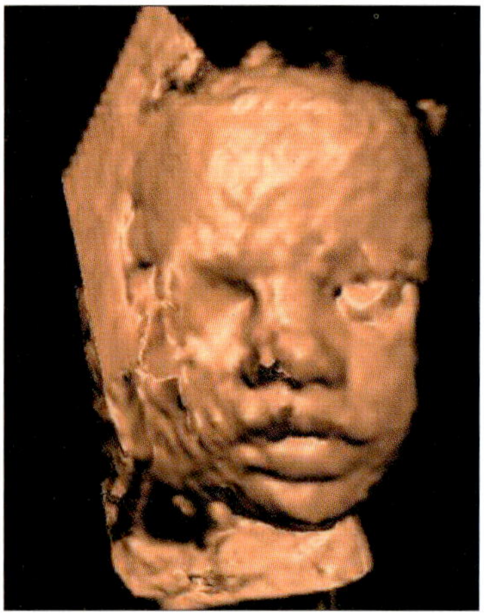

Spezielle Ultraschallgeräte mit Hochleistungsrechnern können heute das Bild des Ungeborenen in einer dreidimensionalen Form darstellen.

Gymnastik im Bauch

Alles ist ruhig, als er erwacht. Seine Mutter atmet in gleichmäßigen, ihm vertrauten Zügen. Der andere ihm wohl bekannte Rhythmus geht schneller und kraftvoller. Jeder Herzschlag zieht ein dunkles Rauschen nach sich, wenn das Blut durch den Gebärmuttermuskel und durch die Plazenta strömt. Neben ihm gluckert es leise, wenn sich kleine Gasblasen einen Weg durch die Windungen des Darms suchen. Alles ist wie immer. Er streckt sich und bekommt mit der rechten Hand die Nabelschnur zu fassen. Der linke Zeh berührt seinen Mund und er saugt ein wenig daran. Dann hat er Lust sich zu strecken.

Sie ist aufgewacht. Ihre Hände fassen den Bauch an der Stelle, wo seine Füße gegen die Wand gestoßen haben. Sie steht langsam auf. Ganz allmählich entwickelt er ein Gefühl dafür, in welcher Lage er sich befindet.

Sein Gewicht spürt er nicht in der beinahen Schwerelosigkeit der Fruchtblase, aber die angenehmen Berührungen der weich gepolsterten Wände, als sie einige Schritte geht. Er lächelt und nimmt einen Schluck Fruchtwasser. Ein paar dumpfe Geräusche, schließlich stoppt die Bewegung. Sie hat sich hingesetzt. Ganz deutlich hört er Wasser rauschen. Da muss er Pipi.

Das Gehirn mit 24 Wochen

Auf solchen 3-D-Bildern kann der Arzt früh Missbildungen erkennen. Es ist aber nicht immer leicht, wirkliche Veränderungen von Bildverzerrungen zu unterscheiden.

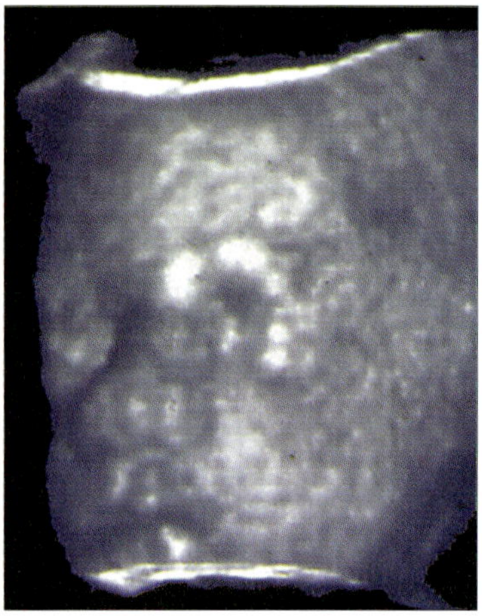

24 Wochen alt ist der Fötus, wiegt fast ein Pfund und misst 30 Zentimeter. Jetzt wächst er jeden Monat fünf Zentimeter.

Er ist eindeutig ein Junge und jeder, der genau hinsieht auf dem Ultraschall-Monitor, kann es sehen. Seit der sechsten Schwangerschaftswoche haben sich unter dem Einfluss des Y-Chromosoms langsam die männlichen Geschlechtsmerkmale ausgeprägt. Die von den Genen gesteuerte Produktion der Sexualhormone, vor allem des Testosterons, wirkt sich auch im Gehirn aus. Doch welche molekularen und zellulären Weichen zu diesem frühen Zeitpunkt im Kopf gestellt werden, entzieht sich bislang dem Zugriff der Wissenschaft. Auch zum Zeitpunkt der Geburt können Hirnforscher mit ihren bisherigen Methoden keinerlei Unterschied zwischen männlichen und weiblichen Gehirnen feststellen, höchstens eine minimale Gewichtsdifferenz.

Alle Sinne des Jungen sind am Ende des sechsten Monats schon entwickelt: Er kann fühlen, tasten, schmecken, sogar hören. Im Schutz des mütterlichen Bauchs probiert er alles aus, was in seiner kleinen Welt nur möglich ist, und trainiert heftig für den großen Moment, in dem er das Licht der Welt erblicken wird. Nur sehen kann er noch nichts. Seine Augen sind zwar schon da, aber noch sind die Lider geschlossen und noch ist die Netzhaut nicht mit jenem Gebiet im

Gehirn verschaltet, das bald als Sehzentrum arbeiten wird.
Sein Gehirn nimmt allmählich Form an. Es wiegt jetzt 250 Gramm – das sind zwei Drittel des Geburtsgewichts – und wächst mit rasender Geschwindigkeit seiner vorläufigen Vollendung entgegen. In jeder Sekunde entstehen bis zu 250 000 neue Nervenzellen, die alle ihren Platz und ihre Aufgaben suchen.

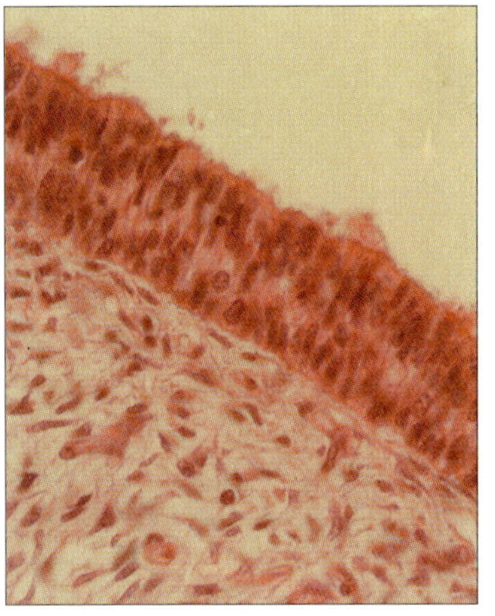

In der dritten Schwangerschaftswoche beginnen die ersten primitiven Nervenzellen des Embryos ihre Wanderung um sich im Neuroepithel wohl geordnet zu versammeln.

Die Pioniere unter den Nervenzellen

„Zum Zwischenhirn, bitte."
„Hier die Treppe hinauf, oben links, dann den gewundenen Gang entlang bis zum ersten Blutgefäß und dann immer den Wegweisern nach."
Thalia versucht sich den Weg zu merken, den die Empfangsdame mit flötender Stimme und routiniertem Lächeln beschreibt, nicht zum ersten Mal. Das Zwischenhirn hat sich schon in der 14. Schwangerschaftswoche gebildet, vor drei Monaten also. Doch immer noch kommen neue Mitarbeiter hinzu, die in ihre Tätigkeit eingewiesen werden müssen.
„Also", beginnt Thalia zu wiederholen, weil sie sich nicht sicher ist, ob sie sich den Weg richtig gemerkt hat, „die gewundene Treppe hinauf ..."
„Wir haben auch ortskundiges Personal", unterbricht die Flöte, „man wird sie gerne führen, falls sie das wünschen."
Thalia nickt dankbar und die Flöte winkt einen der Pioniere zu sich, die dezent im Hintergrund warten.
„Hier ist eine neue Mitarbeiterin, bitte begleite sie zum heutigen Youngsters-Meeting im Zwischenhirn."
Der Pionier bedeutet Thalia mit einer knappen Handbewegung ihm zu folgen. Als sie zögert, beeilt er sich hinzuzufügen: „Leider gibt es hier keinen Lift und keine Förderbänder wie in manchen anderen Unternehmensbereichen des Körpers. Im Gehirn legen wir alle Wege zu Fuß zurück, auch wenn sie etwas weiter sein sollten. Meine Aufgabe als Pioniernervenzelle ist es, die neuen Mitarbeiter zu begleiten und bei Problemen jederzeit zur Verfügung zu stehen."
Ein feiner Service, findet Thalia. „Und wo werden Sie später arbeiten, wenn alle Nervenzellen in ihren Zielgebieten angekommen sind?"
„Nirgends."
Thalia steht ein Fragezeichen auf die Stirn geschrieben. Wie ist das zu verstehen? Nervenzellen haben doch alle eine Bestimmung.
„Wir Pioniere werden nicht alt", erklärt der junge Mann. „Wir schlagen die nötigen Schneisen in den Zellendschungel, wir bahnen die Wege und wenn die Zeit der großen Wanderungen vorbei ist, sterben wir."
„Oh, das tut mir leid."
„Danke. Aber es muss Ihnen nicht leid tun. Das ist unsere Bestimmung. Kommen Sie!"

Zwei Wochen später, also in der fünften Schwangerschaftswoche, haben sich die meisten Nerven- und Gliazellen bereits im Gewebe des Nervensystems parallel angeordnet.

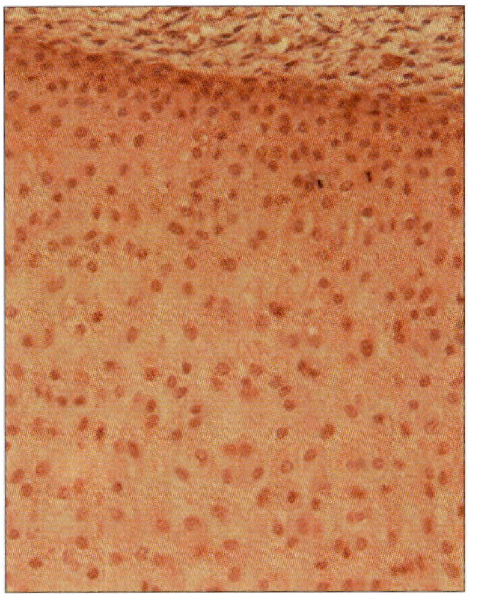

Thalia folgt dem Pionier. Eine Treppe hinauf, oben links, dann den gewundenen Gang entlang bis zum ersten Blutgefäß. Schon von weitem ist es zu sehen: ein riesiges rotes Rohr, mehrere Stockwerke hoch und ebenso breit. Aus dem Rohr dringt ein ungeheurer Lärm.

„Die Schreihälse sind die roten Blutzellen“, erklärt der Pionier. „Die bringen uns den Sauerstoff, damit wir atmen können. Die weißen Blutzellen vom Abwehrdienst kommen selten hier herauf. Die bleiben meistens an der Bluthirnschranke hängen.“

„Was ist denn das für eine Schranke?“

„Sie trennt das Gehirn vom übrigen Körper.“

„Und wo ist diese Hirnschranke?“

„Direkt vor uns! Es ist eigentlich gar keine richtige Schranke, sondern eine Art Wand um alle Blutgefäße herum, die ins Gehirn reichen. Innen ist das Blut, außen das Nervengewebe und dazwischen eine dicke Wand. So ähnlich wie die Pfannkuchenwand vor dem Schlaraffenland.“

Die Entwicklung des Gehirns beim Embryo

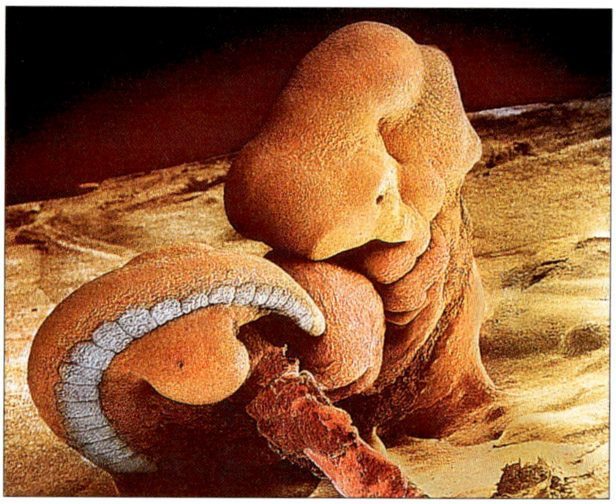

Mit etwa 33 Tagen besteht der Embryo fast nur aus einem großen Kopf und einem schwanzähnlichen Gebilde mit deutlich sichtbaren Rückenwirbeln. Ansätze für Arme und Beine sind bereits ausgeprägt.

19 Tage

Das Nervensystem entsteht aus der Hautanlage, jetzt beginnen hier die Zellteilungen.

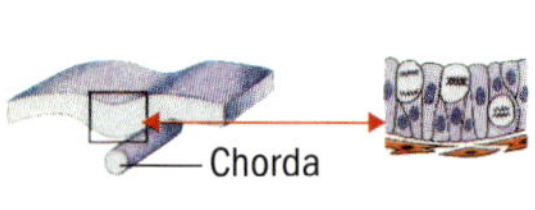

Aus der Chorda entwickeln sich später die Wirbelscheiben.

20 Tage

In einer Einstülpung entsteht die Neuralrinne mit den ersten Nervenzellen.

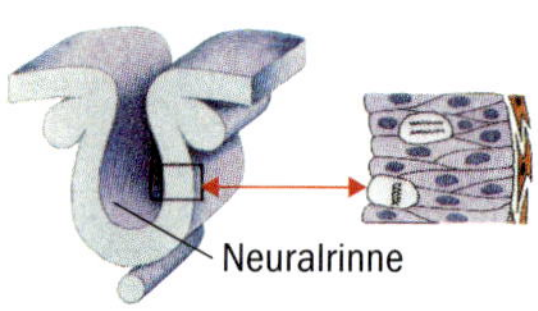

Die Nervenzellen der Neuralrinne wandern in der Zellschicht um sich zu ordnen.

22 Tage

Einige der geordneten Nervenzellen des Neuralrohrs sterben wieder ab.

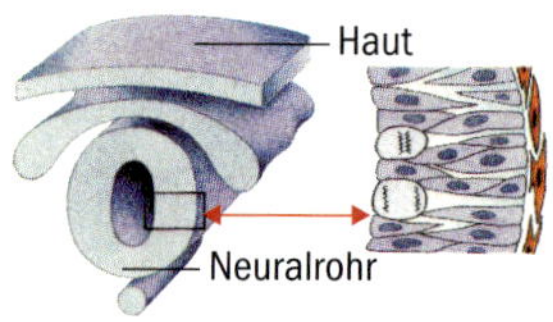

Aus dem Neuralrohr entwickeln sich später Hirn und Rückenmark.

24 Tage

Die Haut als Zellschicht, Neuralleiste und Neuralrohr haben sich getrennt.

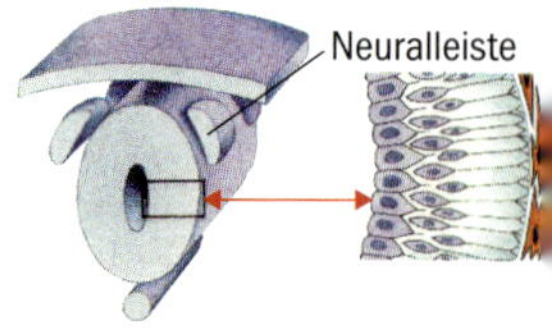

Aus der Neuralleiste bildet sich das periphere Nervensystem.

Unüberwindlich: die Bluthirnschranke

Die Blutgefäße im Gehirn sind wie alle Adern, Venen und Kapillaren von einer mehrschichtigen Wand aus so genannten Endothelzellen umgeben. Diese Wand ist normalerweise porös, sodass zwar Hormone oder Proteine nach außen dringen können, nicht aber rote Blutkörperchen. Um das besonders empfindliche Gehirn vor schädlichen Einflüssen zu schützen, sind die Blutgefäße im Gehirn durch so genannte tight junctions speziell abgedichtet. Ihre Wandzellen haben eine Dichtungs-

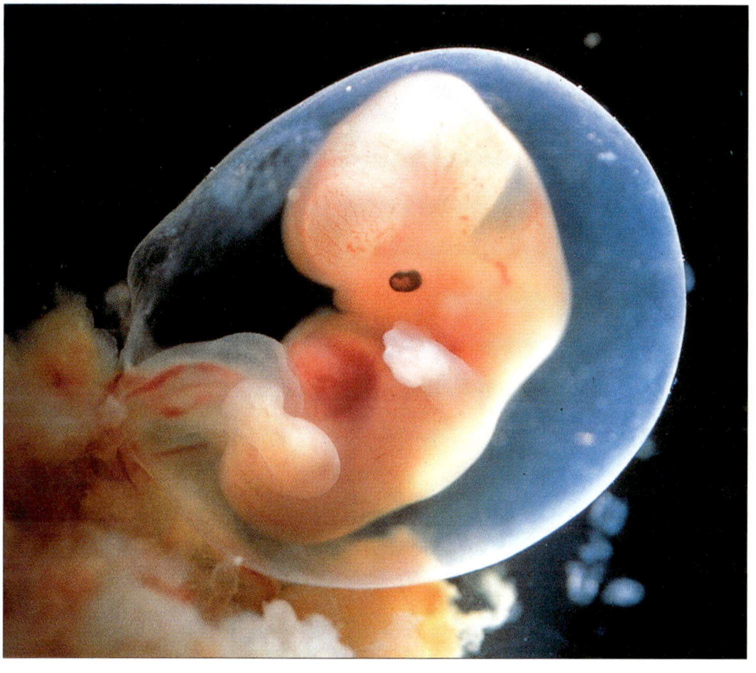

In der siebten Schwangerschaftswoche (SSW) ist der Embryo fünf Wochen alt. Die SSW zählen ab der letzten Periode, die Befruchtung erfolgt im Schnitt zwei Wochen später.

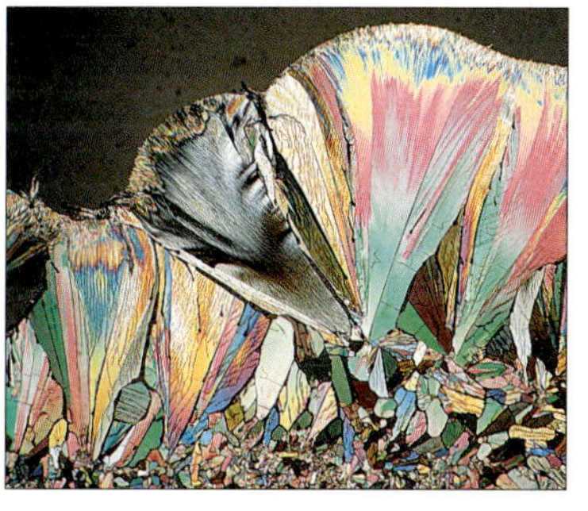

Bald beginnt die Hormonproduktion. Oben das männliche Geschlechtshormon Testosteron als Kristall, das von den kleinen Hoden freigesetzt wird.

25 Tage

Die wenigen Auswüchse der Nervenzellen versuchen Kontakt aufzunehmen.

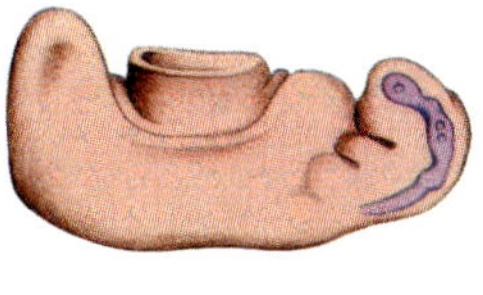

Der vier Millimeter große Embryo trägt bereits die Anlagen für Hirn, Herz und weitere Organe.

27 Tage

Die Rückenwirbel entwickeln sich rasant aus 40 kleinen Ursegmenten.

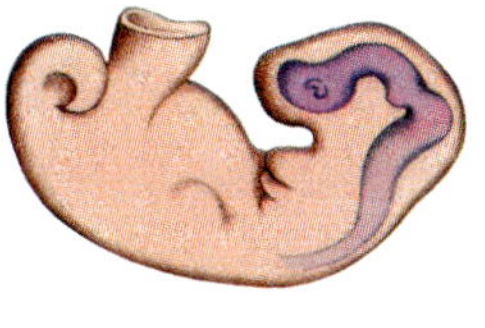

In dieser Phase entstehen Millionen neuer Zellen, die sich alle nach einem Bauplan anordnen.

32 Tage

Das große Kopfende trägt deutlich die Anlagen für das Gehirn und die Augen.

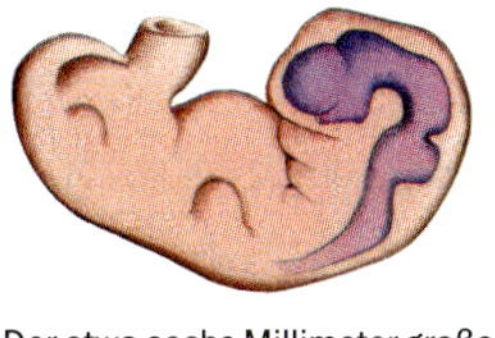

Der etwa sechs Millimeter große Embryo wächst jetzt etwa einen Millimeter pro Tag.

masse zwischen sich, die auch Moleküle davon abhalten, ins Gehirn zu schwimmen und dort womöglich Schaden anzurichten: Proteine haben keine Chance, wie überhaupt kein Molekül, das eine elektrische Ladung trägt; auch Hormone dürfen die Bluthirnschranke nicht passieren, mit einer Ausnahme: der Hirnanhangdrüse. Und nur bestimmte Aminosäuren werden durchgelassen, selbstverständlich auch der lebensnotwendige Traubenzucker sowie Sauerstoff.
Sollte die Dichtungsmasse doch einmal Lücken aufweisen, gibt es in der zweiten Schicht um die Blutgefäße herum eine weitere Sicherungsreihe: Sternförmige Zellen legen spezielle Endfüßchen ihrer Sternenarme um die Gehirn-Blutgefäße und dichten sie damit zusätzlich ab.

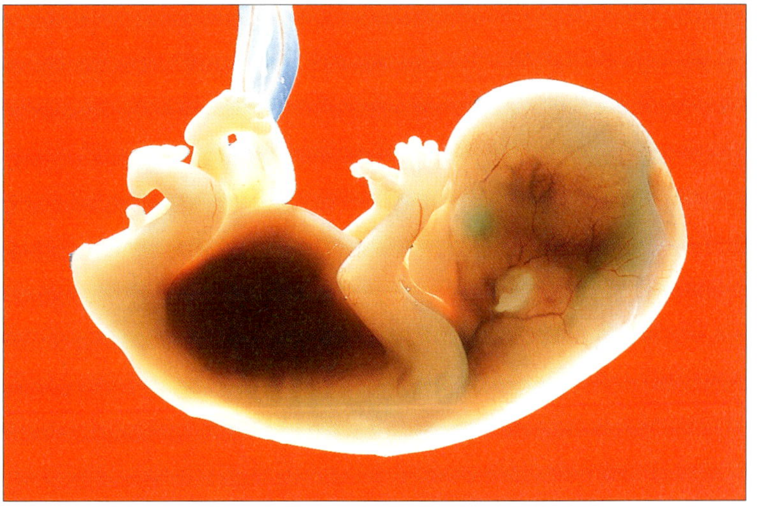

Der elf Wochen alte Embryo zeigt erstmals menschliche Züge. Das Gesicht mit Lippen, Augenlidern und Ohren ist erkennbar. Finger und Zehen sind ausgeprägt. Der Embryo wiegt jetzt etwa 35 Gramm und ist sieben Zentimeter groß.

37 Tage

Das Rückenmark und die Arterien der Wirbelsäule sind ausgebildet.

44 Tage

Das Gehirn ist gut ausgeprägt. Der Embryo kann sich bewegen.

8 Wochen

Er reagiert auf Berührungen. Rechts- oder Linkshändigkeit ist festgelegt.

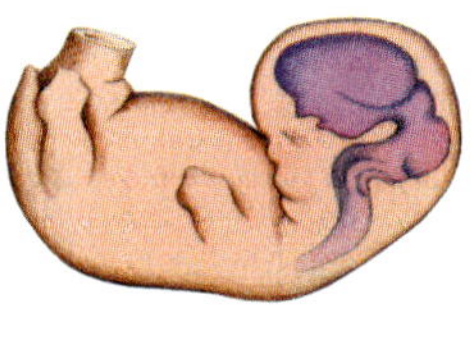

Im dem zwölf Millimeter großen Embryo schlägt das Herz – etwa 140- bis 150-mal in der Minute.

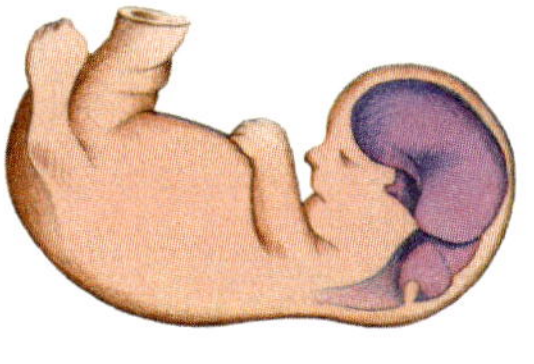

Die Knospen an den Armen entwickeln sich zu Fingern.

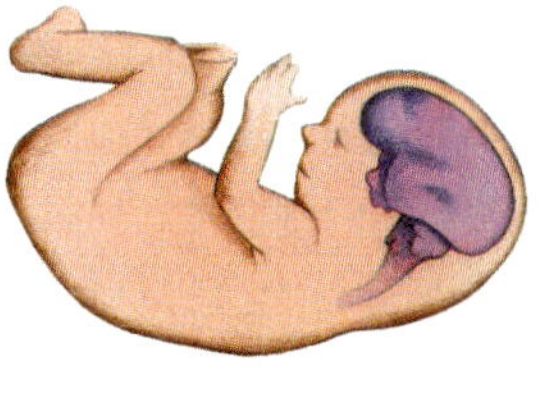

In dem 28 Millimeter großen Fötus ist die Gehirnentwicklung jetzt bereits weitestgehend abgeschlossen.

„Dann sind wir also hermetisch eingeschlossen?“, möchte Thalia von ihrem Begleiter wissen.
„Ich würde eher sagen, die anderen sind hermetisch ausgeschlossen.“
„Und diese merkwürdigen Sternzellen, von denen Sie erzählt haben?“
„Sie gehören wie wir zum Servicepersonal, sind aber keine Nervenzellen“, erklärt der Pionier. „Doch sie sind mindestens ebenso wichtig. Wenn wir gleich ins Zwischenhirn kommen, werden Sie einige davon kennen lernen. Sie heißen Astrozyten und gehören zu den Gliazellen.“
Das Gehirn besteht nicht nur aus Nervenzellen. Die rund drei Pfund schwere, gallertartige Masse im Kopf eines erwachsenen Menschen beherbergt zwar rund hundert Milliarden Neuronen, die wiederum

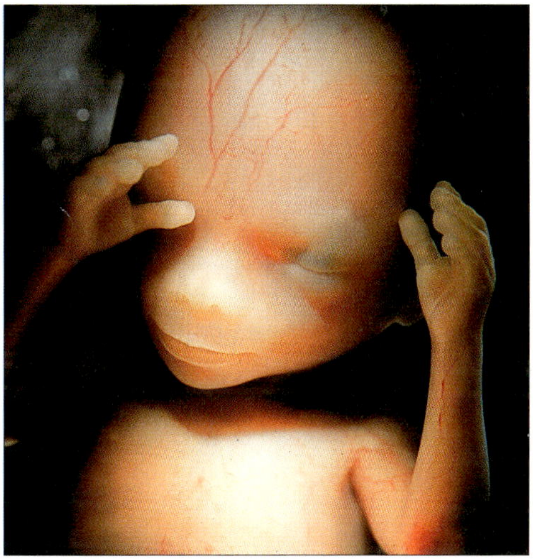

Nach 15 Wochen formt sich die Stirn – die Blutgefäße sind unter der durchsichtigen Haut sichtbar. Der Fötus schließt jetzt die Augen für viele Wochen.

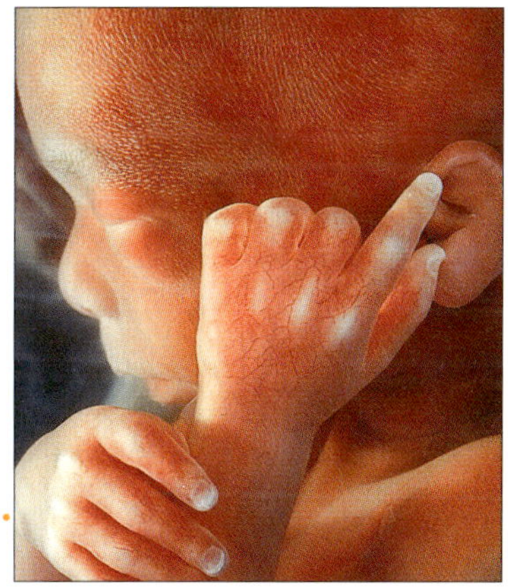

Sich selbst zu berühren und am Daumen zu lutschen beruhigt das 20 Wochen alte Ungeborene.

13 Wochen

Erste elektrische Signale im Hirnstamm sind messbar.

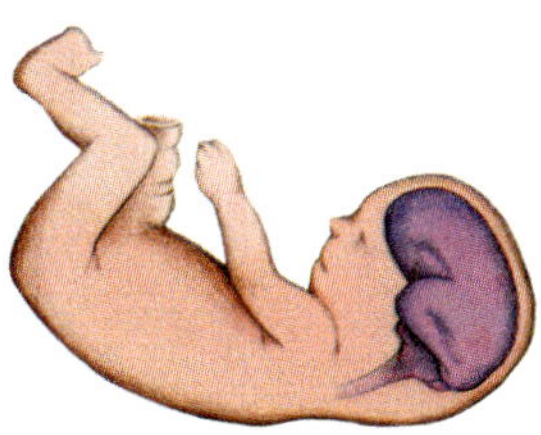

Jetzt kann der Fötus (etwa 50 Millimeter groß) wahrscheinlich Schmerzen empfinden.

20 Wochen

In wenigen Tagen knüpfen die Nervenzellen Verbindungen zur Großhirnrinde.

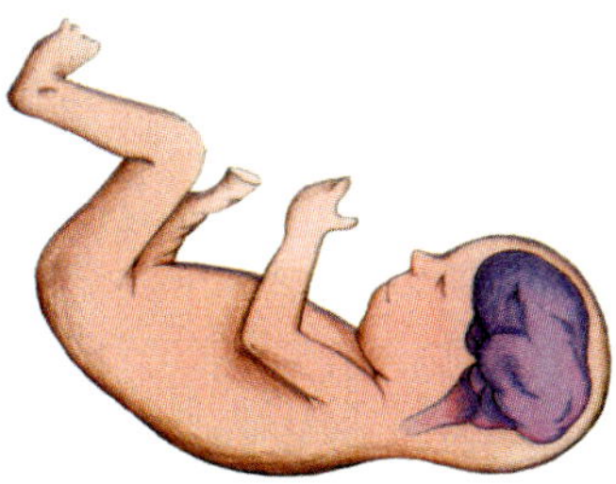

Das zwölf Zentimeter große Ungeborene reagiert jetzt auf Musik.

tausendfach verschaltet sind, aber das ist längst nicht alles. Wenn ein Kind geboren wird, besteht sein Gehirn aus annähernd ebenso vielen Nervenzellen wie das eines Erwachsenen. Doch es wiegt nur rund 400 Gramm, ein Drittel bis ein Viertel seines Endgewichts. Wenn der Junge erwachsen ist, wird es fast ein Kilo zugenommen haben, ohne die Nervenzellenzahl zu erhöhen. Was zunimmt, ist zum kleineren Teil die Zahl der Verknüpfungen zwischen den Nervenzellen. Zum überwiegenden Teil wächst eine gigantische Servicetruppe von Zellen heran.

Die Servicetruppe der Gliazellen

In den beiden Hirnhälften machen Neuronen im erwachsenen Gehirn nur zehn Prozent der Zellen aus. 90 Prozent sind so genannte Gliazellen. Erst in jüngerer Zeit wird nach und nach klar, welche unverzichtbaren Aufgaben die Gliazellen im Kopf wahrnehmen.
Die Kleinsten unter ihnen, die Mikroglia, sind das Immunsystem des Gehirns. Sie überwachen den Gesundheitszustand der Nervenzellen. Ihre Zellkörper tragen rund ein halbes Dutzend verzweigter Äste, mit denen sie sich im umliegenden Gewebe festhalten und die sie gleichzeitig als sensible Fühler benutzen um Verletzungen und Krankheitszeichen zu erkennen. Ist eine Nervenzelle in Schwierigkeiten, dann kann eine Mikroglia ihre Äste einziehen und zur Gefahrenstelle wandern. Je nachdem, welche Notsituation sie dort vorfindet, macht sie sich beispielsweise flach und legt sich als Kompresse auf eine verletzte Nervenzelle oder sie verwandelt sich in eine seesternförmige Fresszelle, die abgestorbenes Material beseitigt.

30 Wochen

Erstmals lässt sich jetzt eine elektrische Aktivität der Hirnrinde aufzeichnen.

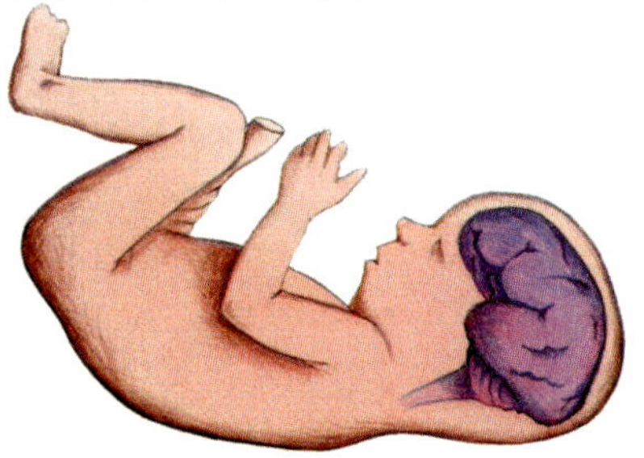

Die Hirnrinde ist seit vielen Wochen die Region, die sich am schnellsten weiterentwickelt.

40 Wochen

Das Gehirn besteht aus 100 Milliarden Nervenzellen.

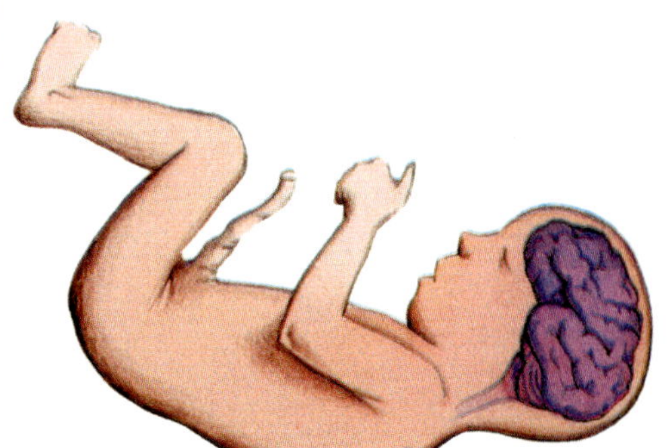

Der 50 Zentimeter große Fötus wartet auf die Geburt. Er erkennt bekannte Stimmen und Gerüche.

Die nächstgrößeren Gliazellen mit dem wissenschaftlichen Namen Oligodendrozyten (übersetzt etwa: Zellen mit wenigen Ästen) isolieren die Nervenbahnen. Mit flachen Ausläufern umwickeln sie die Nervenfasern. Früher hielt man dieses Isolierband für totes Material und nannte es Myelin, bis Wissenschaftler erkannten, dass es sich dabei in Wahrheit um lebende Zellen handelt. Wichtig ist diese Isolierschicht vor allem für die enorme Geschwindigkeit der Reizleitung: Dank der Oligodendrozyten sausen die Signale mit bis zu 100 Metern pro Sekunde (das entspricht 360 km/h) die Nervenzellen entlang.
Der dritte und größte Typ von Gliazellen im Gehirn sind die sternförmigen Astrozyten. Sie überwachen die Nachrichtenübermittlung und sind die biochemische Spezial-Müllabfuhr für nicht mehr benötigte oder zu reichlich produzierte Nervenbotenstoffe.

Grelles Licht, laute Geräusche und Berührungen sind dem Neugeborenen fremd. Sein Gehirn ist einer ungewohnten Flut von Sinneseindrücken ausgesetzt. Doch innerhalb weniger Tage lernt es, sie zu verarbeiten und einzuschätzen.

Das Briefing der Neuronen

Bevor Thalia daran denken kann, Nachrichten zu transportieren und Botenstoffe herumzuschicken, muss sie eine Leitung bauen und Kontakte knüpfen. Im Zwischenhirn der linken Hemisphäre drängeln sich mittlerweile eine Menge neuer Kolleginnen und Kollegen. Im rechten Zwischenhirn sieht es nicht anders aus. Jede Nervenzelle versucht,

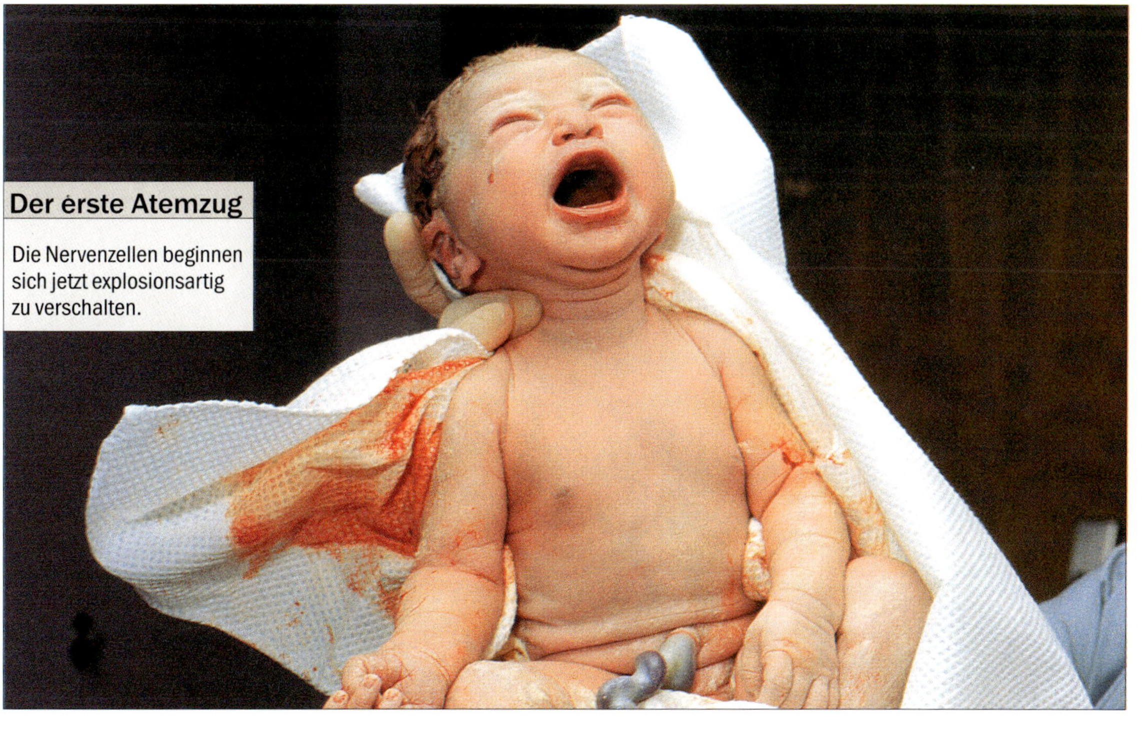

Der erste Atemzug

Die Nervenzellen beginnen sich jetzt explosionsartig zu verschalten.

beim Smalltalk schon einmal vorzufühlen, mit welcher der anderen sie vielleicht gut zusammenarbeiten kann. Da läutet die Glocke.

Vorne am Rednerpult hat sich ein großer Astrozyt aufgebaut.

„Liebe Kolleginnen und Kollegen, herzlich willkommen im Zwischenhirn. Mein Name ist Orion. Ich gehöre zum Management der Gliazellen und werde Ihnen eine kurze Einführung über den Stand des Aufbaus unseres Unternehmens geben. Wir sind also hier in der Abteilung linkes Zwischenhirn, Unterabteilung Thalamus. Wir und unsere Kollegen in der rechten Hirnhälfte sind die Relaisstationen zwischen den Sinnesorganen und der Großhirnrinde. Ihre Aufgabe wird sein, alle Informationen, die über die Hörnerven, die Sehnerven und aus den anderen Sinnesorganen hereinkommen, zu filtern und sinnvoll weiterzuschalten."

„Das wird ja spannend", begeistert sich Thalias Nachbarin spontan, „ich weiß schon, was ich machen will: Ich nehme die Gerüche aus der Nase."

„Die Nase?" Thalia rümpft ihre eigene. „Ist das nicht ein wenig langweilig?"

„Ganz im Gegenteil! Was da alles abläuft: Sex, Drugs and Rock'n'Roll! Naja, vielleicht weniger Rock'n'Roll, das machen die vom Ohr, aber der Rest! Die reinste Sinnesorgie! Und ich werde rüberschalten in den Hypothalamus, ins Limbische System, zu den Gefühlsproduzenten!"

„Da gibt es aber direktere Leitungen!", wendet Thalia ein.

„Pssst!", macht es hinter ihnen.

„Tschuldigung."

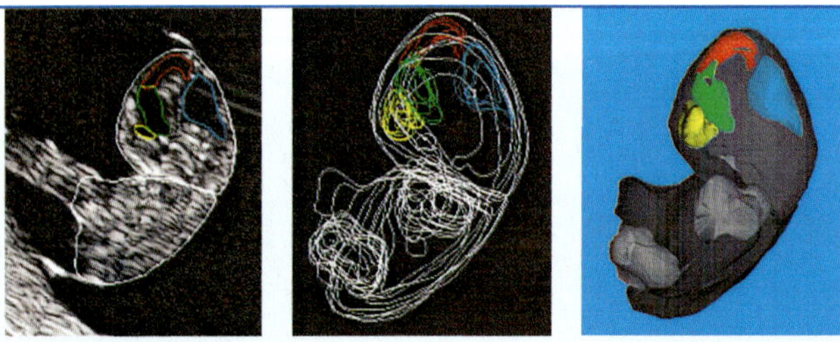

Aus einfachen Ultraschallbildern machte der norwegische Forscher Harm-Gerd Blaas erstmals bunte 3-D-Bilder, auf denen genaue Hirnstrukturen sichtbar sind.

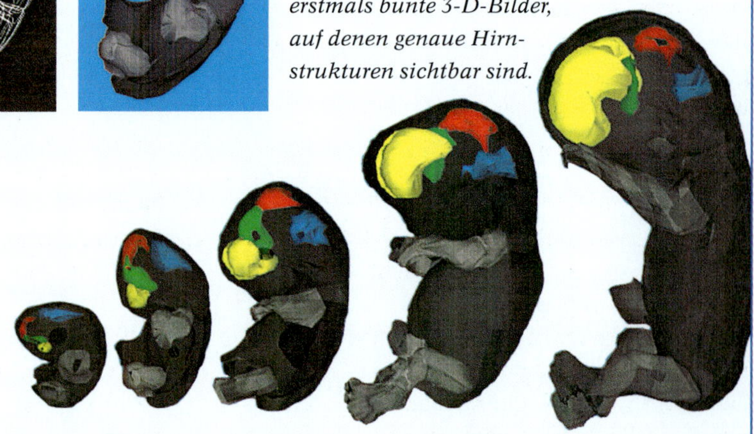

In den Embryonen – sieben bis zehn Wochen nach der Befruchtung – entwickelt sich die Großhirnrinde (gelb) innerhalb weniger Wochen rasend schnell. Zunächst ist sie nicht einmal samenkorngroß. In der zehnten Woche nimmt sie bereits fast den gesamten Schädelraum ein. Der Computer berechnet die Struktur.

RATGEBER: Gut für Babys Nerven

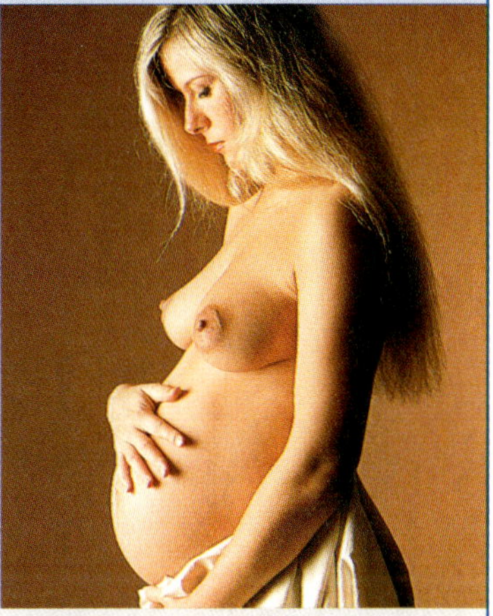

Glück
Die Gefühlslage der Mutter überträgt sich unmittelbar auf ihr Kind. Alle „Stimmungshormone" und andere Botenstoffe im Blut gelangen über die Plazenta in den Kreislauf des Babys. Eine glückliche Mutter versorgt auch ihr Kind mit „Wohlfühlstoffen", z. B. mit Endorphinen.

Musik
Sobald ein Baby ab der 14. Woche hören kann, wirkt auch Musik auf sein Gehirn. Pränatal-Psychologen empfehlen ruhige, harmonische Musik, die das Baby beruhigt. Laute Musik mit schrillen Tönen oder harten Beats dagegen kann das Ungeborene erschrecken.

Kommunikation
Schon Neugeborene erkennen die Stimme der Mutter und sogar Geschichten, die die Mutter während der Schwangerschaft häufig laut gelesen hat. Die vertraute Stimme der Mutter kann bereits dem Ungeborenen Sicherheit vermitteln, so vermuten Pränatalpsychologen.
Ehrgeizige Förderversuche mit einem auf den Bauch geschnallten Walkman dagegen überfluten das Baby wahrscheinlich nur mit Hörreizen, die es noch nicht verarbeiten kann.

Vitamine und Spurenelemente
Damit sich das Nervensystem des Ungeborenen gut entwickeln kann, sollten Schwangere auf eine ausreichende Versorgung mit Jod und Folsäure (Vitamin B9) achten.
Folsäure ist vor allem in den ersten Tagen und Wochen wichtig, wenn sich das Neuralrohr des Embryos schließt, der Vorläufer des Nervensystems. Das Risiko, dass das Baby mit der schweren Missbildung eines „offenen Rückens" (Spina bifida) geboren wird, ist deutlich geringer, wenn die Mutter genügend Folsäure zu sich nimmt. Die Empfehlungen für Schwangere liegen bei 400 bis 700 Mikrogramm pro Tag. Mütter, die nicht gernügend Vollwertkost zu sich nehmen, brauchen zusätzlich Folsäure-Präparate um auf diesen Wert zu kommen.

„Weiterzuschalten zum Beispiel zur Großhirnrinde", fährt Orion fort, „dort wird allerdings in beiden Hirnhälften noch kräftig gebaut. Die Datenautobahn zwischen den beiden Hälften ist schon weitgehend vorbereitet, wie auch die darunter liegenden Unternehmensbereiche. Im Großhirn sind vier Hauptabteilungen angesiedelt: In der Arbeitsgruppe Stirn, von manchen Menschen respektlos als Stirnlappen bezeichnet, werden die Persönlichkeit, das Arbeitsgedächtnis, das Bewegungszentrum und ein Teil des Sprachzentrums angesiedelt sein. Für einen anderen Teil der Sprache sind die Schläfenlappen zuständig, ebenso wie für das Hören und das Erkennen von Gesichtern. Auf dem Scheitel des Großhirns werden Tastinformationen aus der Haut verarbeitet und – ganz wichtig – der Scheitel baut Wörter zu Sätzen zusammen und hilft beim Lesen."
„Ich könnte auch beim Lesen helfen!", wirft Thalia vorlaut ein. „Ich schalte das Licht ein und aus."
„Das ist eine sehr wichtige Aufgabe," bestätigt Orion, „aber Licht werden Sie leider keines sehen, liebe Kollegin, das setzen unsere Außen-

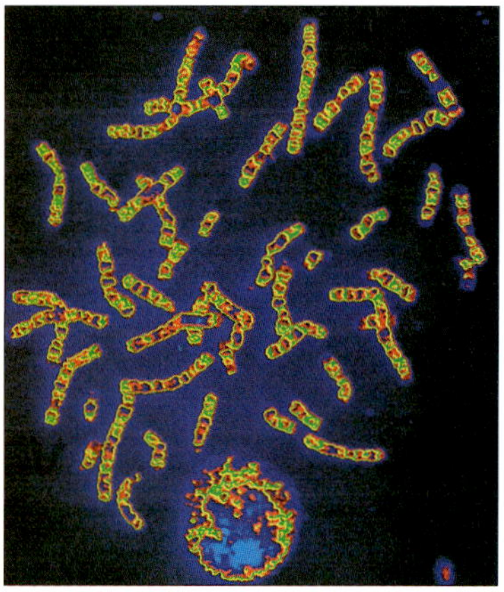

Im Kern jeder Körperzelle lagern 46 Chromosomen: die kompletten Erbanlagen eines Menschen. Die stäbchen- oder hakenförmigen Gebilde bestehen aus Desoxyribonukleinsäure (DNS).

Die DNS ist eine in sich gedrehte Wendeltreppe aus vier unterschiedlichen molekularen Einheiten, die wie Buchstaben aneinander gereiht sind. Ein einziges Chromosom enthält etwa so viele Buchstaben wie 72 000 Buchseiten.

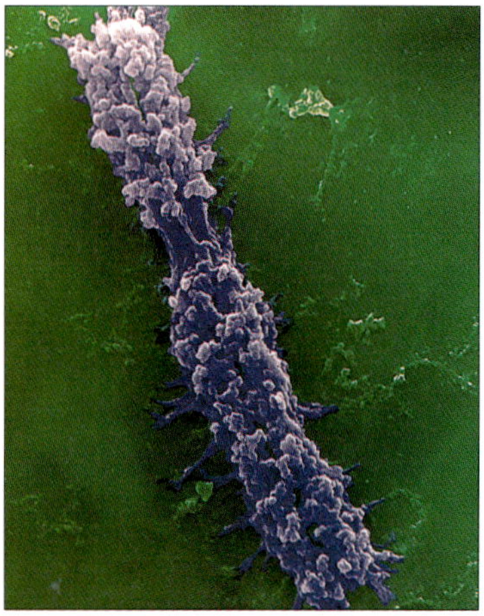

dienstmitarbeiter im Auge schon gleich um in elektrische Signale. Achten Sie darauf, wenn in der kommenden Woche die Leitungen des Sehnervs hier ankommen. Bilden Sie dauerhafte und tragfähige Kontakte! Die größte Aufgabe aber wird in den nächsten Tagen darin bestehen, Ihrerseits Fasern zur Sehrinde im Hinterkopf wachsen zu lassen – beziehungsweise", wendet er sich an die gesamte Runde, „an eine andere Arbeitsgruppe der Großhirnrinde."

„Wird dort nicht noch gebaut?"

„Ganz richtig. Für dieses Problem haben wir eine Übergangslösung vorgesehen, dazu komme ich gleich. Zunächst noch einige Worte zu den Abteilungen, die außer dem Großhirn noch zum Unternehmen gehören. Man belächelt sie leider mitunter und schätzt sie gering, nur weil sie die stammesgeschichtlich älteren Abteilungen sind. Doch wie so oft wird das Neue völlig überbewertet. Nicht nur wir im Zwischenhirn, auch das Kleinhirn mit seinen Koordinationsleistungen, der Hippocampus als Gedächtnismanager, der kleine gefühlvolle Mandelkern, ob rechts oder ob links im Gehirn, selbst das Stammhirn – alle diese Abteilungen, so klein sie auch sein mögen, sind mindestens ebenso wichtig wie die Großhirnrinde, auf die sich die Menschen so viel einbilden."

„Wer ist eigentlich der Architekt dieses Gebäudes?"

„Eine gute Frage", lobt Orion und blinzelt in die Runde, „Sie alle sind die Architekten."

„???????"

„Ja, wirklich. Sie haben doch alle einen Zellkern. Der sagt Ihnen – und meiner mir übrigens auch –, was zu tun ist. Aber achten Sie in Zukunft auch darauf, was in Ihrer Umgebung passiert."

Steuergene für die Entwicklung

In jedem Zellkern liegen etwa 100 000 Gene, fein säuberlich aufgerollt in zweimal 23 Päckchen, Chromosomen genannt, ein Satz von der Mutter, einer vom Vater. In ihnen steckt das ganze Wissen der menschlichen Evolution, seit Millionen von Jahren.

In den Genen der Nervenzellen ist dieselbe Erbinformation vorhanden wie in allen anderen Körperzellen. Welche Spezialaufgabe eine Zelle übernimmt, wie sie sich formt, ob sie eine weit verzweigte Nervenzelle wird oder eine flache Hautzelle, hängt davon ab, welche Gene zu einem bestimmten Zeitpunkt aktiviert werden, welche der zahllosen Einzelinformationen abgelesen und umgesetzt wird. Diese Weichenstellung scheint wesentlich von den so genannten Homöobox-Genen gesteuert zu werden, einer uralten Steuergen-Familie, die es auch in sehr viel älteren Lebewesen als den Menschen gibt. Wird ein HOX-Gen aktiv, dann setzt es eine Art Dominoeffekt in Gang: hundert bis tau-

RATGEBER: Schadstoffe

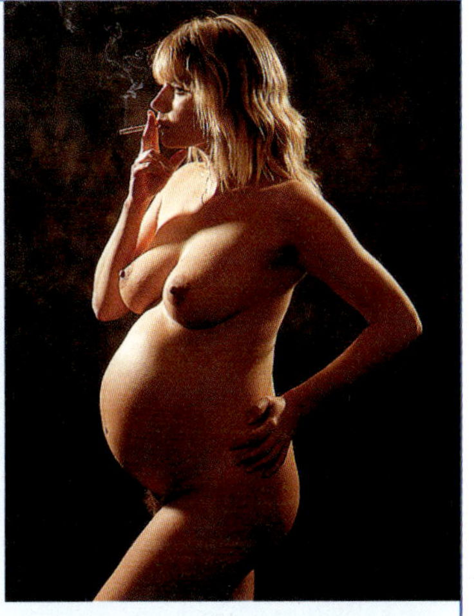

Zwölf Prozent der schwangeren Frauen in Deutschland rauchen.

Rauchen

Nikotin und die etwa 3800 Abbauprodukte des Zigarettenrauches gelangen über die Plazenta in den Kreislauf des Babys.

Kinder von Raucherinnen entwickeln sich körperlich und intellektuell langsamer. Sie werden häufiger verhaltensauffällig und umso aggressiver oder hypoaktiver, je mehr die Mutter während der Schwangerschaft geraucht hat. Untersuchungen an Ratten haben gezeigt, dass Nikotin Gehirnzellen Ungeborener töten kann, indem es wichtige Überlebensgene aus dem Gleichgewicht bringt.

Alkohol

Neugeborene von Frauen, die während der Schwangerschaft übermäßig getrunken haben, leiden meist unter der typischen „Alkohol-Embryopathie“: Sie sind klein, haben Missbildungen an Gliedmaßen und inneren Organen und ein typisch entstelltes Gesicht. Auch ihr Gehirn ist unterentwickelt und sie bleiben geistig zurück.

Alkohol kann verhindern, dass die Fortsätze der Nervenzellen den richtigen Weg durch das sich entwickelnde Gehirn finden. Sie können so nicht die genetisch vorbestimmten Kontakte bilden.

Andere Drogen

Amphetamine und Barbiturate können das gesamte Nervensystem des Babys schädigen. Die halluzinogenen Wirkungen von LSD erlebt auch das Kind. Heroin macht das Ungeborene süchtig. PCP (Phencyclidin) oder Ketamin haben dieselben negativen Auswirkungen wie zu viel Alkohol.

Medikamente

Nur von wenigen Medikamenten weiß man genau, ob und wie sie das Baby schädigen (z. B. bestimmte Antibiotika, Zytostatika, Contergan). Deswegen Medikamente nach Möglichkeit meiden.

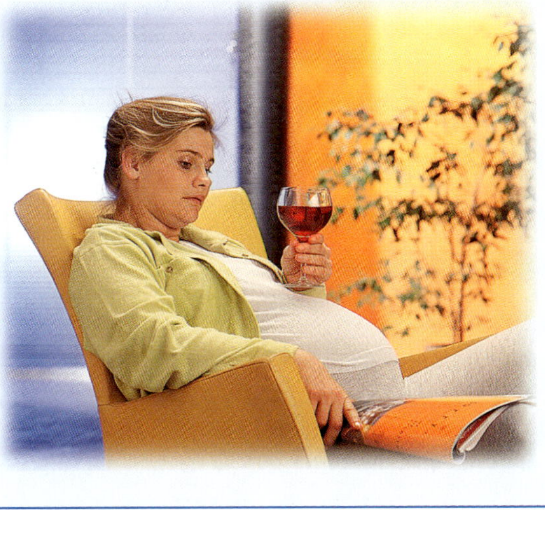

Ein gelegentliches Glas Bier oder Wein schaden dem Baby wahrscheinlich nicht. Wer jedoch mehr trinkt, gefährdet sein Kind.

Kaffee und Tee

Koffein ist eine anregende Droge, die auch das Nervensystem des Babys überreizen kann.

Stress

Die Stresshormone Adrenalin und Cortisol gelangen auch in den Körper des Babys und stressen es mit. Cortisol gelangt direkt ins Gehirn des Ungeborenen und kann dort auf Dauer erheblichen Schaden anrichten.

Umweltchemikalien

Manche Umweltchemikalien wie die polychlorierten Biphenyle (PCB) wirken als „Pseudohormone“ und können so die Entwicklung des Gehirns beeinflussen. Studien in den USA haben gezeigt, dass der Intelligenzquotient von Kindern, deren Mütter vor und während der Schwangerschaft häufig PCB-belasteten Fisch gegessen hatten, durchschnittlich sechs Punkte unter dem ihrer weniger belasteten Altersgenossen lag.

Entwicklung der Hirnrinde

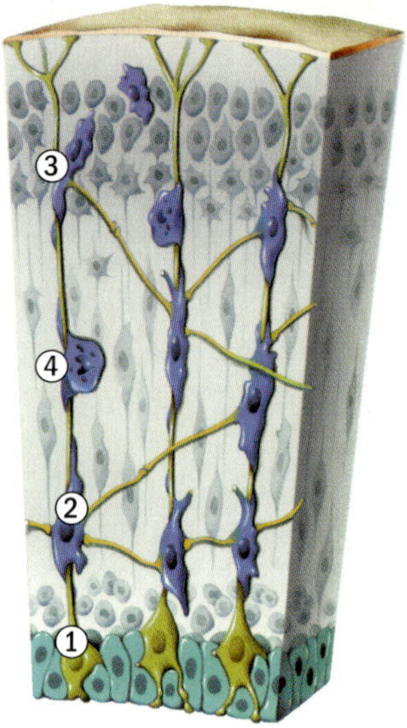

Neuroepithel: Gewebe, aus dem sich Nervenzellen bilden

Vom Neuroepithel aus wachsen Zellfortsätze der Astrozyten (1) bis zum Rand der embryonalen Anlage des Gehirns. Diese Gliazellen - eine Art Hilfszellen - bilden die Leitstruktur für die primitiven Nervenzellen (2). Sie wandern an den Fortsätzen der Astrozyten entlang, bilden Synapsen (3) und versuchen sich zu vernetzen. Ist ein Kontakt geknüpft, bleibt die Nervenzelle stehen. So entsteht der komplexe Schichtenaufbau der Hirnrinde. Allerdings haben die Nervenzellen nur eine kurze Zeitspanne, um ihr Ziel zu finden. Schaffen sie es nicht, spezifische Kontakte zu bilden, sterben sie ab (4). Ein inneres Todesprogramm zwingt sie zur Apoptose - sie lösen sich auf. Dieses Schicksal erleiden in einigen Gehirngebieten bis zu 80 Prozent aller wandernden Zellen.

send andere Gene beginnen ihrerseits mit Aktivitäten, die schließlich zur Entwicklung eines speziellen Zelltyps führen.
Für die Entwicklung des Menschengehirns wird genetisch ein besonderer Aufwand getrieben. Obwohl es nur rund zwei Prozent der Körpermasse eines Erwachsenen ausmacht, sind mindestens die Hälfte aller Gene mit der Produktion des Gehirns beschäftigt.
Gene sind also für die Grundausstattung des Gehirns verantwortlich. Doch mit der Grundausstattung alleine kann ein Mensch nicht überleben. Schon vor der Geburt beginnt das Gehirn zu lernen, macht das ungeborene Kind erste Erfahrungen, die sich prägend auf die Innenarchitektur seines Gehirns auswirken.

Nervenzellen mit Methusalem-Faktor

„In den nächsten Tagen wird es entscheidend darauf ankommen, welche Kontakte Sie knüpfen", appelliert Orion an die neuen Nervenzellen im Zwischenhirn. „Kontakte sind die Basis für eine erfolgreiche Arbeit. Und nur diejenigen unter Ihnen, über deren Kontakte später auch viele Informationen fließen, werden nachhaltigen Erfolg haben."
Thalia rutscht ungeduldig auf ihrem Platz hin und her.
„Ich sehe", reagiert Orion, „die Praxis ruft. Das ist auch gut so. Eines möchte ich Ihnen zum Abschluss mit auf den Weg geben: Der Markt der schnellsten Kommunikation im Körper ist eng. Wir werden im begrenzten Raum des Schädels nicht endlos wachsen können. Unser Produkt, das Denken, ist biotechnisch hoch entwickelt und ausgereift. Dennoch setzen wir auf Flexibilität und permanente Optimierung, auf Neugier, Gefühl und Intelligenz. Und auf Sie. Sie sind die langlebigsten und ausdauerndsten Zellen im ganzen Körper. In anderen Organen herrscht ein ständiges Kommen und Gehen – zum Teil beträgt die Halbwertszeit der zellulären Belegschaft nur wenige Tage. In dieser Hinsicht ist kein Organ so konservativ wie das Gehirn. Wer es hier einmal zu etwas gebracht hat, der wird das ganze Menschenleben lang beschäftigt. Machen Sie etwas daraus!"

Die Wanderung der Axone

So instruiert und ausgerüstet gehen die Nervenzellen dieser und aller anderen Abteilungen nun erneut auf Wanderschaft, allerdings nicht als ganze Zellen, sondern nur als Zellfortsätze. Der Zellkörper mit dem Kern, in den die Gene verpackt sind, wird als Basis fest verankert.
Aus diesem Rumpf sprießen zum einen Bäume, so genannte Dendriten (vom griechischen dendros – der Baum) – ein paar Dutzend Mal so lang wie der Zellkörper. Mit ihren feinen Verästelungen fangen sie Signale auf, die von anderen Nervenzellen gesendet werden, im Fall des

Smalltalk an der Synapse

Erreicht eine elektrische Reizwelle eine Synapse, dann muss die Stimulation möglichst schnell weitergeleitet werden. Dazu verpackt eine Nervenzelle im Axon Neurotransmitter – also Botenstoffe – in kleine Bläschen und transportiert sie das Axon entlang bis zum Endpunkt in die Synpase. Trifft dort ein Reiz ein, entleeren sich die vorbereiteten Bläschen in den synaptischen Spalt. Die Botenstoffe landen jenseits des nur 20 000stel Millimeter schmalen Raums auf der nächsten Nervenzelle in speziellen Andockstellen, den Rezeptorproteinen. Dort wird das chemische Signal wieder in ein elektrisches umgewandelt. Innerhalb von Millisekunden öffnen sich Ionenkanäle in der Membran. Die Ionen, zum Beispiel Natrium oder Kalzium, können in die nächste Zelle einströmen, das elektrische Ladungsverhältnis verändern und die Erregung übertragen.

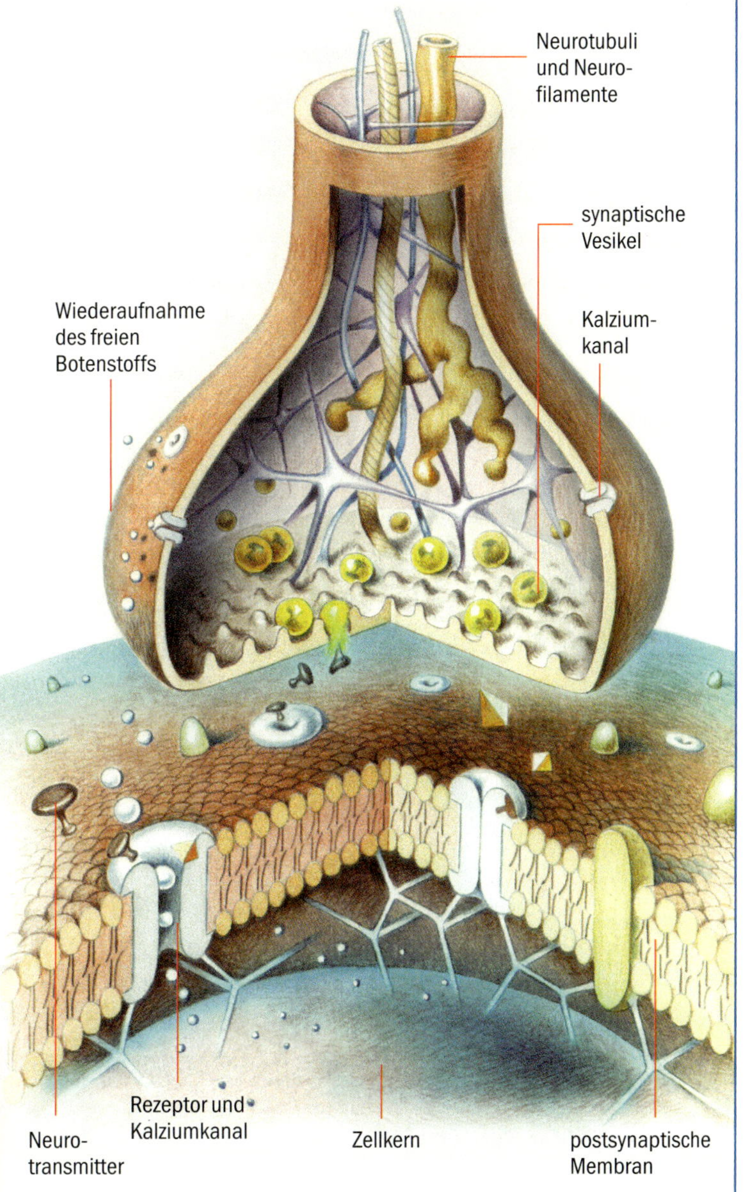

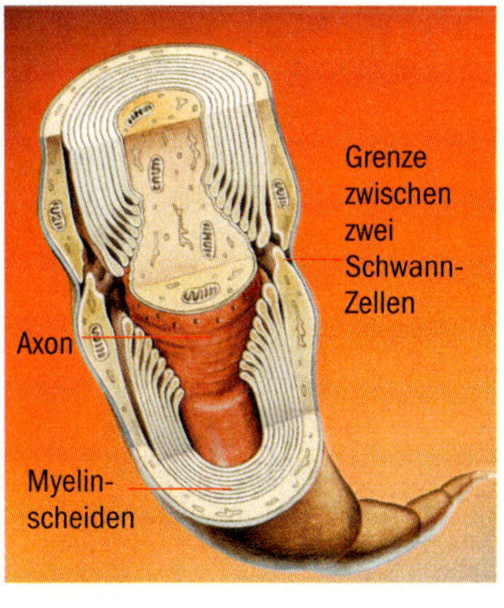

In langen Axonen, zum Beispiel. vom Rückenmark in die Beine, läuft die Reizleitung nach einem anderen Prinzip: Die Umhüllungen der Nervenfasern (Myelinscheiden), die von Schwann-Zellen gebildet werden, sind von so genannten Ranvier-Schnürringen unterbrochen. Die elektrische Erregung springt entlang des Axons von Ring zu Ring.

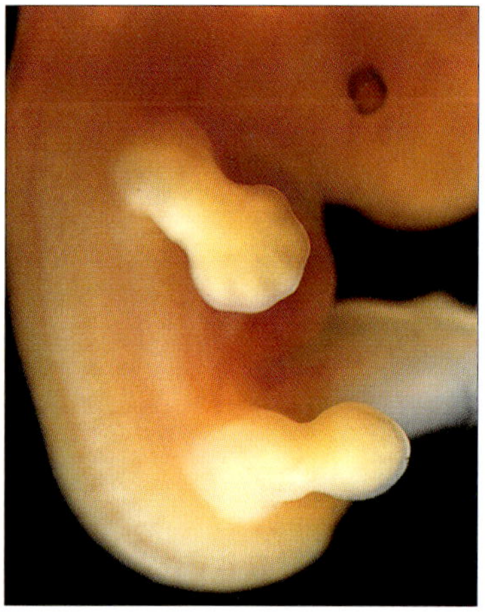

In der sechsten Entwicklungswoche ist die Hand deutlich zu erkennen, der Fuß dagegen braucht noch zwei bis drei Wochen. In der elften Woche existieren die Anlagen der fünf einzelnen Finger, in der 17. Woche sind auch die Fingernägel da.

Zwischenhirns von den Nervenbahnen der Sinnesorgane.
Zum anderen wächst aus jeder Nervenzelle nun ein langer Fortsatz, das Axon, und macht sich auf den Weg in sein jeweiliges Zielgebiet, also dorthin, wohin die Zelle ihre Informationen für immer leiten wird. Axone sind die eigentlichen Nervenbahnen, die Signale schnell über weite Strecken senden können: vom Zwischenhirn einige Millimeter weit ins Großhirn, oder wie die superlangen Axone im Rückenmark, mehr als einen Meter weit.
Die Wanderung der Axone beginnt im übrigen Körper schon, wenn der Embryo gerade mal vier Wochen alt ist, im Gehirn erst etwas später. Sie dauert die gesamte Entwicklungszeit über an, im ungeborenen wie auch im geborenen Kind. Erst im Alter von etwa zwei Jahren ist sie weitgehend zu Ende. Wie die Axone in dem komplexen zellulären Terrain navigieren, wie sie ihren Weg und am Ende passende Nervenzellen als Partner finden, die nur Millimeter oder viele Zentimeter weit entfernt sind, das haben Hirnforscher gerade erst in den Grundzügen herausgefunden.

Der genetische Atlas

„Weißt du schon, wo es lang geht?“
Thalia und ihre Weggefährtin tasten sich mit den Spitzen ihrer sprießenden Axone durch das Zwischenhirn.
„Ich sehe noch nichts.“
„Nach meiner Karte sollten wir uns in Richtung Hinterkopf orientieren“, schlägt Thalia vor.
„Du hast eine Karte?“
„Sicher. Die hast du auch. Den genetischen Atlas.“
„Ach so.“ Die andere kramt in ihrem Zellkern: „Da habe ich ihn ja auch. Was steht denn da? Also: Zuerst in Richtung Laminin gehen. Laminin? Was ist denn das?“
Thalia seufzt. Hat sie das noch nicht kapiert? So eine dumme Nuss. Sie beginnt zu dozieren: „Laminin ist eine chemische Substanz aus der Familie der CAM. CAM heißt Zell (englisch: cell)-Adhäsions-Molekül. Das bedeutet für uns: ein Griff zum Festhalten. Laminin erkennt die wandernde Zelle daran, dass es an einem eigenen CAM haften bleibt.“
„Wir haben so was auch?“
„Klar, Fibronectin! An jedem Finger. Zum Greifen.“
Das Dummchen betrachtet die Fingerspitzen seines Axons.
„Aha. Und wo gibt’s die anderen CAM? Ich meine, die Haken oder die Griffe?“
„Auf anderen Zellen oder auf dem Weg dazwischen. Schau mal, da ist zum Beispiel eins.“
„Ich sehe nichts.“

„Hier, ich halte mich gerade daran fest.“
Thalia gibt dem CAM die Hand und das CAM zieht ein wenig daran.
„Wir sind auf dem richtigen Weg!“

Schilder im Neuronenwald

Die Zell-Adhäsions-Moleküle (CAM für die englische Bezeichnung cell adhesion molecules) sind ein Cocktail chemischer Substanzen, die den Axonen helfen, sich beim Wachstum im Gerüst zwischen den Zellen zu orientieren. Als Wissenschaftler diese Stoffe und ihre Funktionen vor wenigen Jahren entdeckten, konnten sie zum ersten Mal eine Antwort auf die Frage geben, wie Nervenfasern ihre oft weit entfernten Zielregionen finden. CAM dienen den wandernden Axonen als Wegweiser zwischen den Zellen und auch als Erkennungszeichen auf den Neuronen, die das Ziel der Wanderung sind.
Die Pionier-Nervenzellen tragen ebenfalls CAM, ähnlich einem Abho-

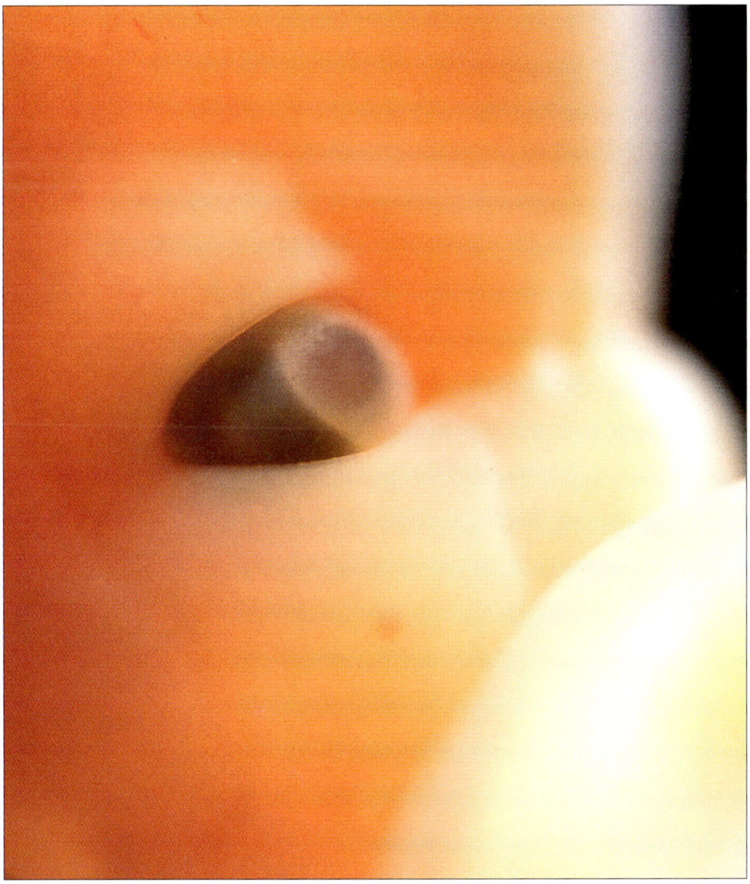

Am 30. Tag beginnt die Entwicklung des Auges. Der vordere Teil des Gehirns bildet einen hohlen Stiel zu jeder Seite aus, an deren Ende sich eine kleine Blase befindet. Daraus entsteht eine Art Becher, der zur Augenhöhle wird. Dann entstehen Netzhaut, Linse und Hornhaut (hier im Bild links das Stadium mit etwa 6 1/2 Wochen). Zuletzt reifen die Lider heran. Aber erst in der 13. Woche ist das äußere Auge so weit angelegt, dass sich die Lider für einige Zeit (etwa bis zum siebten Monat) schließen können.

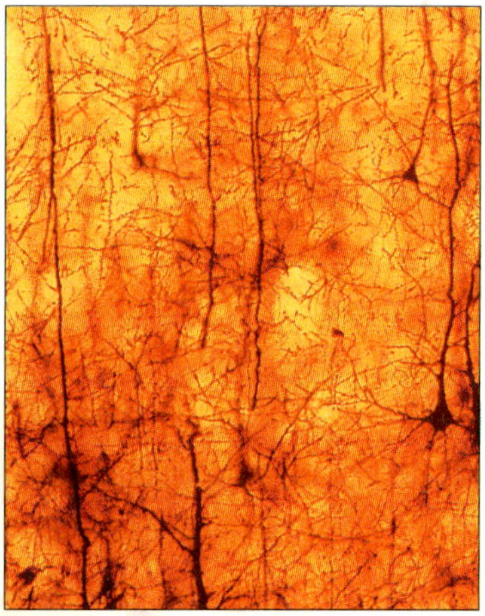

Der histologische Schnitt zeigt die strenge parallele Anordnung der Nervenzellen in der Großhirnrinde.

Im lichtmikroskopischen Bild zeigt sich der große Zellkörper einer Nervenzelle aus der menschlichen Großhirnrinde. Besonders gut sind die Dendriten und Axone als Verbindungen zu den Nachbarzellen sichtbar.

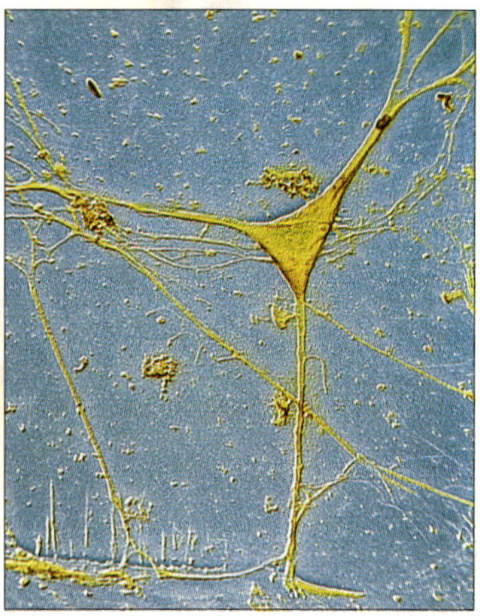

ler am Meeting-point eines Flughafens, der den abzuholenden Reisenden nicht kennt und sich durch ein Schild zu erkennen gibt, damit der Reisende auf ihn zu gehen kann oder – falls es nicht der richtige Abholer ist – an ihm vorbeigehen kann. Molekulare „Verbotsschilder" zeigen den Axonen, wohin sie nicht wandern sollen. Für einige Gehirnregionen konnten Wissenschaftler diesen Mechanismus schon direkt nachweisen, so zum Beispiel im Hippocampus, der Erlerntes ins Langzeitgedächtnis speichert. Dabei entstehen Nervenzellen, die die einzige Aufgabe haben, mit bestimmten Substanzen auf ihrer Oberfläche die einwachsenden Axone zu leiten. Sie gehen wieder zugrunde, sobald alle Axone sicher angekommen sind.

Großer Bahnhof in der Großhirnrinde

Im Hinterkopf des 24 Wochen alten Fötus, unter der späteren Sehrinde, ist eine solche vorläufige Schicht aus todgeweihten Nervenzellen entstanden – das Empfangskomittee für Thalias Axon.
„Guten Tag, Thalia. Wir haben schon auf Sie gewartet."
„Hallo." Thalia gibt den Empfangszellen die Hand. „Bin ich hier richtig in der Sehrinde?"
„Noch nicht ganz, aber fast. Leider ist die Sehrinde noch nicht bezugsfertig. Die Baustelle wird erst in drei bis vier Wochen beendet sein."
Thalia ist enttäuscht. „Ich habe mich so beeilt, hier nach hinten zu kommen. Sie können sich gar nicht vorstellen, was da draußen los ist. Die Konkurrenz schläft nicht. Jede Menge Nervenzellen, jede Menge herumtastender Axone und jedes will gut unterkommen. Aber es sind zu viele. Mindestens doppelt so viele, wie wirklich Platz haben. Wer zu langsam ist oder sich verirrt, geht gnadenlos zugrunde." Thalia ist in Sorge, dass sie dasselbe Schicksal ereilen könnte, wenn sie noch lange warten muss. Doch die Empfangszellen beruhigen sie: „Keine Angst! Kommen Sie zu uns ins Wartehäuschen, hier sind Sie sicher."
„Keine Fresszellen? Keine Selbstmordbefehle von irgendwelchen Säuberungskommandos? Ich habe so viel gehört von den Gefahren, die allen Zellen im Körper drohen."
„Nichts dergleichen. Wir hier im Gehirn genießen da eine absolute Ausnahmesituation. So lange wie wir Nervenzellen lebt keiner. Das heißt, so lange wie Sie. Wir müssen ja auch bald sterben ..."
„Das ist ja schrecklich! Warum denn das?"
„Wenn die Sehrinde fertig gebaut sein wird, wird das Wartehäuschen wieder abgerissen."
„Das tut mir leid."
„Wir können aber die Wartezeit nutzen und Ihnen einiges erzählen über die Arbeit hier hinten. Sie müssen sich vorbereiten auf die neuen Kontakte mit den Großhirnrindenzellen. Sie werden viele Hände brau-

chen, um deren Hände zu schütteln, und viele Postkörbchen mit Botenstoffen."
„Ah, stimmt. Da habe ich in meiner Genbibliothek auch ein Buch gesehen, das heißt ‚Neurotransmitter – Herstellung und Verteilung'."
„Genau. Neurotransmitter sind die chemischen Botenstoffe bei uns Nervenzellen. Diese genetische Anleitung ist jetzt sehr wichtig. Sie wird für Sie DAS Handbuch für die nächste Zeit sein."

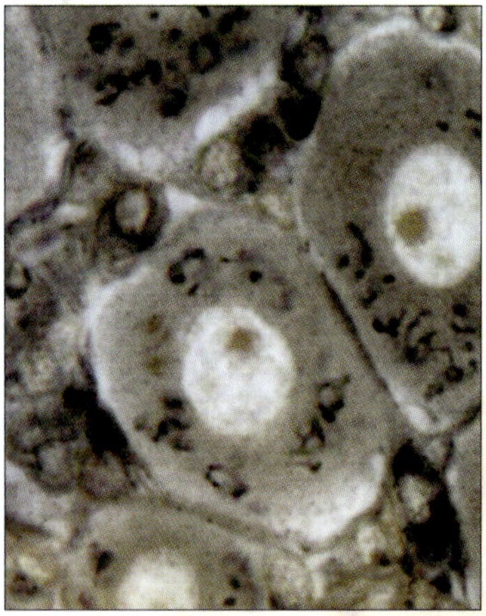

Diese besonders großen Nervenzellen (Spinalganglien) seitlich des Rückenmarks bilden den Ausgangsort aller Nervenbahnen, die Schmerzreize, Tast- und Temperaturinformationen ins Gehirn weiterleiten.

Die erste Verschaltung

Vier Wochen später weiß Thalia schon eine ganze Menge mehr über ihre Arbeit als Zwischenhirnzelle im Sehsystem. Sie ist gut präpariert für den großen Augenblick, wenn sie zum ersten Mal in ihrem Leben einen Lichtreiz empfangen und weitergeben wird. An der Spitze ihres Axons hat Thalia alles vorbereitet, was sie zur Kontaktaufnahme braucht: Botenstoffe, Ionenkanäle und andere Baumaterialien für die Schaltung in die Großhirnrinde.
Mittlerweile ist auch die Abteilung Sehen in der Großhirnrinde so weit fertig. Die dort vorbereiteten Nervenzellen warten darauf, dass Thalia und ihre Kolleginnen aus dem Zwischenhirn mit ihnen Kontakt aufnehmen und ihnen Arbeit bringen.
Die rückwärtige Wand des Wartehäuschens löst sich langsam auf und plötzlich steht Thalia mit ihrem Axon vor der Großhirnrinde. Ihre Botenstoffbläschen sind prallvoll mit Glutamat. Außerdem muss sie sich beeilen, bevor andere Axone die schönsten Kontakte besetzen und sie selbst womöglich am Ende leer ausgeht. Das wäre ihr sicheres Ende.
Im gleichen Augenblick bekommt sie eine Meldung von der Basis im Zwischenhirn: der erste Lichtstrahl! Mit einer schnellen Bewegung ist Thalia am Ziel ihrer Reise: Sie reicht der nächstbesten Nervenzelle die Hand und bildet so eine Synapse, ihre erste Schaltstelle ins Großhirn.
„Gestatten – Thalia."
„Angenehm – Optica."
Der Sehreiz kommt Thalias Axon entlanggesaust, eine elektrische Welle steigt ihr zu Kopf, sie öffnet die Kalziumkanäle am Ende ihres Axons und lässt ein paar Ionen hereinströmen. Die Glutamat-Botenstoff-Bläschen verschmelzen mit ihrer Haut und entlassen ihren Inhalt in den synaptischen Spalt, wo die meisten von ihnen direkt in Opticas Dendriten-Armen landen. Sie fängt sie auf, binnen Millisekunden entsteht in Opticas Zellhülle aus dem chemischen wieder ein elektrisches Signal, das Optica weiter in die Abteilung Objekterkennung der Hirnrinde leitet. Die Neuronen dort sind jedoch noch lange nicht so weit, mit dem rötlichen Lichtschein etwas anfangen zu können, der durch die durchblutete Bauchdecke und die noch geschlossenen Lider des ungeborenen Babys in seine Augen dringt.

Jeder Nerv besteht aus solchen unterschiedlich dicken Nervenfasern (dunkel) mit ihren Myelinscheiden (heller). Unten im Bild ist ein Ranvier-Schnürring sichtbar.

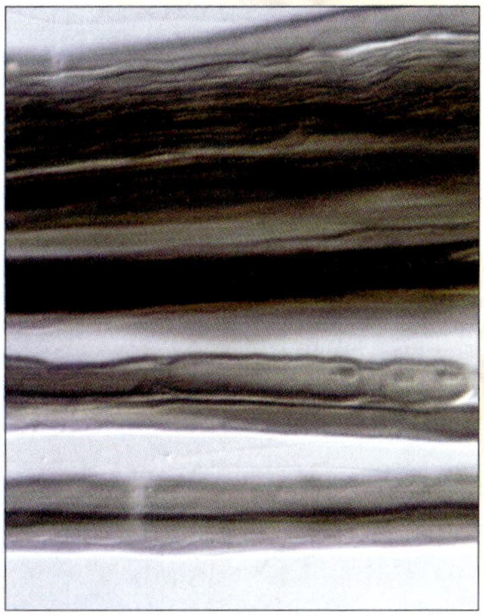

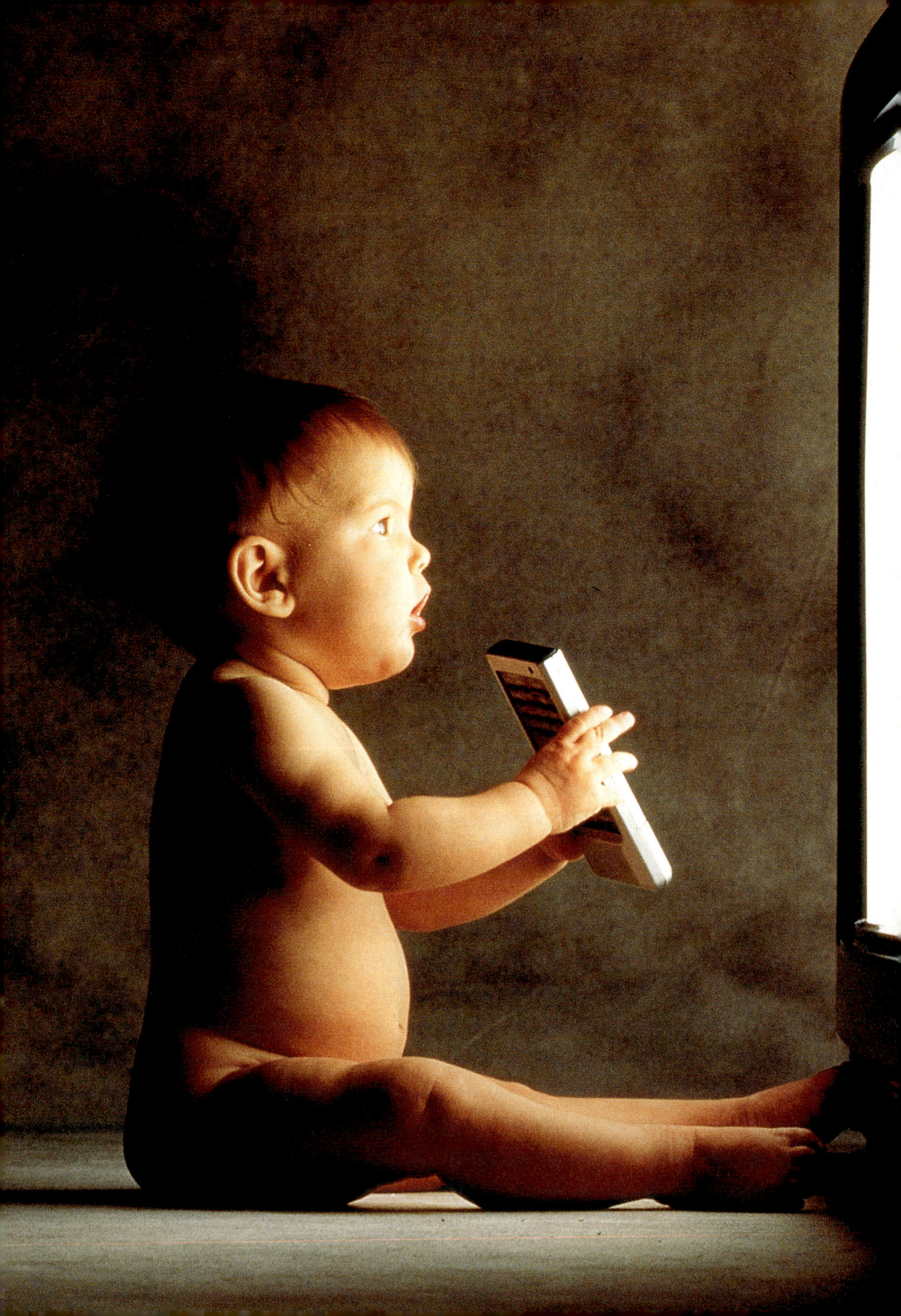

Vom Reiz der Sinne

Durch fünf Fenster nehmen wir unsere Umwelt wahr: mit Augen und Ohren, Mund und Nase und mit dem größten Sinnesorgan: unserer Haut. Vom Babyalter an entsteht in jeder Sekunde aus allen Sinneswahrnehmungen ein neuer Eindruck. Langsam formt sich im Kopf ein Bild der Welt.

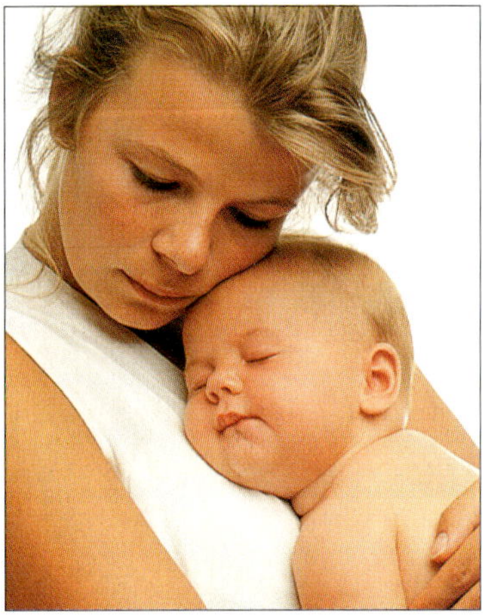

Das Baby hört den vertrauten Herzschlag der Mutter. Es spürt die Wärme ihrer Haut und riecht ihren einmaligen Duft. Alle diese Wahrnehmungen vermitteln dem Baby Geborgenheit.

Säuglinge be-greifen die Welt im wahrsten Sinne des Wortes. Der Tastsinn ist in den ersten Lebensmonaten mit am wichtigsten.

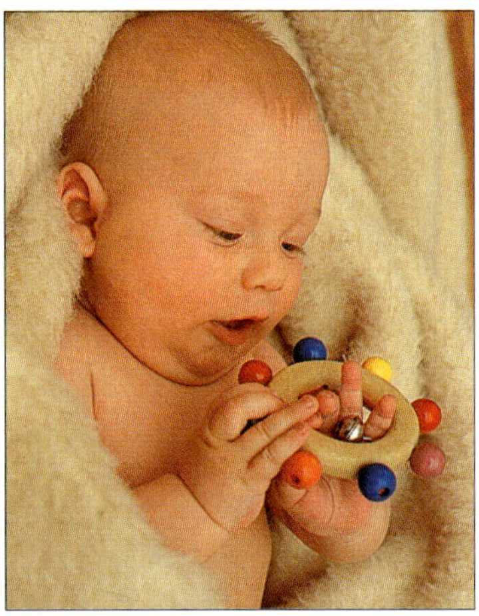

Das Sinnesfeuer der Geburt

Seine Eltern haben beschlossen, dass sie ihn Vitus nennen wollen, wenn er erst einmal da ist. Als wäre er noch nicht da!

Es ist ein kalter Februarabend elf Wochen später, aber die Welt im Bauch ist warm. Vitus sieht, dass es dunkler wird, er hört, wie es draußen leiser wird. Eng ist es geworden und er steht auf dem Kopf. Der Junge ist reif für die Welt. Seine Lungen sind vorbereitet aufs Atmen und in seinem Gehirn sind fast alle Nervenzellen vorhanden, die er jemals in seinem Leben brauchen wird.

Es geht los. Der starke Gebärmuttermuskel hat begonnen Vitus rhythmisch zu massieren. Mit jeder Wehe wird sein ganzer Körper nach unten, in den engen Geburtskanal geschoben. Als der Kopf das Becken seiner Mutter erreicht, wird sein noch weicher Schädelknochen eiförmig zusammengedrückt – dem Gehirn macht das nichts aus. Immer enger und enger wird es. Gerade als er glaubt, stecken zu bleiben, fühlt er plötzlich, wie sich die Klammer um seinen Kopf nach einem besonders heftigen Druck löst.

Er erschrickt. Grelles Licht überflutet seine geschlossenen Augen und seinen Kopf. Ein Höllenlärm erhebt sich um ihn herum. Ein letzter Schub und er rutscht vollends nach draußen. Wie kalt es hier ist! Und wo ist Mama? Ihr vertrauter Herzschlag – verschwunden. Da strömt Luft in seine Lungen und er schreit instinktiv. Jemand hebt ihn hoch und große Hände legen ihn auf etwas Weiches. Da ist es wieder! Das Mama-Gefühl, nur ganz anders. In dem Lärm um ihn herum dringt der mütterliche Herzschlag leise an sein kleines Ohr. Wie ihre Haut duftet! In seinem Gehirn beginnt mit der Geburt und mit dem Sinnesfeuer der Eindrücke auch ein Feuerwerk an Kontaktbildungen zwischen den Nervenzellen. In den ersten Lebensjahren haben sie die einmalige Chance, eine astronomische Zahl von Synapsen zu bilden: 10^{15}, so haben Wissenschaftler errechnet, eine Zahl mit 15 Nullen, annähernd so viele wie Sterne im Weltall. In dieser Verschaltung der Nervenzellen liegt die eigentliche Intelligenz, die Komplexität, die Architektur des menschlichen Gehirns und seine individuelle Einzigartigkeit.

Die Welt innen und außen

Vor sechs Wochen kam Vitus auf die Welt und seither ist für die Eltern nichts mehr wie es war.

Um sechs Uhr früh ist Vitus' letzte Mahlzeit drei Stunden her. Unbehagen breitet sich in ihm aus und verwandelt sich in ein schmerzendes Hungergefühl, das rasch stärker wird. Seine Aufmerksamkeit ist jetzt ganz nach innen gerichtet. Sein Atem geht schneller, intensiver und gerät aus dem Takt. Am Ende jedes Ausatmens kommen kleine Laute,

Atmung und Stimme sind aneinander gekoppelt. Die Laute werden rasch machtvoller und länger, verselbstständigen sich. Manchmal bekommt er keine Luft, weil das Schreien so lange anhält. Vitus strampelt mit Armen und Beinen. Die Harmonie ist zerstört. Die Welt ist ein einziges Brüllen.

Aber er ist aktiv. Das Schreien lenkt vom Hungerschmerz ab und macht die Außenwelt auf seine Not aufmerksam. Noch wird ihm nicht bewusst, wie wirkungsvoll dieser Mechanismus ist. Sein Wahrnehmen und sein Handeln sind das Produkt der Bahnen, auf denen die elektrischen Nervenimpulse durch seinen kleinen Kopf gleiten.

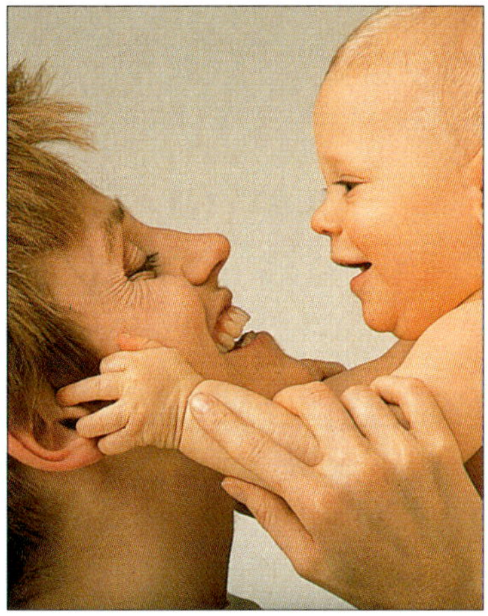

Ein Baby kann seine Augen noch nicht auf unterschiedliche Entfernungen einstellen. Die lachenden Augen der Mutter sieht es im Abstand von etwa 30 Zentimetern am besten.

Das Gehirn sechs Wochen nach der Geburt

In Vitus' Gehirn haben mittlerweile 99 Prozent der Nervenzellen-Fortsätze ihr Ziel, ein nachgeschaltetes Neuron, erreicht.

Bei einer Gesamtzahl von hundert Milliarden wandern natürlich immer noch mehrere Millionen Axone durch das Dickicht. Im Kleinhirn, in der Unterabteilung „Bewegungskoordination", versuchen die Axone gerade erst sich in dem Dschungel von Dendritenbäumen eine geeignete Liane zu schnappen. Daher kann Vitus mit seinen sechs Wochen zwar strampeln und die ersten Gegenstände greifen, aber bis er in der Lage sein wird die Bewegungen von Armen, Beinen, Kopf und Rumpf so zu koordinieren, dass er sich umdrehen kann, werden noch drei Monate vergehen. Um zu krabbeln, braucht es weitere fünf Monate und noch mehr Verschaltungen und Isolierungen im Kleinhirn. Bald darauf wird er laufen lernen. Komplexere Bewegungen wie Radfahren, Schwimmen oder der erste Purzelbaum erfordern so viel Kleinhirn-Koordination, dass das noch Jahre dauern wird.

Auch die Großhirnrinde ist nach wie vor im Aufbau: Gesichtererkennung, Sprache, Logik – das alles muss sich noch entwickeln. Oben im Scheitel- und im Stirnlappen in der Abteilung „Selbstwahrnehmung", kurz „Ich" genannt, funktioniert sechs Wochen nach der Geburt praktisch noch überhaupt nichts. Deswegen kann Vitus auch noch nicht wissen, dass er eine eigene Persönlichkeit ist. Auch im vorderen Teil der Großhirnrinde, im Frontallappen, bemühen sich die Nervenzellen der Abteilungen „Entscheidung" und „Ich will" noch um ihre ersten Verschaltungen. Es wird noch fast ein Jahr dauern, bis sie so weit sind.

Auf der Empfangsseite der Nervenzellen verästeln sich die Dendritenbäume immer mehr, um möglichst viele Informationen von möglichst vielen Neuronen aufzuschnappen. Bis zu 10 000 Synapsen können an jedem Dendritenbaum sitzen, Eingänge für tausende von Reizen.

Da jede Nervenzelle aber immer nur einen Reiz weiterleiten kann, muss sie diese Informationsflut bewerten und daraus ihre Schlüsse ziehen. Am Ende steht die Frage: Alles oder nichts? Sind die eingehenden

Konzentriert fixiert das Baby seinen Plüschgefährten. Kinder lieben klare, kräftige Farben. Sie helfen dem Sehsystem die visuelle Umwelt zu ordnen.

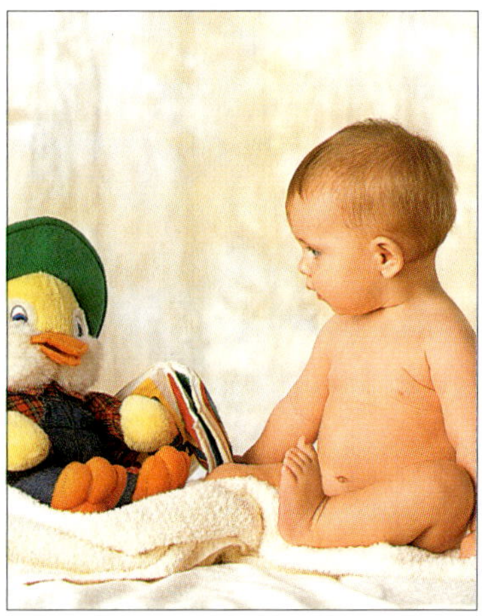

Der Mikrokosmos unter der Schädeldecke

Eingepackt in die Hirnhäute (1) mit ihren spinnwebartigen Fasern (2) liegt unser komplexestes Organ gut durchblutet in der Hirnflüssigkeit. Ausgehend von der inneren Halsschlagader versorgen Arterien (3) in einem dichten Gefäßnetz alle Bereiche des Gehirns. Venen (4) führen das sauerstoffarme Blut zum Herzen zurück.

Das Nervengewebe selbst gliedert sich in zahlreiche große und kleine Regionen, jede mit ganz bestimmten Aufgaben: Zum Beispiel koordiniert das Kleinhirn (5) willkürliche und die Basalganglien (6) unwillkürliche Bewegungen. Mit den Sinneszentren in der Hirnrinde, zum Beispiel der Sehrinde (7), nehmen wir unsere Umwelt wahr. Der Frontallappen (8) der Hirnrinde speichert Bewegungsmuster und beherbergt auch einen Teil der Persönlichkeit. Fast alle Areale kommen spiegelbildlich doppelt in beiden Hirnhälften vor, können aber in der rechten und der linken Hälfte ganz unterschiedliche Funktionen haben. Der Balken (9) verbindet beide als biologische Datenautobahn. Der Sehnerv bildet den untersten Abschnitt des Zwischenhirns (10). Die Inselrinde (11) wird von anderen Rindenteilen überlagert, sie verarbeitet u. a. Empfindungen aus den Eingeweiden.

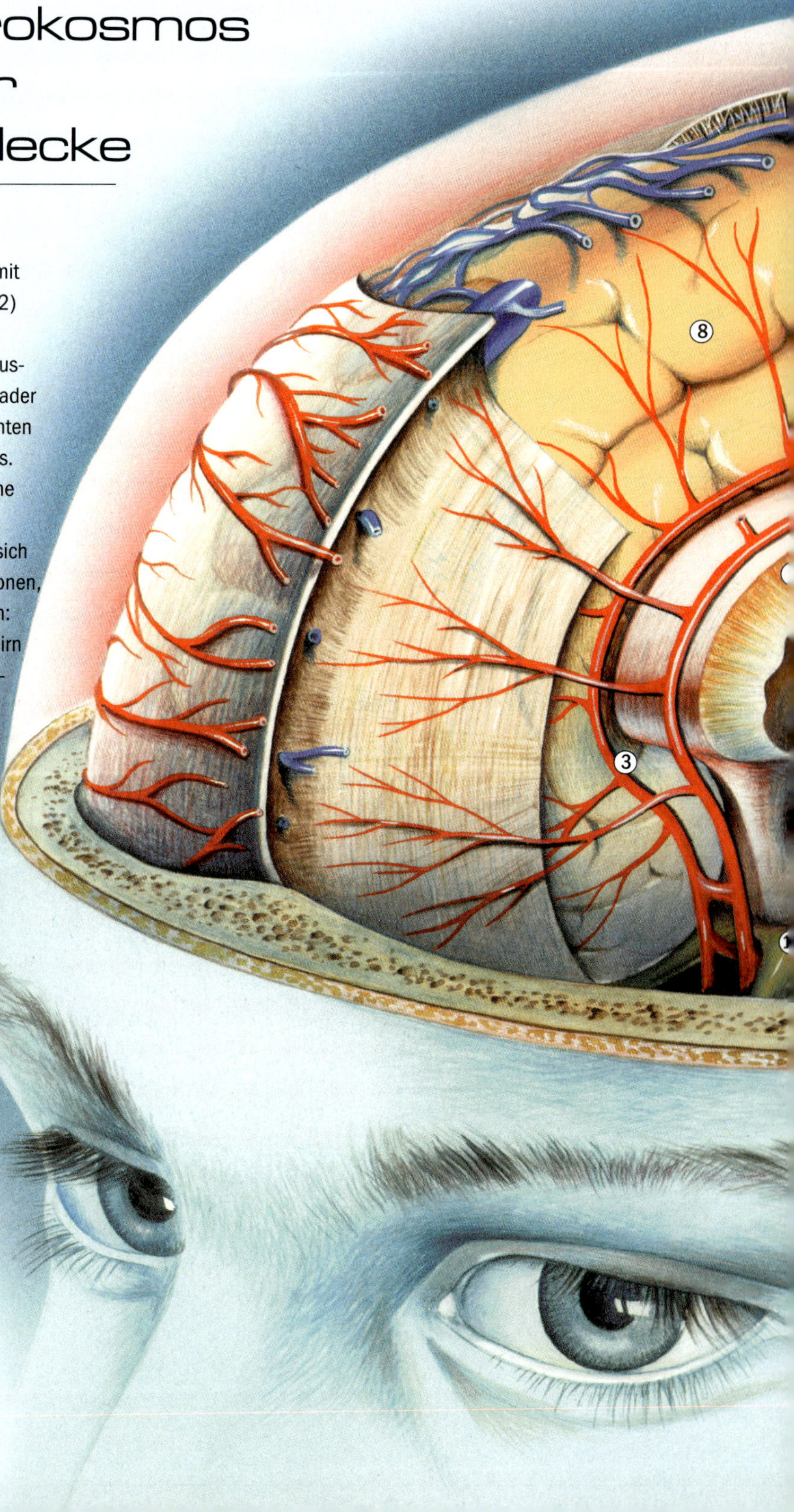

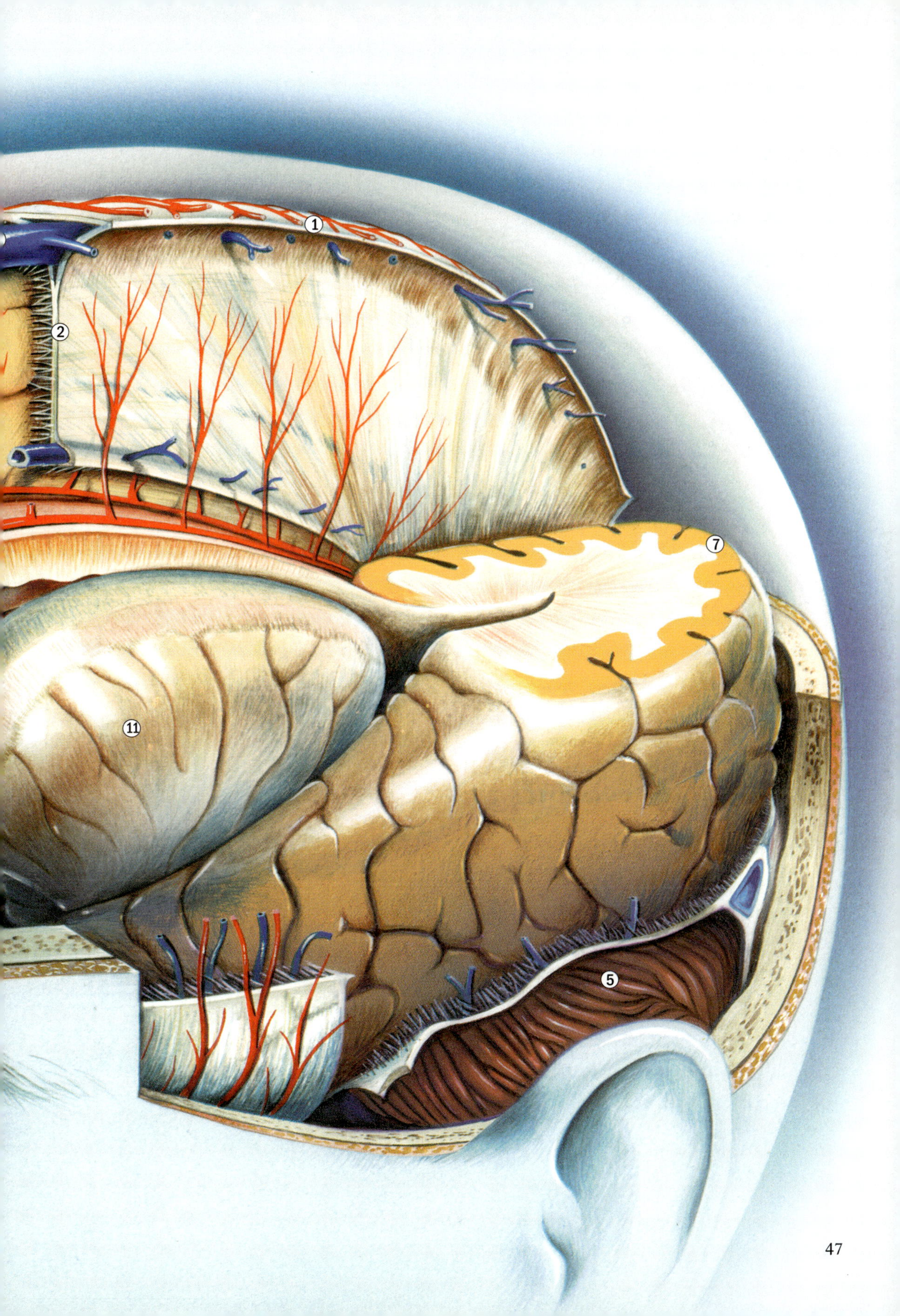
1
2
7
11
5

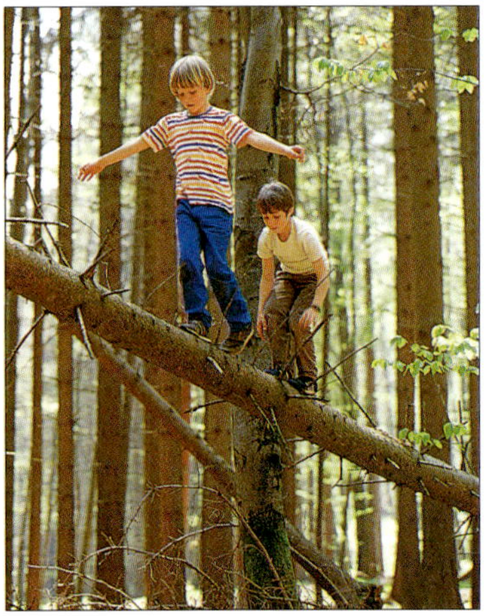

Kinder lieben es, über Baumstämme zu balancieren – ein ideales Training für das Gleichgewicht.

Alle Sinne sind konzentriert auf die Aufgabe gerichtet – eine wichtige Voraussetzung, um lernen zu können.

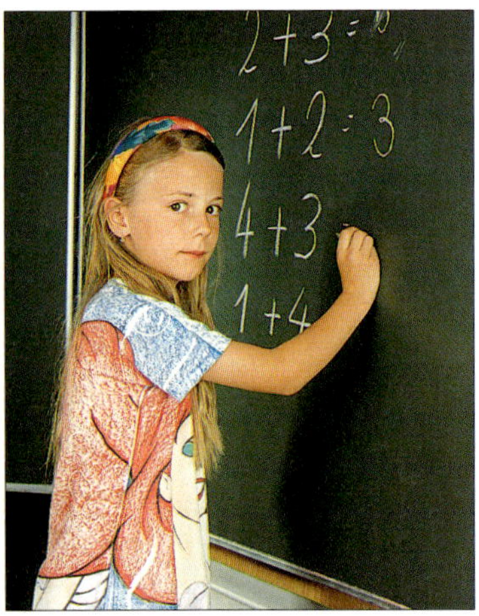

Signale, die aktivierenden wie die hemmenden Reize, in ihrer Summe stark genug, um ein Signal für das nächste Neuron zu erzeugen? Diese Entscheidung trifft jede Nervenzelle des Gehirns in jeder Sekunde bis zu hundertmal aufs Neue.

Das Gehirn: ein Energiefresser

Das kindliche Gehirn ist etwa doppelt so aktiv wie das eines Erwachsenen. Während das Gehirn eines erwachsenen Menschen 20 Prozent des gesamten Sauerstoffs und der gesamten Energie verbraucht, sind es beim Kleinkind 40 Prozent. Die gewinnt der Körper aus der Nahrung, und so kommt es, dass Vitus Hunger hat. Hungergefühle sind die Folge eines leeren Magens und eines niedrigen Blutzuckerspiegels. Nervenzellen in der Magenwand melden, wenn nichts mehr drin ist. Nervenzellen in den Wänden der Blutgefäße messen ständig den Glucosegehalt des vorbeiströmenden Lebenselixiers. Liegt er bei rund 80 Milligramm pro hundert Milliliter Blut, ist alles in Ordnung. Sinkt die Glucosekonzentration aber auf 65 Milligramm oder noch weniger, dann schlagen diese Sensoren Alarm. Mit rasender Geschwindigkeit melden sie den Nahrungsmangel über das Rückenmark ins Gehirn. Das Rückenmark ist ein Kabelstrang aus superlangen Axonen, die Signale hinauf- oder hinunterbefördern.

Auf bis zu ein Drittel der Schallgeschwindigkeit bringen es die Axone. Abgebremst wird der Reiz erst wieder an der nächsten Schaltstelle, wo die Rückenmarkszelle im Hirnstamm endet und ihr elektrisches Signal chemisch über den synaptischen Spalt an die nächste Zelle weitergibt. Eine solche Übertragung dauert zwei bis drei Millisekunden.

Der Hirnstamm seinerseits reicht die Hungermeldung in den Hypothalamus weiter; das ist eine bei Erwachsenen walnussgroße Struktur, die zum Zwischenhirn gehört und unter der Relaisstation Thalamus liegt. Dessen Zellen messen zusätzlich den Zuckerspiegel in den Blutgefäßen des Gehirns. Bei zu wenig Zucker löst diese wichtige Hormonsteuerzentrale dann eine komplexe Stressreaktion aus – Vitus wacht auf. Gleichzeitig informiert der Hypothalamus das Limbische System, das dem Zustand das Attribut „unangenehm" hinzufügt, und den Thalamus. Von dort läuft das Signal weiter in die Großhirnrinde und hier werden die Bewegungszentren am Rand des Stirnlappens aktiviert. Vitus wird unruhig, strampelt und schreit.

Die Wirkung der Töne

„Mein Kleiner! Bist du aufgewacht? So früh schon wieder? Ich komme schon, gleich bin ich da."

RATGEBER: Der richtige Reiz zur rechten Zeit

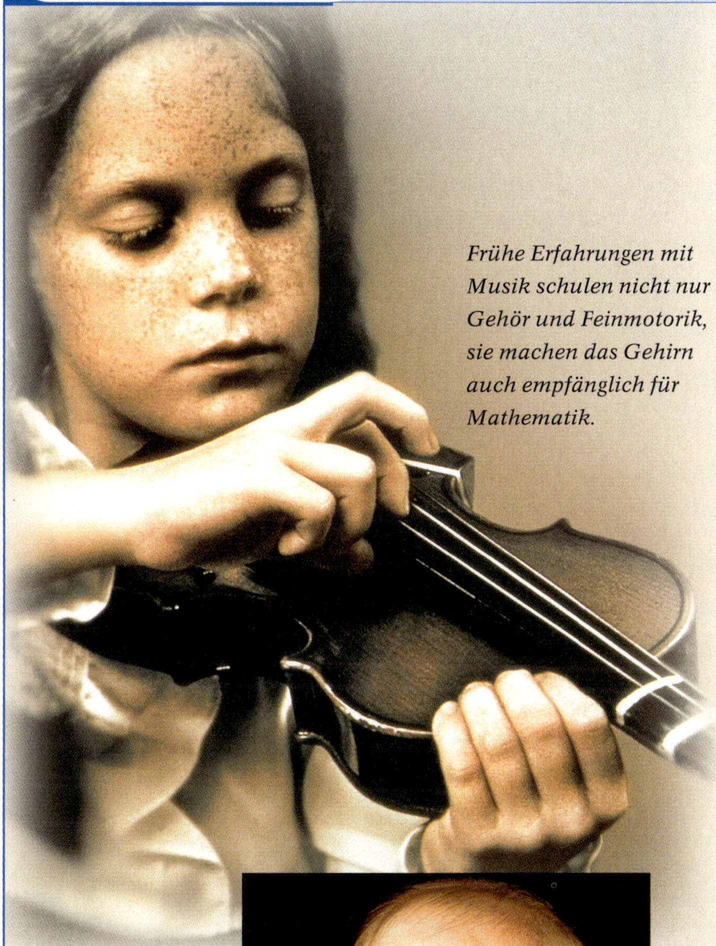

Frühe Erfahrungen mit Musik schulen nicht nur Gehör und Feinmotorik, sie machen das Gehirn auch empfänglich für Mathematik.

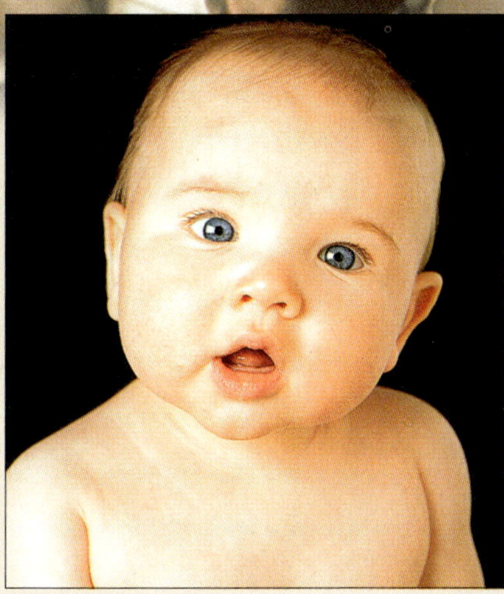

Babys brauchen Sinnesreize ebenso nötig wie Liebe und Muttermilch. Ihre Neugier zeigt, wie sehr ihre inneren Antennen bereit sind, die Welt in sich aufzunehmen.

Während ein Kind aufwächst, ist sein Gehirn zu verschiedenen Zeiten weit offen für bestimmte Sinnesreize und Erfahrungen. Während eines solchen zeitlichen Entwicklungsfensters hat es ungeheure Lernkapazitäten, die es vorher nicht hatte und hinterher nie mehr haben wird. Soll sich das Kind optimal entwickeln, muss es die nötigen Reize genau dann bekommen. Wann sich ein solches Fenster öffnet, teilt das Kind selbst mit. Es interessiert sich plötzlich für Wörter, Zahlen oder Buchstaben, es malt oder musiziert mit Ausdauer. Eltern, die ihr Kind in dieser Zeit darin bestärken, geben ihrem Kind so die besten Chancen.

Gesunde Kinder in einer sozial gesunden Umgebung holen sich selbst, was sie an Eindrücken brauchen. Manche aber hören oder sehen schlecht, ohne dass die Eltern es bemerken, Einzelne werden sträflich vernachlässigt. Kommen deswegen keine Signale aus der Umwelt mehr an, schließt sich das Entwicklungsfenster nach einigen Monaten oder Jahren wieder, ohne dass sich im Gehirn die nötigen Verschaltungen gefestigt haben. Das Kind kann das Versäumte später – wenn überhaupt – nur noch mühsam nachholen.

Wer andererseits versucht seinem Kind bestimmte Fertigkeiten wie Radfahren oder Schwimmen zu früh beizubringen, tut dem Nachwuchs keinen Gefallen: Ist das Entwicklungsfenster noch geschlossen, wird das Kind überfordert und von Reizen überflutet, die es nicht verarbeiten kann.

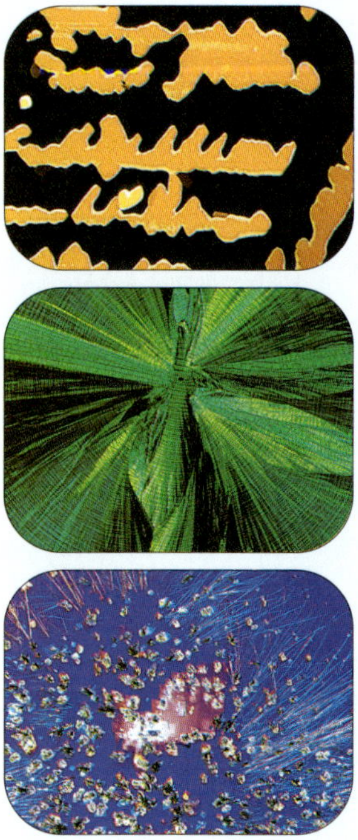

Botenstoffe in Kristallform (von oben): Gamma-Aminobuttersäure (GABA), Dopamin und Serotonin.

In routiniertem Halbschlaf ist Vitus' Mutter zu ihrem Säugling geeilt und redet nun in schnellem Rhythmus auf ihn ein. Er hört einen anderen Takt als den seines Schreiens und eine vertraute Stimme. Sprache, das weiß er schon, ist eine besondere Form von Geräuschen. Die Töne kommen immer wieder in absteigender Folge zu ihm.

„Vitus, bestimmt hast du Hunger. Komm zu mir mein Süßer, es ist alles gut."

Vitus begreift den beruhigenden Sinn ihrer Botschaft, ohne die Worte zu verstehen, allein aus der Anordnung und dem Klang der Laute. Er unterbricht sein Gebrüll, denn er weiß, es ist die Stimme, bei der immer alles gut wird; er dreht den Kopf in ihre Richtung.

Der brennende Hungerschmerz ist immer noch da. Noch einmal schreit er, aber seine eigenen lauten Geräusche übertönen die vertraute Stimme. Er verstummt. Seine Sinne sind nun nach außen gerichtet. Er wird hochgehoben und spürt ihren Duft. Eine starke Kraft zieht ihn in ihr Feld, in deren Mitte ein warmer Strom fließt. Die Welt entspannt sich für ihn und alles wird neu geordnet. Er trinkt.

Als die Schallwellen der mütterlichen Stimme Vitus' Ohren erreichen, verbiegt der Schalldruck, der sich wellenartig durch die Flüssigkeit in der Innenohrschnecke hindurch fortpflanzt, nacheinander eine Reihe von 14 000 Haarzellen. Die sensorischen Fühler dieser Sinneszellen im Ohr ragen weit in die Flüssigkeit hinein. Wie Haare unter Wasser wogen sie ganz leicht mit der Druckwelle. Dabei öffnen sich biochemische Kanäle in ihren Oberflächen und tausende von elektrischen Signalen beginnen diese spezialisierten Nervenzellen entlangzulaufen. Die me-

Neurotransmitter: die wichtigsten Signalmoleküle

Botenstoff	Vorkommen im Gehirn	Zuständigkeit
Glutamat	Vor allem in der Großhirnrinde, im Hippocampus und in der Amygdala	Erregt nachgeschaltete Nervenzellen, maßgeblich beteiligt beim Lernen und Erinnern
GABA	Vor allem im Kleinhirn, in den Basalganglien, im Hippocampus und in der Großhirnrinde	Hemmt nachgeschaltete Nervenzellen, wichtig zum Beispiel für Kontrastverstärkung bei Sinneswahrnehmungen
Dopamin	Im schwarzen Kern des Hirnstamms, dessen Axone Verbindungen vor allem zu den Basalganglien, zum Nucleus accumbens und zum Stirnlappen der Hirnrinde haben	Wichtig zum Beispiel für das Belohnungssystem des Gehirns und für Bewegung, spielt eine zentrale Rolle bei der Suchtentstehung
Noradrenalin	Im blauen Kern des Hirnstamms, dessen Axone Verbindungen zu fast allen Großhirnarealen und zum Limbischen System haben	Wichtig zum Beispiel für Aufmerksamkeit, bei der Stressreaktion und als „Wecksystem"
Serotonin	In den Raphe-Kernen des Hirnstamms; die Axone haben Verbindungen vor allem zum Limbischen System und zur Großhirnrinde	Wichtig zum Beispiel für den Schlaf-Wach-Rhythmus, als „Beruhigungssystem", bei Fehlregulation beteiligt an Depressionen

Der Homunkulus: Die Hirnrinde bildet Körperregionen ab

In der Hirnrinde (Cortex) ist die ganze Körperoberfläche abgebildet. Im sensorischen Cortex (blau) nehmen wir Berührungen wahr, im motorischen Cortex (gelb) entstehen Bewegungen. Die Gehirnareale bilden sie jedoch nicht proportional zur Größe der Hautoberfläche oder der Muskeln ab, sondern entsprechend ihrer Empfindlichkeit: Je mehr Tastsinneszellen eine Hautregion hat, desto größer ist die entsprechende Region in der Tastrinde. Recht klein ist das Areal für Rücken oder Unterschenkel, riesengroß dagegen das für die Hände oder für die Lippen. Ähnliches gilt für die Motorik.

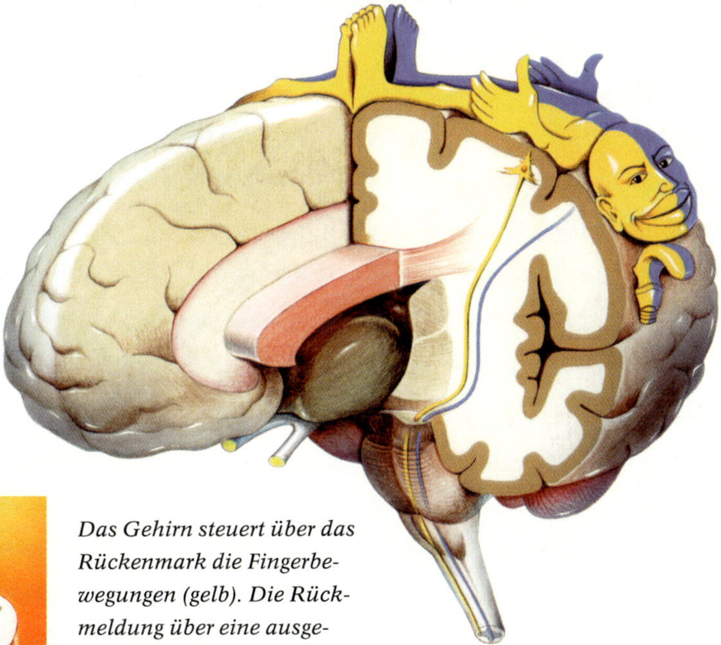

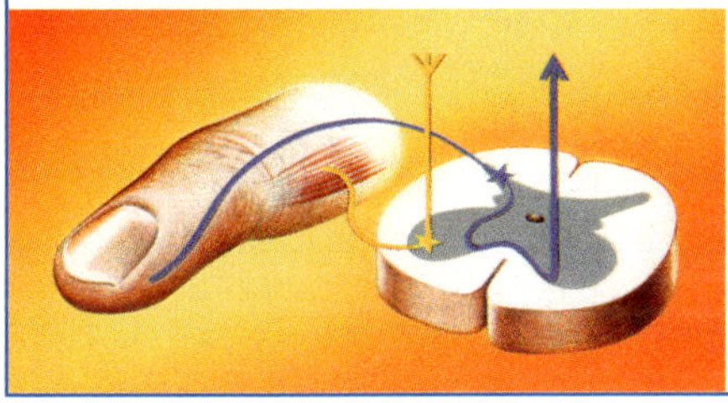

Das Gehirn steuert über das Rückenmark die Fingerbewegungen (gelb). Die Rückmeldung über eine ausgeführte Bewegung erfolgt über den Tastsinn (blau).

chanische Energie des Schalldrucks wird an der jeweiligen Membran der Haarzelle in elektrische Energie umgewandelt und ist jetzt auf dem Weg ins Gehirn.

Das Signal saust an die Axonspitze der Haarzelle, die mit einer Nervenzelle des Hörnervs verbunden ist. Dort wird es auf chemische Botenstoffe übertragen, die die Nachricht über die Synapse hinweg an den Hörnerv weitergeben. Elektrisch läuft es weiter, am Axon des Hörnervs entlang bis tief ins Innere des Kopfes. Von dort, vom Hirnstamm aus, gelangt es wieder ins Mittelhirn, von da ins Zwischenhirn –, vielfach quergeleitet zu den Gedächtnisstrukturen und wieder zurück – und endlich in die Schläfenlappen der Großhirnrinde, in die Abteilungen, die aus den vielen einzelnen Signalen zu Tonfrequenz und Lautstärke die vertraute Stimme der Mutter bilden.

Navigation mit den Ohren

Tief unten im Hirnstamm, wo die zentimeterlangen Hörnerven aus dem rechten und dem linken Ohr enden und sich fast treffen, dort liegt

in einer olivenförmigen Region eine kleine Gruppe von Nervenzellen, die Töne orten können.
Als Vitus' frühe Vorfahren noch Jäger und Sammler waren, konnte gutes Richtungshören über Leben und Tod entscheiden. Ob der Mensch hörte, wo seine Beute raschelte, oder ob er danebenzielte, ob er in die richtige Richtung floh, wenn der Löwe angriff, oder ob er ihm direkt in die Fänge lief, war eine Überlebensfrage.
Die Evolution trainierte daher die beiden Gruppen der Olivenzellen auf eine für menschliche Zwecke ausreichende Richtungsbestimmung auf etwa ein Grad genau. Die genetischen Spuren dieser Entwicklung finden sich noch in Vitus' Gehirn. Seine Schallnavigatoren üben zwar noch, aber im Alter von sechs Wochen sind sie schon recht fit.

„Hallo, Olivia!"
„... livia!"
„Bitte?", die Hirnstammzelle Olivia meint, ein Echo gehört zu haben. Sie arbeitet in der unteren Olive, in der Gruppe „tiefere Töne" und ist

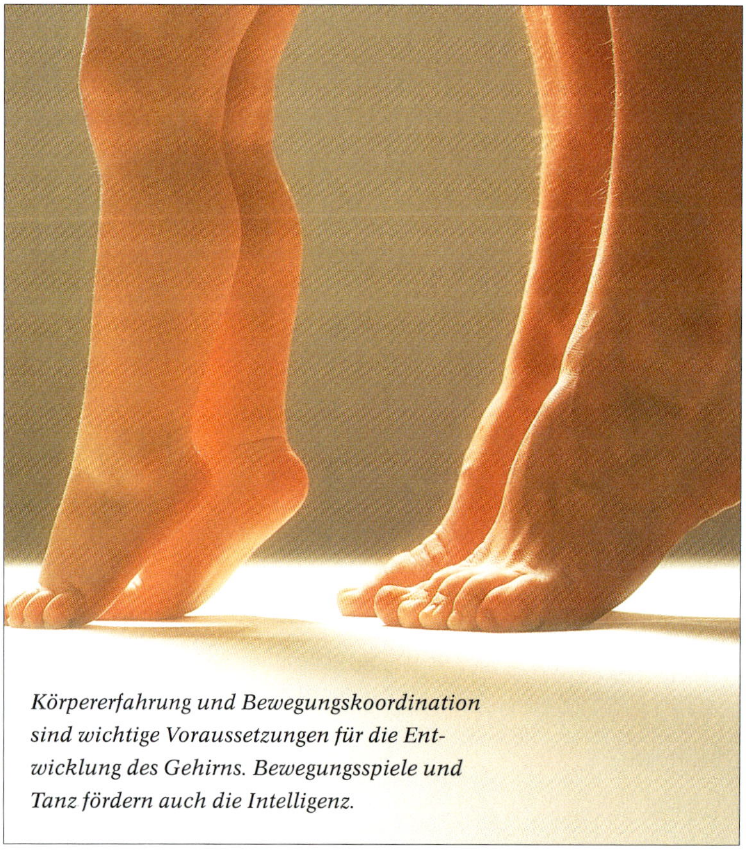

Körpererfahrung und Bewegungskoordination sind wichtige Voraussetzungen für die Entwicklung des Gehirns. Bewegungsspiele und Tanz fördern auch die Intelligenz.

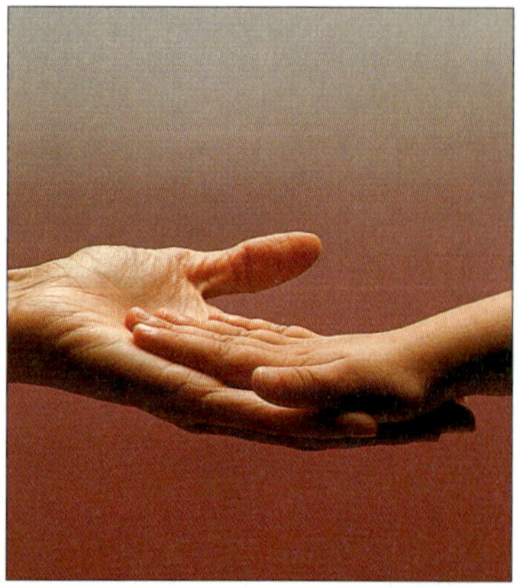

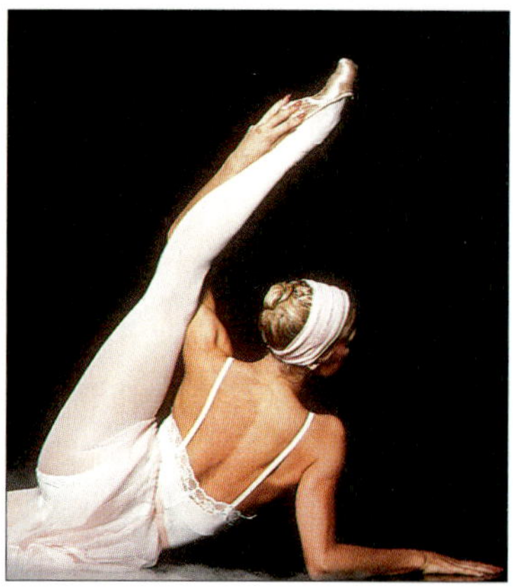

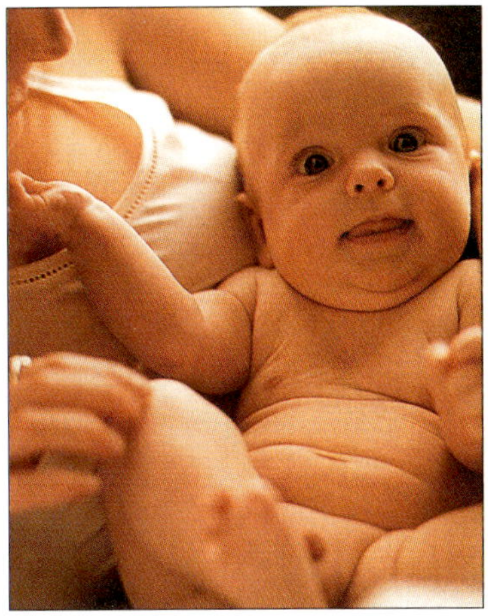

Babys brauchen Hautkontakt und Bewegungsfreiheit. Nackt und frei herumstrampeln zu können vermittelt viel direktere Körpererfahrungen, als immer nur eingepackt unter dicken Decken zu liegen.

gerade dabei, rechts und links unterscheiden zu lernen. Aber das ist nicht so einfach. „Tut mir leid. Ich hab nicht gehört, ob der rechte oder der linke Ton schneller war. Bitte nochmal!"
„Hallo, Olivia!"
„... livia!"
„Rechts?"
„Leider falsch. Nicht weiterschicken."
Olivia geht in Gedanken noch einmal ihre Kontakte durch. Hier an diesem Dendriten hat sie hundert Synapsen mit dem Axon vom rechten Hörnerv. Eine nach der anderen, von außen nach innen angeordnet. Und da, am nächsten Dendriten, das Gleiche vom linken Hörnerv. Wenn jetzt also ...
„Hallo, Olivia!"
„... livia!", tönt der Testruf der Hörnervenzellen, die aus dem Ohr zur Mitte des Kopfes laufen.
„Das war jetzt links!", reagiert Olivia bestimmt.
Das Signal vom linken Hörnerv kam nämlich eine Millisekunde früher an als das vom rechten und diesen Unterschied hat Olivia registriert. Die Axone aus den beiden Hörnerven sind mit Olivias Dendriten verschaltet. Olivia sitzt in einer Reihe mit tausend Kolleginnen. Ihr Platz ist am linken Rand der Bank, die Nummer vier. Sie reagiert immer, wenn das Tonsignal aus einer Richtung kommt, die 20 Grad links von der Mitte liegt. Das machen alle anderen in der Reihe entsprechend: Jede ist auf eine eng definierte Richtung spezialisiert. Anhand der Abfolge ihrer Impulse können dann die nachgeschalteten Nervenzellen im Mittelhirn unterscheiden, woher ein Ton kommt.

Jetzt oder nie: Entwicklungsfenster der Sinne

Alle Neuronen, die an Sinneswahrnehmungen mitarbeiten, haben eine genetisch vorbestimmte Ausbildungszeit. Zu Beginn einer solchen Phase öffnet sich für das Kind ein Entwicklungsfenster, durch das genau jetzt die Umweltreize hereinströmen müssen, damit sich die entsprechenden Verschaltungen im Gehirn ausbilden können. Haben die Nervenzellen bis dahin im Durchschnitt nur fünf oder zehn, so knüpfen sie jetzt hundert oder gar tausend neue Kontakte. Genetisch definierte, spezielle Wachstumsfaktoren veranlassen sie dazu. Ist das Fenster erst einmal geöffnet, dann bestimmen die eingehenden Reize, welche ihrer vielfältigen Kontakte die Nervenzelle dauerhaft benötigt und welche nicht, welche sie also aufrechterhält und welche sie wieder löst.
Nach einer Zeit, die Monate oder Jahre dauern kann, beginnt sich das Fenster ganz allmählich wieder zu schließen, dann verlieren die Zellen weitgehend die Fähigkeit zu neuen Kontakten. Nur die benutzten Kontakte bleiben bestehen.

Wie die Bilder im Kopf entstehen

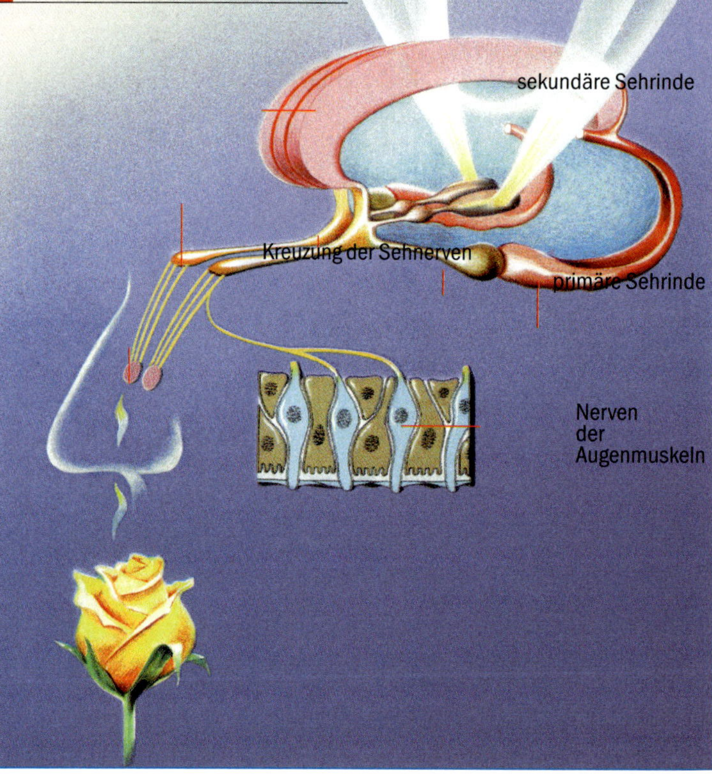

Durch die Kamera des Auges mit Linse, Iris und Glaskörper werden Bilder auf der Netzhaut (Retina) scharf abgebildet. Der Lichtreiz gelangt durch alle Schichten der Retina zu den Sinneszellen: Stäbchen für die Farben und Zapfen für die Hell-Dunkel-Wahrnehmung. Diese leiten die Reize an die Ganglienzellen, deren Axone den Sehnerv bilden.
Die linke Seite der sichtbaren Welt wird auf die rechte Großhirnhälfte verschaltet und umgekehrt: Informationen von der der Nasenseite zugewandten Retinahälfte kreuzen auf die andere Hirnhälfte, Reize von der Schläfenseite der Retina kreuzen nicht. Dies ist für das räumliche Sehen wichtig.
Über den Thalamus gelangt ein Teil der Informationen ins Mittelhirn, das auch die Augenbewegungen steuert. Der größte Teil erreicht die primäre Sehrinde im Hinterhauptslappen und dann die sekundäre Sehrinde. Erst auf den übergeordneten Verschaltungsstufen erkennen wir die Kerze als Objekt.

Versäumt daher ein Kind bestimmte Umweltreize, während das Entwicklungsfenster geöffnet ist, wird es das nie wieder vollständig nachholen können. Taube Kinder, in deren Gehirn bis etwa zum fünften Lebensjahr kein Ton auf die vorbereiteten Nervenbahnen gestoßen ist, lernen das Hören (und damit das Sprechen) selbst mit den raffiniertesten medizinisch-technischen Hilfsmitteln nie mehr so wie hörende Kinder. Schielende Kinder, deren Augenstellung nicht frühzeitig korrigiert wird, werden später Probleme mit dem räumlichen Sehen haben. Auf den kleinen Vitus stürzen mit sechs Wochen noch alle Sinneseindrücke ungefiltert herein. Seine Wahrnehmungs-Entwicklungsfenster für alle Sinne stehen weit offen. In seinem verhältnismäßig großen Kopf geht noch vieles kreuz und quer, was sich in einigen Monaten und Jahren auf festen Bahnen etabliert haben wird. Noch kann Vitus seine Sinne nicht immer auseinander halten. Ob etwas grün aussieht oder laut klingt oder ob es laut aussieht und grün klingt, spielt für ihn noch

Wie ein Duft Gefühle auslöst

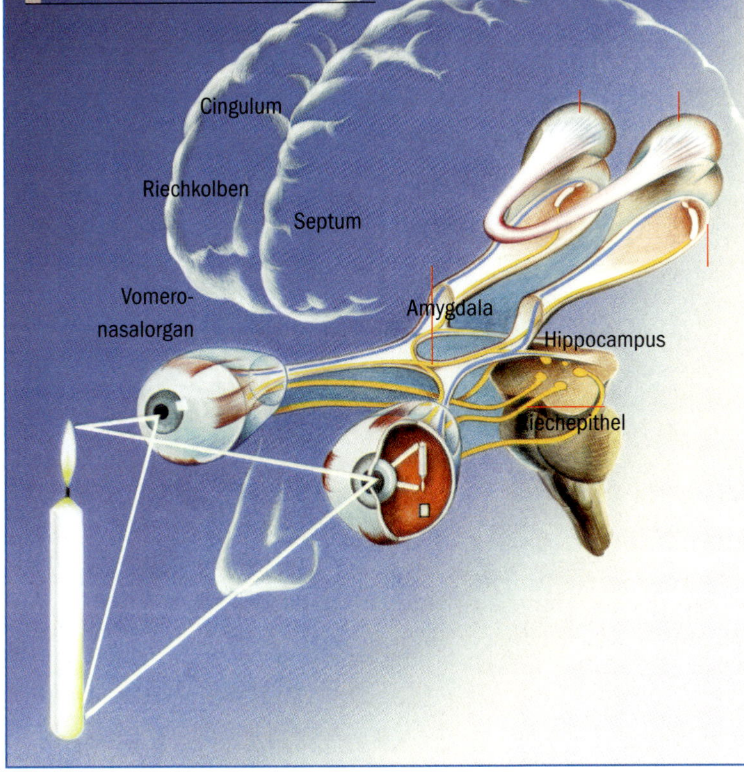

Die Duftmoleküle einer Rose gelangen beim Einatmen an die Riechschleimhaut mit ihren etwa 40 Millionen Sinneszellen. Diese echten Nervenzellen des Gehirns leiten die Impulse an die Riechnerven weiter. Der Riechkolben verarbeitet ihre Signale und schickt sie ohne Umwege direkt ins Limbische System: zum Beispiel in die Amygdala, das Septum und das Cingulum.
In diesen Gefühlszentren des Gehirns findet sofort eine emotionale Bewertung statt. Wenn wir einen Menschen „nicht riechen können", wissen wir aber selten spontan, warum. Denn die Geruchsinformationen gelangen erst nach der Bewertung im Limbischen System in den Thalamus und weiter in die Hirnrinde, wo sie uns bewusst werden.
Der Geruchssinn ist der einzige Sinn des Menschen, der derart direkt Gefühle auslöst. Nach neuesten Forschungserkenntnissen existiert ein zweites Riechorgan, und zwar speziell für menschliche Sexuallockstoffe: das Vomeronasalorgan.

keine große Rolle. Erwachsene, die Töne sehen oder Farben hören können, erscheinen vielen Menschen etwas sonderbar, und man nennt dieses Phänomen Synästhesie. Kinder, so vermuten Sinnesforscher, sind in ihren ersten Lebensmonaten alle Synästhetiker, bevor sich die Sinnesorgane mit den dazugehörigen Leitungsbahnen im Gehirn verschaltet haben – überkreuz in die jeweils gegenüberliegende Hirnhälfte. Alle anatomischen Strukturen des Gehirns liegen mit wenigen Ausnahmen doppelt vor – einmal in der rechten und einmal in der linken Hemisphäre. Die Funktionen, auf die sich die einzelnen Hirnregionen spezialisiert haben, sind allerdings nicht immer symmetrisch.

Sofortwirkung: Düfte und Gerüche

Der Mama-Duft löst bei Vitus einen Sog aus. Dort, wo der Geruch intensiver wird, immer der Nase nach, dort muss die Milch sein. Als

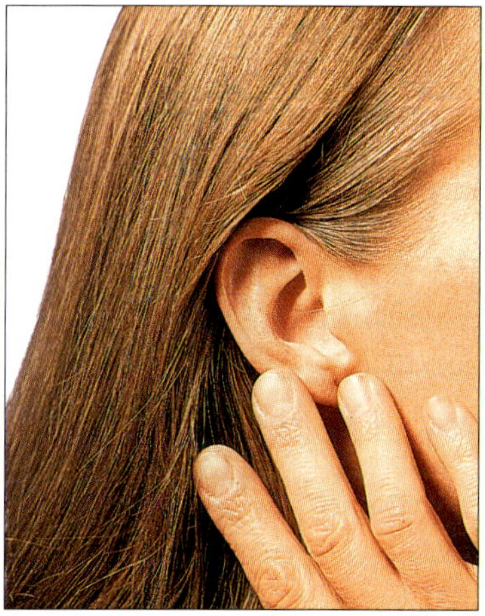

Die Ohrmuschel ist nicht nur ein ästhetisches Kunstwerk, sondern ein physikalisch höchst ausgereiftes Produkt der Evolution. Sie verstärkt Schallsignale, leitet sie gezielt in den Hörkanal und filtert sogar Sprachfrequenzen aus der Geräuschkulisse heraus.

Vitus' Lippen die Brustwarze berühren, beginnt er sofort zu saugen. Diese Reaktion ist als Saugreflex von Geburt an durchgeschaltet. Die dafür verantwortlichen Nervenzellen sind auf eine genetisch festgelegte Weise miteinander verbunden. Unwillkürlich saugt jeder Säugling an allem in seinem Mund, was einer Brustwarze ähnelt. Wenn dann keine Milch die Geschmacksknospen „süß" vorne auf der Zunge reizt, wenn keine warme Nahrung nach unten fließt und dem Hungersignal Einhalt gebietet, dann wird das Baby unruhig und beginnt mit Unmutsäußerungen.

Das Riechen ist der einzige Sinn, der eine direkte Leitung ins Großhirn und ins Gefühlszentrum hat. Geruchssignale können das Zwischenhirn umgehen und direkt in den „bulbus olfactorius" gelangen, den „Riechkolben" hinter der Nase. Diese nicht sehr feinsinnige Bezeichnung rührt von der annähernd zylindrischen Form dieser alten und ursprünglichen Struktur des Großhirns her. Sie dient vor allem der Geruchsanalyse, soll also erkennen, was da in die Nase geströmt ist.

Die Direktleitung aus der Nase ins Gefühlszentrum des Gehirns löst in Vitus' Kopf das warme Gefühl der Sicherheit und Geborgenheit aus, das ihn in seinen ersten Lebenswochen ganz eng an die Mutter bindet.

Das größte Sinnesorgan: die Haut

Von besonderer Bedeutung für Babys und Kleinkinder ist der Tastsinn. Babys „be-greifen" ihre Umgebung im wahrsten Sinne des Wortes: Ein Ball ist nicht zuerst etwas Rundes, sondern etwas, das man rollen kann und das sich dadurch von allen anderen Gegenständen unterscheidet.

Ganz oben, im rechten und linken Scheitellappen der Großhirnrinde, gleich hinter den beiden Stirnlappen, liegt das Abbild der Haut. In dieser Region, somatosensorische Hirnrinde genannt, arbeiten Millionen von Nervenzellen daran, Vitus zu vermitteln, wo er was spürt.

Sensara, die Tastrindenzelle, öffnet ein Auge. Irgendetwas hat sie an einem ihrer Dendriten gekitzelt.

„Wer spricht da?"

„Hier spricht Thalia aus dem Zwischenhirn."

„Ach, Thalia, du bist's. Hat Vitus die Brust gefunden?"

„Scheint so. Eben kommt ein Signal von den Tastsinneszellen der Lippen mein Axon heraufgelaufen. Hier bekommst du ein paar Botenstoffe!"

„Lass mal sehen. Ah ja, Glutamat und Neuropeptid Y."

An der Kontaktstelle zwischen beiden Nervenzellen, der Synapse, sind Sensaras Andockstellen für die Botenstoffe Glutamat und Neuropeptid Y schnell voll mit den passenden Substanzen. Sie sind die Schlüssel, um Sensaras Poren an dieser Kontaktstelle zu öffnen. An jeder Synapse haben alle Nervenzellen nämlich winzig kleine Öffnungen in der Zellhaut, gerade groß genug, um atomkleine elektrische geladene Ionen hindurchzulassen, aber viel zu klein, als dass zum Beispiel Botenstoffe oder Hormone durchpassen würden. Durch Sensaras offene Ionenkanäle strömen nun von außen Kalium- und Kalzium-Teilchen herein, positiv geladene Ionen, die es in der Flüssigkeit um die Nervenzellen herum immer in höherer Konzentration gibt als im Inneren der Zellen. Diese Ionenteilchen bringen Sensaras Dendriten an der Stelle, wo sie mit Thalia in Kontakt ist, für einige Millisekunden aus dem Gleichgewicht. Unwillkürlich schüttelt Sensara den Dendritenarm und eine elektrische Welle läuft ihre Haut entlang und auf den Rumpf der Nervenzelle zu.

Sensara überlegt, ob die Nachricht deutlich genug ist, um weitergeschickt zu werden.

„Hmhm. Scheint ja was dran zu sein. Aber das war mir noch nicht genug."

Sie beschließt, erst einmal abzuwarten, und pumpt ungerührt die Natrium-Ionen, die sie an der Synapse hereingelassen hat, wieder hinaus.

„Du kannst ruhig glauben, dass Vitus was im Mund hat, melde es nur weiter", drängelt Thalia, „die Tastzellen haben es gerade bestätigt."

Die nächste Welle von Botenstoffen kommt über den synaptischen Spalt zwischen Thalias Axon und Sensaras Dendriten angeschwappt.

„Siehst du!", triumphiert Thalia. „Mach was! Unten an meinem Eingangsdendriten kommt das Signal schon jede Hundertstelsekunde an. Maximale Rate! Mehr geht nicht."

In diesem Moment registriert Sensara weitere Lippensignale von anderen zuleitenden Nervenzellen. An der Basis ihres Axons, dort, wo es aus Sensaras Rumpf herauswächst, durchdringen ebenfalls Ionenkanäle die Zellhaut. Das sind Kanäle ausschließlich für Natrium-Ionen. Natrium gibt es draußen mehr als drinnen, und als Sensara nun für weniger als eine Millisekunde ihre zuvor geschlossenen Natriumkanäle öffnet, strömen die winzigen positiv geladenen Teilchen herein. Die Folge ist eine komplette elektrische Umpolung genau an dieser Stelle, der Ursprung von Sensaras Signal. Es läuft nun seinerseits das ganze Axon entlang, zentimeterweit, durch den Balken bis auf die andere Seite des Scheitels, bis zur Axonspitze in der gegenüberliegenden Tastsinnregion. Dorthin ist ihr Axon nämlich gewachsen und hat sich eingeklinkt. Sobald das Signal an den Verbindungsstellen zur nächsten Nervenzelle ankommt, entleert Sensara vorbereitete Bläschen voller Glutamat nach draußen. Diese chemischen Boten verteilen sich im synaptischen Spalt – einige landen in den Glutamat-Rezeptoren der nächsten Nervenzelle.

Wenn Sensara ein Signal weitergibt oder eines von Thalia empfängt, verwenden diese Neuronen als chemische Botenstoffe immer Gluta-

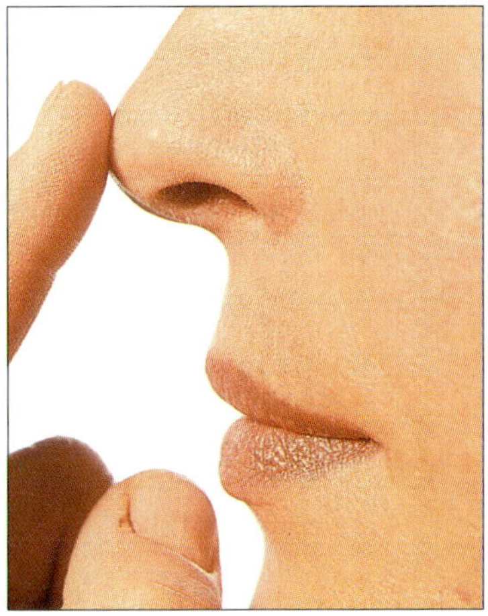

Die Nase ist als einziges Sinnesorgan direkt mit dem Gefühlszentrum verschaltet. Die Duftkomposition unserer Umgebung beeinflusst deswegen unmittelbar unsere Empfindungen, und das oft unbewusst.

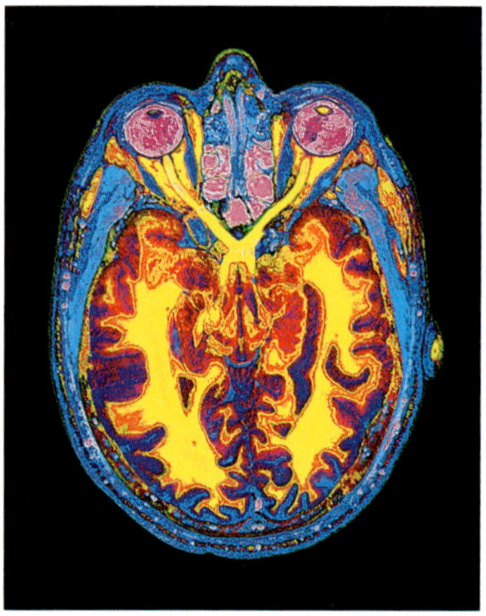

Die beiden Sehnerven überkreuzen sich und leiten die Signale aus den Augen in die jeweils gegenüberliegende Hirnhälfte. Dort werden sie von mindestens 30 Arealen weiterverarbeitet.

Die akustischen Signale gelangen durch den Ohrkanal zum Innenohr. Dort nehmen Haarsinneszellen sie auf und leiten sie über die beiden Hörnerven zu speziellen Kernen im Hirnstamm.

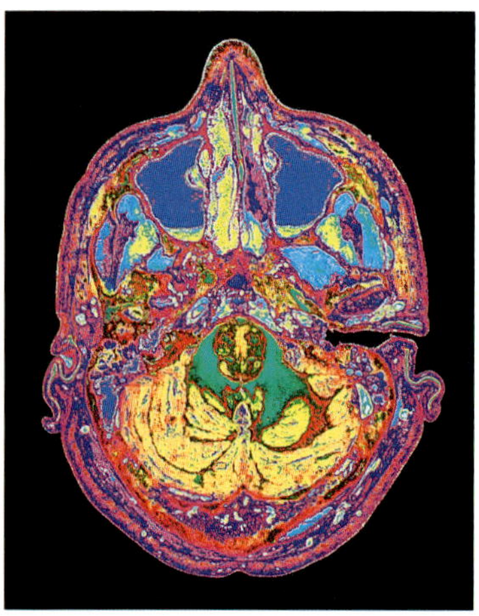

mat. Darin gleichen sie Milliarden von anderen Neuronen, nicht nur in der Großhirnrinde, sondern in vielen Teilen des Gehirns. Glutamat, eine gewöhnliche Aminosäure, die auch in allen Eiweißstoffen des Körpers vorkommt, ist ein Haupt-Botenstoff im Gehirn, aber bei weitem nicht der Einzige. Man zählt ein gutes Dutzend verschiedener Transmitter-Typen, wobei eine Nervenzelle mit einer bestimmten Aufgabe bis zu drei verschiedene Transmitter einsetzen kann. Hirnrindenzellen wie Sensara oder Optica verwenden hauptsächlich Glutamat und aktivieren damit das nächste Neuron. Andere Nervenzellen wie Hibito, die in der Hirnrinde Bremsfunktionen haben, um zu große Aufregung zu verhindern, können das mit Hilfe der Überträgerstoffe GABA (Gamma-Amino-Buttersäure) und Glycin (ebenfalls eine Aminosäure) tun. Die Neurotransmitter Dopamin, Noradrenalin und Serotonin dagegen – chemische Abkömmlinge von Aminosäuren – werden hauptsächlich von Zellen des Hirnstamms benutzt, die damit unsere Aufmerksamkeit und unsere Laune steuern. Darüber hinaus gibt es spezielle Transmitter aus der chemischen Klasse der Neuropeptide, kleine Ketten aus mehreren Aminosäuren, etwa für die Schmerzübertragung (Substanz P) oder als Stimmungsmacher (Endorphine).

Der Rhythmus der Sinne

Mit Sensaras Hilfe hat Vitus nun registriert, dass er mit seinem Mund die Brust der Mutter gefunden hat. Viele andere Aspekte gehören zur Information „Brust“ dazu: zum Beispiel der Geruch der mütterlichen Haut und der Milch selbst sowie der Geschmack der Milch.

Wie aus solchen Einzelaspekten einer Wahrnehmung ein Gesamtbild im Kopf entsteht, ist immer noch eine große Frage in der Hirnforschung. Früher stellten sich die Wissenschaftler vor, es gebe irgendwo auf einer höheren Gehirnebene so etwas wie eine Ober-Nervenzelle, bei der alle Teilinformationen aus den verschiedenen Sinnesarealen zusammenlaufen, und die dann, wenn sie aktiviert wird, die Brust erkennt.

Diese Theorie, wonach jedes Objekt eine eigene Nervenzelle hat, die für ihre Erkennung zuständig ist, ließ sich allerdings nicht lange halten. Denn selbst bei einer Zahl von mehr als 30 Milliarden Nervenzellen in der Großhirnrinde gäbe es nicht ausreichend Platz für so viele „Ober-Nervenzellen“, die nötig wären, um alle nur denkbaren Objekte und Vorgänge im Leben eines Menschen zu speichern. Darüber hinaus müsste jedes einzelne Objekt in jeder neuen Umgebung oder Variante von wieder anderen „Ober-Nervenzellen“ erkannt werden.

Heute ist man der Ansicht, dass das Bild von der Welt, wie sie sich in einem bestimmten Augenblick darstellt, nicht in einzelnen hierarchisch übergeordneten Nervenzellen entsteht, sondern durch das netz-

Autistische Kinder

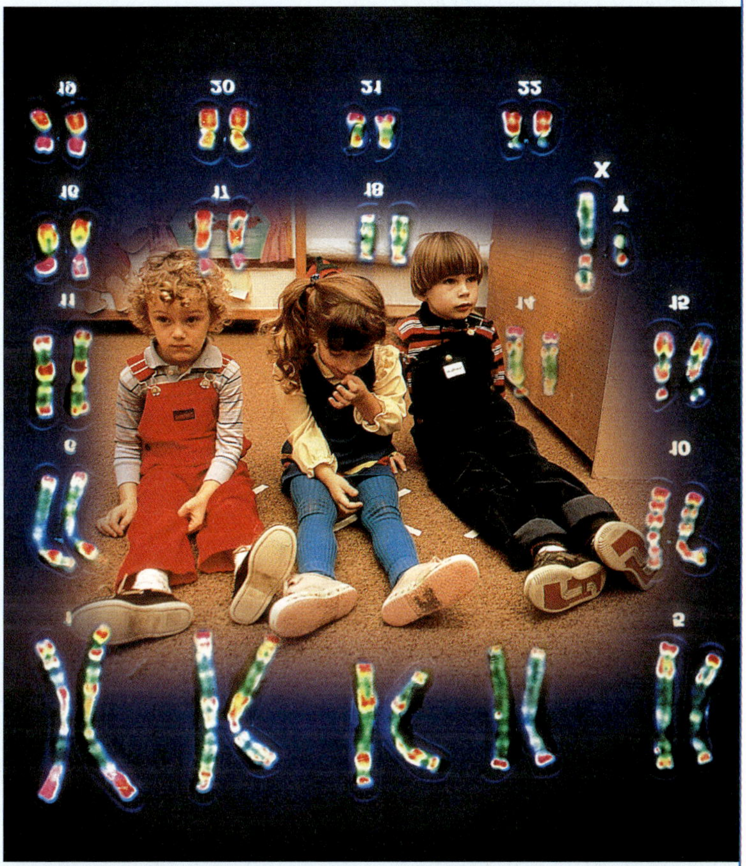

Gene auf den Chromosomen Nr. 7 und 16 könnten an der Entstehung von frühkindlichem Autismus beteiligt sein.

Seitdem Dustin Hoffman in dem Film „Rain Man" einen Autisten so eindringlich spielte, dass er dafür einen „Oscar" gewann, ist das Schicksal dieser Menschen in der Öffentlichkeit bekannter geworden. Rund ein bis drei von tausend Kindern werden mit der Anlage zu dieser tief greifenden Entwicklungsstörung geboren. Drei- bis viermal mehr Jungen als Mädchen sind betroffen.

Doch erst im zweiten oder dritten Lebensjahr kann die Erkrankung von Entwicklungsverzögerungen oder einer geistigen Behinderung unterschieden werden. Während gesunde Kinder in dieser Zeit ihre eigene Persönlichkeit entdecken und beginnen, auf der Klaviatur der sozialen Interaktion zu spielen, macht die autistische Störung es den Betroffenen schwer bis unmöglich, Beziehungen aufzubauen.

„Ein Autist kann feststellen, wie weit Sie Ihre Zähne entblößt haben. Beurteilen, ob Sie dabei gerade lachen oder böse sind, kann er nicht", schreibt der Kinderpsychiater Fritz Poustka.

Autistische Kinder verstehen zunächst keine Geste, kein Lächeln und kein Wort. Sie ziehen sich zurück und kapseln sich ab.

Die Ursache ist nicht, wie man lange Zeit glaubte, eine Störung der Eltern-Kind-Beziehung. Autismus hat biologische Ursachen. Da die Krankheit in bestimmten Familien gehäuft auftritt, vermutete man schon länger, dass es eine erbliche Veranlagung gibt. Erst vor kurzem sind Molekulargenetiker ihr auf die Spur gekommen: auf den Chromosomen Nr. 7 und 16 entdeckten sie bestimmte Regionen, die bei Autisten anders aussehen als bei Menschen, die in dieser Hinsicht gesund sind. Nun hofft man, die maßgeblichen Gene in diesen Regionen zu finden. Dann wäre ein wichtiger Schritt getan, um eine Therapie zu entwickeln, die bei den Ursachen statt bei den Symptomen ansetzt.

Bisher ist Heilung unmöglich, aber es gibt Hilfen. Mit kindgerechten Psychotherapien, mit Musiktherapie oder der so genannten gestützten Kommunikation ist es in vielen Fällen möglich, autistischen Kindern einen Kontakt in die Welt zu bahnen.

Die Anfänge der Hirnforschung

Seit in der europäischen Kultur nicht mehr das Herz, sondern das Gehirn als Sitz des menschlichen Geistes und Gemüts galt, interessierten sich Gelehrte für dessen Aufbau. Sie erforschten seit dem Mittelalter das Innere des Schädels – mit den jeweils modernsten Hilfsmitteln, die ihnen in der damaligen Zeit zur Verfügung standen: Die Neurowissenschaften waren geboren. Schon vor 200 Jahren gab es grobe Gehirnkarten, die versuchten, die „Verteilung der geistigen Fähigkeiten am menschlichen Haupte“ darzustellen. Trotz zahlreicher Rückschläge und Irrtümer basieren viele unserer heutigen Sichtweisen auf Ideen aus der frühen Neuzeit.

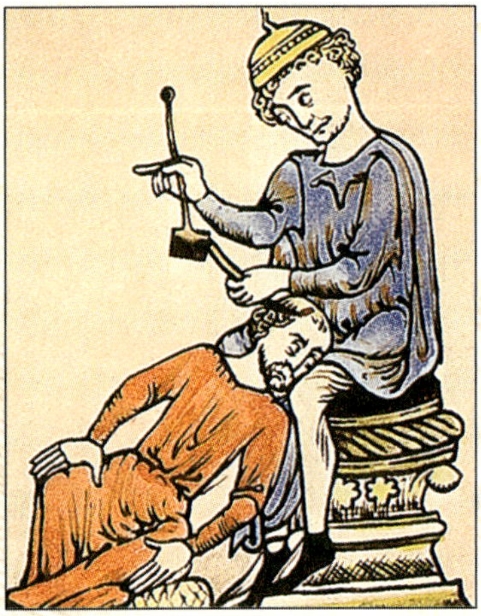

Mit einfachsten chirurgischen Instrumenten öffneten frühe Ärzte die Schädel von lebenden Menschen. Diese Trepanation sollte Schädelverletzten den Druck aufs Gehirn nehmen, aber auch bei Schmerzen, Wahn oder der „heiligen Krankheit“, der Fallsucht (Epilepsie), helfen.

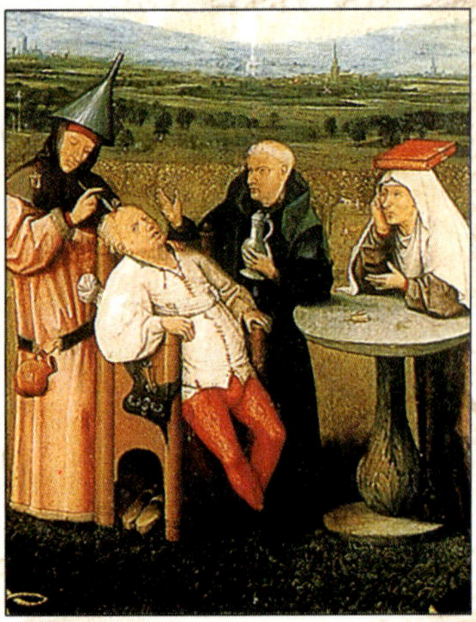

Auf ironische Weise hat sich der niederländische Maler Hieronymus Bosch (1450–1516) in seinem Bild „Das Steinschneiden“ damit auseinander gesetzt, wie das Wissen in den Kopf gelangt.

Der spanische Arzt und Neurologe Santiago Ramon Y Cajal entdeckte 1887, dass das Gehirn aus einzelnen Nervenzellen besteht, die miteinander in Verbindung stehen. Nobelpreis 1906

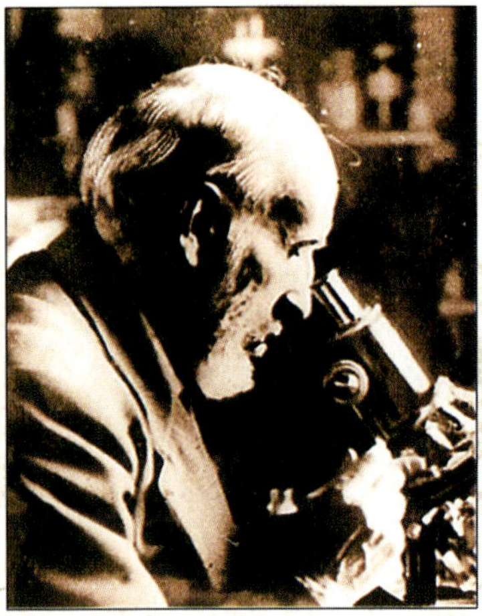

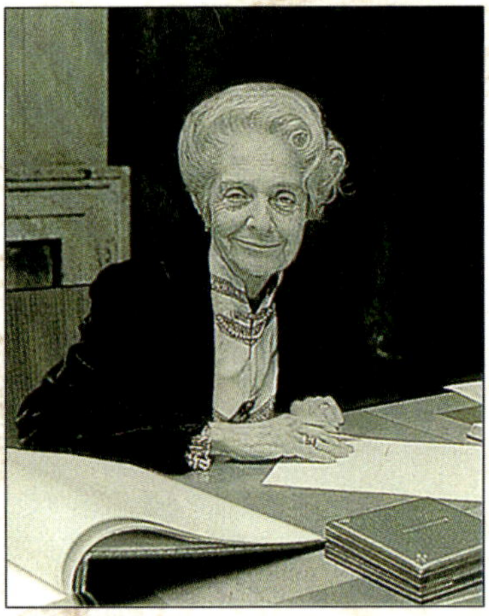

Die Italienerin Rita Levi-Montalcini fand Wachstumsfaktoren, die Nervenzellen während der Gehirnentwicklung überleben lassen. Nobelpreis 1986

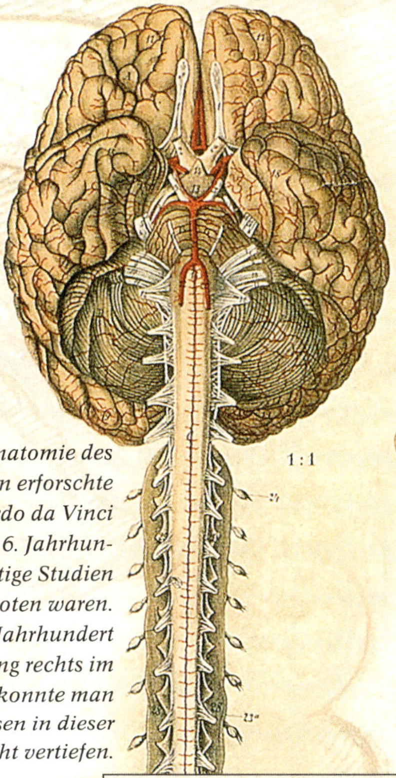

Die Anatomie des Schädelinneren erforschte schon Leonardo da Vinci im 15. und 16. Jahrhundert, als derartige Studien noch verboten waren. Erst im 19. Jahrhundert (Abbildung rechts im Vordergrund) konnte man das Wissen in dieser Hinsicht vertiefen.

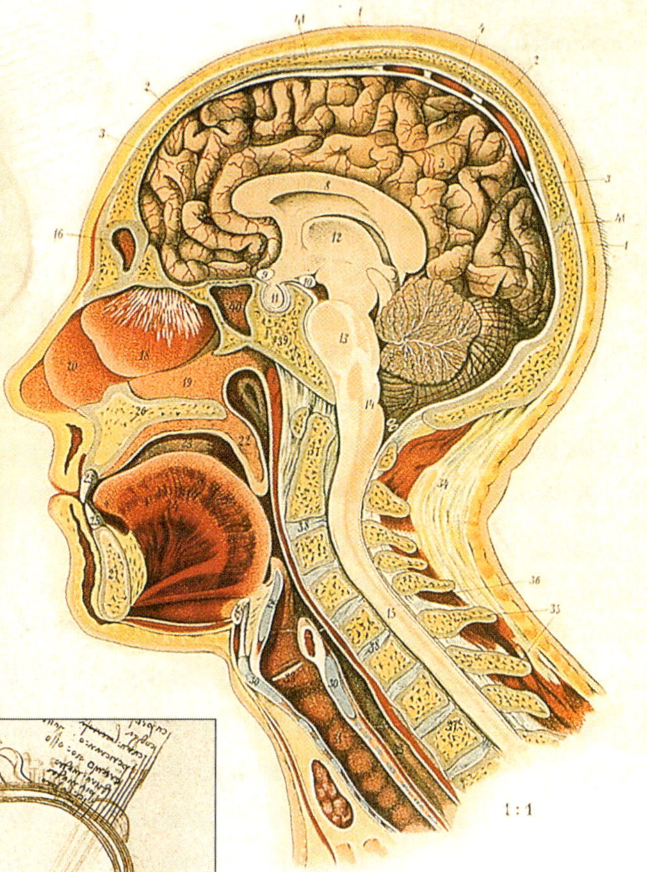

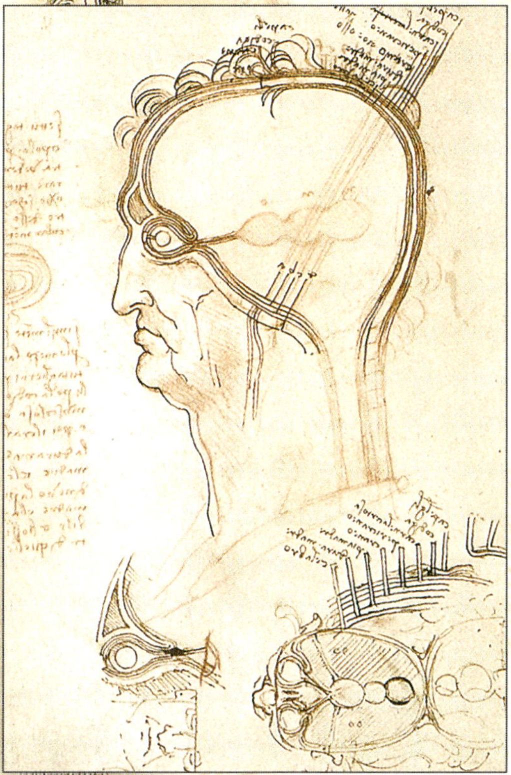

In der frühen Neuzeit vermutete man drei Hirnbläschen, die die Gehirnflüssigkeit (Liquor) enthalten.

Da Vinci wollte es genauer wissen: Er füllte flüssiges Wachs über den Rückenmarkskanal in die Gehirne von Toten. Nachdem das Wachs erstarrt war, öffnete er den Schädel und schnitt das Nervengewebe ab. Zurück blieben die genauen Abdrücke der vier Hirnkammern.

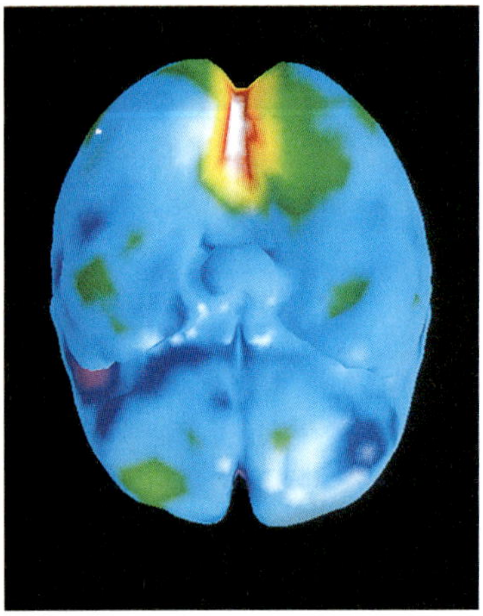

Die Positronen-Emissions-Tomographie (PET) macht den Energieumsatz in den Hirnregionen sichtbar. Wenn das Gehirn Bilder verarbeitet, steigt der Verbrauch an Glucose (Traubenzucker) in den beiden Sehzentren im Hinterkopf.

Auch spezielle Kernspintomographen liefern Funktionsbilder vom Inneren des Kopfes, hier von den beiden Hörzentren der Großhirnrinde.

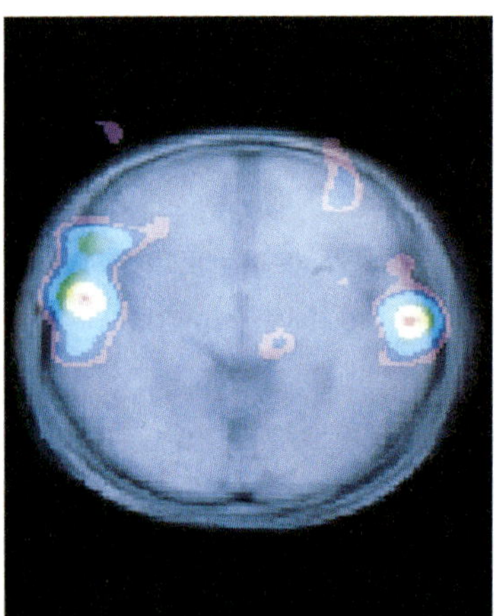

werkartige Zusammenspiel vieler gleichberechtigter Nervenzellen. Wie sie sich aber verständigen, ist immer noch eine offene Frage. 1989 hat die Arbeitsgruppe von Wolf Singer am Frankfurter Max-Planck-Institut für Hirnforschung eine viel versprechende Theorie vorgelegt.

Am Beispiel des Sehsystems in der Großhirnrinde von Katzen fand man heraus, dass Nervenzellen in der Hirnrinde durch synchrone Aktivitäten zu Verbänden zusammengefasst werden. Das haben Wissenschaftler mittlerweile aber auch bei Menschen bestätigt. Das Bild von der Welt entsteht dieser Hypothese zufolge durch eine Synchronisierung aller beteiligten Nervenzellen, deren Rhythmus den Messungen der Frankfurter Wissenschaftler zufolge bei Katzen um die 40 Hertz liegt. Der momentane Nervenzellverband benutzt also die Gleichzeitigkeit als Bindemittel für die verschiedenen Aspekte der Welt und ermöglicht es dem Gehirn, die Welt als solche zu erkennen.

So erkennt auch Vitus die Mutterbrust: durch gleichzeitige und rhythmische Signale derjenigen Neuronen, die die verschiedenen Informationen wie Geruch, Geschmack und Lippengefühl transportieren.

Konzertierte Aktion: das Sehen

Säuglinge sind noch ganz von Gerüchen, Tönen und Berührungen gefesselt. Sehen lernen sie als letzte Sinneserfahrung. Schließlich ist ein Viertel der Großhirnrinde in mehr als 30 verschiedenen Abteilungen auf irgendeine Weise am Sehen beteiligt – und längst nicht alle sind in den ersten Lebenswochen schon funktionstüchtig. Neugeborene können ihre Augen noch nicht auf beliebige Entfernungen einstellen. Ihr Fokus liegt etwa 30 Zentimeter von den Augen entfernt.

Vitus' Sehschärfe beträgt erst ein Fünfzigstel von der eines erwachsenen Menschen, aber Grundmuster kann er schon erkennen. Er nimmt Bewegung wahr, Kontraste und Farben. Gesichter, das weiß Vitus schon, sind besondere Formen. Sie sind lebendig, bewegen sich und bestehen aus zwei ungefähr gleichen Teilen, die sich an einer senkrechten Linie spiegeln. Bis er aber das Gesicht seiner Mutter erkennen kann, vergehen noch etwa acht Wochen.

Es ist Sommer geworden. Vitus sitzt in seinem Wagen, den die Mutter in den Garten geschoben hat. Der fünf Monate alte Junge fühlt ein warmes, intensives Leuchten, das von schräg oben auf ihn zutanzt. Im Apfelbaum fangen sich Sonnenstrahlen in den frischen grünen Blättern. Ein dunkler Schatten fliegt mit lautem Geschrei vorbei und Vitus wendet den Kopf, um das unbekannte Flugobjekt mit den Augen festzuhalten. Aber da ist der Vogel schon im Gebüsch verschwunden. Seine Blicke schweifen umher und bleiben an einem roten Gegenstand haften, der vor ihm auf dem Boden liegt. Den will er haben. Vitus beugt

Die Großhirnrinde als Denkstube

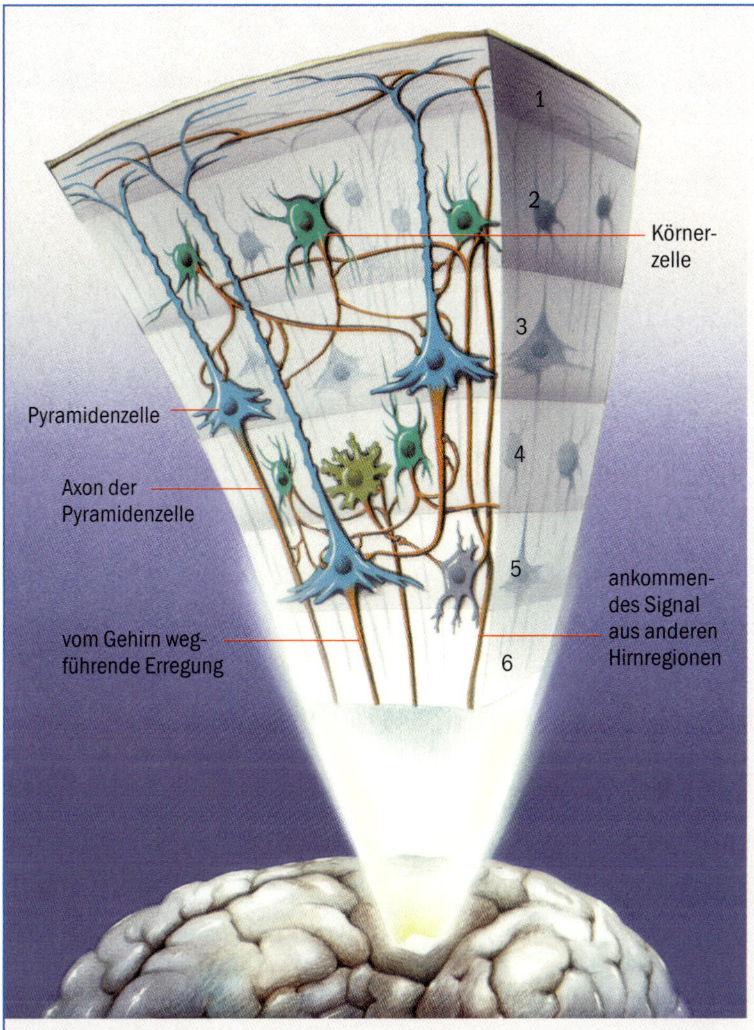

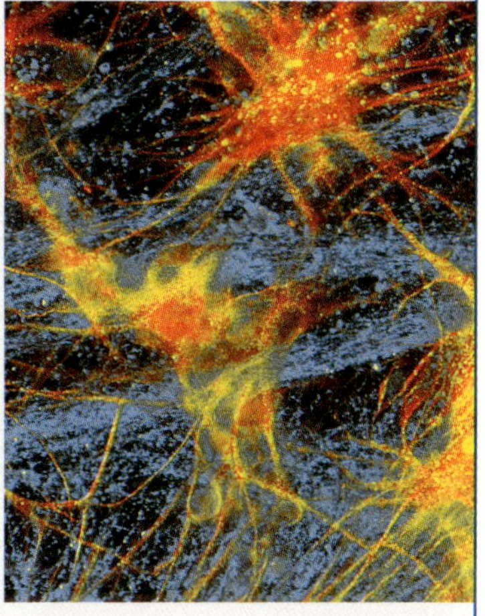

Das mikroskopisch feine Netzwerk von Neuronen und Gliazellen in der menschlichen Großhirnrinde (oben im Bild): Die Nervenfasern der Neuronen (grün) bilden die Routen, auf denen die Nervenimpulse entlanggeleitet werden. Dahinter liegen die großen Astrozyten (orange), spezielle Gliazellen, die den Neuronen Halt geben, sie unterstützen und ernähren und die Plastizität bei Lernvorgängen ermöglichen. Um die Zellen sichtbar zu machen, werden sie mit einer Lösung behandelt, in der Antikörper sich gezielt an Neuronen oder Gliazellen binden. Die Antikörper tragen zusätzlich einen Fluoreszenzfarbstoff, der aufleuchtet, wenn ultraviolettes Licht auf die Zellen fällt.

Die menschliche Großhirnrinde ist bei einer Fläche von rund 2200 Quadratzentimetern nur etwa drei Millimeter dick. Trotzdem besteht sie aus mehreren Schichten.
Ankommende Signale aus anderen Hirngebieten oder von Sinnesorganen wie den Ohren und Augen werden von Körnerzellen in Schicht 2 und 4 verarbeitet. Diese dienen der internen Datenverarbeitung. Die Impulse gelangen dann an die Pyramidenzellen in Schicht 3 und 5. Diese Nervenzellen erregen daraufhin andere Hirngebiete oder steuern Muskelbewegungen. Die Axone der Pyramidenzellen verlaufen meist schnurgerade nach unten, senkrecht von der Oberfläche des Cortex weg. Dies bedeutet aber nicht zwangsläufig, dass sie nach unten in den Kopf ziehen, da die Hirnrinde stark gefaltet und von tiefen Furchen durchzogen ist.

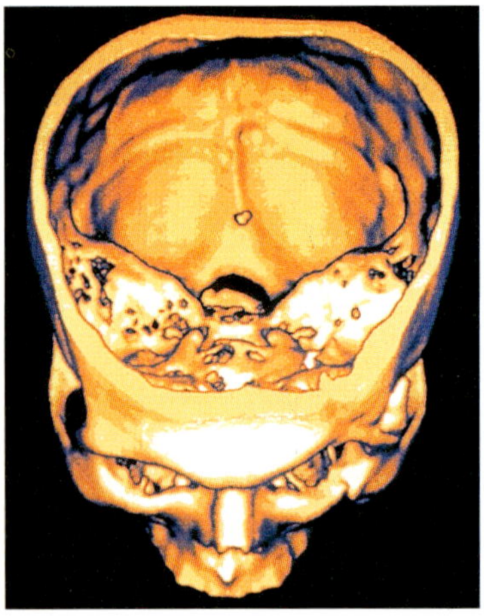

Mit neuen bildgebenden Verfahren können Wissenschaftler und Mediziner ins Innere des Schädels blicken. Computertomographie, Kernspintomographie und Positronen-Emissions-Tomographie werden miteinander kombiniert und liefern erstmals Innenansichten lebendiger Gehirne.

sich nach vorne in Richtung auf das rote Ding zu. Aber eine unüberwindliche Entfernung liegt dazwischen.
„Na, mein Lieber?"
Die Stimme seiner Mutter! Ihre Töne fliegen zu ihm hin und er gibt Töne zurück. Gut, dass sie da ist. Die Mutter hebt das Spielzeug auf und hält es ihm hin.
Aber das rote Ding ist jetzt nicht mehr interessant. Er blickt in ihr Gesicht und findet ihre Augen. Zwischen ihm und seiner Mutter fließt ein heller, warmer Strom. Er lächelt sie an. Ihre Augen werden lebendiger und der Strom wird breiter. Sie lächelt zurück.

Wie das Licht in den Kopf kommt

„Hey, Thalia, hier kommt die Feuerwehr!" Die acht Sehnervenzellen, die ihre Axone in Thalias weit verzweigtem Dendritenbaum befestigt haben, sind schwer aktiv. Die Thalamuszellen haben sich im linken Zwischenhirn inzwischen gut etabliert. Sie sind geübt im Erkennen von Signalen aus dem rechten und – seltener – auch einmal aus dem linken Sehnerv geworden und haben ihre Axone fest verankert, manche von ihnen weit hinten in der Großhirnrinde. Gerade hatten die Sehnervenzellen Thalia etwas von rechts nach links Vorbeihuschendes an die Dendriten gegeben. Es war ein sehr intensives Signal und sie hat es gleich durchgeschickt ins Sehzentrum, aber so schnell, wie es kam, war es auch schon wieder vorbei. Dieses hier hält länger an:
„Rot, rot, rot, rot, rot!," insistieren die Sehnervenzellen im Chor.
„Okay, hab's weitergeleitet. Was gibt's denn da?", erkundigt sich Thalia.
„Das wissen wir doch nicht. Wir geben nur weiter, was die Zapfen in der Augennetzhaut erzählen, und die können nur eine von drei Farben sehen – jetzt sind jedenfalls die Roten dran."
In der Augennetzhaut, das hat Thalia inzwischen gelernt, gibt es zwei Mitarbeitertypen unter den Sinneszellen: Stäbchen und Zapfen. Beide sind Auswanderer aus dem Gehirn, vor vielen Wochen zum Auge aufgebrochen, als Vitus noch ein winziger Fötus war. Dort haben sie ihr ganzes Know-how eingebracht und sich auf zwei Hauptaufgaben spezialisiert. Die Stäbchen sind für die Helligkeit und für Kontraste zuständig und ziemlich dicht gepackt, damit Vitus später mal lesen lernen kann. Die Zapfen sind nicht so zahlreich, dafür aber lustige bunte Gesellen: Sie sehen je nach ihrer Spezialisierung eine der drei Farben Rot, Grün oder Blau. Diese Information schicken sie weiter über die Sehnervenzellen ins Zwischenhirn und dort sitzen Thalia und ihre Kolleginnen und versuchen die Basismeldungen geordnet an die Großhirnrinde weiterzugeben.
„Wie sieht's denn da vorne aus: nur rot? Ich höre ja gar nichts von den anderen!"

„Ganz viel rot. Jedenfalls in der Mitte."
„Nichts Grünes, nichts Blaues?"
„Nur ganz am Rand."
„Aha, Vitus scheint etwas Rotes zu fixieren."
Da schaltet sich Optica aus dem linken Sehzentrum der Großhirnrinde ein: „Und sonst? Ist es groß? Klein? Rund? Lang?"
Thalia hat keine Ahnung. Sie kann sie nicht haben, denn Formenerkennung ist Sache der Hirnrinde. Doch überrumpelt vom forschen Auftreten der Kollegin fragt sie ohne zu überlegen unten nach.
„Woher sollen wir das wissen?", piepsen die Stäbchen. „Es hat einen Rand ..."
„Auf alle Fälle rot!", funken die Zapfen dazwischen.
„Bewegt es sich?"
„Können wir nicht sagen. Der Rand ist immer noch gleich", meinen die Stäbchen.
„Also gut. Rot, und mit Rand. Noch weitere Informationen?"
„Tja, schwer zu sagen ..."
„Rot, rot, rot, rot, rot", unterbrechen die vorlauten Zapfen.
„Na schön. Das Ding scheint ja irgendwie wichtig zu sein. Ich mache mein Axon klar", kündigt Thalia an und schickt ihr elektrisches Signal weiter an Optica. Die betrachtet die vielen Informationen, die Thalia und mindestens hundert andere Neuronen aus dem Zwischenhirn ihr hereinreichen, und versucht, daraus etwas Sinnvolles zu machen.
„Hmh. Also, das Ding bewegt sich anscheinend nicht." Sie schließt sich rasch kurz mit ihren Kolleginnen in der Abteilung und bekommt ihre Vermutung bestätigt. „Über die Form des Objekts kann ich in der ersten Sehrinde sowieso noch nichts sagen – das müsst ihr in der Abteilung ‚Sehen 2' machen – also versuchen wir einmal etwas über die Farbe herauszufinden. Wer kann gut rechnen?" In einem komplizierten Verfahren machen sich Optica und ihre Kolleginnen in der Sehrinde daran, aus den vorverarbeiteten Farbreizen der drei Zapfentypen für Rot, Blau, und Grün die Wellenlänge des Lichts herauszurechnen, die das fixierte Objekt abstrahlt. Auf diese Weise sind sie in der Lage, aus den aufgefangenen Lichtquanten der Zapfen jede Farbe des Regenbogens im dunklen Inneren des Gehirns neu entstehen zu lassen.

Wie das Großhirn die Welt sieht

Alles, was wir sehen, besteht aus vielen verschiedenen Bildinformationen über Farbe, Form, Bewegung, Größe, Entfernung oder die Orientierung eines Gegenstands im Raum. Eine große Leistung unseres Sehsystems besteht darin, ein Bild zunächst in seine Einzelaspekte zu zerlegen und später wieder sinnvoll zusammenzusetzen. Rund 30 voneinander getrennte Unterabteilungen in der Großhirnrinde verarbeiten

Vom Hirn zur Hand

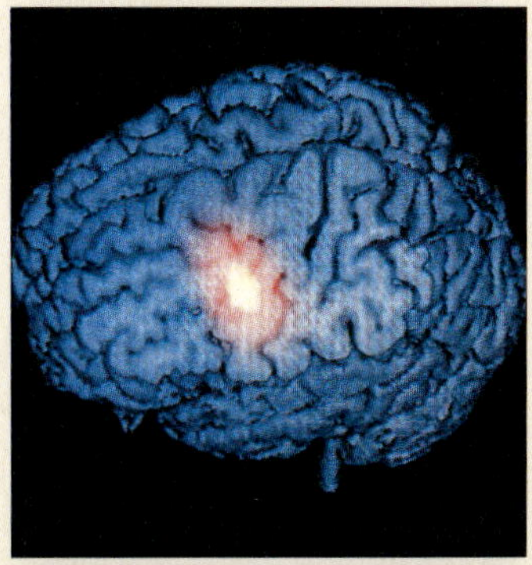

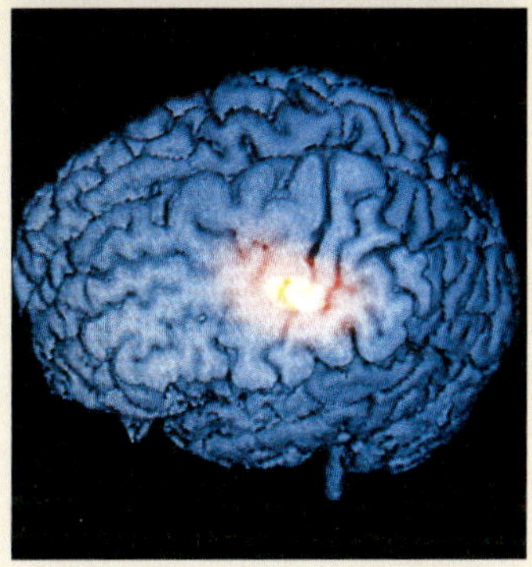

Die Magnet-Enzephalographie misst winzige Magnetfelder, die die elektrisch aktiven Nervenzellen im Gehirn erzeugen, und stellt sie auf dem Bildschirm dar. Millisekunden, bevor ein Mensch seinen Zeigefinger bewegt, schicken Nervenzellen in den motorischen Zentren (Bild oben, gelb) Bewegungsbefehle an die beteiligten Muskeln. Vier Hundertstelsekunden später spüren Sinneszellen der Hand die eigenen Muskelbewegungen und melden den benachbarten Kontrollregionen in der Großhirnrinde zurück, dass der Finger sich bewegt (Bild unten).

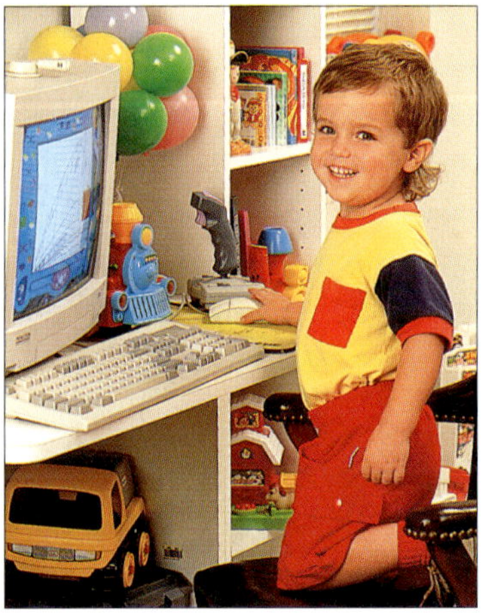

Computerspiele gibt es schon für Zweijährige. Einfache Sortier- und Zusammensetzspiele, sparsam dosiert, können sinnvoll sein, solange sie das Kind nicht mit Reizen überfluten, die es noch nicht verarbeiten kann.

Neues Spielzeug bietet neue Reize und Anregungen. Je mehr Sinne es anspricht und je mehr man damit machen kann, desto länger wird sich ein Kind dafür interessieren.

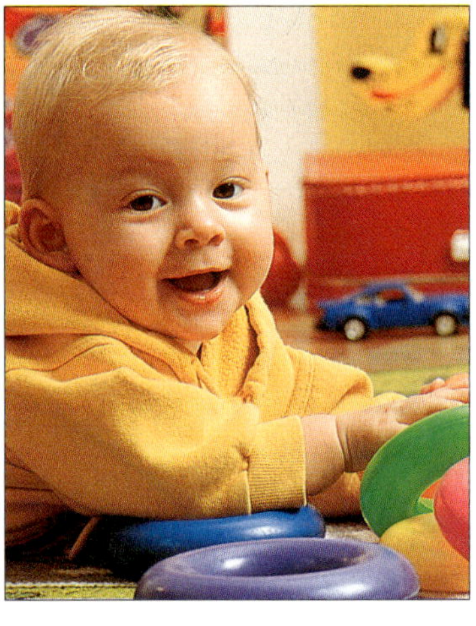

nacheinander und gleichzeitig die verschiedenen Teilinformationen. Das passiert, indem manche Neuronen die einzelnen Signale auf viele andere Neuronen verteilen. Die Signale landen schließlich in einer neuen Kombination wieder am Dendritenbaum einer Nervenzelle – in jeder Sekunde viele tausend Mal.

Das Gehirn wäre jedoch völlig überfordert, müsste es alle Informationen gleichermaßen verarbeiten. Es behilft sich mit einem Trick: Wichtig ist, was sich verändert. Alles, was gleich bleibt, wird ausgeblendet. Auch beim Hören etwa hilft die Kontrastverstärkung, Laute und Wörter voneinander abzugrenzen, damit wir sie als Einheit wahrnehmen können. Erst dadurch sind wir in der Lage, Sprache zu verstehen. Diese verantwortungsvolle Aufgabe hat im Gehirn eine spezielle Gruppe von Nervenzellen übernommen: die hemmenden Neuronen. Hibito aus dem Hörzentrum der Großhirnrinde gehört dazu.

Selektive Wahrnehmung ist notwendig, damit wir überhaupt überleben können, ohne angesichts der Fülle von Sinneswahrnehmungen den Verstand zu verlieren. Die Evolution hat Sinnesorgane und ein Gehirn entwickelt, die die Fähigkeit haben, für das Leben und das Überleben der Menschen relevante Informationen herauszufiltern und zu verarbeiten. Deswegen sehen und empfinden wir die Welt nicht so, wie sie ist, sondern so, wie unsere Vorstellung von ihr ist.

Das wunderbare Chaos

Im Sehzentrum in Vitus' hinterer Großhirnrinde nehmen die Signale vom roten Glöckchen Form an. Die weiteren Bahnen sind allerdings noch nicht besonders eingefahren. So rutscht das rote Spielzeug durch alle möglichen Abteilungen. Ein Gesicht ist es nicht, meint die Objekterkennung, eher etwas zum Greifen. Die Abteilung Relevanz hat es zum besonderen Objekt erhoben, weil es so schön rot ist. Auf der Managementebene „Entscheidung" ist es als „Haben-wollen-Ding" eingestuft worden und das hat allerlei Wirbel verursacht. Die Energieverteilungszentrale hat der Aktion „rotes Haben-wollen-Objekt" höchste Priorität eingeräumt, aber dann kam keine Erfolgsmeldung von den Tastsinnesorganen und auch nicht von den Augen. Das hat das ganze Limbische System aufgewühlt und höchsten Unmut provoziert, der nur dadurch kompensiert wurde, dass die Managementabteilung „Entscheidung" ein Machtwort gesprochen und es vom „Haben-wollen-Ding" in die Kategorie „Ist-mir-eigentlich-egal" zurückgestuft hat. Unterdessen meldete die Gedächtnisabteilung überraschend: „Mama erkannt". Und die Aufmerksamkeitsabteilung lenkte die Augen in ihre Richtung, wodurch sich auch das Limbische System beruhigte und jede Menge Glücksstoffe ausschüttete. Danach konnte die Arbeit einigermaßen normal weitergehen.

RATGEBER: Sinnesprothesen

Neuroprothesen sind technische Überbrückungen für ausgefallene Nervenzellen. Die ersten Geräte dieser neuen Generation von medizintechnischen Hilfen ersetzen die Sinneszellen im Innenohr, den Hörnerv, Sinneszellen in der Netzhaut des Auges und in Zukunft vielleicht sogar Teile des Rückenmarks. Sie nehmen Signale von außen auf und leiten sie über Elektroden an Nerven oder auch Muskeln weiter.

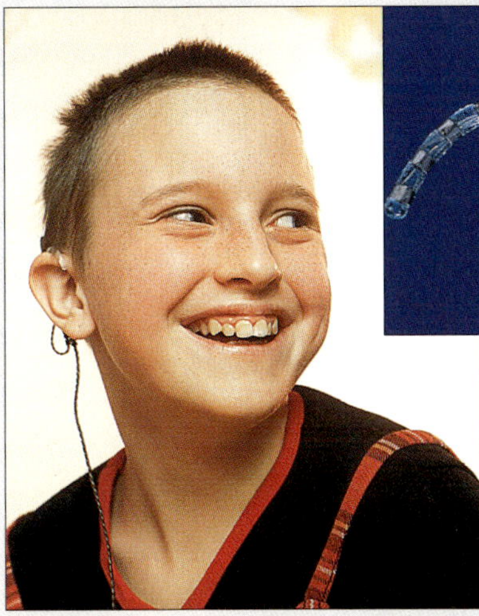

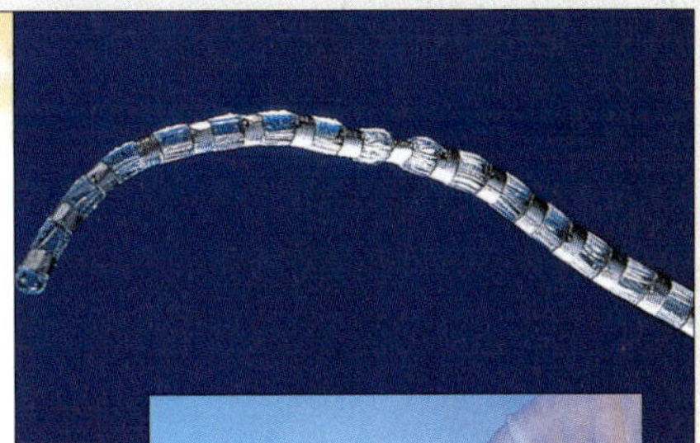

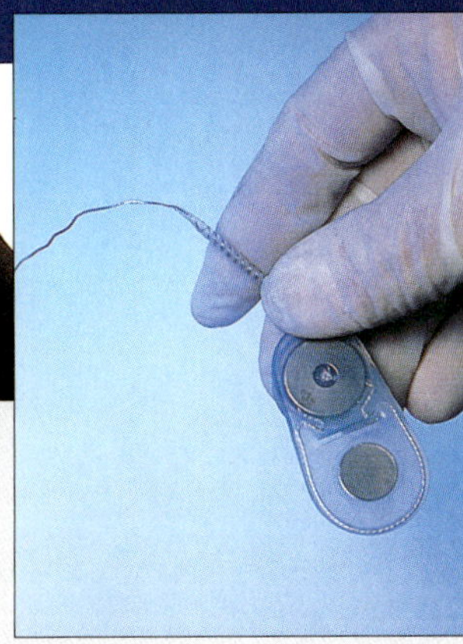

Mit einem „Cochlear Implantat" (CI) im Innenohr lernen taube Kinder hören und sprechen.

Das Cochlear Implantat

Die Innenohrprothese war 1978 das erste Gerät seiner Art, das an einem Menschen erprobt wurde, und ist heute bereits hoch entwickelte Routine. Die Prothese umgeht und ersetzt die Haarzellen in der Hörschnecke (Cochlea) bei taub geborenen Kindern oder auch bei Erwachsenen, die ihr Gehör verloren haben. Zum Cochlear Implantat gehören zwei Komponenten: das eigentliche Implantat mit 22 Elektroden, die in der Schnecke liegen und jeweils bestimmte Schallfrequenzen an den Hörnerv leiten, und ein Sprachprozessor, der am Gürtel getragen wird. Der Sprachprozessor nimmt über ein Mikrofon Töne auf, analysiert sie und leitet digitale Signale über ein Kabel bis zu einer Sendespule, die auf der Kopfhaut haftet und das eigentliche Implantat mit elektrischen Reizen beliefert. Taub geborene Kinder können heute schon im Alter von einem Jahr mit einem CI versorgt werden. Mit einer speziellen Hör- und Sprechschulung haben sie die Chance, annähernd normal sprechen zu lernen.

Die Hirnstammprothese

Für erwachsene Patienten, deren Innenohr zwar noch funktioniert, die aber durch eine Erkrankung des Hörnerv ertaubt sind, wurde die Hörnerv- oder Hirnstamm-Prothese entwickelt. Sie besteht fast nur aus Elektroden und leitet Signale vom intakten Innenohr am defekten Hörnerv vorbei an die nächste Station der Geräuschverarbeitung im Gehirn: den Hirnstamm.

Die Silicium-Netzhaut

Ein drei Millimeter großer Chip, implantiert in die Netzhaut des Auges, soll blinden Menschen das Augenlicht wiedergeben. 7000 winzige Solarzellen mit einer Kantenlänge von nur 20 Mikrometern arbeiten als Mikro-Photodioden und erzeugen bei Belichtung elektrischen Strom. Eine Elektrode in der Mitte leitet ihn an die nachgeschalteten Nervenzellen im Auge weiter. Dieses Retina-Implantat (Retina = Netzhaut), derzeit noch im Versuchsstadium, könnte so Menschen mit Netzhautschäden helfen. Eine weitere, sehr aufwändige Sehprothese ist ebenfalls in der Entwicklung: Eine Mini-Videokamera für Blinde, die an einem Brillengestell befestigt ist, schickt Bilder an einen Computer, der am Körper getragen wird und die Bildsignale analysiert. Das digitale Ergebnis wird über Kabel zur Brille zurückgeleitet und von dort an ein Netzhaut-Implantat mit ebenfalls winzigen Elektroden geschickt.

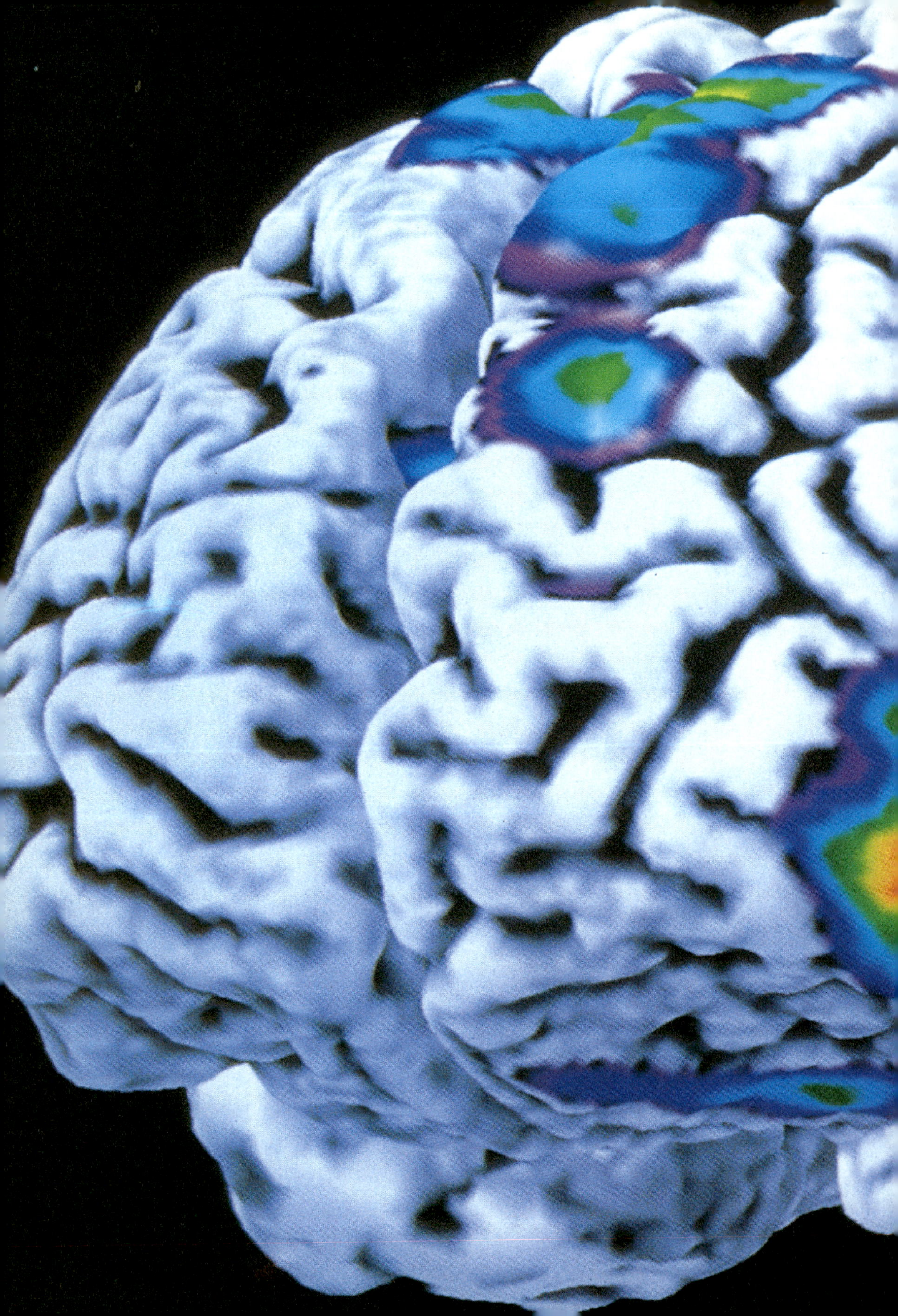

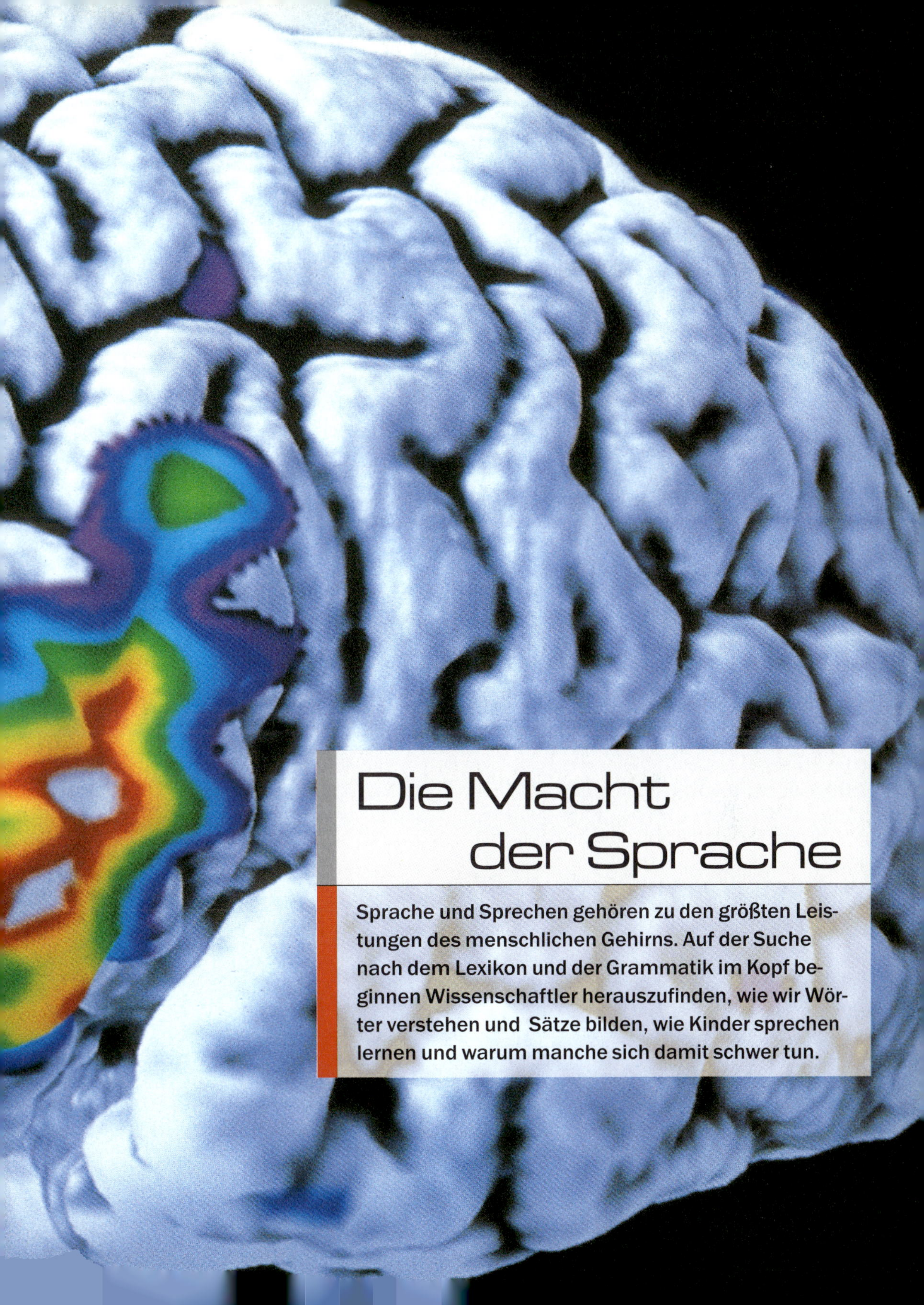

Die Macht der Sprache

Sprache und Sprechen gehören zu den größten Leistungen des menschlichen Gehirns. Auf der Suche nach dem Lexikon und der Grammatik im Kopf beginnen Wissenschaftler herauszufinden, wie wir Wörter verstehen und Sätze bilden, wie Kinder sprechen lernen und warum manche sich damit schwer tun.

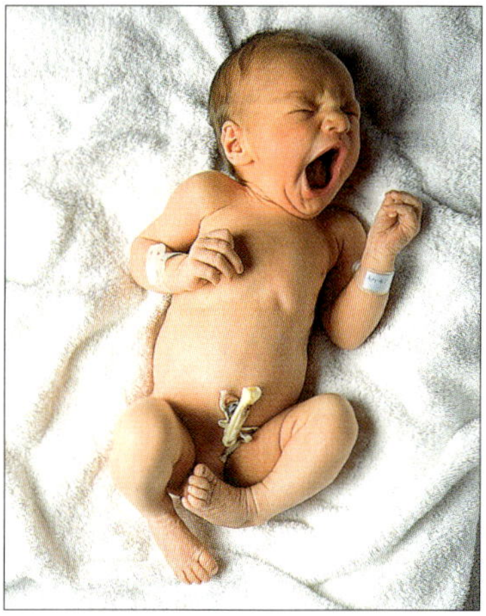

Sobald Luft durch die Lungen eines Neugeborenen strömt, sobald es schreit, gähnt und schmatzt, gibt es Laute von sich. Sehr schnell lernt es, dass Laute eine Wirkung haben – der erste Schritt zur Sprache.

Quietschen, Lallen und Brabbeln sind wichtige Übungen für die Sprechwerkzeuge. Je mehr Spaß Eltern und Kind daran haben, desto größer der Lerneffekt.

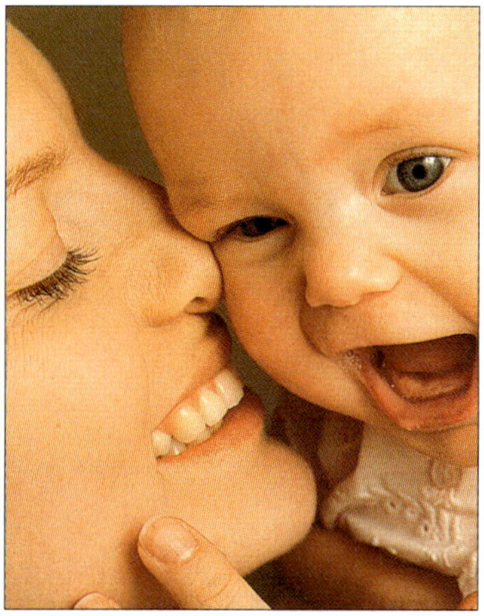

Die Welt der Wörter

„Mama, Ssos!“
Mit einem Bilderbuch in der Hand steht Vitus vor seiner Mutter.
„Auf den Schoß möchtest du?“
Vitus hebt die Arme und strahlt mit dem ganzen Stolz seiner zwei Jahre und vier Monate. So ein schwieriges Wort kann er schon!
Er schlägt sein Lieblingsbuch auf und zeigt seiner Mutter einen roten Rennwagen. „Nell.“
„Ja, das ist ein schnelles Auto. Und das hier?“
Sie zeigt auf einen Lastwagen.
„Auto.“
„Ja, auch ein Auto, ein Last-wa-gen.“
Vitus betrachtet den abgebildeten Sattelschlepper.
„Brrrrrrr. Bffffft“, fügt er erklärend hinzu.
Die Mutter lacht. „Ja, so zischen die manchmal, wenn sie anhalten.“ Sie versucht, ihm ein anderes Buch schmackhaft zu machen und schlägt nun „Die Tiere im Park“ auf und zeigt auf ein grünes Insekt. „Schau mal, Vitus: ein Grashüpfer.“ Das Wort überfordert seine zweijährigen Sprechwerkzeuge. Statt sich damit abzumühen, kategorisiert er: „Lein Defa.“
„So eine Art kleiner Käfer, ja.“
„Lein Defa, ubb!“, meint Vitus und hüpft auf dem Schoß herum.
„Ja, die können springen!“ Sie zeigt auf die nächste Seite. „Dieses Tier kann auch springen. Kennst du das schon?“
„Und“, schlägt Vitus vor.
„Nein, kein Hund. Das ist ein Eich-hörn-chen.“
Schon wieder so ein schwieriges Wort! „Ei-ö-en“, versucht Vitus.
„Ein Eich-hörn-chen.“
„Ei-ör-chen.“
„Genau, ein Eichhörnchen. Und das kann auch hüpfen.“
„Ubb!“, bestätigt Vitus.

Der Sprachinstinkt

Ein Kind, das sprechen lernt, entdeckt eine völlig neue Möglichkeit, mit anderen zu kommunizieren. Es macht einen Sprung in die Welt der Wörter, der Symbole und des Nachdenkens über sich selbst.
Schon mit zwölf Monaten war Vitus klar, dass er eine „Person“ ist, verschieden von anderen. Während der Stirnlappen seiner Großhirnrinde reifte, lernte er, sich selbst im Spiegel zu erkennen. Mit zweieinhalb Jahren kann er eigene Gedanken von Sinneseindrücken unterscheiden. Plötzlich wird ihm klar, dass es innen und außen gibt, dass Gedanken in seinem Kopf entstehen und sich vom momentanen Bild seiner

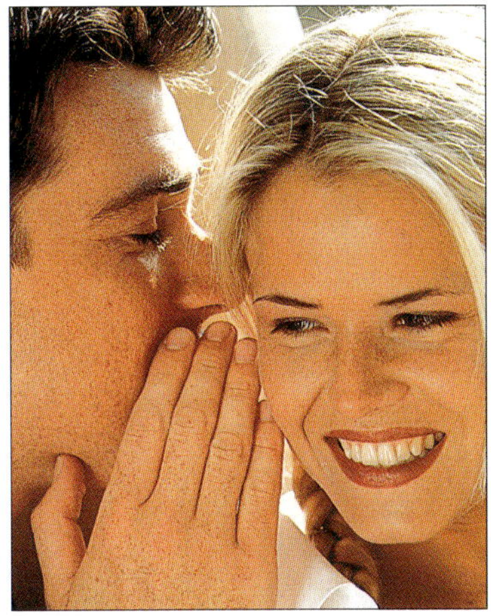

Sprache vermittelt nicht nur Informationen über eine Sache, sondern auch über die Beziehung zweier Menschen. Sprache schafft Intimität oder Distanz und ist die Quelle vieler Missverständnisse.

Umgebung unterscheiden können. Mit zwei Jahren hielt er sich noch die Augen zu, um sich zu verstecken. Jetzt lernt er, dass es auch eine andere Perspektive gibt, dass andere manchmal etwas anderes sehen als das, was er sieht.

Im Alter zwischen zwei und vier Jahren erschließt ihm die Sprache eine ganz neue Dimension des Ich-Bewusstseins. Langsam kommt er hinter Zusammenhänge der Art „Ich weiß, dass du weißt", oder „Ich weiß, dass du weißt, dass ich weiß". Das ist die Voraussetzung für intelligentes Planen und Handeln.

Sprache und Sprechen gehören zu den komplexesten Vorgängen im Kopf. Die Anlage, eine Sprache zu erlernen, ist allen Menschen in die Wiege gelegt, dennoch kommt kein Baby sprechend auf die Welt. Bevor ein Kind „Mama" sagen kann, muss es viele einzelne Komponenten der Sprache wie Hören und Verstehen von Lauteinheiten, Wörtern und Sätzen üben, es muss schon Begriffe und Kategorien gelernt und die Sprechmotorik trainiert haben.

Sprache zu hören und als solche zu erkennen, das funktioniert als Erstes. Schon Neugeborene können unterscheiden, ob jemand spricht oder ob sie ein anderes Umweltgeräusch hören. Wenn sie angesprochen werden, reagieren sie stärker als auf jede andere Folge von Tönen und sie erkennen sogar schon die ersten Zusammenhänge der Grammatik, lange bevor sie einzelne Wörter verstehen.

Der Grund für die besondere Sensibilität des Menschen für Sprache liegt im Aufbau des Hörsinns. Das menschliche Ohr ist ganz besonders darauf ausgelegt, Sprache zu verstehen. Obwohl es Töne bis zur Höhe von 20 000 Hertz (Schwingungen pro Sekunde) wahrnehmen kann, hört es zwischen 1000 und 4000 Hertz, genau im Frequenzbereich der menschlichen Sprechstimme, mit Abstand am besten. Denn für diese Tonhöhe haben die Ohren auffallend viele Sinneszellen. Diese reagieren bereits auf ganz geringe Frequenzänderungen, die sie genau voneinander unterscheiden können.

Sprache ist nicht nur ein Mittel, um etwas mitzuteilen, sondern auch um Unangenehmes zu verbergen. Wer einen Schwindler ertappt, ist meist stolz auf seine Intelligenzleistung.

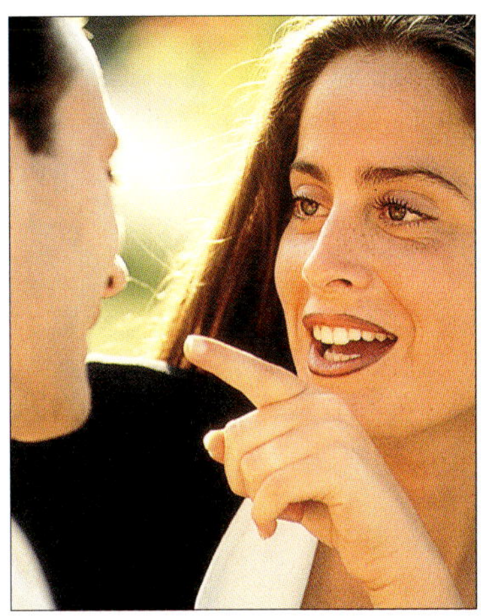

Nicht nur das Ohr ist spezialisiert auf Sprache. Auch die Gehirnareale, in denen die elektrischen Signale aus den Ohren verarbeitet werden, haben im Frequenzbereich der Sprechstimme besonders hohe Kapazitäten. Geräusche dieser Tonhöhe nehmen Menschen daher nicht nur differenzierter wahr, sie analysieren sie auch intensiver als Brumm- oder Pfeiftöne. Das schafft die Voraussetzung dafür, dass erwachsene Menschen je nach Muttersprache bis zu 44 Phoneme unterscheiden können; das sind jene Lauteinheiten der Sprache, die einem Buchstaben oder einer häufigen Buchstabenkombination entsprechen. Kinder werden mit einer ausgeprägten Hörfähigkeit für Sprachlaute geboren, die sie erst langsam voneinander abzugrenzen lernen – sie lernen nach und nach, welche Laute es gibt und welche Buchstabenkombinationen häufig vorkommen.

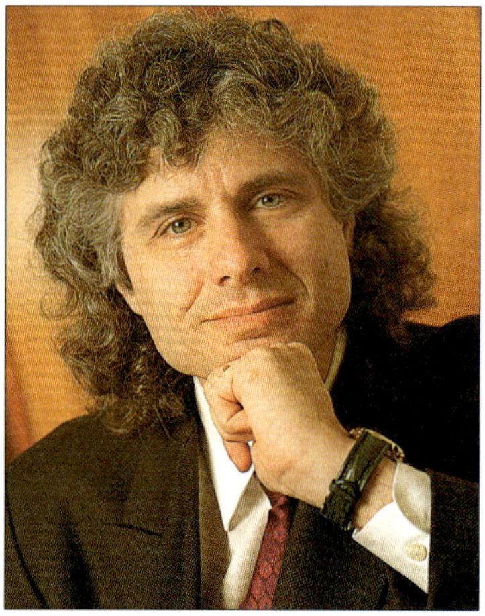

Steven Pinker, Sprach- und Hirnforscher am Massachusetts Institute of Technology in Boston, glaubt an eine genetisch vorprogrammierte Sprachveranlagung. Die Struktur der Sprache liege bereits in einem angeborenen Sprachinstinkt.

So hört ein Neugeborenes den Laut E noch als einen Teppich E-ähnlicher Töne. Im Laufe des ersten Lebensjahres lernt ein Baby deutschsprachiger Eltern die Grenzen des E im Unterschied zu Ä oder I. Andere Sprachen kennen andere E-Laute wie das stimmlose E, das zum Beispiel im Türkischen eine Vielzahl unterschiedlicher Ausprägungen hat. Jede Sprache hat ihre eigenen Laute, und wenn es Erwachsenen später unendlich schwer fällt, eine neue Fremdsprache akzentfrei zu lernen, liegt das unter anderem daran, dass sie die spezifischen Laute schlicht nicht hören. Sie haben es als Kinder verlernt.
Jedes Kind wird mit der Fähigkeit geboren, jede Sprache dieser Welt zu lernen – es gibt kein Gen für Deutsch oder Französisch. Im Laufe der ersten Lebensjahre verlieren Kinder diese Fähigkeit und übrig bleibt die Muttersprache oder in einzelnen Fällen mehrere Muttersprachen, die im übrigen völlig problemlos parallel erlernt werden können – solange die Kinder klein sind. Nach rund zehn Jahren werden die meisten einsprachig aufgewachsenen Kinder aber jede neue Sprache mit ihren andersartigen Phonemen als „Fremd"sprache mühsam lernen müssen, und zwar unter Zuhilfenahme ganz anderer Hirnregionen als derer, in denen die Muttersprache beheimatet ist. Die Sprachzentren der Großhirnrinde werden nämlich, je differenzierter ein Mensch seine Muttersprache lernt, umso endgültiger für fremde Laute, Begriffe und Bedeutungen geschlossen.

Die Laute der Muttersprache

In der Abteilung „Hören 1" in Vitus' etwas mehr als zweijähriger Großhirnrinde geht es eng zu. Die Nervenzellen arbeiten dicht an dicht wie in einem Großraumbüro. Jede ist ihr eigener Computer, der mit unzähligen Dendritenästen ständig Nachrichten aus der Umgebung aufnimmt, sie analysiert, im Zusammenhang mit anderen Informationen bewertet und über die lange Axon-Leitung an die nächste Nervenzelle in dieser oder der nachgeschalteten Abteilung weiterreicht.
Vom Ohr kommen die üblichen Tonsignale der mütterlichen Stimme hereingerauscht. Die Nervenzellen von „Hören 1" haben sich in den letzten Monaten die Arbeit aufgeteilt. Nach dem anfänglichen Informationschaos haben sie begonnen, sich zu spezialisieren und zu organisieren. An Sonatas Dendriten kamen zufällig immer mehr Ei-Laute an, und als sie gemerkt hat, dass sie diese in der nächsten Abteilung „Hören 2" erfolgreich anbieten kann, hat sie sich darauf spezialisiert.
Sonata wird ständig gebraucht. Allein schon die unentwegten mütterlichen „Neins" nehmen einen Großteil ihrer Kapazität in Anspruch.
Gerade schickt Thalia aus dem Zwischenhirn wieder eine E-Mail:
„Hallo Sonata!"
„Moment, Thalia."

Wie unser Gehirn Wörter versteht und Sätze formt

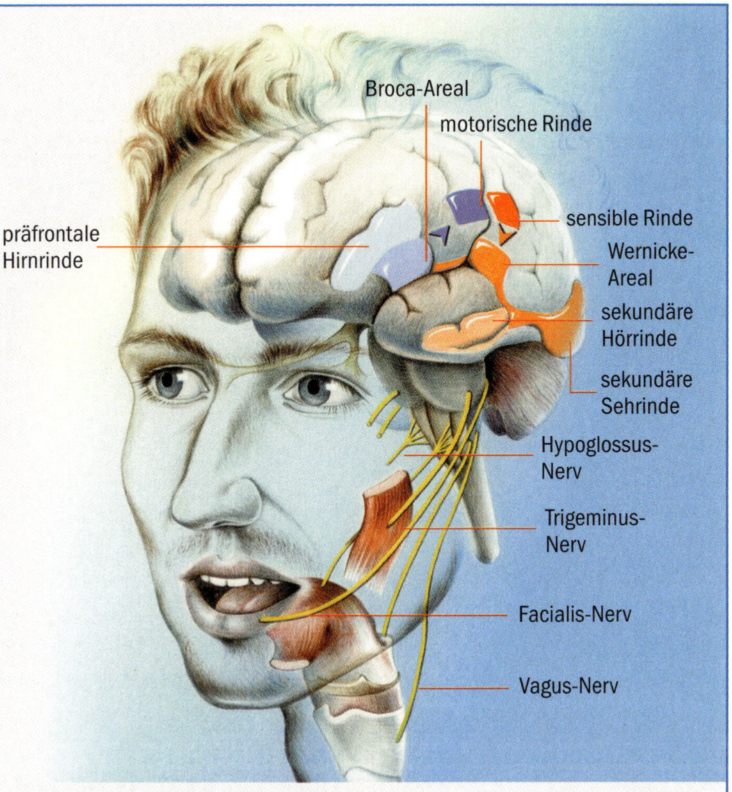

Sprachverstehen, Sprechen, Lesen und Schreiben sind neurobiologisch ähnliche Vorgänge in der Großhirnrinde. In der Hörrinde liegen die Schaltstellen für akustische Signale. Über sie gelangt etwa die Frage „Liebst du mich?“ unter anderem zum Wernicke- und Broca-Areal.
Das Wernicke-Areal ordnet Wörtern Bedeutungen zu und im Broca-Areal läuft eine grammatikalische Schnell-Analyse ab. Das Ergebnis erreicht über Assoziationsbahnen die präfrontale Hirnrinde, wo Entscheidungen über eine Antwort getroffen werden. Die präfrontale Hirnrinde beherbergt unter anderem ein Sprachlexikon. Beim Verstehen nutzen wir es passiv, beim Sprechen aktiv. Mit welchen Inhalten das Sprachlexikon gefüllt ist, hängt von der Sprache ab, die ein Kleinkind als Muttersprache lernt. Die präfrontale Rinde bekommt nun gleichzeitig vom Gefühlszentrum ein positives Signal. Um die Antwort „Ich liebe dich“ zu sprechen, schickt sie Impulse über das Broca-Areal an die motorische Rinde und an spezielle Nervenknoten im Hirnstamm, von denen die Hirnnerven ausgehen. Sie steuern die Muskeln der Sprechorgane: Der Trigeminus-Nerv bewegt die Kaumuskeln, der Facialis-Nerv die mimische Muskulatur, der Vagus-Nerv steuert den Kehlkopf und der Hypoglossus-Nerv die Zunge. Zugleich sorgt das Atemzentrum im Hirnstamm für das Ausatmen und damit für die richtige Luftströmung.

„Sonata, es ist dringend!“
„Ach, Thalia, nur keine Hektik! Was wird’s denn schon sein? Wahrscheinlich nur wieder ein Nein. Ich habe gehört, dass oben eine Dienstanweisung ausgegeben wurde, nur noch die ganz lauten Neins zu beachten.“
„Aber Olivia hat gesagt, dass Hannah gesagt hat, es klingt neu!“
„Wer ist Olivia?“
„Olivia aus dem Hirnstamm. Sie hat einen Peilkompass.“
„Das ist ja schön für sie. Aber der Peilkompass sagt doch nicht, ob etwas neu ist oder nicht. Der kann doch nur die Richtung peilen. Wo

Wer lacht, gewinnt

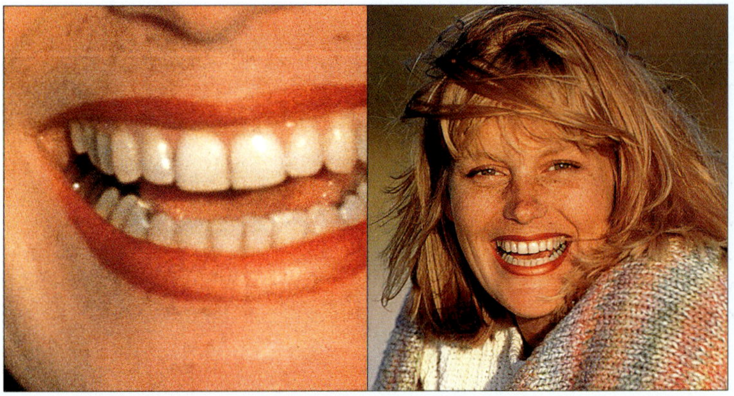

Frauen lachen mehr als Männer, Kinder zehnmal so häufig wie Erwachsene. Der Durchschnittsmensch lacht 20-mal am Tag. Jenseits der 40 werden die meisten Menschen ernster, Depressive lachen nie.

Durch Zufall hat eine amerikanische Forschergruppe einen Motor des Lachens im Gehirn entdeckt. Bei jüngsten Untersuchungen zur Epilepsie stimulierten sie das „supplementär-motorische" Feld im oberen, vorderen Bereich der linken Hirnrinde mit feinen Elektroden, woraufhin die Patientin bei ganz normalen Tätigkeiten wie Vorlesen oder Zählen regelrechte Heiterkeitsausbrüche bekam.

Bisher hatten Neurowissenschaftler angenommen, dass die elektrischen Signale im Kopf, die einen Menschen zum Lachen bewegen, auf einer Art Einbahnstraße verlaufen: von den Sinnesarealen oder den Sprachzentren zu Gefühlsregionen, die Fröhlichkeit auslösen, und von dort in die motorischen Zentren, die Gesichtsmuskulatur, Atmung und Kehlkopf bewegen. Doch das scheint nur die halbe Wahrheit zu sein. Psychologen haben nachgewiesen, dass sich umgekehrt mit den Mundwinkeln auch die Stimmung hebt, dass die Signale im Kopf also auch die Gegenrichtung einschlagen können.

Und die beteiligten Neuronen hinter der linken Stirn, so bestätigen Hirnforscher, sind bei einem gespielten Lächeln ebenso aktiv wie beim spontanen.

Die Fähigkeit zu lachen ist in der Evolution vor Jahrmillionen entstanden. Sozial lebende Affen besänftigen potenzielle Angreifer mit einem Lächeln oder bauen mit lautem Gelächter Stress ab, etwa nach einem Kampf. Doch anders als das Lachen scheint der Sinn für Humor und Ironie nicht auf unsere äffischen Vorfahren zurückzugehen.

Es ist eine in der Evolution neue Qualität, die sich erst mit der Sprache entwickelt hat. Um zum Beispiel Ironie zu verstehen, muss das Gehirn abstraktes Denken, Erinnerungen und neue Erkenntnisse miteinander koordinieren. Diese Fähigkeit scheint im rechten Stirnlappen zu liegen, denn Menschen mit Schäden in dieser Region können Ironie kaum mehr erkennen.

Komisch ist, so Witzforscher, was nicht unseren Erwartungen entspricht. Wenn Vorstellungen und Bilder im Kopf plötzlich umklappen, steigen Lust und Heiterkeit. Je größer die Überraschung, desto gelungener die Pointe.

kommt das Geräusch denn überhaupt her?"

„Von schräg rechts hinten, hat Olivia gesagt."

„Na, schön. Und wer ist Hannah?"

„Hannah aus dem Hypothalamus. Sie ist über das Stammhirn an den Hörnerv angeschlossen."

„Na, wenn Hannah im Hypothalamus arbeitet, hat sie wenigstens eine Ahnung von Gefühlen."

„Eben, und Hannah hat gesagt, sie habe ein Feedback bekommen, dass Vitus sich gefreut hat über das neue Ei. Wenn's ein Nein wäre, hätte er sich wohl kaum gefreut, oder?"

„Gut. Also leg's mal in meinen Briefkasten. Ich sehe es mir gleich an.“ Das „Ei“ stammt aus „Eichhörnchen“, ein neues Wort, das Vitus gerade zum ersten Mal gehört hat. Ein reines, klares „Ei“, wenn auch am Ende ein bisschen verwischt. Während Sonata den Laut bearbeitet, hört sie ihre Nachbarin gähnen.

„Ach, Sonata, mir ist so langweilig! Ich weiß gar nicht, was ich machen soll.“

„Was, langweilig? Wir haben doch alle Hände voll zu tun!“

„Du vielleicht, aber ich?“

„Wieso denn?“

„Ach, am Anfang ging's ja noch. Aber erinnerst du dich an die Zeit, als wir uns plötzlich alle ein Spezialgebiet wählen sollten? Jede musste sich ein Geräusch ausdenken, das sie bearbeiten wollte.“

„Ja, ich erinnere mich. Aber wo ist das Problem?“

„Du hast dein ‚Ei‘! Und was habe ich? Ich habe nur ein dummes ‚Ej‘!“

„Das ist doch fast dasselbe!“

„Ja, es kommt aber nie mehr ein ‚Ej‘ hier durch. Ich bin arbeitslos. Das macht mich ganz krank.“

„Kannst du nicht umschulen? Ich würde dir auch ein paar Synapsen mit Thalia und den anderen im Zwischenhirn vermitteln, damit die dir auch was schicken können.“

„Ach, Sonata, ich habe ja genug Synapsen. Aber da kommt nicht genug an. Und in meinem Alter schult man nicht mehr so leicht um.“

„So ein Quatsch, in deinem Alter“, äfft Sonata die depressive Kollegin wenig einfühlsam nach. „Weißt du, wie lange wir hier schuften werden, bis wir in Rente gehen dürfen? Jahrzehntelang! Wir fangen doch gerade erst an. Du musst was tun! Üben, dich beschäftigen, dich fit halten.“

„Das versuche ich ja, aber zwei ‚Ejs‘ am Tag sind einfach zu wenig. In den langen Pausen schlaffe ich völlig ab, und wenn es dann tatsächlich mal was zu tun gibt, dann brauche ich Ewigkeiten, um auf Touren zu kommen. Bis ich dann mein Axon klargemacht habe und so weit bin, dass ich eine E-Mail losschicken könnte, haben die anderen mir die Neuigkeit schon längst weggeschnappt. Und selbst wenn ich es schaffe, die Mail oben in einen der Briefkästen zu werfen, sind die doch schon voll. Dann interessiert sich längst keiner mehr für mich.“

„Ja, das ist traurig. Was kann ich denn für dich tun?“

„Lieb von dir, Sonata, dass du mir helfen möchtest. Aber ich glaube, mir kann keiner mehr helfen. Ich nehme euch nur den Platz weg. Ich geb's auf. Macht ihr eure Arbeit gut. Lebt wohl. Und viel Glück.“

Sonata muss hilflos mit ansehen, wie ihre Kollegin sich einem inneren Programm folgend selbst umbringt. Sie schließt ihre Synapsen, zieht ihre Dendriten ein und kapselt sich ab. Schließlich löst sich die ganze Nervenzelle einfach auf – die Apoptose, der programmierte Selbstmord, hat stattgefunden. Wenig später kommen die Gliazellen von der

Menschen, die sich eigentlich nichts zu sagen haben, aber trotzdem miteinander reden wollen, sprechen meistens übers Wetter. Das Thema ist unverfänglich und jeden Tag neu.

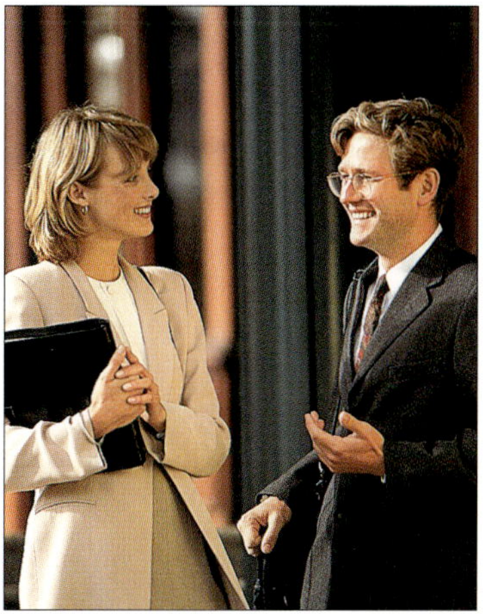

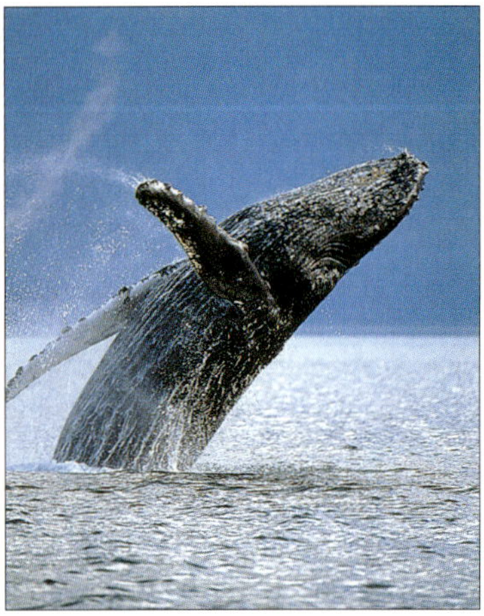

In den Gesängen der Buckelwale glauben Wissenschaftler so etwas wie grammatische Regeln gefunden zu haben.

Papageien sind zwar äußerst sprechbegabt, kennen aber keine Sprache. Die Ausnahmeerscheinung Alex benutzt Symbole, bildet aber keine Sätze.

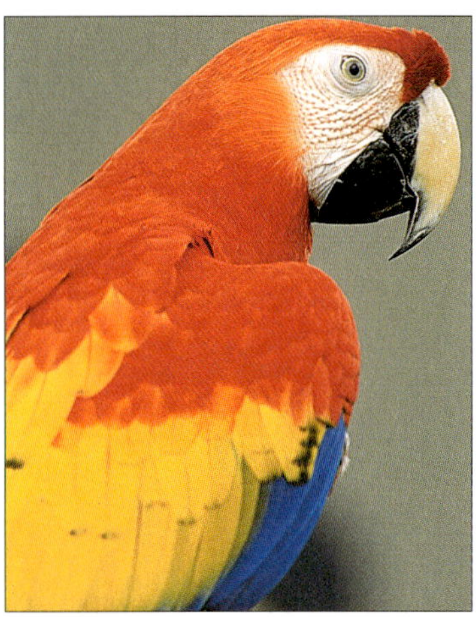

Serviceabteilung und entsorgen die Überreste. Spurenlos. Als wäre da nie eine Nervenzelle gewesen.
Wie leicht Sonata dieses tragische Schicksal ebenso hätte erleiden können, kann sie nicht wissen. Vitus hätte anstatt in Deutschland nur in England oder Amerika geboren werden müssen. Die vielen „Ejs" der englischen Sprache, z. B. in table, baker, sailor, hätten ihrer armen Kollegin sicher zu einer phänomenalen Karriere verholfen! Ein „Ei" wäre kaum einmal in Vitus' kleine Ohren gedrungen. Kein Nein, kein Eichhörnchen, kein Frühstücksei. Und Sonata wäre erledigt gewesen.

So lernt das kindliche Gehirn die Phoneme der Muttersprache. Es blendet selten oder nie gehörte Laute aus. Die hierfür einmal angelegten Nervenzellen kränkeln vor sich hin oder sterben gar ab. Die häufig gehörten Laute hingegen nimmt das Kind immer klarer und deutlicher wahr. Erst indem es lernt, Phoneme zeitlich voneinander abzugrenzen, also Anfang und Ende eines Lautes zu erkennen, kann es sie als eine Einheit wahrnehmen.

Wörter in der Laute-Soße

Vitus hört seine Mutter beim Betrachten des Bilderbuches von einem „kleinen Käfer" erzählen. Die Fähigkeit zu erkennen, dass es sich dabei um zwei Wörter handelt und nicht um ein einziges, verdankt Vitus den hemmenden Nervenzellen in der Abteilung „Hören 1", in der ersten Abteilung des Großhirns, wo die Lautsignale aus dem Zwischenhirn ankommen.
„Kl", meldet Thalia an Sonata und entlässt einen Schwung Glutamat-Botenstoffe in den synaptischen Spalt. Sie landen großteils in Sonatas Glutamat-Rezeptoren auf der gegenüberliegenden Seite der Synapse.
„Verstanden", bestätigt Sonata zwei Millisekunden später, wartet noch ein paar Tausendstelsekunden, bis sie wieder bereit für ein neues Signal ist, und fordert Thalia dann auf: „Weiter!"
„Ei."
„Schon wieder. Okay, verstanden."
„Nak."
„Verstanden und weitergeleitet."
Plötzlich mischt sich Hibito ein, ein Kollege aus der gleichen Abteilung. Vor langer Zeit ist er zusammen mit Optica durch das embryonale Neuralrohr gewandert, noch als Neuroblast, bevor beide zu Nervenzellen wurden. Nun brummt er mürrisch: „Ich weiß nicht, ob das so richtig ist."
Auf Thalias Glutamat-Signale hin, die auch er an seinem Dendritenbaum empfangen hat, reagiert er mit einem Tritt auf die Bremse. Er schickt ein Signal sein Axon entlang, das an seinem Ende synaptisch

Die Sprache der Tiere

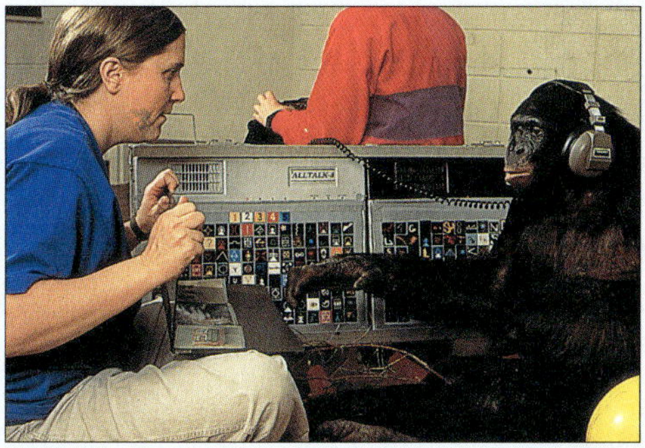

Bonobo Kanzi im Sprachlabor: Abgeschirmt von störenden Geräuschen unterhält er sich mit seiner Lehrerin in einer Zeichensprache.

Die meisten Tiere können sich mit Lauten verständigen. Es gibt regionale Dialekte bei Singvögeln und zeitlich variierende „musikalische Moden“ bei den Gesängen der Buckelwale. Aber verfügen sie deswegen über eine echte Sprache?

Die Messlatte der Sprachforscher liegt hoch: Die menschliche Sprache lebt von Symbolen, deren Bedeutung abstrakt sein kann. Während die Rufe der Tiere normalerweise eine konkrete Situation bezeichnen und innere Zustände deutlich machen (Angst, Hunger, Lust etc.), kann Sprache die Außenwelt abbilden, selbst wenn das Ausgesprochene hier und jetzt nicht vorhanden ist. Sprache hat auch eine Grammatik, nach deren Regeln Symbole zu Sätzen mit bestimmter Bedeutung verknüpft werden.

Immerhin glaubt man, in den Sprechgesängen der Buckelwale Ansätze einer Grammatik erkannt zu haben. Menschenaffen (Schimpansen, Bonobos, Orang-Utans und Gorillas) lernen in Experimenten eine Zeichensprache. Sie können damit etwa ausdrücken, dass sie auf Bäumen glücklich sind (auch wenn gerade kein Baum da ist).

Ostafrikanische Meerkatzen können durch unterschiedliche Rufe ihre drei Hauptfeinde benennen: Leoparden, Adler und Schlangen.

Die erstaunlichste „Sprache“ benutzen jedoch heimkehrende Bienen: Sie tanzen ihren Kolleginnen im Stock die Lage und die Qualität einer Futterquelle vor und benutzen dabei eindeutig Symbole („Wörter“) und kombinieren diese so, dass die Kombination („Satz“) wieder einen neuen Sinn ergibt.

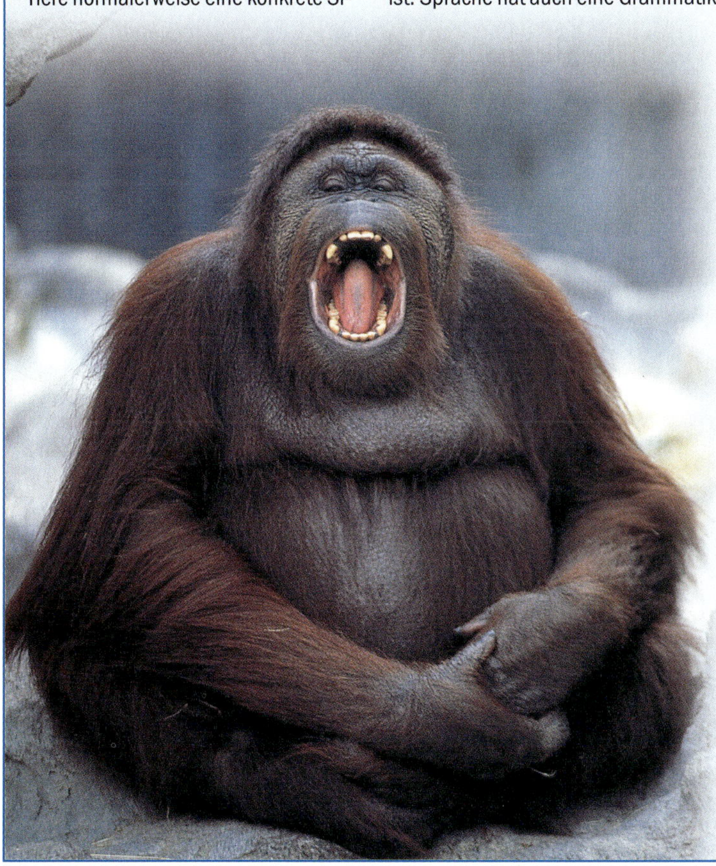

Trotz beeindruckender Lautäußerungen scheinen Menschenaffen wie Orang-Utans keine echte Sprache zu sprechen. Aber in Experimenten können sie eine Zeichensprache lernen.

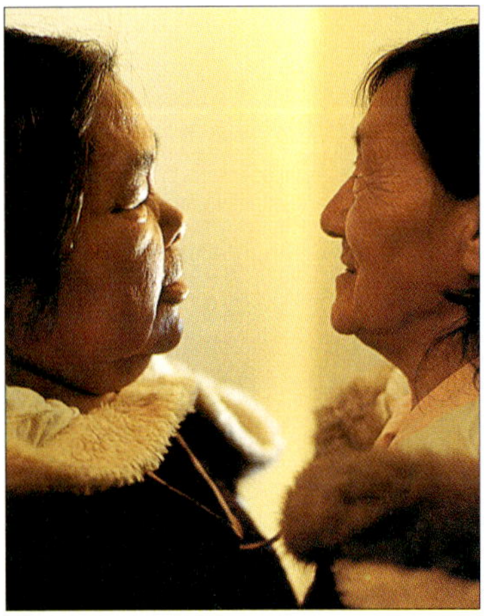

Ob die Inuit in Kanada ihre Sprache und die verschiedenen Dialekte bewahren können, ist zweifelhaft.

Die Sprache der Aborigines kennt viele Begriffe nicht: zum Beispiel keinen für Besitz. Dafür existieren zahlreiche Wörter für verschiedene Farben des Erdbodens.

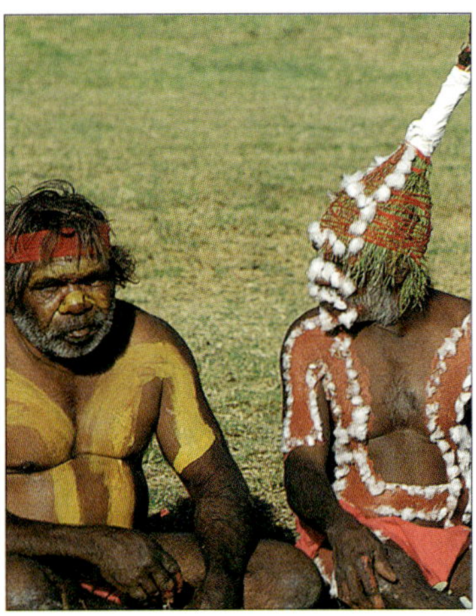

mit Sonata und mehreren ihrer Kolleginnen aus der ersten Hörrinde verbunden ist. Dort entleert er seine Botenstoff-Bläschen, doch die enthalten nicht etwa aktivierende Substanzen, sondern einen Hemmstoff: Gamma-Amino-Buttersäure, kurz GABA genannt.

Alle Neuronen tragen auf der Oberfläche ihrer Dendriten vielerlei Rezeptoren, die letzten Endes darüber entscheiden, ob ein Botenstoff erregend oder hemmend wirkt. Sonata besitzt zum Beispiel solche für Glutamat, das Thalia herüberschickt, und auch für GABA. Als sie von GABA besetzt werden, lassen sie negativ geladene Chlorid-Ionen von außen nach innen in die Zelle fließen. Das reicht aus, um Sonata müde zu machen. Durch das verschobene elektrische Ladungsverhältnis benötigt sie nun viel mehr positive Signale von Thalia und den anderen Zwischenhirn-Neuronen, um darauf zu reagieren.

„Ach, Hibito, du bist ein Spielverderber", gibt Sonata unwillig zurück, „lass uns doch einmal einen Satz zu Ende hören!"

„Auch auf die Gefahr hin, dass ich euch auf die Nerven gehe: Ich gebe zu bedenken, dass dieses ‚nak' nicht ganz stimmen könnte."

„Was will denn dieser Bremsklotz schon wieder?", mault eine andere Nervenzelle.

„Ruhe da hinten!", schnauzt eine Dritte. „Man versteht ja sein eigenes Wort nicht mehr."

„Genau", meint Hibito, „das ist ein gutes Stichwort. Wir müssen versuchen, Wörter zu hören! Was wir denen von ‚Hören 2' bisher weitergegeben haben, war ja nicht gerade eine Glanzleistung."

„Wieso nicht?", fragt Sonata erstaunt.

„Habt ihr nicht gehört", rechtfertigt sich Hibito, „dass sich die da oben schon beschwert haben?"

„Worüber beschwert?", fragt Sonata unschuldig.

„Über das Informationschaos, das sie von uns bekommen!"

Die Nervenzellen sind entrüstet: „Informationschaos?" „Unerhört!" „Was bilden die sich eigentlich ein?"

„Und du", fährt Sonata Hibito an, „du machst mit denen gemeinsame Sache!"

Die anderen Nervenzellen bestärken sie: „Wo bleibt die Loyalität zur Abteilung?"

„Du denkst wohl, du weißt alles besser!"

Aber Hibito lässt sich nicht beirren: „Ihr Dummköpfe! Natürlich bin ich loyal gegenüber unserer Abteilung. Aber glaubt ihr, wir tun uns einen Gefallen, wenn wir denen weiterhin solchen Schrott liefern? Bis jetzt waren sie in ‚Hören 2' so mit dem Aufbau ihrer eigenen Abteilung beschäftigt, dass sie einfach alle E-Mails von uns gefressen haben. Sie waren sogar dankbar, dass sie überhaupt etwas bekamen. Aber damit ist jetzt Schluss. Die haben auch dazugelernt und akzeptieren nicht mehr jeden Mist."

RATGEBER: Fremde Sprachen lernen

Von den etwa 6000 weltweit existierenden Sprachen drohen 90 Prozent in den nächsten 50 Jahren zu verschwinden. Niemand bringt den Kindern die Wörter mehr bei. Cherokee und Mohawk zum Beispiel sind von den einst über 20 Sprachen der irokesischen Sprachfamilie die Einzigen mit einer realistischen Überlebenschance. Mit jeder aussterbenden Sprache reduzieren sich auch die Weisheit und der intellektuelle Reichtum eines Volkes. Experten befürchten eine Sprachwüste: mit Englisch als Weltsprache.

Neue Untersuchungen zeigen, dass das Erlernen einer Sprache das kindliche Gehirn auf einer molekularen Ebene prägt. So können die Nervenzellen japanischer Kinder noch zwischen „la“ und „ra“ unterscheiden, die von japanischen Erwachsenen nicht mehr.

Sprechen wir eine Fremdsprache fließend, verstehen wir Wörter vor allem in der rechten Hirnhälfte. Unsere Muttersprache verarbeiten wir dagegen hauptsächlich links.

Lernen Kinder später als mit acht Jahren eine Fremdsprache, lernen sie sie nur noch schwer akzentfrei. Erstklässler dagegen lernen eine fremde Sprache leicht und nachhaltig, allerdings nur, wenn sie ihre Muttersprache gut beherrschen. Wachsen Kinder zweisprachig auf, sollten Eltern darauf achten, dass jeder Elterteil hauptsächlich eine von beiden Sprachen spricht.

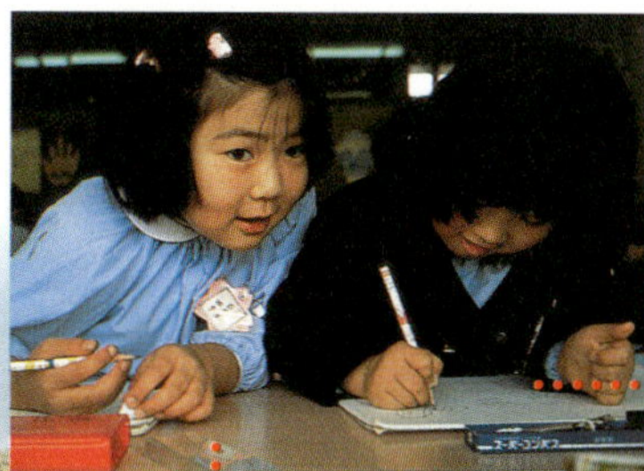

Japanische Kinder haben es schwer, fremde Sprachen akzentfrei zu sprechen – wenn sie nicht sehr früh damit beginnen.

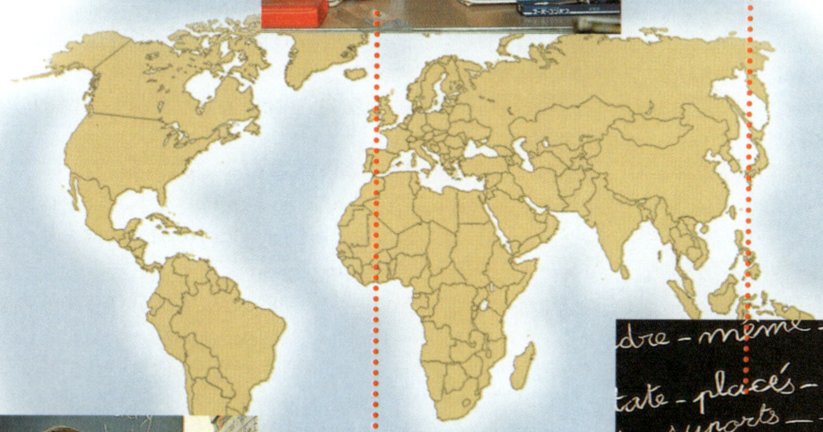

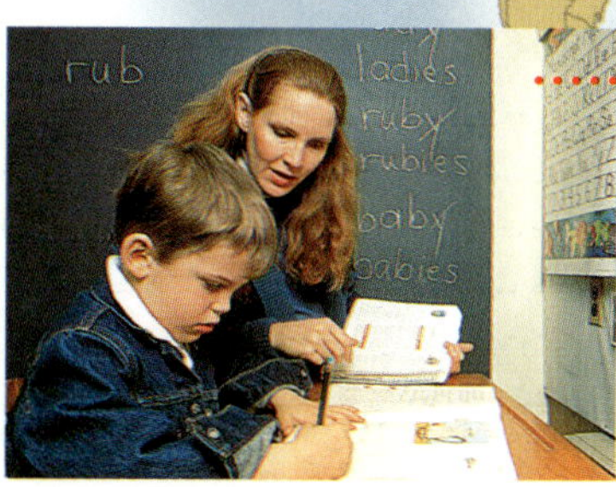

Sprachen wie Französisch und Englisch perfekt zu beherrschen, wird in Zukunft in Europa ein entscheidendes Kriterium bei der Jobsuche sein. Je früher Kinder sie lernen, desto besser.

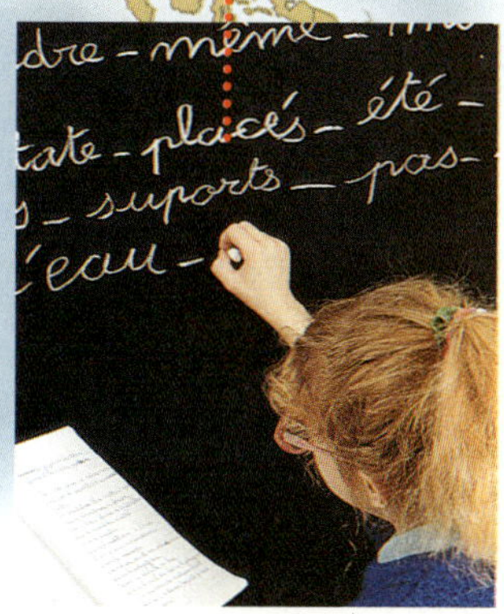

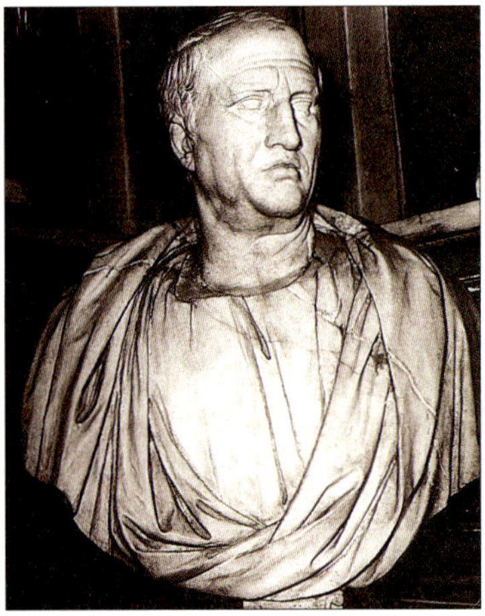

Erste Redeschulen entstanden im 5. Jahrhundert v. Chr., erlebten ihre Blütezeit aber erst in der Zeit von Cicero (oben) und Cäsar. Cicero gilt als einer der Urväter der klassischen Rhetorik.

„Wer seine Ansicht mit anderen Waffen als denen des Geistes verteidigt, von dem muss ich voraussetzen, dass ihm die Waffen des Geistes ausgegangen sind.“
Otto von Bismarck, 1849 vor dem preußischen Landtag

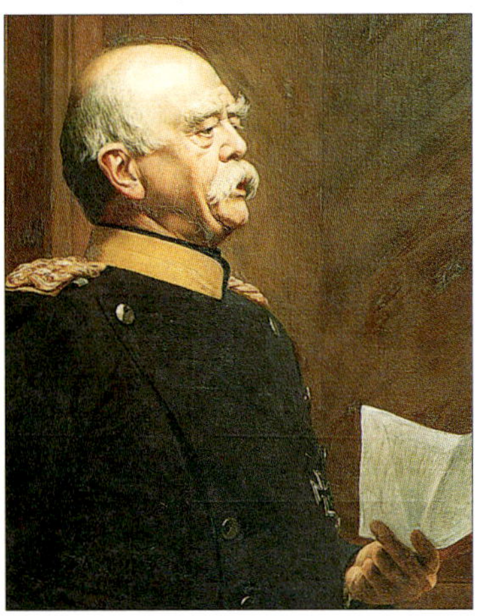

Völlig verdutzt halten die Nervenzellen inne. So viel Widerstand hatten sie nicht erwartet. Zwar waren sie gewohnt, dass Hibito – und übrigens nicht nur er, sondern auch die übrigen lästigen Bedenkenträger in der Abteilung, gegen alles und jedes ihre Einwände vorbrachten. Aber so was! Sonata ist die Erste, die sich wieder fasst.
„Hibito! Das sind ja ganz neue Töne!“
„Richtig! Und dafür wurde es auch Zeit! Jemand muss schließlich den Datenmüll sortieren, den ihr da produziert!“ Er ist voll in Fahrt. „‚Nak‘! Was soll denn das heißen? Habt ihr nicht gehört? ‚Kleina‘ hat Vitus‘ Mutter gesagt. Pause! Das ‚K‘ gehört zum nächsten Wort. Beim nächsten Mal hört ihr gefälligst genauer hin!“
Das sitzt.
„Ähm, Hibito, nehmen wir mal an, du hättest Recht“, lenkt Sonata ein, „dann müssen wir das Problem gemeinsam lösen. Was schlägst du denn vor?“
„Das ist ganz einfach“, meint Hibito, „ihr müsst nur nicht immer alle gleichzeitig reden. Ihr hört euch alles an, was Thalia aus dem Zwischenhirn hochschickt. Aber bevor ihr die E-Mail an ‚Hören 2‘ weitergebt, schickt ihr mir eine Kopie. Ich checke das oben in der Wörterabteilung, und wenn ich merke, dass ein Wort zu Ende ist, gebe ich euch ein Pausenzeichen. Und dann sind alle mal einen Augenblick still, damit wir auch hören, wie das nächste Wort beginnt. So einfach ist das.“
„Und du meinst, wir geben dann Wort für Wort weiter?“
„Genau.“
„Na schön, probieren wir es gleich aus“, schlägt Sonata vor, „gerade schickt Thalia wieder was. Das klingt so: kl-ei-na- ...“
„Pause!“, befiehlt Hibito (nach einem blitzschnellem Gegencheck in der Wörterabteilung).
„Ke-fa.“
„Das war doch schon mal nicht schlecht“, meint Hibito.
„Und was soll das heißen? Kleina Kefa?“
„Keine Ahnung. Das müssen die weiter oben wissen, in der Lexikonabteilung. Was die damit machen, ist deren Problem.“

Sprachspezialisten in der Großhirnrinde

Mit dem Verstehen und später auch mit dem Produzieren von Sprache sind einige Gebiete in der Großhirnrinde befasst. Die Nervenzellen des ersten und zweiten Hörzentrums rechts und links hinter den Ohren leiten die vorverarbeiteten Signale in Areale weiter, die als Assoziationszentren bezeichnet werden. Sie nehmen den größten Teil der menschlichen Großhirnrinde ein und machen im Wesentlichen den Unterschied in der Gehirngröße zwischen Menschen und Tieren aus.

Sie filtern sinnvolle und relevante Informationen aus der Flut der eingehenden Reize, setzen sie in Beziehung zu Signalen aus anderen Sinneszentren wie dem Sehsystem und interpretieren die Informationen.
Eine wichtige Abteilung der Sprachverarbeitung, in der sich auch ein Großteil des Wörterlexikons befindet, ist das so genannte Wernicke-Areal. Es liegt im linken Schläfenlappen, schräg über und hinter dem Ohr, ist etwa so groß wie ein Fünfmarkstück und wurde benannt nach Carl Wernicke, einem deutschen Neuroanatom des 19. Jahrhunderts.
Das Wernicke-Areal existiert nur auf einer Seite. Zwar gibt es auch in der rechten Hirnhälfte eine anatomisch gleich aufgebaute Region, doch die hat nicht dieselbe Aufgabe. Generell ist das Gehirn anatomisch in zwei gleiche Hälften aufgeteilt, doch die linke und die rechte Hemisphäre unterscheiden sich wesentlich in ihrer Funktion. Alle Sinnesreize werden in der jeweils gegenüberliegenden Hirnhälfte, sozusagen überkreuz, verarbeitet. Alle Muskelbewegungen werden von der gegenüberliegenden Seite des Gehirns vorgedacht und gesteuert. Auch viele „höhere" Aufgaben erfüllt das Gehirn mit seinen spezifischen Unterabteilungen vorzugsweise rechts oder links. So gilt analytisches Denken eher als eine Spezialität des linken Stirnlappens, musische Begabung als Leistung des rechten Gehirns. Das absolute Gehör sitzt rechts, Formeln, Grammatik und Wörterlexikon befinden sich links.
Das gilt jedenfalls für den Großteil der Menschheit, der ja rechtshändig veranlagt ist. Von den linkshändig veranlagten Menschen verarbeiten nur fünfzig Prozent die Sprache in der linken Hälfte des Gehirns, ein Viertel von ihnen benutzt hingegen ebenfalls das Wernicke-Areal in der linken und das gegenüberliegende Areal in der rechten Hemisphäre. Bei einem weiteren Viertel der Linkshänder ist die Begriffsbildung sogar ausschließlich in der rechten Hirnhälfte angesiedelt – dort, wo üblicherweise Sprache eine Gefühlsbedeutung bekommt und wo zum Beispiel auch der Sinn für bildhafte Ausdrücke (Metaphern) beheimatet ist.
Diese deutliche Spezialisierung der Gehirnhälften unterbleibt ohne die Entwicklung einer Sprache. Beispielsweise besitzen taube Kinder, die weder eine Lautsprache noch die Gebärdensprache gelernt haben – was die Funktion angeht –, ein annähernd symmetrisches Gehirn.
Die Nervenzellen im Wernicke-Areal machen aus den gehörten und vorverarbeiteten Lauteinheiten bedeutungsvolle Wörter und Begriffe. Sie verbinden die Wörter mit Bedeutungen. Ein Hund, so lernt ein Kleinkind mit Hilfe seines Wernicke-Areals, ist ein lebendiges Wesen mit vier Beinen und einem Fell. Ein Hund kann laufen, bellen und einem übers Gesicht schlecken. Ein Auto hingegen ist nicht lebendig, obwohl es sich bewegt, und das sogar sehr schnell. Es hat Räder statt Beinen und brummt (wobei Vitus schon treffend unterscheidet, dass die großen Autos zusätzlich oft Zischgeräusche von sich geben). Autos

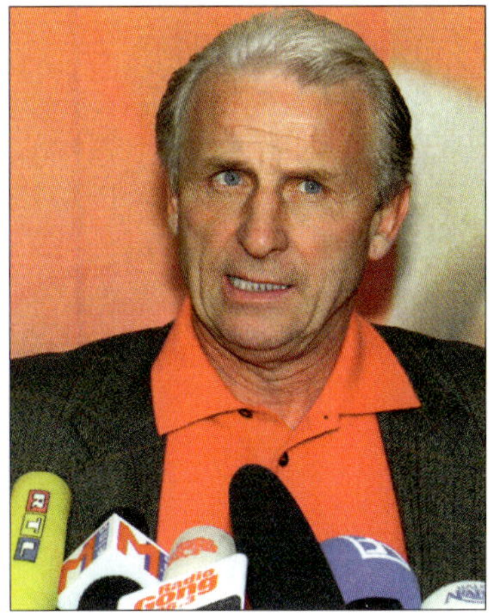

„Ich habe fertig." Giovanni Trapattonis entschlossenes Basta schrieb nicht nur für Fußballfans deutsche Sprachgeschichte.

„Vorhang zu und alle Fragen offen" Marcel Reich-Ranicki, kauziger Nestor der deutschen Literaturkritik – trotz eines kleinen Sprachfehlers

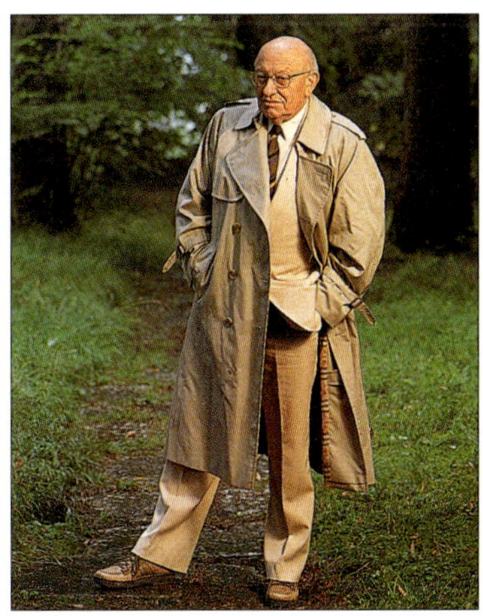

Sprachforschung

Neurolinguisten lieben Nonsens

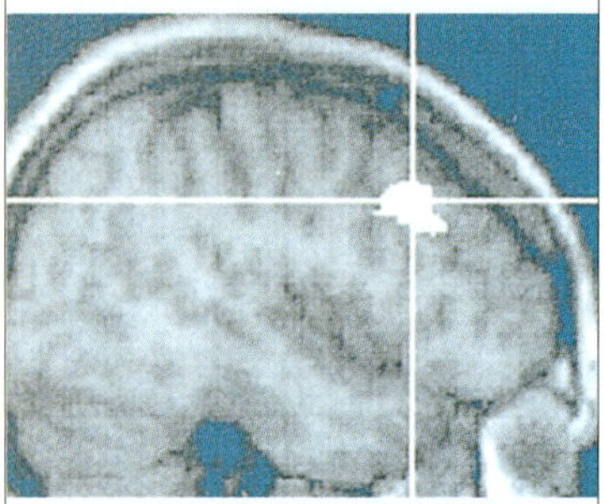

„Der Donke, der die Teubern delgt, dilft das Plohter.“
Mit derart unsinnigen Pseudosätzen ist diese Hirnregion beschäftigt.

Um herauszufinden, wo genau in den Sprachzentren des Gehirns Wörter, Satzrhythmen oder grammatische Regeln abgespeichert sind oder angewendet werden, traktieren moderne Sprachforscher freiwillige Probanden mit „legalen Pseudosätzen“, während sie ihnen mit PET und anderen Geräten ins Gehirn sehen. Indem sie Wörter ohne Bedeutung verwenden, diese aber so zusammenbauen, dass die Grammatik stimmt, können sie beide Bestandteile der Sprache getrennt untersuchen. Dabei haben sie herausgefunden, dass die Arbeitsteilung zwischen den beiden Sprachzentren Broca und Wernicke, beide links hinter der Schläfe, komplizierter ist als bisher angenommen. Linkshänder benutzen, wenn sie sprechen, oft auch die gegenüberliegenden Areale in der rechten Hirnhälfte.

sind gefährlich, es sei denn, man sitzt selbst drin (dass auch das nicht ganz richtig ist, lernt Vitus wiederum erst später).

Solche Kategorien von Begriffen bilden Kinder mit Hilfe dieses Sprachareals. Zunächst verfügen sie nur über grobe Einteilungen, zum Beispiel verwendet ein zweijähriges Kind den Begriff Hund noch für alle Tiere mit einem Fell, also etwa auch für ein Eichhörnchen. Mit zunehmendem Sprachverständnis und Sprechvermögen werden die Kategorien immer weiter differenziert: Eichhörnchen mögen für eine gewisse Entwicklungszeit eine besondere Art von Hunden sein, die auf Bäumen herumhüpfen. Erst später nehmen Kinder sie als von Hunden verschiedene Wesen wahr.

Die Voraussetzung dafür, dass Vitus eine Sprache und sprechen lernen kann, ist jedoch nicht allein ein bereitstehendes, funktionstüchtiges Wernicke-Areal. Ein zweites Areal der Großhirnrinde darf ebenfalls nicht fehlen: das Broca-Zentrum im Stirnlappen, ebenfalls auf der linken Seite. Pierre Paul Broca (1824–1880) war ein französischer Neuroanatom und machte seine wichtige Entdeckung einige Jahre vor Wernicke: Er hatte das Gehirn eines verstorbenen Patienten untersucht, der die Fähigkeit zu sprechen bis auf das Wort „Tan“ gänzlich verloren hatte, und einen teilweise zerstörten linken Stirnlappen vorgefunden.

Das Broca-Zentrum gehört entwicklungsgeschichtlich zu den Bewegungsarealen des Großhirns. Die wichtigste Aufgabe der dort angesiedelten Nervenzellen ist die Koordination der Sprechmuskulatur. Sie können jedoch auch einen Satz recht schnell nach seiner grammatikalischen Bedeutung analysieren und wenden die Regeln der Grammatik beim Sprechen an. Wo und wie diese Regeln abgespeichert werden, kann erst jetzt erforscht werden – mit Hilfe neuer Methoden wie der Magnet-Enzephalographie oder der funktionellen Kernspintomographie. Damit können Neurolinguisten erstmals in das gesunde Gehirn sehen, während es Sprache versteht und spricht.

Neben den Arealen Broca und Wernicke sind noch eine ganze Reihe anderer Strukturen im Gehirn mit Sprache befasst, unter anderem eine Verbindung zwischen beiden sowie eine Region, die die Gesichtsbewegungen steuert. Mehr als hundert verschiedene Muskelgruppen muss ein Mensch ja koordinieren, damit er sprechen kann: die Muskeln von Zunge, Mund und Lippen, die der Atmung und der Stimmbänder. Diese höchst komplexe Muskelkoordination muss man lernen und üben, daher brabbeln und plappern alle Säuglinge so gerne stundenlang vor sich hin – das ist zwar bedeutungslos, aber nicht sinnlos.

Dazu kommen die zahlreichen Strukturen im Gehirn, die mit der Schriftsprache, also mit dem Lesen und Schreiben, zu tun haben. Bevor sich dieses Entwicklungsfenster öffnen kann, muss Vitus noch einige Jahre warten und allerhand lernen: die Feinmotorik der Hand zum Schreiben, die Fähigkeit, Wörter in Buchstaben zu zerlegen und

RATGEBER: Sprachstörungen bei Kindern

Gehörlose oder stark schwerhörige Kinder können keine normale Lautsprache erlernen. Früher nannte man sie deswegen „taubstumm". Wird eine Hörstörung früh genug erkannt (was durch Untersuchungen der „otoakustischen Emissionen" heute schon im Säuglingsalter möglich ist), hat das Kind mit entsprechenden Hörgeräten je nach Schweregrad der Behinderung eine Chance, sprechen zu lernen. Gehörlose Kinder, die keine Hörprothese bekommen (siehe Seite 67), können ersatzweise die Gebärdensprache lernen. Wenigstens mit den wichtigsten Bezugspersonen können sie sich unterhalten und werden nicht auch noch in der sozialen Entwicklung behindert.

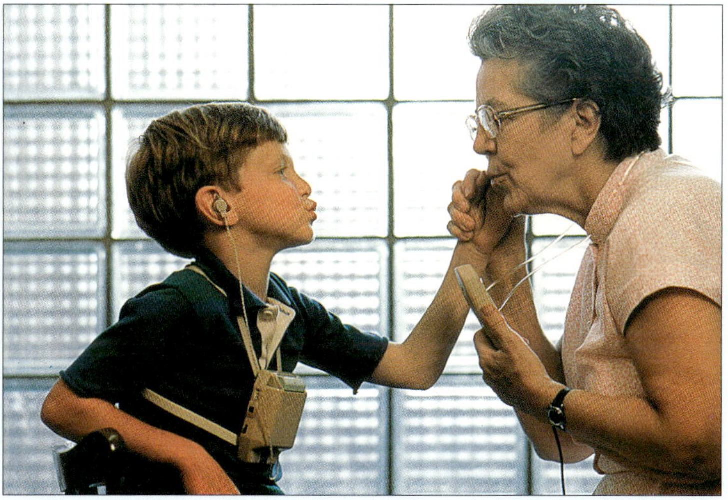

Gehörlose Kinder erschließen sich Sprache mit Händen und Augen. Spezielle Gehörlosen-Lehrer helfen ihnen, das zu lernen.

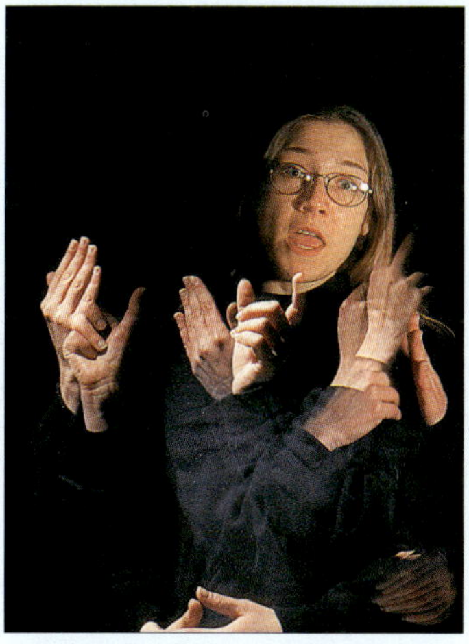

Gehörlose unterhalten sich in der Gebärdensprache genauso lebhaft und differenziert wie Hörende in der Lautsprache.

Aber auch ohne eine Hörstörung kommen Verzögerungen in der Sprachentwicklung häufig vor, doppelt so oft bei Jungen wie bei Mädchen.

Eltern, deren Kind zum Beispiel mit zweieinhalb Jahren nur wenige Wörter spricht, sollten sich nach therapeutischen Hilfen erkundigen oder zumindest darauf achten, selbst die Sprechentwicklung zu fördern.

- Wichtig ist vor allem das spielerische Sprechen mit dem Kind.
- Abends vor dem Schlafengehen noch eine Geschichte erzählen (besser als Vorlesen; Kassetten sind kein guter Ersatz) oder mit dem Kind über den vergangenen Tag reden.
- Dem Kind beim Sprechen und Erzählen viel Zeit lassen.
- Wenn das Kind ein Wort falsch ausspricht, nicht tadeln und korrigieren, sondern es bestätigen und gleichzeitig das Wort richtig ausgesprochen wiederholen (korrektives Feedback).
- Beim Essen nicht den Fernseher oder das Radio laufen lassen, sondern die gemeinsame Zeit auch für eine Unterhaltung nutzen.

Regelrechte Nachsprechübungen der Eltern mit dem Kind können dagegen den umgekehrten Effekt haben, denn das Kind kann so unter Leistungsdruck geraten und die Freude am Sprechen vollends verlieren.

Manchmal ist auch die feinmotorische Entwicklung verzögert. Bewegungsübungen wie Grimassen schneiden, Puste- und Blasespiele und selbst Kaugummikauen trainieren die Sprechwerkzeuge.

wieder zusammenzusetzen, länger anhaltende Konzentration auf eine Beschäftigung und vieles andere mehr.
Die Lautsprache wird er bald beherrschen. Schon mit drei Jahren versteht Vitus etwa 3000 Wörter und benutzt rund 1000 von ihnen. Er hat gelernt, dass es verschiedene Arten von Wörtern wie Substantive, Verben, Adjektive und andere gibt und dass man damit Sätze bilden kann. Einige Regeln der Grammatik kennt er schon und wendet sie eifrig an. Die Ausnahmen wie etwa unregelmäßige Verben werden noch ihre Zeit brauchen, bis sie ihren festen Platz im Wörterbuch des Gehirns haben.

Die Tücken der Grammatik

„Nun komm schon, Vitus, wir wollen doch noch neue Schuhe für dich kaufen!", drängelt die Mutter. An einem strahlenden Spätsommertag steht der dreieinhalbjährige Vitus in einem kleinen Park und starrt scheinbar Löcher in die Luft.
„Vitus! Was ist denn da oben?"
„Da kommt ein Flugzeug gefliegt!"
„Tatsächlich, da kommt ein Flugzeug geflogen", korrigiert sie.
„Warum?", möchte Vitus wissen.

Das linke und das rechte Gehirn

Alle Strukturen kommen im Kopf doppelt vor: einmal in der rechten und einmal in der linken Hemisphäre. Nur den Hirnstamm, die Zirbeldrüse und den Balken, jene Datenautobahn zwischen den Hälften, gibt es nur einmal. Diese Symmetrie ist jedoch rein anatomisch, die Funktionen von zwei spiegelbildlichen Arealen unterscheiden sich oft voneinander.
Die beiden Sprachzentren, Broca und Wernicke, liegen bei allen Rechtshändern links. Linkshänder dagegen benutzen dafür auch die anatomisch gegenüberliegenden Regionen. Die Sinneswahrnehmungen von Augen und

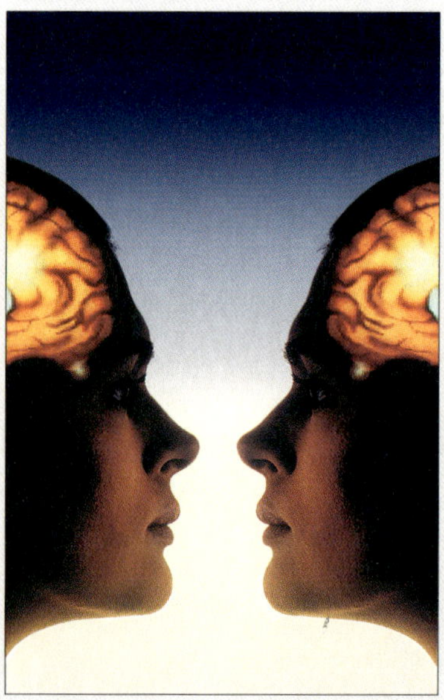

Ohren verarbeiten die jeweils gegenüberliegenden Seiten.
Logik, analytische und mathematische Begabungen gelten in der Hirnrinde als linkslastig, dagegen vermutet man Vorstellungskraft und Intuition, Musikalität und Kreativität eher rechts. Doch diese Ansicht halten einige Neurowissenschaftler für überholt. Möglicherweise liegt der Unterschied stattdessen darin, wie genau das Gehirn Prozesse verfolgt. Die linksseitigen Areale, so der Alternativvorschlag, scheinen sich eher mit Details derselben Vorgänge zu beschäftigen, wohingegen die rechte Hälfte den Überblick bewahrt.

Lese-Rechtschreib-Schwäche (LRS)

Die wirkungslose, aber häufigste Maßnahme gegen Lese-Rechtschreib-Schwäche heißt immer noch „üben, üben, üben". Doch inzwischen gibt es Behandlungsverfahren, die versuchen, an den Ursachen anzusetzen. Schwierigkeiten bei der Verarbeitung von Lauten und Sprache im Gehirn können zugrunde liegen, aber auch Probleme bei höheren Hirnleistungen wie dem Erfassen oder Anwenden von Regeln. Das so genannte Ordnungsschwellen-Training versucht, dem Gehör zu einer besseren Trennschärfe von Wörtern oder Buchstaben zu verhelfen; ein Training mit Stereoeffekten soll zum Beispiel die Hirnhälften-Koordination beim Hören verbessern.
In den USA hat der Neurophysiologe Michael Merzenich das erste Verfahren entwickelt, das ursächliche Störungen in der Zeitverarbeitung des Hörsystems gezielt behandelt.
Die Fast ForWord- Therapie basiert auf einer speziellen Computersoftware, die interaktiv das richtige Hören schult. Lernzentren in Kalifornien arbeiten bereits damit. Sie ist auch am Computer zu Hause einsetzbar, allerdings nur in Zusammenarbeit mit einem Therapiezentrum, und noch nicht in Deutschland verfügbar.

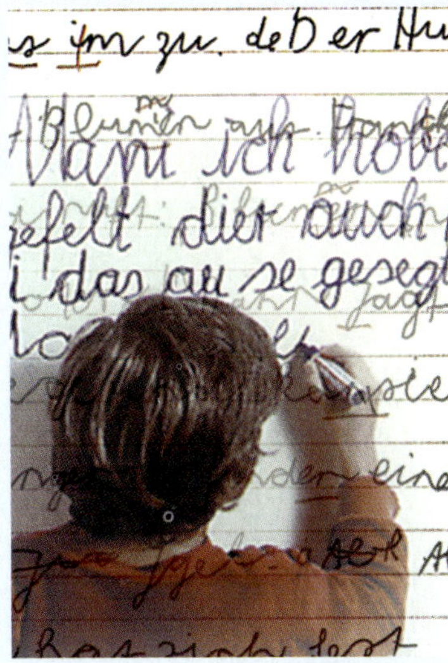

30 Fehler im Diktat sind bei Kindern mit Lese-Rechtschreib-Schwäche (LRS) oder Legasthenie keine Seltenheit.

„Es wird wahrscheinlich gleich auf dem Flughafen landen."
Diese Erklärung findet Vitus nicht zufriedenstellend.
„Warum?"
„Da sitzen Leute drin, die kommen von weit her und möchten zu uns", mutmaßt die Mutter geduldig.
„Warum?"
„Tja, vielleicht weil hier heute so ein schöner Tag ist und es bei uns besonders schöne Schuhe gibt. Komm jetzt, mein Kleiner."
Aber Vitus bleibt stehen.
„Mama ... – bist du auch schon gefliegt?"
„Ja, ich bin auch schon mit einem Flugzeug geflogen."
„Warum?"
„In den Urlaub, ans Meer. Da warst du sogar dabei, aber damals warst du noch sehr klein, noch ein Baby."
„So klein wie der Flieger?"
„Der Flieger ist riesengroß, er sieht nur so klein aus, weil er so weit weg ist."
„Warum?"
„Das erkläre ich dir später einmal. Jetzt komm, wir kaufen ein Paar ganz tolle Turnschuhe für dich."
„Mit Flieger!", beschließt Vitus und nimmt zufrieden Mamas Hand.

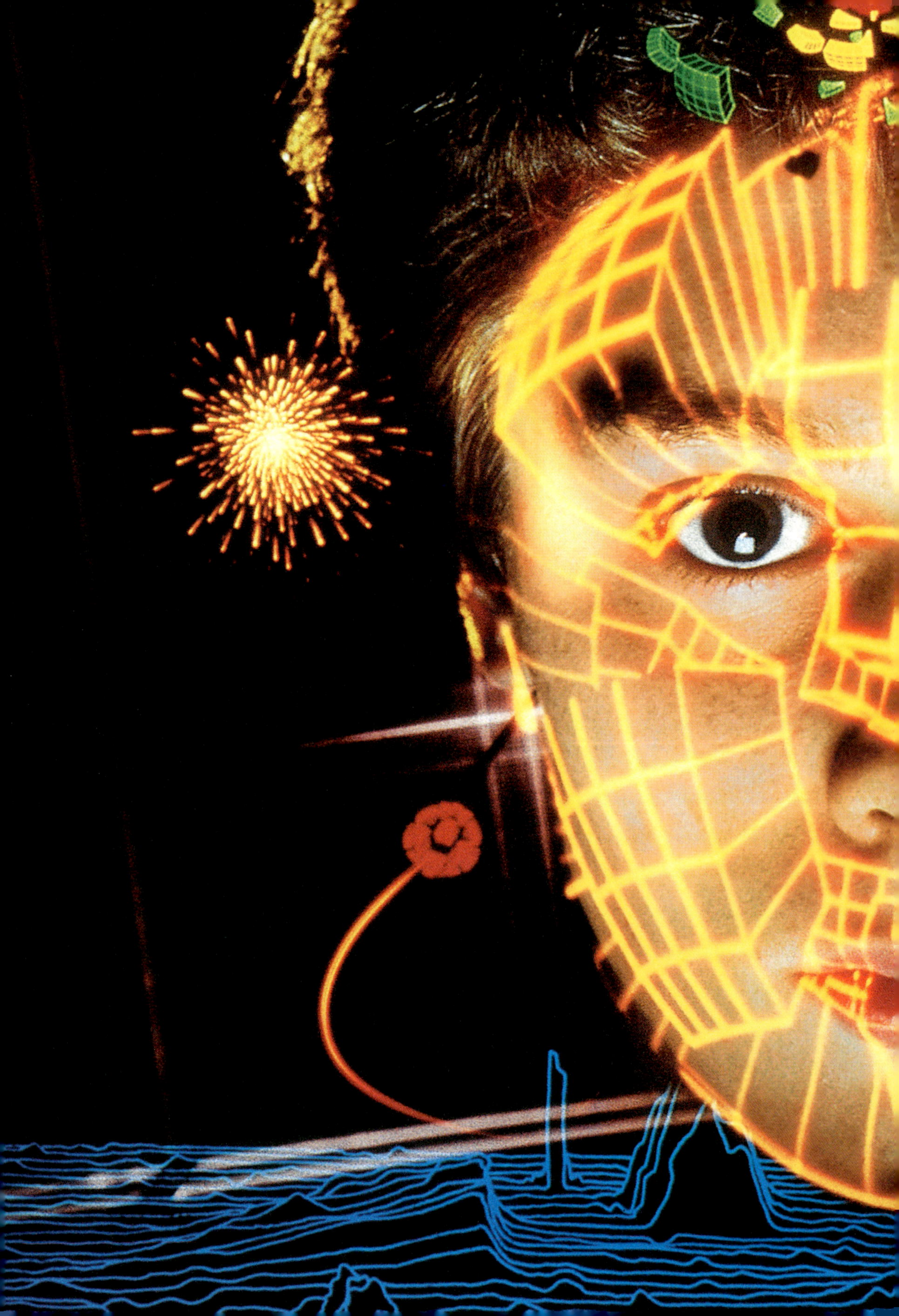

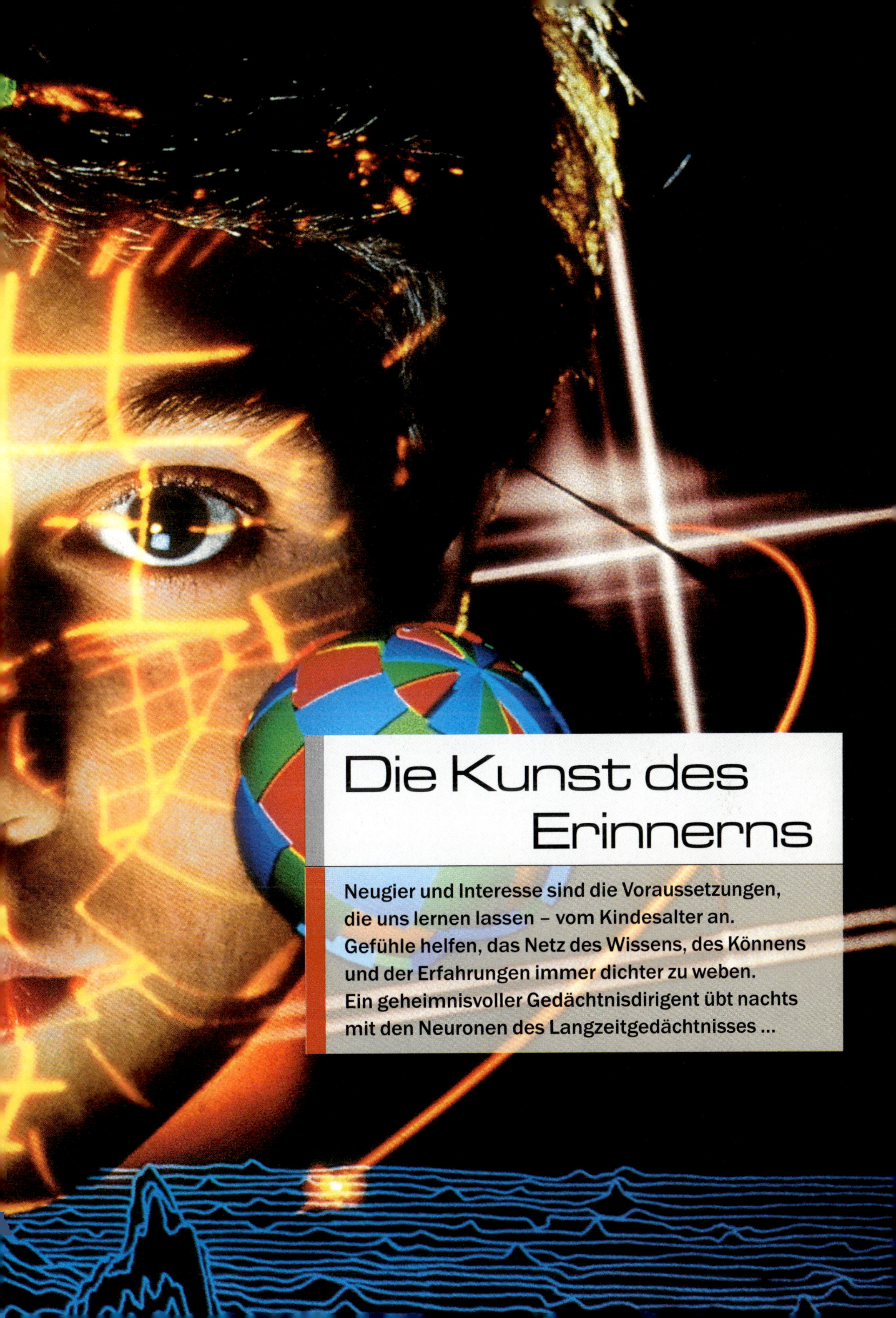

Die Kunst des Erinnerns

Neugier und Interesse sind die Voraussetzungen, die uns lernen lassen – vom Kindesalter an. Gefühle helfen, das Netz des Wissens, des Könnens und der Erfahrungen immer dichter zu weben. Ein geheimnisvoller Gedächtnisdirigent übt nachts mit den Neuronen des Langzeitgedächtnisses …

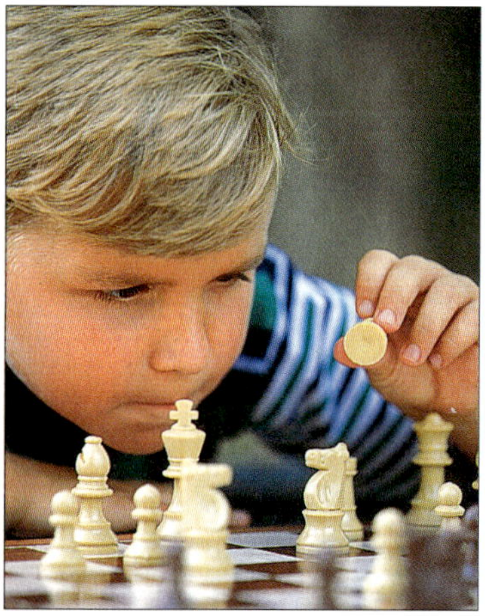

Das königliche Spiel schult die Konzentration und das vernetzte Denken – wichtige Voraussetzungen auch für ein gutes Gedächtnis.

Kinder gewinnen beim Memory-Spiel meist gegen Erwachsene. Sie sind konzentrierter, stellen noch keine ablenkenden Assoziationen zu den Bilder her und merken sich die Lage der Karten fotografisch.

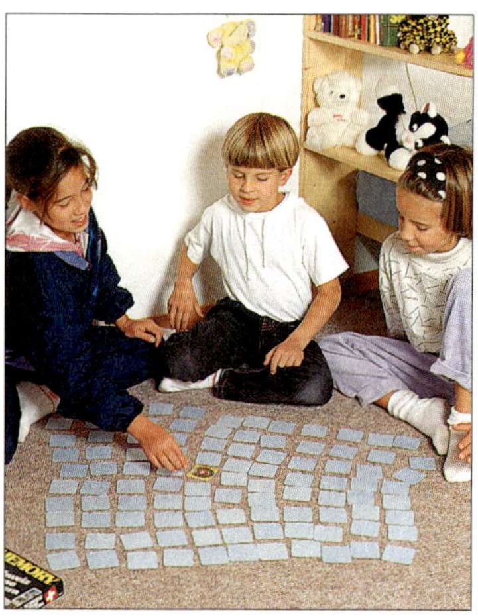

Prioritäten setzen

Von oben kommt ein markerschüttendes Geschrei, unartikuliert und grell: „Aaaaaaaaahhhhhhhhh!"

Vitus' Mutter lässt fast das Messer fallen, mit dem sie gerade das Gemüse fürs Mittagessen schneidet. Vor fünf Minuten ist Vitus von der Schule nach Hause gekommen und wie meistens erst einmal in seinem Zimmer verschwunden. Was ist dort geschehen? Ist dem Jungen irgendetwas passiert? Hat er sich verletzt, geschnitten, die Finger gequetscht, die Zehen blutig gehauen? Sie geht zur Treppe und lauscht. Totenstille. Sie macht einige Schritte nach oben.

„Vitus! Was ist? Hast du dir wehgetan?"

Schweigen. Die Mutter beschleunigt ihren Schritt.

„Vitus! Wo bist du? Vitus!?"

Noch bevor sie an der Tür zu seinem Zimmer ankommt, schreit Vitus vorwurfsvoll: „Wo ist mein geiler Flieger?"

Sie atmet auf und ärgert sich gleichzeitig.

„Musst du mich deswegen so erschrecken?" Als sie die Zimmertür öffnet, sieht sie ihren Achtjährigen auf dem Boden hocken und verzweifelt in tausenden von Lego-Technik-Teilen wühlen: „Kannst du mir mal sagen, wo mein Flieger ist?"

„Gestern abend hast du ihn hier oben aufs Regal gestellt."

„Ach so", brummt Vitus, ein bisschen verlegen, weil ihm das nicht selbst eingefallen ist. Er nimmt das halbfertige Flugzeug und versinkt wieder in dem Haufen von Kleinteilen, um es zu vollenden.

„In einer Viertelstunde gibt's Mittagessen", kündigt die Mutter an, aber Vitus hört schon nicht mehr hin. Seine Aufmerksamkeit ist ganz von dem Spielzeug gefangen genommen.

Abteilung Einstein

„Optica", melden sich einige Nervenzellen aus der Hirnrinde, gleich hinter Vitus' Stirn, „wir bräuchten einen Propeller. Einen blauen Propeller. Siehst du den?"

„Ich sehe etwas Blaues", meint Optica aus dem Sehzentrum, ganz hinten im Kopf, „aber ob das ein Propeller ist, sehe ich nicht. Wir können hier nur die Konturen durchgeben. Ich sage gleich Bescheid."

„Das wäre gut", antworten die Stirnzellen, „ohne Propeller kann das Flugzeug nämlich nicht fliegen."

‚Oberschlaumeier!' denkt Optica. ‚Die sind ja ungeheuer klug da vorne. Haben immer die perfekte Planung im Kopf, sind nur ein bisschen blind. Kein Auge für die Schönheit der Welt, keinen Sinn für Optik.'

Die Abteilungen der Großhirnrinde, die direkt hinter Vitus' Stirn angesiedelt sind, beschäftigen sich tatsächlich mit Höherem. Sie entwickeln sich erst vergleichsweise spät im Leben eines Menschen. Erst mit drei bis vier Jahren haben sie ihr besonders kompliziertes und weit verzweigtes Netzwerk weitgehend verschaltet. Dann aber strukturieren sie nicht nur Sinneswahrnehmungen nach Raum und Zeit, sie denken auch darüber nach, was Vitus als Nächstes tun oder sagen wird, sie registrieren, wenn Vitus etwas gut gemacht hat, und merken, wenn sein Freund Max mal wieder schwindelt.

„Wie heißt eure Abteilung eigentlich?“, möchte Optica wissen.

„Präfrontaler Cortex“, geben die Stirnzellen hochnäsig zurück.

„Könnt ihr das einer einfachen Kollegin aus dem hinterwäldlerischen Sehzentrum vielleicht übersetzen?“, ärgert sich Optica.

„Ähm, schwierig“, meinen die Stirnzellen, „die deutsche Bezeichnung wäre etwa ‚vor-vordere Rinde‘, aber so nennt uns keiner.“

„Namen sind Schall und Rauch“, winkt Optica ab, „aber womit beschäftigt ihr euch?“

„Mit Nachdenken. Wir planen den Bau eines Lego-Flugzeugs.“

„Wie geht das, nachdenken?“, möchte Optica wissen.

„Nachdenken heißt, Gedanken durch die Großhirnrinde zu schicken.“

„Was sind Gedanken?“

„Nichts Geheimnisvolles. Gedanken sind im Grunde auch nur E-Mails, wie du sie ja kennst, allerdings solche, die auf besonders verzweigte Wege geschickt werden, hin und her, durch alle möglichen Abteilungen. Wir hören uns an, was die ganzen Fachgruppen dazu sagen.“

„Politik also? Den ganzen Tag nur Konferenzen, wie langweilig!“

„Ganz im Gegenteil. Jede von uns hat tausende von Kontakten mit anderen Großhirnzellen, Informationseingänge sozusagen. Mit denen sammeln wir alle Kommentare und überlegen eine Strategie. Die schicken wir dann wieder herum und so weiter.“

„Das ist nachdenken?“ Optica ist erstaunt, wie einfach das klingt.

„Tja, nichts weiter. Natürlich muss man sagen, dass wir uns das auch erlauben können. Wir haben ja sonst nichts zu tun. Wir müssen ja nicht wie du ständig Bilder auswerten oder irgendetwas anderes arbeiten.“

„Na, ihr Einsteins, da entgeht euch aber so manches. Ihr wisst ja gar nicht, wie schön die Welt ist!“

„Dazu haben wir den Kontakt mit der Basis“, meinen die Einsteins.

„Und das sind wir im Sehzentrum!“, erklärt Optica stolz.

„Quatsch!“, wirft plötzlich Thalia aus dem Zwischenhirn ein, „wir sind die Basis!“

„Nein, wir!“, piepst es aus dem Sehnerv.

„Wir!“, meinen die Stäbchen im Auge.

„Und wir!“, betonen die Zapfen.

„Nur keine unnötigen Streitereien!“, beschwichtigt einer der Einsteins, „jeder Einzelne von euch ist genau so wichtig wie die anderen. Außer-

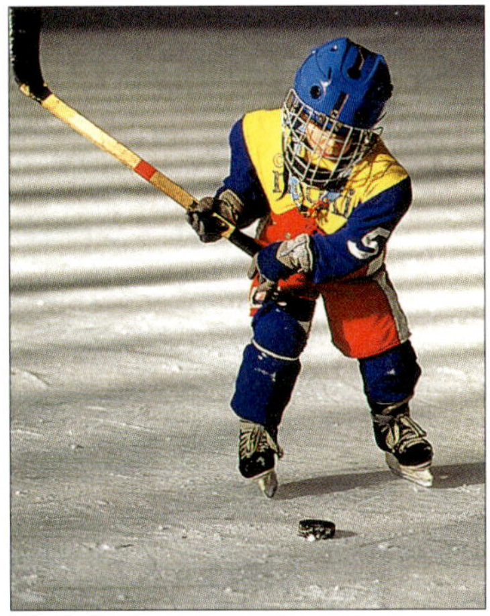

Nicht wegrutschen und möglichst den Puck treffen: Für komplizierte Bewegungsabläufe sind das Kleinhirn und das prozedurale Gedächtnis zuständig.

Schwimmen lernen können Kinder erst ab etwa vier Jahren. Vorher ist ihr Kleinhirn noch nicht ausgereift genug, um alle nötigen Bewegungen und die Atmung gleichzeitig zu koordinieren.

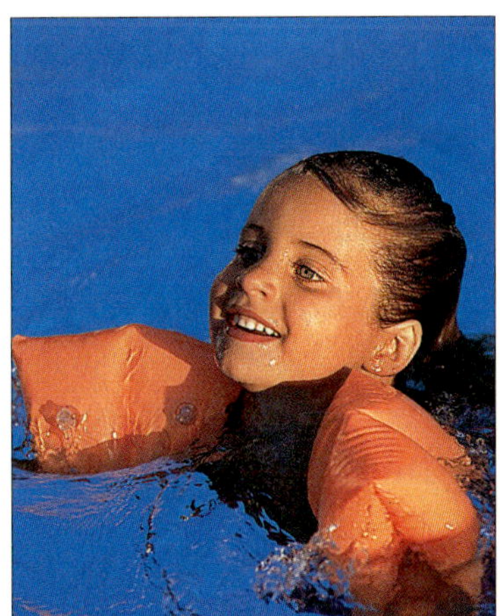

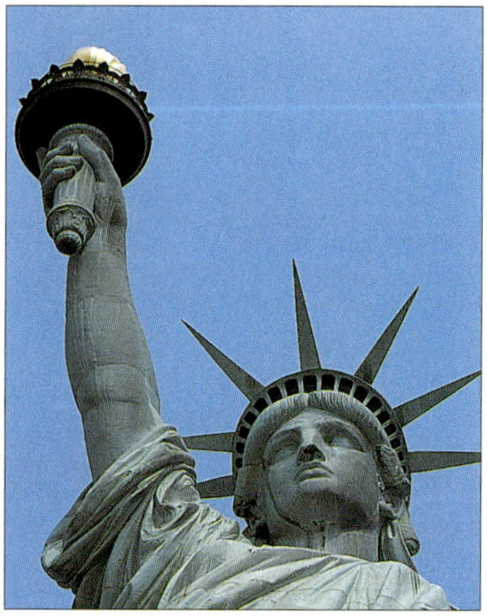

Duch vielfältige Verknüpfungen in unserem Gedächtnis stellen wir automatisch Assoziationen her: Beim Bild der Freiheitsstatue zum Beispiel USA, New York, Freiheit oder die Unabhängigkeitserklärung.

Der Petersdom in Rom: durch Gedächtnisinhalte Symbol für Vatikan, Glauben, katholische Kirche oder auch den letzten Italienurlaub.

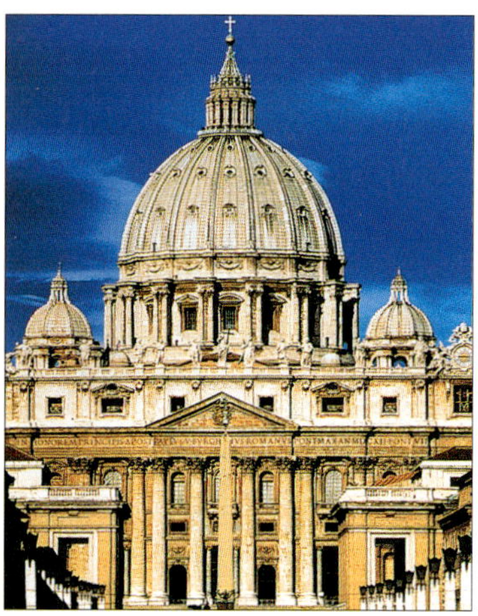

dem gibt es ja nicht nur das Sehen, sondern noch viele andere Sinne, deren Informationen wir einordnen müssen."

„Wirklich?", zweifelt Optica, die ganz auf Bilder fixiert ist.

„Ja, das stimmt", bestätigt Thalia im Zwischenhirn, der Wahrnehmungs-Relaisstation, „pass mal auf, Optica, hier kommt ein schönes Farbspektrum. Suchtest du nicht so etwas?"

Optica lädt die E-Mails vom Zwischenhirn in ihre Zentrale.

„Blau", analysiert sie schließlich und macht ihr Axon zur Stirnrinde klar: „Hey, Einstein, du kannst weiterbauen!"

Einstein hört nicht zu. Er denkt schon an das nächste Bauteil: ‚Jetzt fehlen noch Achsen, Räder und so weiter. Vitus sollte in der Bauanleitung nachsehen, wie diese Teile zusammenpassen.'

„Einstein! Blau", erinnert Optica.

„Warte", meint Einstein, „gleich. Merk dir mal, wo das Teil liegt."

„Mittagessen!", funkt Sonata aus der Abteilung ‚Hören 1' plötzlich von der Seite dazwischen.

„Blau auf den Koordinaten ...", versucht sich Optica einzuprägen.

„Mittagessen!", insistiert Sonata, doch keiner hört hin.

Ein Schalter für die Aufmerksamkeit

Kinder können so versunken spielen wie kaum ein Erwachsener. Oft konzentrieren sie sich ausschließlich auf das, was sie gerade tun, und lassen sich von nichts ablenken. Dadurch schaffen sie unbewusst eine wichtige Voraussetzung dafür, das riesige Lernpensum zu schaffen, das sie in ihren ersten Jahren bewältigen müssen. Spielen ist die Arbeit der Kinder und die Lern- und Gedächtnistüren in ihren Köpfen stehen dabei weit offen. Indem sie immer wieder Neues ausprobieren, gravieren sich nach und nach die lebenswichtigen Erfahrungen als Gedächtnisspuren ein. Dazu müssen sie neugierig und aufmerksam sein.

Während sich Erwachsene oft mit Hilfe ihrer Großhirnrinde zur Konzentration auf ein Geschehen entschließen und einen bestimmten Zweck damit verfolgen, richten sich Kinder noch viel stärker danach, wofür sie sich spontan interessieren.

An der Konzentration ist nicht nur die Großhirnrinde beteiligt, sondern auch eine archaische Gehirnstruktur tief unten im Kopf: der Hirnstamm. Ab dem sechsten Schwangerschaftsmonat hat ein Büschel von Hirnstammzellen seine Axon-Leitungen weit nach oben in die gesamte Großhirnrinde wachsen lassen. Dieser Nerven-Strauß besitzt eine Besonderheit: Seine Zellen produzieren bei Bedarf Dopamin, Serotonin oder Noradrenalin – Botenstoffe, die nachgeschaltete Nervenzellen empfindlicher machen für eingehende Reize und sie dadurch in die Lage vesetzen, Signale leichter und schneller weiterzuleiten.

Gedächtnis: Der wählerische Speicher

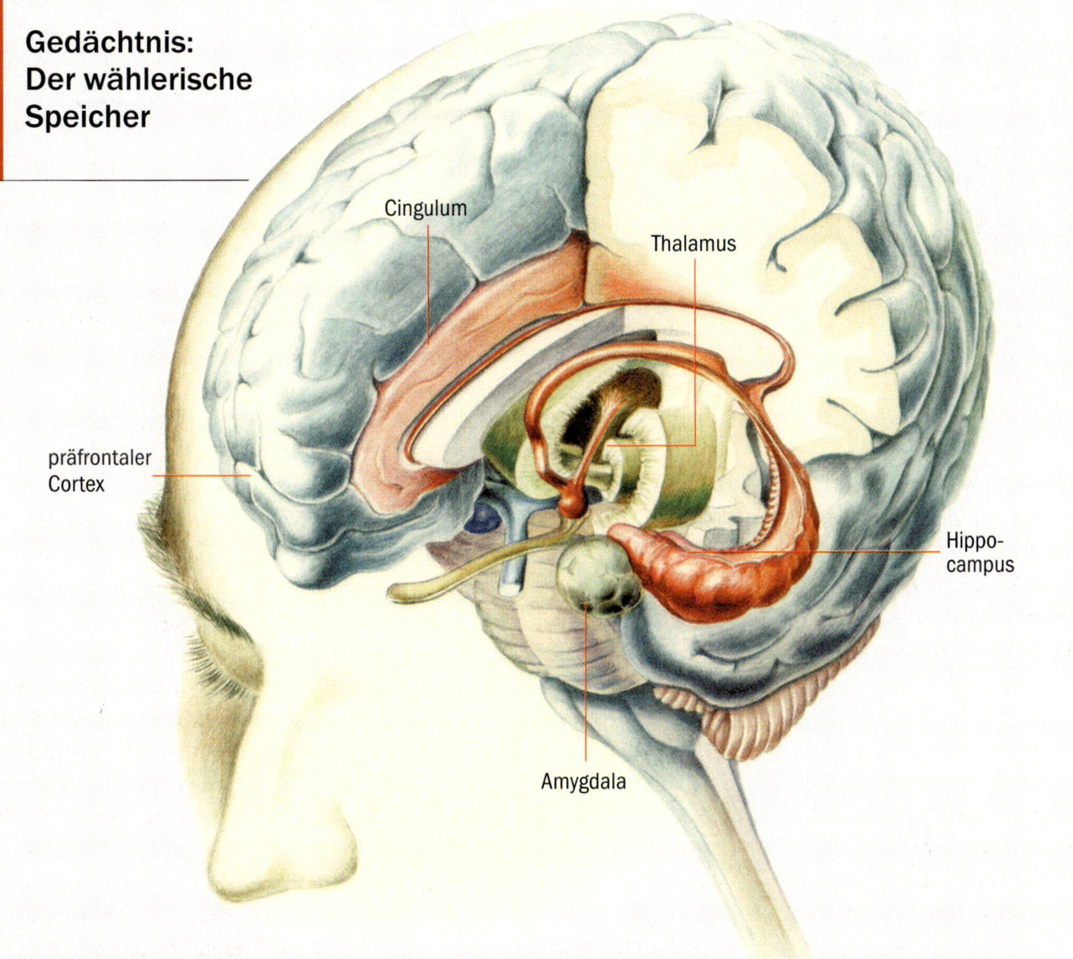

Die Fähigkeit Erinnerungen zu speichern und abzurufen macht aus jedem Menschen ein einzigartiges Individuum: Sinneseindrücke wie Sehen, Hören, Riechen, Schmecken und Tasten nimmt zwar jeder ähnlich wahr, bewertet sie in den entsprechenden Feldern der Großhirnrinde jedoch höchst unterschiedlich. Dort wird auch entschieden, was in den Gedächtnisspeicher gelangt. Zunächst findet ein Vergleich der neuen Sinneseindrücke mit bereits Bekanntem statt. Alles, was neu ist, wird dann im Limbischen System, den Gefühlszentren des Gehirns, emotional bewertet. Dabei spielt die kleine Amygdala, der Mandelkern, eine Hauptrolle. Danach ist der Hippocampus maßgeblich an der Zwischenspeicherung der neuen Sinneswahrnehmung beteiligt, auch wenn er selbst kein Gedächtnisspeicher ist. Der Eindruck und die dazugehörige Empfindung – spannend, traurig, eklig oder erregend – gelangt in das Cingulum. Das ist der Teil des Limbischen Systems, der eng mit der denkenden Hirnrinde in Verbindung steht. Von hier aus geht es weiter in die Großhirnrinde, vor allem in den präfrontalen Cortex. Seh- oder Höreindrücke werden in jeweils unterschiedliche Areale verteilt. Je öfter der neue Sinneseindruck als Signal die „Gedächtnisrelaisstationen" durchläuft und je stärker er emotional besetzt wird, desto schneller und nachhaltiger gelangt er ins Langzeitgedächtnis. Lernen erfordert also Wiederholungen und die Beteiligung von Gefühlen.

In der Hirnrinde können an den Ästen und Zweigen der Dendritenbäume in einer Sekunde bis zu tausend verschiedene Signale ankommen. Sie laufen zunächst bis zum Rumpf der Nervenzelle. Dort macht diese aus der Summe der eingehenden Signale, ihrer Frequenz und Intensität ein neues Signal und leitet es entlang ihres Axons an die nächste Instanz weiter – jedoch nur dann, wenn die eingehenden Reize eine bestimmte Schwelle überschreiten. Dopamin und Noradrenalin aus dem Hirnstamm senken diese Schwelle und erleichtern es damit der Nervenzelle in der Hirnrinde, Informationen weiterzugeben.
So betätigt der Hirnstamm eine Art Schalter für das Licht, das den Aufmerksamkeitsraum beleuchtet. Die Sinne sind beispielsweise ganz auf ein Spiel konzentriert und blenden alles andere für eine gewisse Zeit aus. Bei Kindern hat das Aufmerksamkeitssystem im Hirnstamm noch einen großen Einfluss. Mit zunehmendem Alter und zunehmender Erfahrung wächst dann der Einfluss der Großhirnrinde auf die Aufmerksamkeit. Doch wenn wir uns erschrecken oder von etwas völlig gefangen genommen sind, dann kommt der Hirnstamm wieder ins Spiel: Der Adrenalinspiegel steigt, das Stresshormon aktiviert das Noradrenalin-System und die Aufmerksamkeit wird erhöht.
Diese Fähigkeit, das Gehirn schnell und effektiv umzuschalten, war schon in der Frühgeschichte der Menschen in Gefahrensituationen enorm wichtig und hat sich über die Jahrmillionen der Evolution im Hirnstamm erhalten. Als die ersten Menschen in Afrika von den Bäumen kletterten, hing ihr Überleben von einem funktionierenden Alarmsystem ab: Näherte sich etwa ein Löwe, dann meldete der Hirnstamm beim geringsten Anzeichen von Gefahr mit Hilfe seiner Noradrenalin-Boten der Großhirnrinde „Alarmstufe rot". So konnte sie unmittelbar alle Tätigkeiten unterbrechen und die Fluchtreaktion einleiten.
Im Lauf eines normalen Tages hallen bei Erwachsenen alle Wahrnehmungen und Eindrücke nach. Die jeweiligen Gedanken kreisen auch dann noch eine Zeit lang in der Hirnrinde, wenn sich die Aufmerksamkeit bereits auf eine neue Tätigkeit verlagert hat. Kinder hingegen können das Objekt ihrer Konzentration sehr viel schneller und spurlos wechseln. Aus der tiefen Versunkenheit in ein Spiel tauchen sie urplötzlich auf und widmen sich mit ebensolcher Intensität etwas völlig anderem.

Auf diesem Bild ist eine Kuh versteckt. Die meisten Betrachter nehmen zunächt nur unstrukturierte Schwarzweißwerte wahr. Hat man das Motiv jedoch erst einmal erkannt, kann man die Kuh bei jeder weiteren Betrachtung sofort identifizieren: Das Bild hat sich als immer wiederkehrendes Muster unauslöschlich ins Gedächtnis eingegraben.

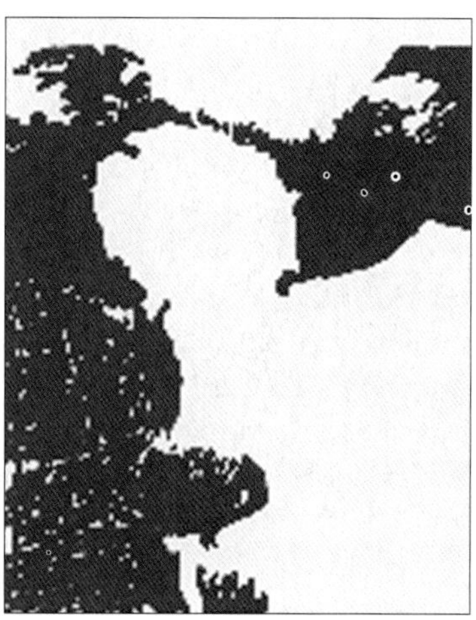

„Sooo", kündigt Einstein an, „jetzt wollen wir den blauen Propeller einbauen. Wo war er nochmal, Optica?"
Eine eigentlich sinnlose Frage an die Sehrindenzelle, die zwar Farben und Konturen, aber keine Objekte erkennen kann. Dafür sind schließlich die Schläfenrinden da.
„Ich sehe gerade nichts Blaues", bedauert Optica.

Der Schnecken-Professor

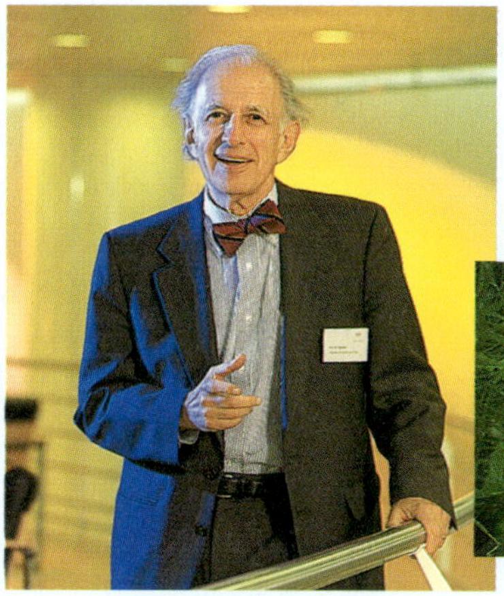

Die Nacktschnecke Aplysia ist ein begehrtes Versuchstier für Gedächtnisforscher. Eric Kandel entschlüsselte mit Aplysia molekulare Lernmechanismen.

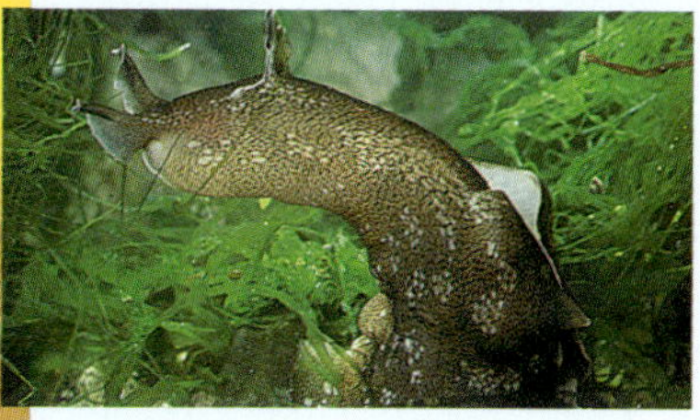

Der New-Yorker Neurophysiologe und Gedächtnisforscher Eric Kandel suchte sich vor rund 30 Jahren ein außergewöhnliches Forschungsobjekt: die Meeresschnecke Aplysia. Sie ist etwa dreimal so groß wie eine gewöhnliche Gartenschnecke und besitzt nur 20 000 Neuronen, also ein simples Nervensystem im Vergleich zum Menschen. Pikst man sie fest in ihr Hinterteil, dann zieht sie sich sofort schützend zusammen. Berührt man sie danach nur leicht, dann reagiert sie ebenso stark – ganz offensichtlich ein Lernprozess. Wird Aplysia zweimal gezwickt und dieses Zwicken mit einem zweiten Reiz verknüpft, dann hält ihr Erinnerungsvermögen einige Minuten, zwickt man sie aber fünfmal erinnert sie sich mehrere Tage lang daran. Kandel und seine Forschergruppe an der Columbia Universität fanden heraus, dass die beiden Proteine CREB1 und CREB2 eine entscheidende Rolle für das Langzeitgedächtnis spielen. Ob dies beim Menschen genauso funktioniert, ist allerdings noch nicht endgültig geklärt.

Plötzlich wieder ein Zwischenruf: „Mittagessen!“, tönt Sonata aus der Abteilung ‚Hören 1‘.
Aber Einstein reagiert nicht. Seine Aufmerksamkeit ist noch mit dem Flugzeug beschäftigt.
„Mittagessen!“, ruft Sonata erneut. „Hörst du nicht?“
Einstein reagiert nicht.
„Hallo, Hirnstamm!“, ruft Sonata nach unten. „Könnt ihr mir mal helfen? Sagt doch bitte Einstein, dass er das Flugzeug für einen Augenblick beiseite lässt und mir zuhört!“
Der Hirnstamm hat ihr schon oft geholfen. Die Nervenzellen dort in der Abteilung „Aufmerksamkeit“ haben nämlich eine große Gießkanne mit vielen Hälsen, die einen Zaubertrank im ganzen Großhirn verteilen kann. Der Zaubertrank enthält Dopamin und er wirkt besonders gut in der Stirn bei den Einsteins. Auch jetzt gießt die Abteilung Aufmerksamkeit wieder tausende von Dopamin-Molekülen über die Dendritenbäume von Einstein und seinen Kollegen.
„Mittagessen!“, probiert Sonata erneut ihr Glück. Der Zaubertrank wirkt.
„Mittagessen!“, befiehlt Einstein.
Vitus legt das Flugzeug beiseite und geht sich die Hände waschen.

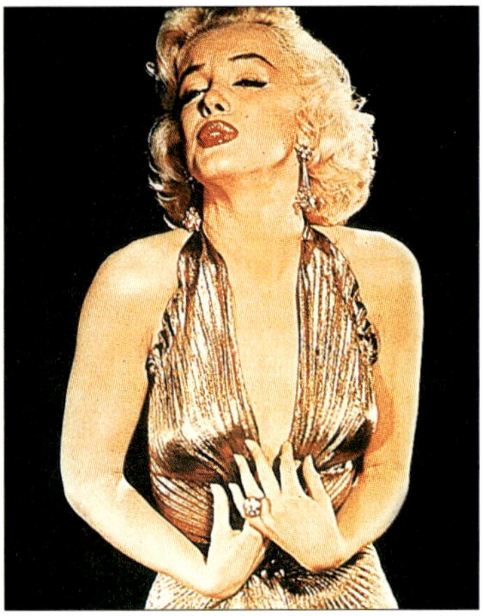

Nicht einfach eine blonde, schöne Frau, sondern ein Symbol: Marilyn Monroe erinnert an Sex und Erotik, an Film und Affären, oder an John F. Kennedy und einen frühen Tod.

Lernen mit starken Synapsen

Aufmerksamkeit ist die Voraussetzung dafür, dass Menschen etwas bewusst wahrnehmen und lernen können. Wenn Vitus das Spielzeug konzentriert zusammenbaut, lernt er dabei eine Menge über das Planen einer Konstruktion und er trainiert die Feinmotorik seiner Hände und Finger. Wissenschaftler haben sich lange Zeit gefragt, wie das Gehirn lernt, wie und wo es neu erworbenes Wissen speichert. Schon vor 50 Jahren entwickelte der kanadische Psychologe Donald Hebb eine Lerntheorie, doch es dauerte Jahrzehnte, bis Biologen sie in Experimenten belegen konnten. Wie und wo Lerninhalte gespeichert und abgerufen werden, ist bis heute nicht ganz klar.

Lernen, so das gängige Modell nach Hebb, heißt: Verstärkung von Nervenkontakten durch wiederholtes Benutzen. Wenn ein bestimmtes Signal immer wieder bestimmte Bahnen entlangläuft, hinterlässt es in den Zellen biochemische Spuren, die schließlich zu einer – so der Fachbegriff – Langzeitpotenzierung der Kontaktstelle führen. Eine Schlüsselrolle spielt dabei ein bestimmter Typ von Bindungsstellen für Botenstoffe: der NMDA-Rezeptor. Nur wenn zwei verbundene Nervenzellen gleichzeitig aktiv sind, öffnet er seine Kanäle für Kalzium-Ionen. Das einströmende Kalzium setzt eine Kaskade von biochemischen Reaktionen in Gang, die schließlich zur Verstärkung der Synapse führen. Das erleichtert die Reizübertragung und erhöht die Wahrscheinlichkeit, dass das Signal weiterläuft und nicht stecken bleibt.

Darüber hinaus verringert die nachgeschaltete, empfangende Nervenzelle den elektrischen Widerstand gegen das hereinkommende Signal. Außerdem lässt sie an ihren Empfangsantennen, dem Dendritenbaum, neue Äste wachsen. An den neuen Verzweigungen kann sie neue Synapsen bilden, sodass das Signal mehrere parallele Wege gehen kann. Das Gehirn reagiert also flexibel auf die Anforderungen, die es gestellt bekommt. Dort, wo es besonders gefordert wird, verstärkt es seine internen Kontakte oder bildet neue Synapsen. Dagegen baut es an Stellen, die unterfordert sind, nach und nach Synapsen ab. In der Entwicklungsphase werden sogar ganze Nervenzellen im Überschuss produziert und bei mangelndem Bedarf wieder eingeschmolzen. Ein Phänomen, das Wissenschaftler mit dem Begriff Neuro-Darwinismus beschreiben. Charles Darwin gilt als der Entdecker der biologischen Evolution. Er fand unter anderem heraus, dass aus einer Vielzahl von Varianten (entstanden durch genetische Mutation) jene Arten überleben, die an ihre Umwelt am besten angepasst sind (Selektion). Im Gehirn fanden Neurobiologen ganz ähnliche Mechanismen: Aus einem reichen Angebot von Nervenzellen und Synapsen bleiben diejenigen bestehen, die den Anforderungen der Umwelt am ehesten gerecht werden. Diese ergeben sich aus Sinneswahrnehmungen, beim

Wissenserwerb, durch Bewegungsübungen oder durch soziale Interaktionen in einer Gemeinschaft, sei es in der Familie, im Kindergarten, in der Schule oder am Arbeitsplatz. In allen Lebensbereichen stärkt das Erleben die jeweils beteiligten Gehirnregionen. Die Nervenzellen arbeiten nach dem Prinzip ‚learning by doing', und auch nach der alten Regel ‚wer rastet, der rostet'. Während es für alle neuen Gedanken eine Menge Hindernisse auf ihrem Weg durch das Gehirn gibt, flutscht schon oft Gedachtes wie geschmiert über geschliffene Bahnen.
Aber wohin? Wo ist der Speicher im Kopf, die Schublade, in der alle Lebenserfahrung und alles Wissen abgelegt wird? Seit mehr als hundert Jahren suchen Hirnanatomen nach dem Gedächtnis an sich, nach dem zentralen Ort im Gehirn, an dem Gedächtnisspuren zu finden sind – ergebnislos. Den zentralen Speicherschrank mit den vielen Schubladen gibt es im Oberstübchen nicht.
Aber was ist dann das Gedächtnis? Eine naturwissenschaftliche Antwort auf diese Frage – darauf kamen Hirnforscher mit Hilfe von Psychologen – ist leichter zu finden, wenn man nicht nach DEM Gedächtnis fragt, sondern nach mehreren Arten von Gedächtnis, die sich jeweils in ihrer Haltbarkeit oder in ihrem Inhalt unterscheiden.
Am vergesslichsten ist das Ultrakurzzeitgedächtnis. Es kann nur einige

Die vier Gedächtnistypen

Episodisches Gedächtnis

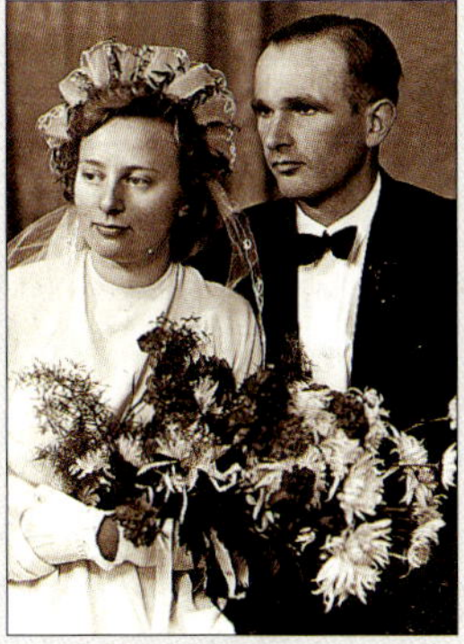

Auch autobiografisches Gedächtnis genannt: Es speichert persönliche Erinnerungen zusammen mit Ort und Zeit des „Lernvorgangs". Je gefühlvoller, desto länger.

Wissenssystem

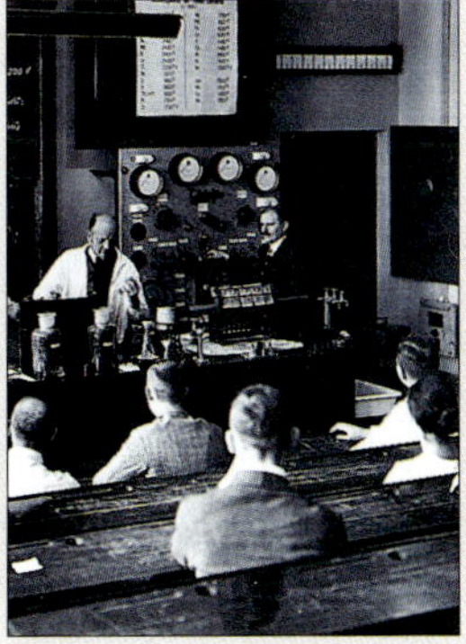

Schulwissen und generelle Zusammenhänge sind hier gespeichert, ebenso wie grammatikalische Regeln. Beim Speichern helfen Spaß und Assoziationen.

Prozedurales Gedächtnis

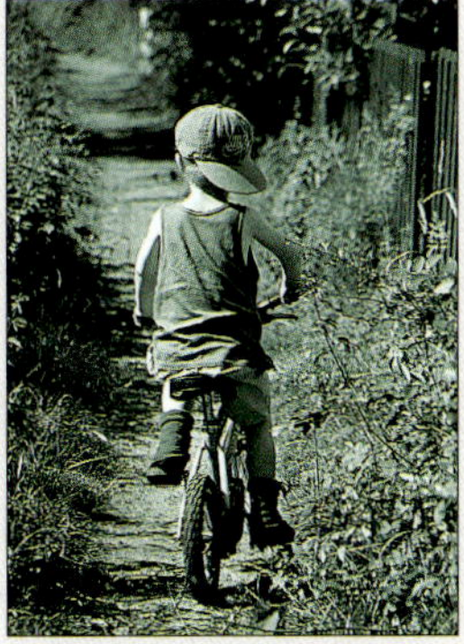

Radfahren, Schwimmen, Skifahren und andere komplexe Bewegungsabläufe speichern wir mit Hilfe des Kleinhirns und der Basalganglien. Der Abruf erfolgt automatisch und unbewusst.

Priming

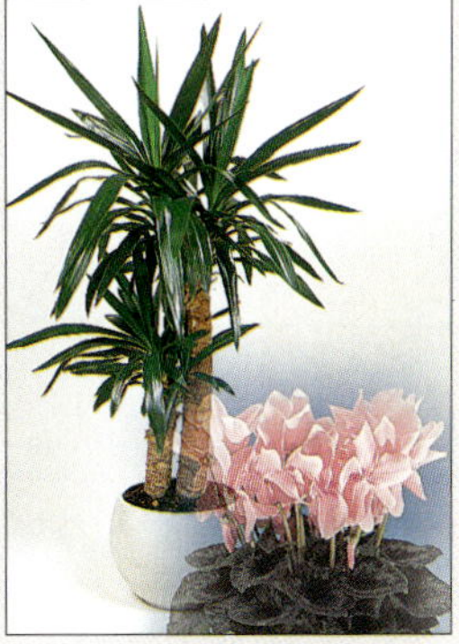

Immer wiederkehrende Muster merken wir uns – ebenfalls unbewusst – mit Hilfe des Primings. Ins Bewusstsein dringt es nur, wenn z. B. Pflanzen plötzlich auf dem Kopf stehen.

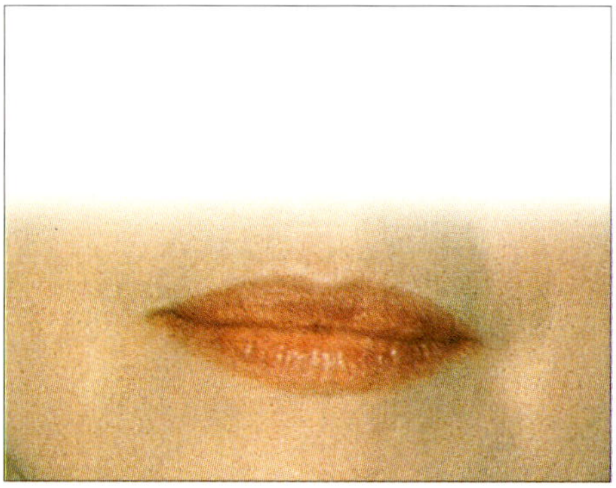

Die große Dame des französischen Films machte als „Belle de Jour" von sich reden:
Catherine Deneuve

Unwillkürlich versucht unser Gehirn, den Schleier zu lüften, ein unvollständiges Bild zu komplettieren und Einzelmerkmale in Beziehung zum Ganzen zu setzen. Manche Personen erkennen wir daher schon an einem kleinen Ausschnitt ihres Gesichts.

Sekunden lang das spezifische Reizmuster eines Sinnesorgans erhalten. Die beteiligten Nervenzellen in den Sinneszentren der Großhirnrinde, die das Signal so weit verarbeiten, dass es einen Sinneseindruck ergibt, schicken das Ergebnis ihrer Bearbeitung nicht nur ein einziges Mal weiter, zum Beispiel in die Assoziationszentren, sondern mehrmals hintereinander. Das tun sie zwei bis drei Sekunden lang, bis ihre Energie dafür verpufft ist und sie sich mit der nächsten Wahrnehmung beschäftigen. So behält man die Telefonnummer, die man gerade im Telefonbuch nachgeschlagen hat, genau so lange, bis die entsprechenden Tasten gedrückt wurden. Sobald sich das Gehirn mit dem Gespräch beschäftigt, ist die Nummer vergessen.

Manche Dinge lohnt es sich, etwa länger als ein paar Sekunden zu behalten, ohne sie aber gleich ein Leben lang mit sich herumzutragen: eine Einkaufsliste etwa oder die Straße, in der man das Auto am Vorabend geparkt hat. Solche Dinge merkt sich das Gehirn zunächst im Kurzzeitgedächtnis. Das hat eine begrenzte Speicherkapazität und befindet sich aller Wahrscheinlichkeit nach tatsächlich in einer begrenzten Region tief unten im Gehirn, gleich vor dem Hirnstamm. Die Wissenschaftler nennen sie Hippocampus, aus dem Lateinischen übersetzt „Seepferdchen", wegen seiner eigentümlich gewundenen Form.

Der Hippocampus behält neues Wissen und neue Erfahrungen einige Stunden oder Tage lang und entscheidet in dieser Zeit darüber, was davon ins Langzeitgedächtnis gespeichert und was wieder vergessen wird. Dieser Gehirnbereich ist ein genialer Gedächtnismanager, der über den langfristigen Wert von Neuerlerntem entscheidet und des Nachts wie ein Dirigent mit dem Orchester der Nervenzellen in der Großhirnrinde das Gelernte einübt.

Verzaubert viele Männer auch ohne Magie:
Claudia Schiffer

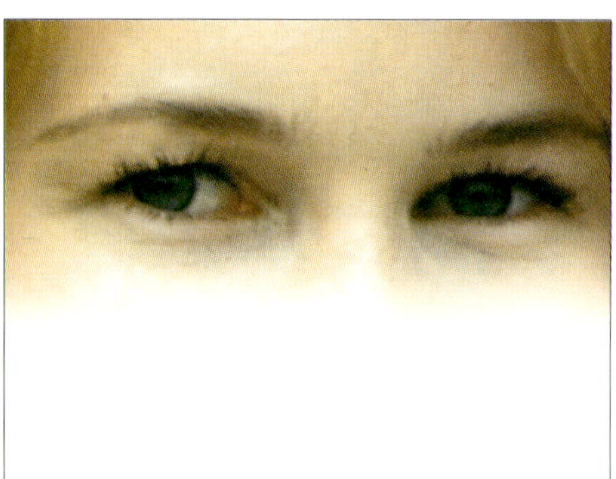

Spielend lernen

„Was glaubt ihr, wer kann am schnellsten laufen?", fragt Vitus' Lehrerin ihre dritte Klasse.

„Ich!", ruft Max. Max ist Vitus' bester Freund. Er wohnt gegenüber und, das muss Vitus zugeben, kann wirklich schneller laufen als er. Beim Fußball ist er ärgerlicherweise immer der Erste am Ball.

„Ja, Max", lacht die Lehrerin, „du bist ein ganz Schneller, das wissen wir." Max strahlt. „Aber es gibt Tiere", fährt sie fort, „die können noch schneller laufen. Was glaubt ihr, welches Tier ist das schnellste?"

„Ein Pferd!"

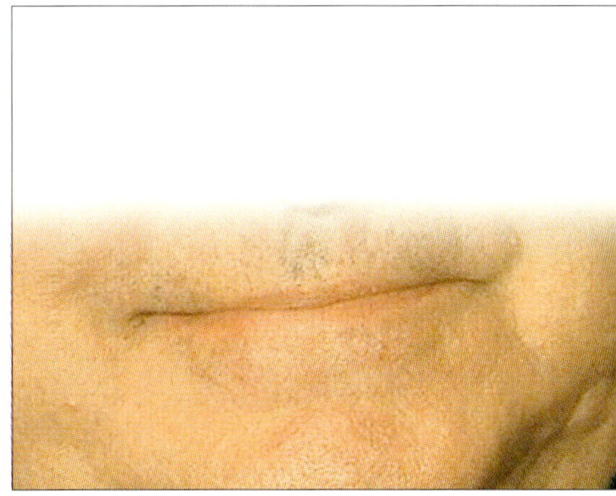

Das energische Kinn eines fast Unumstößlichen:
Helmut Kohl

„Ein Eichhörnchen."
„Ein Hai", schlagen die Kinder vor.
„Ja, ein Hai kann schnell schwimmen. Und Eichhörnchen sind sehr flinke Tiere. Stellen wir uns einmal vor, die schnellsten Tiere der Welt würden ein Wettrennen machen – sagen wir, ein Pferd, eine Giraffe, ein Gepard und ein Nashorn." Sie projiziert ein Bild der Tiere an die Wand des Klassenzimmers. „Diese vier laufen um die Wette. Und ein Mensch macht auch mit. Wer würde wohl gewinnen?"
„Ich!", ruft Max, was die Lehrerin diesmal geflissentlich überhört.
„Das Nashorn würde gewinnen, weil es alle anderen umrennt", meint ein besonders Schlauer.
„Vielleicht. Aber angenommen die Tiere laufen ohne Tricks ganz fair und sportlich um die Wette. Wer würde wohl gewinnen? Vitus, was meint du?"
Vitus betrachtet das Pferd, die Giraffe, den Geparden und das Nashorn. Er liebt Tiere und hat eine Menge Tierbücher zu Hause. Auch eines mit einem Geparden, der das schnellste Tier von Afrika ist, soviel er weiß. Sicher ist er sich nicht, aber er wagt einen Versuch: „Der Gepard?"
„Stimmt genau. Sehr gut", lobt die Lehrerin und Vitus strahlt. „Der Gepard ist das schnellste Tier, er kann am allerschnellsten laufen."
Max zieht eine Schnute.
„Glaubst du es nicht, Max?"
„Doch, aber der Gepard kann bestimmt kein Tor schießen!"
In diesen wenigen Augenblicken laufen zigmillionen von elektrischen Signalen kreuz und quer durch Vitus' Kopf. Signale von den Augen, die die Tiere sehen, aus seinem Wernicke-Sprachzentrum, das die Namen der Tiere kennt, und aus den Ohren, die die Geräusche in der Klasse und die Stimme der Lehrerin hören. Signale aus dem Gleichgewichtsorgan und den Muskeln, die Vitus mitteilen, dass er gerade sitzt. Signale aus dem Magen, der mit der Verdauung des Pausenbrots beschäftigt ist. Dazu kommen Signale aus der Erinnerung an das letzte Fußballspiel mit Max und an sein Buch über Afrika. Und schließlich alle Signale, die ihn in die Lage versetzen, zu sprechen und die richtige Antwort zu geben.
In diesem Reizwirrwarr soll Vitus lernen, dass der Gepard das Tier ist, das am schnellsten läuft. Dazu muss sein Gehirn zunächst den Aufmerksamkeits-Schalter einschalten. Denn wenn der Gedächtnismanager schläft, weil das Aufmerksamkeitszentrum im Hirnstamm keine Bereitschaft signalisiert, geht alles „zum einen Ohr hinein und zum anderen wieder hinaus", ohne irgendwelche Spuren zu hinterlassen.

Können diese Augen lügen? Wie sich herausstellte – ja.
Bill Clinton

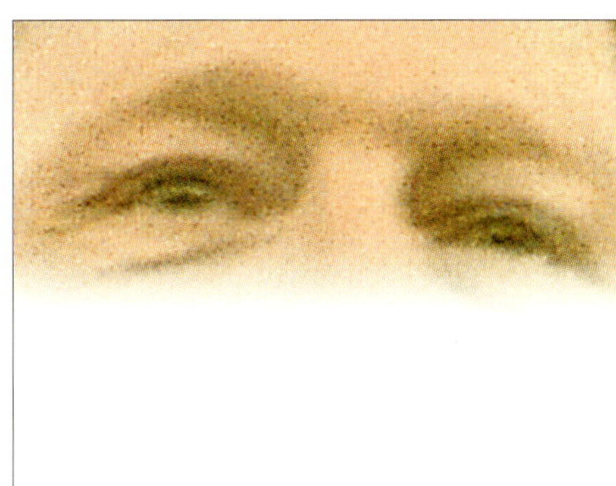

Der Gedächtnis-Manager

Die Zellen in Vitus' Hippocampus dösen vor sich hin. Von der Nachbarabteilung Aufmerksamkeit im Hirnstamm kommen zur Zeit keine Informationen, die in irgendeiner Weise aufregend wären. Alle Botenstoffe fließen in ihren normalen Konzentrationen hin und her.

In der Abteilung „Sehen“ schickt Optica blasse Bilder durch die Hirnrinde, tausendmal gesehen: die Lehrerin, die Tafel, die Köpfe der anderen Kinder von hinten, ein Fensterrahmen, grauer Himmel. Nichts Besonderes also.

In der Abteilung „Hören“ sendet Sonata bekannte Wörter in bekannter Reihenfolge zum Sprachzentrum, das sie brav analysiert und ihre Bedeutung weitergibt. Nichts Neues, alles Routine.

Auch die Zellen im Hippocampus senden im gewohnten Takt. Sobald die Sinneseindrücke weitgehend sinnvoll verarbeitet hereinkommen, leiten sie sie hinauf in die seitliche Hirnrinde, um sich dort den zugehörigen Kontext abzuholen.

„Schnelles Tier“, registriert eine der Hippocampus-Zellen namens Memo, nachdem Sonata diese Wortkombination gemeldet hat, und erkundigt sich schräg oben: „Fällt euch in der Assoziationsabteilung etwas dazu ein?“

„Zu einem schnellen Tier? Sicher.“, meinen die benachbarten Kolleginnen, „Zum Beispiel Beine, die laufen können, vier Beine, lange Beine, Hund, Löwe, Afrika, Antilopen, Gepard und das Afrikabuch.“

„Ich sehe ein gelbes Tier mit Punkten, langen Beinen und einem kleinen Kopf!“, meldet Optica von hinten aus dem Sehzentrum. „Wisst ihr, wie das heißt?“

„Das ist ein Gepard“, urteilen die Lexikonzellen links im Wernicke-Zentrum. Im selben Augenblick schickt Sonata eine E-Mail, die besagt, dass Vitus der Lehrerin eine Antwort geben soll.

„Was ist denn das für ein Durcheinander?“, mokiert sich der immer um Ordnung ringende Einstein aus der Stirn. „Alle mal herhören! Wir bilden jetzt die Arbeitsgruppe ‚Schnelles Tier‘ und überlegen uns gemeinsam die richtige Antwort. Abteilung Hippocampus, was meint ihr?“

„Vielleicht der Gepard“, schlägt Memo vor, nachdem er die Lexikonzellen befragt hat.

„Also versuchen wir es“, meint Einstein, „auch auf die Gefahr hin, dass wir uns blamieren“, und schickt eine E-Mail zum Kleinhirn, um die Sprechmuskulatur klarzumachen.

„Wir haben aber Angst, dass es falsch sein könnte“, piepsen die Zellen aus dem Mandelkern dazwischen. Das ist eine kleine, aber enorm rege Gefühlsabteilung direkt vor dem Hippocampus. Die Zellen tragen den hübschen Namen Amygdala und sind immer entweder himmelhoch jauchzend oder zu Tode betrübt. Oder sie haben Angst. Lauter Eigen-

Die Nacht entscheidet über Erinnern oder Vergessen: Dann speichert der Hippocampus, der Gedächtnismanager im Kopf, das Wichtigste ins Langzeitgedächtnis.

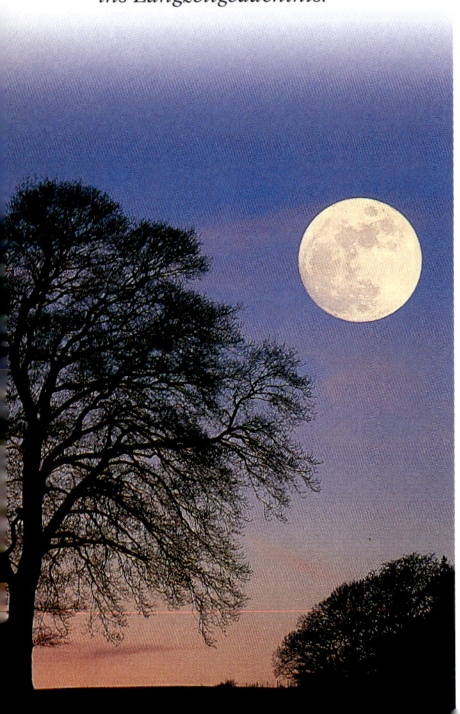

RATGEBER: Falsche Erinnerungen

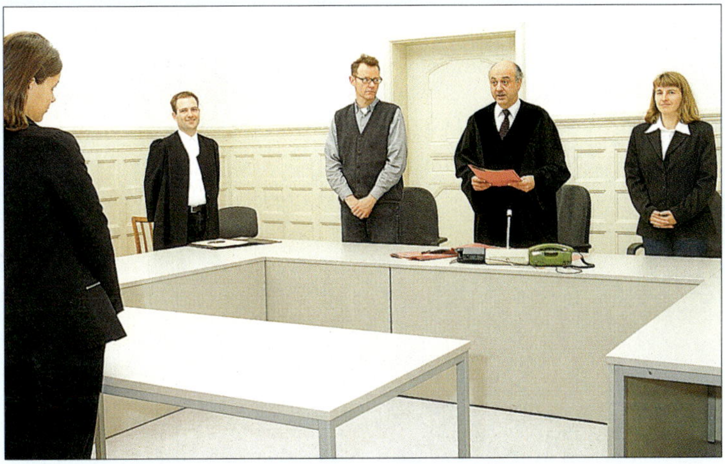

Zeugenaussagen vor Gericht werden möglicherweise zu hoch bewertet, sagen Gedächtnisforscher, die sich mit dem Phänomen der „false memories" beschäftigen. Nicht etwa, weil Zeugen das Geschehen bewusst verfälschen würden, sondern weil Gedächtnisinhalte kein immer wieder gleich abrufbarer Film sind. Das, was abgerufen wird, entspricht nicht notwendigerweise der ursprünglich „eingebrannten" Version, auch wenn man noch so sehr überzeugt davon ist. Ständig wird sie unwillkürlich verändert, ergänzt, korrigiert, überschrieben. Nachträgliche Erkenntnisse fließen ebenso ein wie Erwartungshaltungen oder Stress im Zeugenstand. Pseudo-Erinnerungen können fatale Folgen für fälschlich Beschuldigte und auch für die Opfer haben. Aufmerksam wurden amerikanische Psychologen auf das Phänomen bei vermeintlich sexuell missbrauchten Kindern. In einzelnen Fällen wiesen sie nach, dass die traumatischen Erinnerungen nicht auf wirklichem Erleben beruhten, sondern erst durch die Befragungen nach und nach in den Köpfen der Kinder entstanden. Suggestivfragen, Traumarbeit und so genannte Regressionstherapien können falsche Erinnerungen fördern.

schaften, für die die rationalen Manager im Kopf überhaupt keinen Sinn haben.

„Wer das Risiko fürchtet, kann keine Gewinne machen", doziert Einstein, „wenn wir es nicht wagen, eine Antwort zu geben, werden wir auch nichts lernen!"

„Doch, durch Zuhören", rät Sonata, immer darauf bedacht, im Vergleich zu Optica nicht unterschätzt zu werden.

„Aber, wenn die Antwort nun falsch ist?", zittert Amygdala.

Inzwischen hat der Hirnstamm die Arbeitsgruppe ‚Schnelles Tier' für wichtig erklärt und einige Aufmerksamkeits-Botenstoffe verteilt, die Memo aufgeweckt haben.

„Wir wollen lernen!", tönen sie im Chor.

„Also, los", entscheidet Einstein und Vitus sagt: „Gepard?"

„Stimmt genau. Sehr gut", hört Sonata die Stimme der Lehrerin.

„Nun sagt schon, war es richtig?", fragt Amygdala unsicher, weil sie leider nichts hören kann, sondern immer nur fühlen.

„Das war ein Lob", konstatiert die Abteilung „Assoziationen".

„Ein Lob, ein Lob", jubelt Amygdala.

„Siehst du, wer wagt, gewinnt!“, triumphiert Einstein.
„Ich weiß zwar nicht, was Amygdala zu dieser Leistung beigetragen hat, aber es ist schön, dass sie sich freut.“, kommentiert Memo trocken.
Amygdala ist überglücklich und verteilt im Überschwang ihrer Gefühle großzügig Glücksstoffe an Memos Gruppe und auch an andere Abteilungen. Dabei handelt es sich um Endorphine, körpereigene Stoffe ähnlich dem Opium oder Morphium, für die die Hippocampus-Zellen eine Schwäche haben. Kaum haben sie die Endorphine mit ihren Greifarmen eingefangen, sind sie wie berauscht: „Der Gepard ist das schnellste Tier, schnellste Tier, schnellste Tier“, singen die Hippocampus-Zellen im Chor und hören gar nicht mehr auf damit. „Einstein, möchtest du dir dieses Lied nicht aufschreiben? Wenn wir es wieder singen, macht Amygdala vielleicht noch ein paar von diesen scharfen Endorphinen locker!“
„Warum nicht“, antwortet Einstein, „aber im Moment habe ich keine Zeit. Die Schulstunde geht weiter. Singt mir das Lied doch heute Nacht vor, dann kann ich nachsehen, wo wir es am besten abspeichern.“
Es wird Abend und die Hippocampus-Zellen feiern – dank der Endorphine – immer noch. Als Vitus schläft und in seiner Hirnrinde einigermaßen Ruhe einkehrt – zumindest, was die Sinneswahrnehmungen betrifft –, schwingt Memo den Taktstock und die Hippocampus-Zellen beginnen wieder zu singen:
„Der Gepard ist das schnellste Tier, schnellste Tier, schnellste Tier …“
Unermüdlich wiederholen sie das Lied, immer wieder schicken sie die Melodie über tausende von Kontaktstellen zu den Hirnrindenzellen.
Die Reaktionen in der Hirnrinde sind höchst unterschiedlich. Manche Kollegen Einsteins können mit dem Gesang überhaupt nichts anfangen, andere halten das schlicht für kindisch. Ein paar hundert aber finden Gefallen daran und lassen sich nach und nach mitreißen. Erst verhalten, dann immer kräftiger singen sie in Memos Rhythmus mit.
Als Vitus morgens aufwacht, ist sein Langzeitgedächtnis um ein Faktum reicher. Der Endorphin-Rausch der Nervenzellen hat längst nachgelassen, aber das macht nichts. Die Glücksstoffe aus dem Mandelkern haben das Eis gebrochen und Zellen, die bis dahin nichts miteinander zu tun hatten, zusammengebracht. Jetzt haben alle, die mitgefeiert und mitgesungen haben, eine gemeinsame Erfahrung und werden sich bei passender Gelegenheit wieder an das Lied vom Geparden erinnern, spätestens dann, wenn die Abteilung Assoziationen eine entsprechende E-Mail durch die Hirnrinde schickt.

Gedächtnisinhalte sind nicht in Schubladen geordnet, sondern bestehen aus weit verzweigten Verbindungen immer wieder anderer Nervenzellen der Hirnrinde.

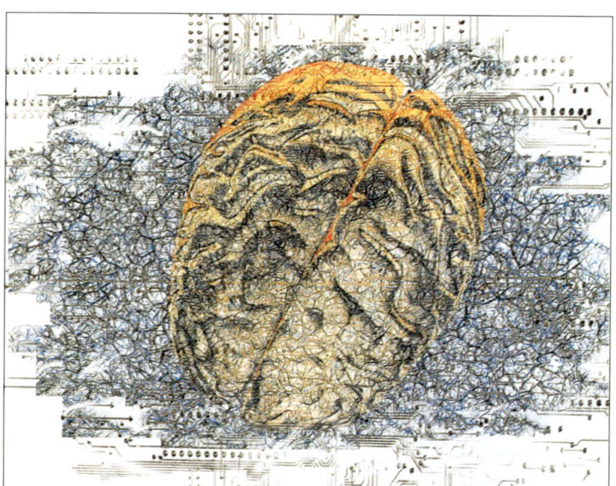

RATGEBER: Lernen im Schlaf

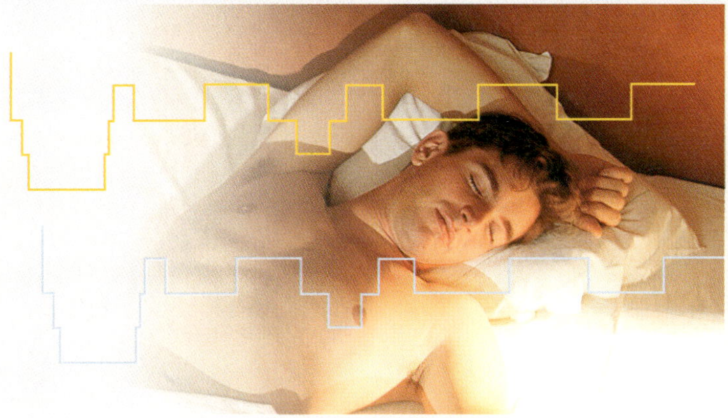

Die Idee des so genannten „Superlearning“ faszinierte die Menschen von Anfang an: nachts einen Kopfhörer auf die Ohren, die Kassette mit den französischen Vokabeln oder dem Business English einlegen und am nächsten Morgen ohne Anstrengung um einiges an Wissen reicher sein. Von zahlreichen Anbietern gibt es verschiedene Varianten der Methode als Lernprogramme für den Schlaf. Dass man auf diese Weise müheloser oder effizienter lernen kann, ist allerdings bisher nicht bewiesen, ebenso wenig wie das Gegenteil.
Gedächtnisforscher geben zu bedenken, dass das Gehirn die Nacht braucht, um tagsüber Gelerntes ins Langzeitgedächtnis zu packen. Wird es dabei durch neue Sinnesreize gestört, kann die Einspeicherung behindert und damit genau das Gegenteil des gewünschten Effekts erzielt werden.
Die nächtliche Konsolidierung scheint hauptsächlich, aber nicht nur, in den REM-Phasen zu geschehen.

Das EEG einer halben Nacht. Nach der Tiefe des Schlafes unterscheidet die Aufzeichnung vier Stadien, die alle mehrfach durchlaufen werden. Stadium IV ist der Tiefschlaf, Stadium I der so genannte REM-Schlaf.

Vitus hat etwas gelernt: Der Gepard ist das schnellste Tier der Welt. Noch befindet sich diese Information im Kurzzeitgedächtnis, aber schon morgen werden wieder so viele neue Fakten hereingekommen sein, dass der Hippocampus den Geparden schnell vergisst. Der heutige Chor aber wird sich noch lange daran erinnern und ihn – wenn er ab und zu üben kann – vielleicht sogar ein Leben lang in Vitus' Langzeitgedächtnis bewahren.

Lernen mit Gefühl

Das Gehirn muss, um nicht in Informationen zu ersticken, neues Wissen dosieren und kanalisieren. Wer in der Datenflut des Lebens nicht untergehen will, muss in der Lage sein, Relevantes herauszufiltern, Neues im Zusammenhang mit Bekanntem zu bewerten und Ordnung zu schaffen im Kopf. Lebenstüchtig ist nicht, wer sich am meisten merken kann, sondern wer sich die wichtigen Dinge merken kann. Bei der Entscheidung über die Wichtigkeit spielen Gefühle eine zentrale Rolle. Bevor Erinnerungen und Fakten eingeübt werden, müssen sie einen Filter passieren, der mit entscheidet, ob sie es wert sind, langfristig behalten zu werden: den kleinen Mandelkern, die Amygdala. Dieses Hirnareal gehört zum Limbischen System, einer Anzahl von entwicklungsgeschichtlich alten Hirngebieten, die ähnlich einem Speichenrad innen unter der Hirnrinde liegen und von hier aus die Gefühle steuern. Sind mit einem Erlebnis überhaupt Gefühle verbunden oder lässt es uns kalt? Weckt es gute oder schlechte Gefühle? Nach diesen Kriterien benotet der Filter der Amygdala jeden neuen Inhalt. Die Noten vergibt sie in Form von körpereigenen Opiaten, Endorphine genannt. Sie machen gute Stimmung im Gehirn und sie halten auch den Hippocampus bei Laune; die Memo-Zellen werden dazu angeregt, neu erworbenes Wissen in der Großhirnrinde abzulegen, also das jeweils neue „Stück" mit den beteiligten Nervenzellen einzuüben.

Es ist die Amygdala, der die Menschen eine durchaus gnädige Einrichtung verdanken: An alles, was mit positiven Gefühlen verbunden ist, erinnern sich die meisten genauer und länger als an negativ besetzte Erinnerungen. Je positiver die Gefühle bei einem Erlebnis sind, je mehr chemische Botenstoffe im Spiel sind, je aktiver der Hippocampus beim Erleben selbst ist, desto länger wird das Erlebte im Kurzzeitgedächtnis des Hippocampus bleiben und desto länger haben diese Nervenzellen Zeit, das Erlebte im Langzeitgedächtnis in der Großhirnrinde unterzubringen, dieses „Stück" des Lebens mit der Hirnrinde einzuüben. Folglich ist der Mandelkern auch der Beleg für eine alte pädagogische Weisheit: Macht das Lernen Spaß, geht es leichter und mit mehr Erfolg.

Neues Faktenwissen zu erwerben funktioniert auch dann leichter, wenn dabei möglichst viele Assoziationen geweckt werden, wenn also bei der Einspeicherung viele Areale der Hirnrinde gleichzeitig aktiv sind. Jeder neue Begriff und jeder neue Zusammenhang bauen in der Hirnrinde eine Vielzahl von Querverbindungen auf – Assoziationen, die bewusst oder unbewusst erlebt werden. Je mehr Assoziationen das Gehirn mit einer neuen Information verknüpft, desto mehr Wege nehmen die zugehörigen Signale in der Großhirnrinde und auf desto mehr Nervenbahnen hinterlassen sie ihre Spuren. Später, wenn die Information wieder aus dem Gedächtnis hervorgeholt werden soll, stehen dadurch mehr Wege zur Verfügung, um an sie heranzukommen. Die Erfolgsaussichten, sich zu erinnern, steigen.

Daneben gibt es noch eine ganze Reihe weiterer Einflüsse auf die Lernkapazität, zum Beispiel das Nahrungsangebot der Nervenzellen. Je besser die Durchblutung, je mehr Sauerstoff und Glucose durchs Gehirn strömen, desto aktiver ist die Grundstimmung und desto aufnahmebereiter sind wir. Ein gesunder Kreislauf trägt mit dazu bei.

Ebenso spielen Hormone eine Rolle, das Gleichgewicht der Geschlechtshormone etwa oder das Stresshormon Cortisol, das bei Angstzuständen zusammen mit der Amygdala den Hipppocampus geradezu blockieren kann.

Lernen und Erinnern

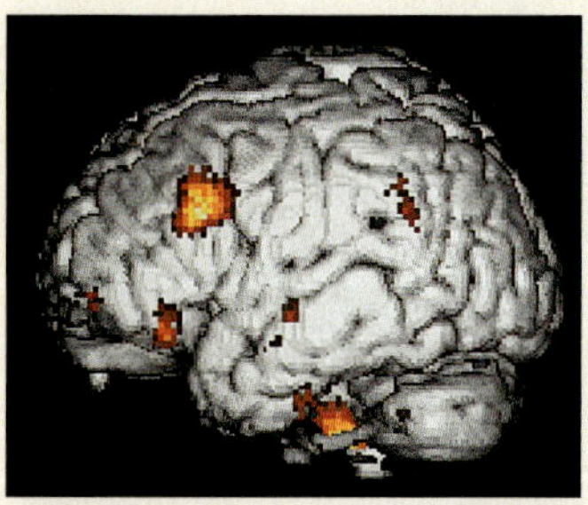

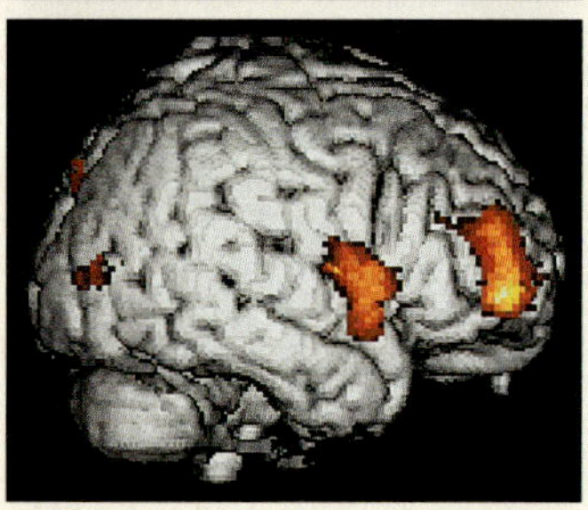

Die beiden Vorgänge finden in verschiedenen Hirnregionen statt. Die PET-Aufnahme oben zeigt die linke Hirnhälfte. Die farbigen Regionen sind beim Lernen von Wörtern aktiv. Der Abruf (unten) geschieht in anderen Arealen auf der rechten Seite.

RATGEBER: Lernkapazitäten nutzen

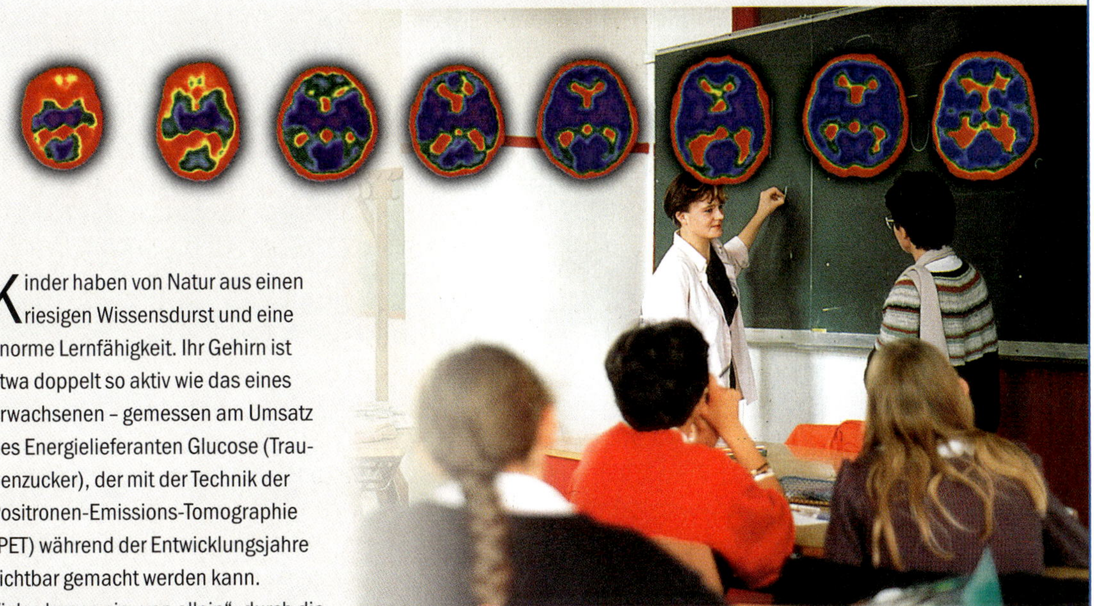

Kinder haben von Natur aus einen riesigen Wissensdurst und eine enorme Lernfähigkeit. Ihr Gehirn ist etwa doppelt so aktiv wie das eines Erwachsenen - gemessen am Umsatz des Energielieferanten Glucose (Traubenzucker), der mit der Technik der Positronen-Emissions-Tomographie (PET) während der Entwicklungsjahre sichtbar gemacht werden kann.
Vieles lernen sie „von allein", durch die tägliche Erfahrung und die zahllosen Sinneseindrücke. Doch Lesen, Schreiben, Rechnen und faktisches Wissen müssen gelehrt werden. Die Lehrpläne der Schulen lesen sich allerdings mitunter so, als sei das kindliche Gedächtnis ein Speicher mit endloser Kapazität. Die Evolution hat dem Menschen jedoch ein intelligentes Gedächtnis gegeben: Um sich vor Reizüberflutung zu schützen, unterscheidet es Wichtiges von Unwichtigem und behält über einen längeren Zeitraum nur jene Informationen, die für den individuellen Menschen von Bedeutung sind. Die Kriterien sind die Häufigkeit der angebotenen Informationen und die emotionale Beteiligung, also Übung und Gefühle. Wenn Kinder Spaß am Lernen haben, wenn der Unterricht lustig ist oder die Pädagogen mit Überraschungseffekten arbeiten, steigt die Chance, dass vermitteltes Wissen langfristig behalten wird. Denn der Gedächtnismanager im Gehirn, der Hippocampus, speichert das Neue dann besonders erfolgreich, wenn Gefühlszentren wie die Amygdala gleichzeitig aktiv sind.
Auch Assoziationen erleichtern das Lernen. Je mehr Querverbindungen das Gehirn knüpft, desto eher wertet es das neue Wissen im Zusammenhang als bedeutsam. Wenn Lehrer daher Beziehungen zur Erfahrungswelt der Kinder herstellen, dann haben sie eine größere Chance, ihr Wissen erfolgreich zu vermitteln.
Stress hingegen blockiert den Hippocampus. Das Stresshormon Cortisol behindert das Gedächtnis in seiner Leistung. Leistungsdruck erzwingt Aufmerksamkeit, ist für das Wissensgedächtnis jedoch wenig förderlich.
Mehr und mehr bestätigt die moderne Hirnforschung auch die alte Weisheit, dass körperliche Bewegung den Kopf fit hält. Das in der Schule meist geforderte Stillsitzen ist für ein erfolgreiches Lernen denkbar ungeeignet. Je länger der Körper in einer Ruheposition verharrt, desto müder wird auch das Gehirn. Soffwechselaktivität und Energieumsatz sinken.
Intuitiv wissen das viele Kinder und holen sich beim Toben auf dem Schulhof oder ersatzweise beim Kaugummikauen (wissenschaftlich bestätigt!) auch die nötige Gehirnfitness für die nächste Schulstunde.

Wenn die Erinnerung fehlt ...

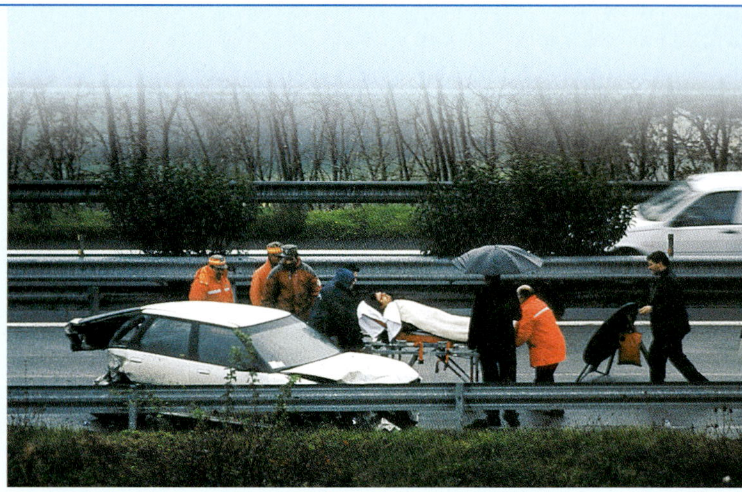

Nach einer Bewusstlosigkeit, nach einem Unfall oder einem traumatischen Erlebnis können sich manche Menschen nicht mehr an die Zeit davor oder aber auch nicht mehr an eine begrenzte Zeit danach erinnern.

Sie leiden unter einer Amnesie (Erinnerungslücke), die sehr wahrscheinlich durch eine extreme Stressreaktion des Gehirns hervorgerufen wird.

Dabei können die eingespeicherten Informationen nach Ansicht von Gedächtnisforschern durchaus noch vorhanden sein, sie sind aber durch die biologischen Narben des Erlebnisses nicht mehr abrufbar. Menschen, die darunter leiden, kann deswegen oft durch geeignete Psychotherapien geholfen werden, die die unbewussten Erinnerungen ins Bewusstsein zurückrufen.

Manche Betroffene leiden aber auch gar nicht darunter, sondern empfinden es als Gnade, sich nicht mehr an die schrecklichen Details erinnern zu müssen, die mit dem traumatischen Erlebnis verbunden sind.

Das verteilte Gedächtnis

Bis heute gibt uns das Gedächtnis noch genügend Rätsel auf: Wie gelangen die Informationen oder Erinnerungen vom Kurzzeitgedächtnis im Hippocampus in das Langzeitgedächtnis in der riesigen Großhirnrinde aus mindestens 30 Milliarden Nervenzellen? Wo genau brennen sich die Gedächtnisspuren ein und wie sehen sie aus? Offenbar sind mit dem Faktengedächtnis, in dem allgemeines Wissen abgelegt wird, andere Zellgruppen befasst als mit dem so genannten episodischen oder autobiografischen Gedächtnis, in dem die Menschen Ereignisse ihres Lebens speichern. Wiederum andere Regionen der Hirnrinde beherbergen die Erinnerung an wiederkehrende Sinneszusammenhänge, wissenschaftlich „Priming" genannt: Ein Baum steht immer auf dem Boden und hängt niemals mit der Krone nach unten in der Luft, die Sonne hingegen suchen wir immer oben am freien Himmel und nicht in unserer Wohnung auf dem Fußboden. Die rechte und die linke Gehirnhälfte scheinen sich die Aufgaben zu teilen: Während persönliche Erinnerungen hauptsächlich hinter Stirn und Schläfe der rechten Seite zu finden sind, ist die linke für den Abruf von Faktenwissen verantwortlich.

Für den kurzzeitigen Abruf von Gedächtnisinhalten, die nötig sind um eine bestimmte Handlung zu planen, besitzt der Mensch darüber hinaus ein Arbeitsgedächtnis im Stirnbereich der Großhirnrinde. Während wir etwas planen oder ausführen, aktiviert dieses Arbeitsgedächtnis jeweils für kurze Zeit die Erinnerungen, die dazu nötig sind. Diese Vorgänge laufen blitzschnell und vollkommen unbewusst ab. Wollen wir etwa telefonieren, so brauchen wir dazu das Arbeitsgedächtnis, das uns daran erinnert, dass wir den Hörer gerade schon in die Hand genommen haben und jetzt also die Nummer wählen sollten, die wir gerade im Telefonbuch nachgeschlagen haben.

Die meisten Fachleute meinen, dauerhafte Gedächtnisinhalte seien nichts anderes als Aktivitätsmuster von jeweils bestimmten, großen Nervenzellverbänden in der Großhirnrinde. Eine Erinnerung wäre dann ein Konzert oder ein Theaterstück, das alle Nervenzellen aufführen, die mit irgendwelchen Teilaspekten dieser Erinnerung zu tun haben. Man stellt sich vor, dass sie gleichzeitig in einem gemeinsamen Rhythmus aktiv sind.

Wissen und Erinnerungen werden also nicht wie bei einem Computer auf Datenträgern gespeichert, jederzeit abrufbar, sobald der richtige Schlüsselreiz erfolgt. Stattdessen wird jede Information im Gehirn aus einzelnen Elementen rekonstruiert, aus allen zugehörigen Bildern, Tönen, Gerüchen und Gefühlen.

Das Gehirn gleicht mehr einem Theater als einem Kino: Die Akteure unter den Nervenzellen inszenieren das Schauspiel bei jeder Erinnerung aufs Neue – ganz anders als ein Film oder eine andere Art von Datenkonserve, die einfach nur abgespielt wird. So lässt sich auch verstehen, warum sich Erinnerungen mit der Zeit verändern können: So wie keine Theateraufführung der anderen gleicht, kann auch die Erinnerung an eine Begebenheit immer wieder in einem anderen Licht erscheinen. Sie ist nie genau identisch mit der letzten Erinnerung an dasselbe Ereignis. Schauspieler und Autoren des Stücks scheinen im übrigen verschiedene Beteiligte zu sein, denn aller Wahrscheinlichkeit nach sind mit dem Abrufen von Informationen andere Nervenzellen beschäftigt als mit dem Speichern.

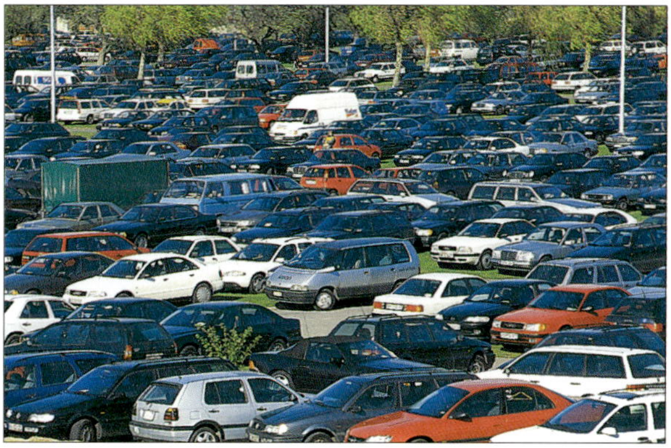

Manche verlassen sich auf ihr fotografisches Gedächtnis, andere zählen beim Abstellen des Autos Reihen und Plätze ab, um es wiederzufinden.

Wiederum andere, entwicklungsgeschichtlich ältere Hirnareale, sind an einer Art von Gedächtnis beteiligt, die uns meist gar nicht als solche bewusst wird, weil uns die Inhalte „in Fleisch und Blut“ übergegangen sind. Dieses so genannte prozedurale Gedächtnis speichert Bewegungsabläufe oder Tätigkeiten wie Autofahren, Skilaufen oder Klavierspielen. Dafür braucht man weniger Hippocampus und Amygdala,

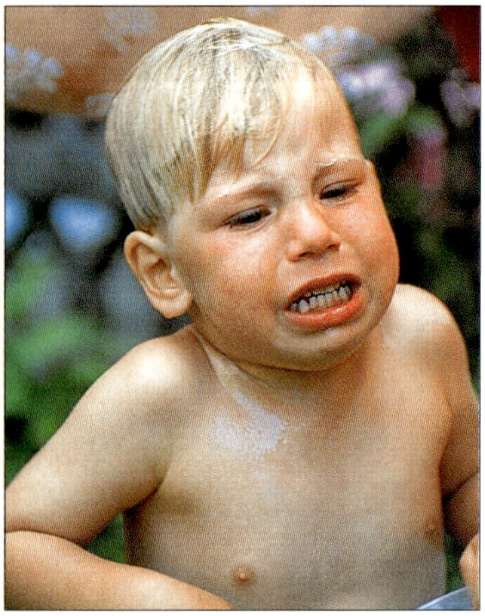

„Ich will nie mehr Schwimmen lernen!“ Angst behindert beim Lernen. Negative Gefühle verzögern das Einspeichern. Bis die Freude am Wasser nicht zurückgekehrt ist, ist jede weitere Schwimmstunde zwecklos.

sondern im Wesentlichen das Kleinhirn. Dazu kommen noch zwei mächtige Strukturen unterhalb der Großhirnhälften: die so genannten Basalganglien. Die gesamte Hirnrinde spielt beim reinen Bewegungsablauf Radfahren keine Rolle, vorausgesetzt, man kann schon Rad fahren. Wir brauchen sie allerdings, wenn wir die Bewegung lernen, um den Anweisungen z. B. unserer Eltern zu folgen und diese in Bewegungen umzusetzen. Die Eltern selbst brauchen sie übrigens auch, wenn sie diese Bewegung lehren, denn dabei müssen sie sich die sonst automatisch funktionierenden Abläufe bewusst machen.
In dem Maße aber, in dem wir eine Bewegung beherrschen, vermindert sich die Aktivität der Hirnrinde und damit die Notwendigkeit von Bewusstsein und Aufmerksamkeit, bis wir die Tätigkeit „im Schlaf“ können.

Könner im Kleinhirn

„Also, Puck und Kollegen im Kleinhirn, passt mal auf, wir fahren jetzt eine Linkskurve“, kündigt Einstein an.
Der neunjährige Vitus steht auf einem Kindersnowboard.
„Und wie geht das?“, möchte Puck wissen.
„Kommt gleich“, sagt Einstein, „du erfährst es schon rechtzeitig.“
Ungefähr zwanzigtausend E-Mails sausen aus der Planungsabteilung in der Hirnrinde hinter der Stirn in Richtung Kleinhirn. Erste Station: noch in der Hirnrinde, genauer gesagt in der Muskel-Befehlszentrale. Die dortigen Nervenzellen arbeiten in fieberhafter Eile einen Plan für die Muskeln aus.
„Das Gewicht auf die Fersen verlagern, ein bisschen Schwung nach oben und die Beine etwas strecken, dann das Gewicht weiter nach hinten und dabei den rechten Fuß nach vorn drücken, die linke Hand nach vorn führen und wieder in die Knie gehen. Und lächeln!“
Ungefähr fünfzigtausend E-Mails sausen aus der Muskel-Befehlszentrale der Hirnrinde zu den Basalganglien:
„Moment, Moment“, meinen die beim Sortieren, „dazu brauchen wir die Bauchmuskeln, den Rücken, die Beinmuskeln, den linken Arm, den Hals und das Gesicht. Achtung, Puck, eine Linkskurve geht so: Bauch-Längsmuskeln anspannen, Hüfte etwas strecken ... Könnt ihr das mal eben machen? Gleich geht's weiter.“
Ungefähr achtzigtausend E-Mails sausen von den Basalganglien ins Kleinhirn.
„Na, klar“, versichert Puck lässig, „aber wir möchten, ich meine, natürlich nur wenn es gut geht, auch eine winzige Belohnung, nur eine kleine Anerkennung ...“
„Was wollt ihr?“, lacht Einstein? „Lohn? Für das bisschen Arbeit?“
„Wir wollen auch mal Endorphine bekommen“, fordert Puck.

„Schließlich schuften wir den ganzen Tag, damit Vitus überhaupt gehen kann, oder essen, und das alles für nichts und wieder nichts. Und jetzt auch noch Snowboardfahren. Könnt ihr euch überhaupt vorstellen, wie kompliziert das ist? Wenn wir nichts kriegen, streiken wir!"
„Na, na", versucht Einstein zu beschwichtigen, „es ist doch nur eine einfache Linkskurve!"
„Ha, einfache Linkskurve!" Puck redet sich in Fahrt. „Habt ihr in eurer großkotzigen Großhirnrinde überhaupt eine Ahnung, unter welchen Bedingungen wir hier arbeiten? "
„Aber, aber", beschwichtigt Einstein, „wir haben es doch wirklich gut. Nie ist es einem Gehirn besser gegangen als dem menschlichen. Wir haben so viele Mitarbeiter wie nie zuvor, ein großes Management mit viel Arbeitsteilung ..."
„Einen Wasserkopf an Verwaltung, das haben wir!", kontert Puck. „Und wer macht die Drecksarbeit? Wir! Wie vor hundert Millionen Jahren! Da gab's noch keine Menschen, aber trotzdem schon Kleinhirne! Wir arbeiten hier mit 30 Milliarden Mitarbeitern in einer Abteilung, gerade mal so groß wie ein Tennisball. Ihr in der Hirnrinde seid auch nicht mehr, aber wie viel Platz ihr beansprucht! In jeder Sekunde sollen wir Millionen von E-Mails sortieren und koordinieren. Und das alles ohne Lohn!"
„Ähm, ja." Einstein weiß nicht, was er sagen soll, denn am Ende könnte Puck Recht haben. Keine der Großhirnrindenzellen hat nur auch jemals einen Blick in das Kleinhirn geworfen. Aber alle benutzen es selbstverständlich. „Ja, wenn ihr meint ..."
„Wir wollen mehr Platz und Endorphine!", ruft Puck.
„Tja, da muss ich mal nachdenken, wie wir das regeln können. Würdet ihr vielleicht trotzdem schon mal eine Linkskurve fahren?"
„Und weiter", kommt es aus den Basalganglien, „Oberschenkel hinten strecken, vorne verkürzen, Waden kontrolliert locker lassen ..."
„Na gut, wir fangen mal an", lenkt Puck ein, koordiniert rasch die Bewegungsabläufe und schickt dem Rückenmark einen Satz Bewegungsbefehle, damit der arme Vitus endlich seine Linkskurve fahren kann. „Aber jetzt die Endorphine! Sofort.", beharrt Puck.
„Also, ich habe in der Zwischenzeit bei Amygdala nachgefragt und auch sonst im Limbischen System", meint Einstein kleinlaut.
„Ja, und?"
„Ähm, das ist nicht so einfach. Amygdala sagt, sie hat keine Axone, die ins Kleinhirn reichen, und kann deswegen leider keine Endorphine schicken."
„Dann müssen wir leider die Arbeit verweigern", erwidert Puck.
„Nicht doch, halt! Erst die Bewegung zu Ende führen", ruft Einstein.
„Nein, wir streiken", meint Puck bockig.
Da fällt Vitus auf den Po.

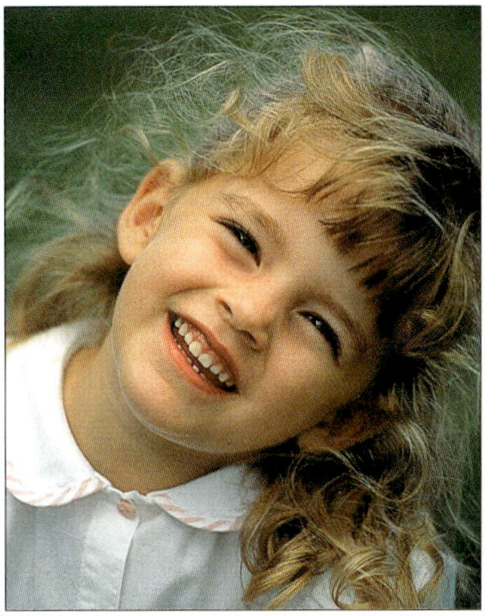

Mit Spaß bei der Sache: Positive Gefühle lassen Kinder spielend leicht lernen.

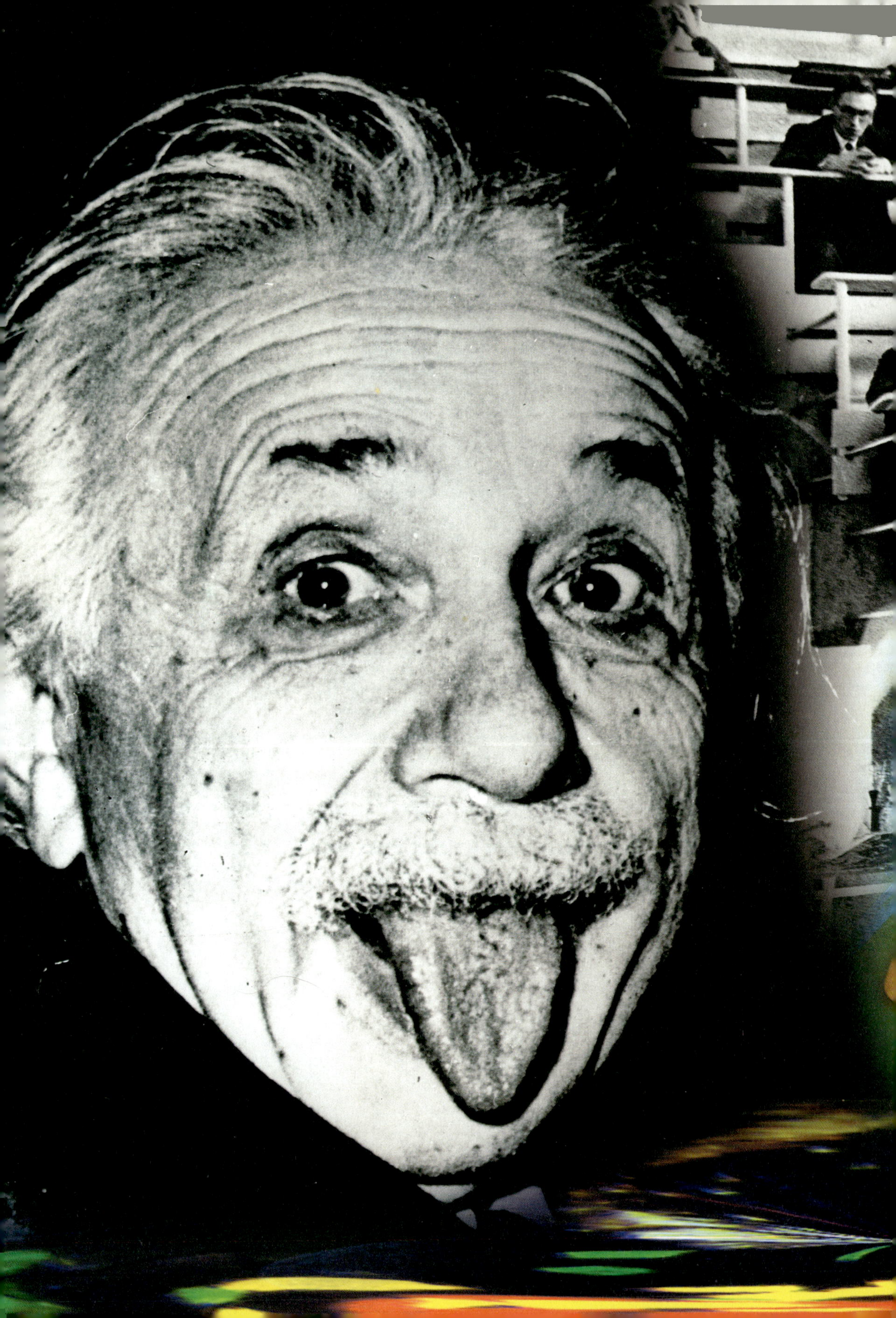

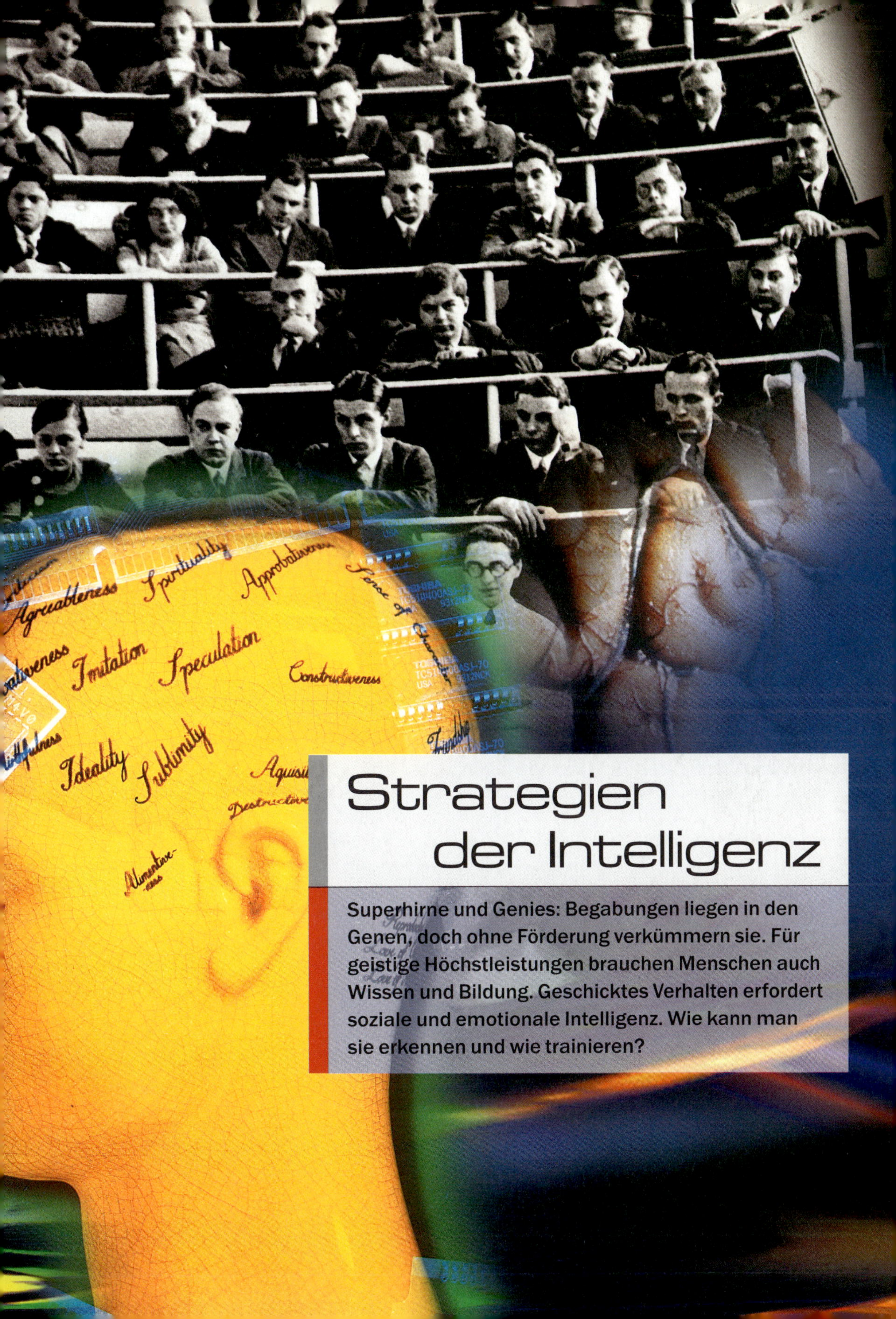

Strategien der Intelligenz

Superhirne und Genies: Begabungen liegen in den Genen, doch ohne Förderung verkümmern sie. Für geistige Höchstleistungen brauchen Menschen auch Wissen und Bildung. Geschicktes Verhalten erfordert soziale und emotionale Intelligenz. Wie kann man sie erkennen und wie trainieren?

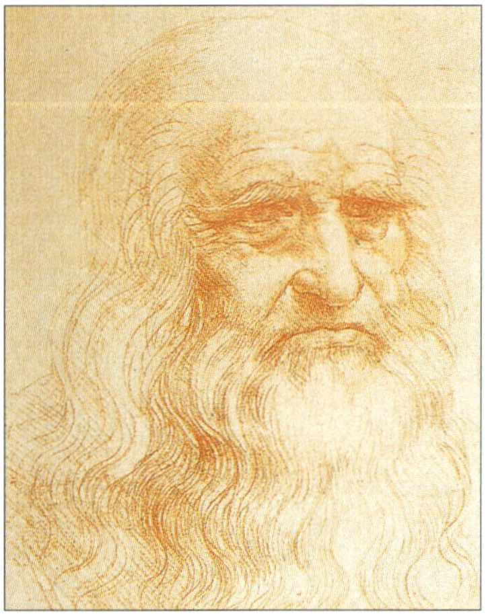

Ein Universalgenie seiner Zeit: Leonardo da Vinci war nicht nur Maler, sondern auch Architekt, Naturforscher und Techniker.

Einer der bedeutendsten Naturforscher der beginnenden Neuzeit: Johannes Kepler entdeckte die Gesetzmäßigkeiten der Planetenbewegung und bewies damit das kopernikanische Weltbild.

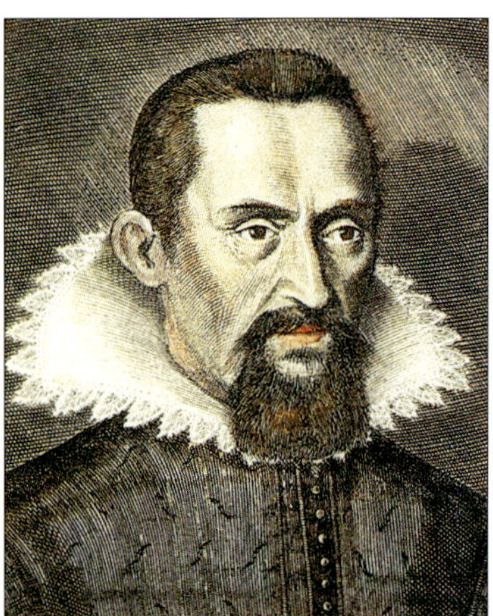

Eine gute Idee: Zeichen von Intelligenz

„Hey, cool, die da draußen!" Max steht am Ufer und bewundert die Schräglage der kreuzenden Boote. „Vitus, siehst du die?"
„Was ist los?", tönt es dumpf aus dem Bootsschuppen.
„Vitus! Sieh dir das an! Lass uns rausgehen, solange es noch so bläst!"
Vitus taucht blinzelnd in der Schuppentür auf und stößt sich fast den Kopf an dem niedrigen Türbalken. Mit seinen einssiebenundachtzig ist er ganz schön lang für einen Sechzehnjährigen. Um seinen Hals hängen jede Menge Leinen, unter dem rechten Arm klemmt ein roter Sack, unter dem linken eine Art weißer Ballon. Mit beiden Händen versucht er, ein halbes Dutzend schwarzer Rädchen mit Chromhenkel zusammenzuhalten.
„Wir gehen raus, sobald wir fertig sind", strahlt Vitus und drückt seinem Freund den weißen Ballon in die Hand: „Halt mal den Fender."
Max ist zum ersten Mal mit am See dabei. Schon lange hatte er sich gefragt, wie sein eigentlich ganz unsportlicher Freund es wohl schafft, eine Jugendregatta nach der anderen zu gewinnen. ‚Komm einfach mal mit', hatte Vitus immer wieder vorgeschlagen, ‚du wärst bestimmt ein guter Vorschoter.'
Der kleinere, drahtige Max weiß zwar noch nicht, was ein Vorschoter ist, aber hier gefällt es ihm schon mal. Mit dem Fender in der Hand steht er da und wundert sich, was Vitus so lange treibt.
„Gehts jetzt los?"
„Eins nach dem anderen", belehrt ihn Vitus, „wir müssen erst den Kahn klarmachen."
„Wieso? Die Boote stehen doch da. Was gibts denn da noch zu tun?"
„Also: die Segel anschlagen, die Blöcke anbringen, Fallen und Schoten einscheren, vorher noch die Persenning abbändseln. Schwert und Ruderblatt brauchen wir noch und nicht vergessen dürfen wir die Boje und die Plastikkiste mit unseren Sachen. Geht alles ganz schnell."
Max runzelt fragend die Stirn. „Das klingt ja nach Arbeit. Glaubst du, wir werden heute noch fertig?"
„Aber klar," meint Vitus und nestelt an kurzen, weißen Leinen, mit denen ein blaues Verdeck über das Boot des Segelclubs geknotet ist, das die beiden Freunde heute fahren dürfen.
„Also, was muss ich machen?" Max ist verwirrt angesichts der vielen Vorbereitungen, die offenbar alle in einer bestimmten Reihenfolge getroffen werden müssen. Aber er vertraut seinem Freund. Vitus scheint alles gut geplant zu haben.
„Hier, das kannst du mal zusammenfalten."
Beide schlagen das blaue Verdeck zurück und Max macht sich an die Arbeit. Vitus holt ein Segel aus einem roten Sack, wirft es aufs Deck und beginnt, es mit einer Kante am Mast einzufädeln wie in eine Vor-

hangschiene. Währenddessen müht sich Max, das unförmige blaue Teil in eine handliche Form zu falten. Als er das wasserfeste Gewebe in Händen hält, fällt ihm plötzlich etwas ein.
„Mist!“, flucht Max, „ich hab die Regenhose vergessen.“
„Ach, das ist nicht so schlimm. Im Bootshaus sind noch welche. Geh mal rüber, die rechte Tür, und dann hinten links in der Ecke steht ein Regal mit einer grünen Plastikkiste, da sind welche drin.“
Max bleibt vor der verschlossenen Tür stehen.
„Hier ist zu. Hast du einen Schlüssel?“
„Nee.“
Vitus unterbricht seine Arbeit und denkt nach. „Eine Hose solltest du schon haben. Sonst bist du gleich nass und das Wasser ist noch kalt.“
Vitus geht um den Schuppen herum. Das einzige Fenster der Bootshütte mit den Ausrüstungsgegenständen ist zwar gekippt, aber es gibt keine Chance, hineinzukommen.
„Na, lass uns weiter aufbauen. Vielleicht findet sich eine Lösung“, vertagt Vitus das Problem und beide wenden sich wieder dem Boot zu. Gerade als sie es zu Wasser lassen wollen, schallt ein paar Meter weiter ein lauter Fluch durch das Klappern der Fallen an den Masten: „Scheiße!“ Sie halten inne und blicken hinüber. Einer der Jungs von dem anderen Boot hält ein Metallteil in der Hand und starrt wütend auf das Deck seines Bootes, in dem jetzt anscheinend ein Loch klafft: „Ausgerechnet jetzt muss diese Klampe rausbrechen!“
Als Vitus den Fluchenden erkennt, beginnt er breit zu grinsen.
„Max, ich hab eine Idee. Du bekommst eine Hose.“

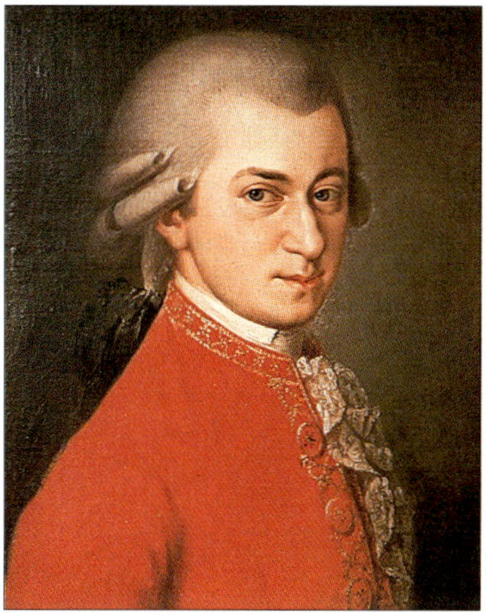

Wunderkind mit einseitiger Begabung: Wolfgang Amadeus Mozart komponierte schon als Kind musikalische Geniestreiche.

Was ist eigentlich Intelligenz?

Vitus ist eingefallen, wie er seinem Freund durch das Missgeschick der anderen zu einer Regenhose verhelfen kann. Dabei praktiziert er eine bestimmte Form von Intelligenz: mehrstufiges Planen angesichts eines neuartigen Problems.
Der Schweizer Entwicklungspsychologe Jean Piaget definierte Intelligenz als das, was man einsetzt, wenn man nicht weiß, was man in einer zuvor noch nicht erlebten Situation tun soll. Um in eindeutigen Situationen die nächsten Handlungsschritte zu planen, wäre demnach noch keine höhere Intelligenz vonnöten. Wer hungrig den Kühlschrank öffnet und sich angesichts von Wurst und Käse zu einem kalten Abendbrot entscheidet, kann zwar mehrstufig planen, womit und in welchen Handlungsschritten der Tisch zu decken ist, doch intelligent ist eine solche Leistung selbst beim größten kulinarischen Erfolg noch nicht.
Wer aber erstmals vor der Aufgabe steht, ein fünfgängiges Menü für vier Personen zu planen, benötigt Intelligenz: Womit trifft man den Geschmack der Gäste, wie lassen sich die vorhandenen Vorräte in das

Ein Meister der Metaphern: William Shakespeare verstand es wie wenige andere, Gedanken in bildhaften Formulierungen auszudrücken.

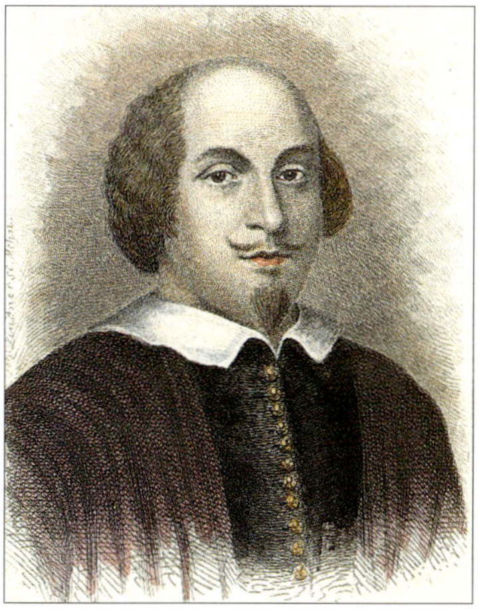

Menü einplanen und wie gelingt es, neben dem Kochen auch Zeit zum Selberessen und zur Unterhaltung mit den Gästen zu finden? Um in solch einer neuen Situation angesichts unzähliger Möglichkeiten einen guten Plan zu entwickeln und ihn umzusetzen, ist eine Menge Intelligenz vonnöten – allerdings nur beim ersten Mal: Routine erfordert keine höhere Intelligenz.

Das Unvorhergesehene spielt also eine wichtige Rolle bei der Frage nach dem Wesen der Intelligenz. Sie zeigt sich in der Art der Bewältigung neuer Situationen und auch in der Geschwindigkeit, in der man etwas lernt und in Routine umwandeln kann. Je nach Forschungsrichtung gibt es aber auch ganz andere Definitionen.

Psychologen verstehen unter Intelligenz die höheren Leistungen des Gehirns, wie logisches Schlussfolgern, abstraktes Vorstellungsvermögen, Probleme zu lösen oder zu urteilen. Auch Verhalten, das Anerkennung, Zufriedenheit o. Ä. zur Folge hat, wird als Zeichen von Intelligenz gewertet. Dagegen gilt Wissen allein nicht als Beleg für Intelligenz. Psychologen messen diese Merkmale in Tests und manche gehen so weit, eine eigene „psychometrische“ Intelligenz ins Spiel zu bringen. Das ist genau jene, die sich mit Tests messen lässt – zum Beispiel, wie schnell die Testpersonen Aufgaben lösen und wie gut sie abstrakt schlussfolgern können. Den Entwicklern derartiger Tests wird oft vorgeworfen, dass sie wesentliche Aspekte von Intelligenz überhaupt nicht beachten, wie Kreativität und kompliziertes Planen.

Doktorhut mit fünf?
Hoch begabte Kinder sind leider nicht automatisch prädestiniert für Glück und Erfolg. Sie brauchen ein Umfeld, das sie fördert.

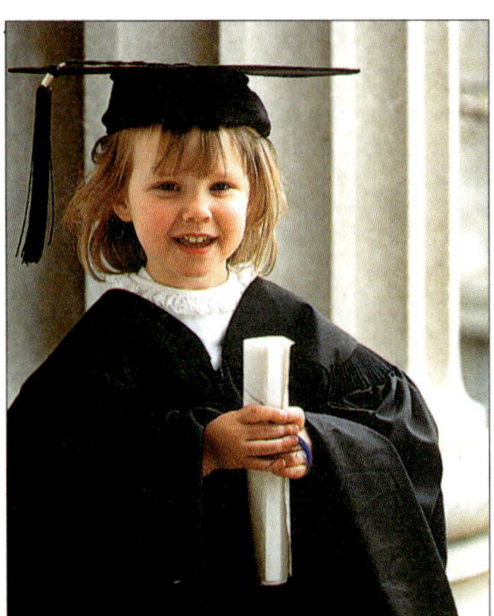

Intelligente Tiere

Verhaltensbiologen nähern sich einer Definition, indem sie nach intelligentem Verhalten in der Tierwelt fahnden. Können auch einige Tiere Intelligenz besitzen oder ist sie den Menschen vorbehalten?

Hundebesitzer neigen dazu, ihrem Liebling Intelligenz zu attestieren, weil er in der Lage ist, auf mündliche Aufforderung die Pantoffeln zu holen. Auch dem „klugen Hans“, dem Pferd eines deutschen Mathematikprofessors, wurde Anfang des 20. Jahrhunderts Intelligenz, ja Genialität unterstellt, weil es selbst abstrakte Fragen durch eine bestimmte Anzahl von Hufklopfern richtig beantworten konnte. Phänomene wie diese entlarvten Verhaltensforscher aber schnell als antrainierte Verhaltensweisen, die das Tier an den Tag legt, um seinen Besitzer zufrieden zu stellen. Denn der gibt dem Tier durch viele Anzeichen im Klang der Stimme oder in der Körperhaltung zu verstehen, was er von ihm erwartet. So hatte bei näherer Betrachtung auch der kluge Hans leider keine der Aufgaben „verstanden“, die ihm gestellt worden waren. Er achtete nur auf die Reaktionen des Publikums.

Würde man einem Hund mit derselben Sprachmelodie und derselben Gestik, mit der er sonst zum Apportieren der Schlappen aufgefordert

RATGEBER: Hoch begabte Kinder

Ein hoch begabtes Kind ist seinem Alter geistig um Jahre voraus. Es denkt schneller und komplexer, hat eine überdurchschnittliche Auffassungsgabe und beschäftigt sich oft schon im Kleinkindalter mit intellektuellen Fragen.
Hochbegabte sind keine Wunderkinder. Sie haben nicht eine einzige herausragende Begabung, etwa für Musik, Sprachen oder Mathematik. Vielmehr zeigen sie auf vielen Gebieten außergewöhnliche Leistungen.
Psychologen und Pädagogen haben in den letzten Jahren einige Merkmale zusammengestellt, anhand derer Eltern erkennen können, ob ihr Kind schlicht ein helles Köpfchen hat oder wirklich hoch begabt ist. Hochbegabte

- haben für ihr Alter einen außergewöhnlich großen Wortschatz,
- lesen viel, oft auch Bücher, die noch nicht für ihr Alter gedacht sind,
- haben oft ältere Freunde,
- denken schnell und selbstständig, kritisch, unabhängig und wertend,
- können sich schnell viele neue Fakten merken,
- durchschauen Ursache und Wirkung, erkennen grundlegende Prinzipien und verallgemeinern ihre Beobachtungen zutreffend,
- sind selbstkritisch und setzen sich selbst hohe Ziele,
- haben einen ausgeprägten Gerechtigkeitssinn und lehnen körperliche Gewalt ab,
- überprüfen Autoritäten, bevor sie sie akzeptieren.

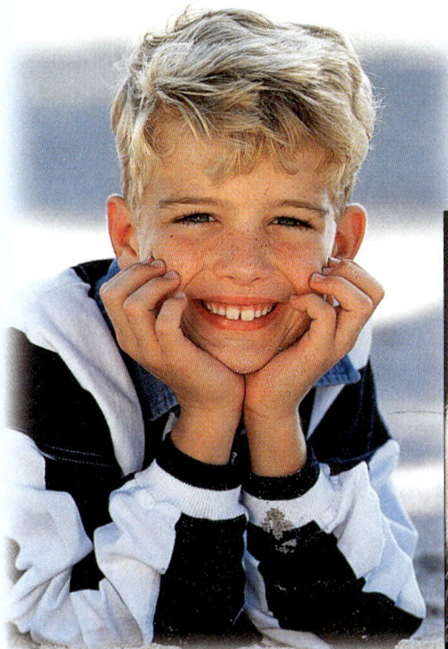

Rund 300 000 Jungen und Mädchen in Deutschland sind hoch begabt.

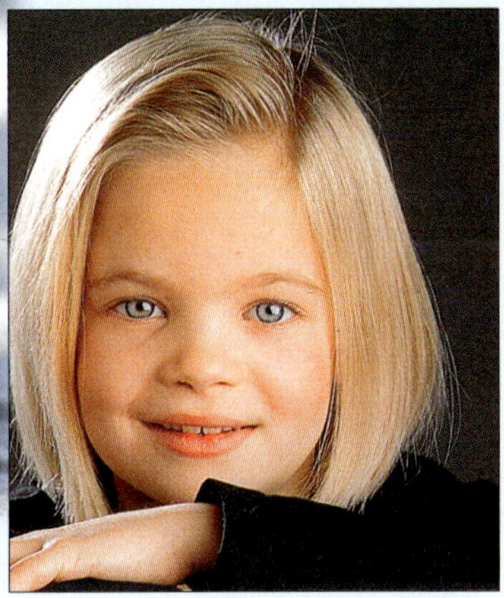

Diese Besonderheiten müssen nicht alle gleichzeitig auftreten. Doch je mehr derartige Beobachtungen Eltern bei ihrem Kind machen, desto wahrscheinlicher ist eine Hochbegabung.
Ein hoch begabtes Kind ist leider nicht nur Grund zur Freude, sondern hat häufig Probleme in der Schule und im Alltag. Gerade weil es sehr viel mehr leisten kann und auch will als Gleichaltrige, langweilt es sich oder erfährt, dass sein Anderssein nicht gewünscht ist, weil es nicht in die Normen passt. Schulnoten richten sich häufig danach, wie gut ein Kind neues Wissen reproduzieren und erlernte Regeln anwenden kann. Weiterdenken ist selten gefragt. Hoch begabte Kinder werden so demotiviert und entwickeln oft eine Verweigerungshaltung oder sie messen ihre geistigen Kräfte mit denen ihrer Lehrer und machen sich dadurch bei diesen unbeliebt. Schlechte Noten sind die Folge und nicht selten landen diese Kinder tatsächlich in Sonderschulen. Viele hoch begabte Mädchen entwickeln psychosomatische Störungen, Jungen neigen eher zu so genannten „Verhaltensauffälligkeiten". Wenn das alles aus Hilflosigkeit der Eltern und Erzieher auch noch in eine falsch angelegte Psychotherapie mündet, können die Kinder den Rest ihres Selbstwertgefühls verlieren.
Um solche Tragödien zu vermeiden und aus hoch begabten auch glückliche Kinder werden zu lassen, müssen ihre besonderen geistigen Kräfte erkannt, gefordert und gefördert werden. Im außerschulischen Bereich gibt es bereits zahlreiche Angebote und erste Schulen für Hochbegabte sind im Aufbau.

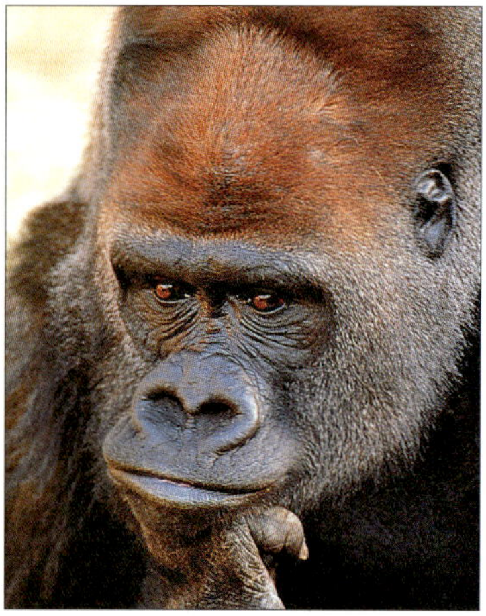

Der misstrauische Blick eines Gorillas. Menschenaffen brauchen Intelligenz, um in sozialen Gemeinschaften leben zu können. Die Strukturen in einer Gorillagruppe sind weitaus komplexer als zum Beispiel in einer Herde von Huftieren.

wird, eine Reihe von Schimpfwörtern an den Kopf werfen, würde er wohl bald glücklich schwanzwedelnd mit den Pantoffeln erscheinen. Obwohl sich die Verhaltensforscher also einig sind, dass solche Leistungen von Haustieren für eine beachtliche Auffassungsgabe sprechen, ist die Frage nach wie vor offen, was Intelligenz eigentlich ist und ob Tiere damit ausgestattet sein können. Kolkraben und auch Möwen beweisen einen erstaunlichen Einfallsreichtum. So tragen sie Muscheln oder andere Nahrung in harter Schale hoch in die Luft und lassen sie aus geeigneter Höhe auf Felsgestein fallen, um sie zu knacken. Ist das intelligent? Delfine und Wale können untereinander und auch mit Menschen kommunizieren. Schimpansen benutzen Werkzeug, um Termiten aus ihren Bauten zu fischen. Sind sie deswegen intelligent? Wissenschaftler, die vorausschauendes Denken als Kriterium für Intelligenz ansehen, wenden an dieser Stelle ein, dass die Affen die dafür notwendigen Stöcke nicht schon Tage vorher sammeln. Sozial lebende Menschenaffen wie Schimpansen oder Bonobos hecken sogar Intrigen aus, sie täuschen und lügen, um bestimmte Ziele zu erreichen. Das allerdings setzt schon längerfristige Planung voraus, und auch das Wissen darüber, wie man sich selbst verhält und wie das eigene Verhalten von Artgenossen interpretiert wird.
DIE Intelligenz gibt es wahrscheinlich gar nicht, sondern sie erscheint in verschiedenen Abstufungen. Hirnanatomen und Neurobiologen versuchen sich der Frage zu nähern, indem sie untersuchen, was in den Gehirnen von intelligenten Lebewesen anders ist als in denen von „dummen“. Eine einzelne Nervenzelle gilt nicht als intelligent, ebenso wenig wie eine einzelne Ameise. Ein ganzer Ameisenstaat bringt aber Leistungen zustande, zu denen keines der Tiere allein in der Lage wäre. Das menschliche Gehirn mit seinen 100 Milliarden Nervenzellen erzeugt als eine Art Nervenzellen-Staat Bewusstsein und Intelligenz. Es gibt also eine kritische Schwelle, was die Komplexität von Nervensystemen angeht, ab der das Ganze mehr ist als die Summe seiner Teile.

Wie einzigartig ist das menschliche Gehirn?

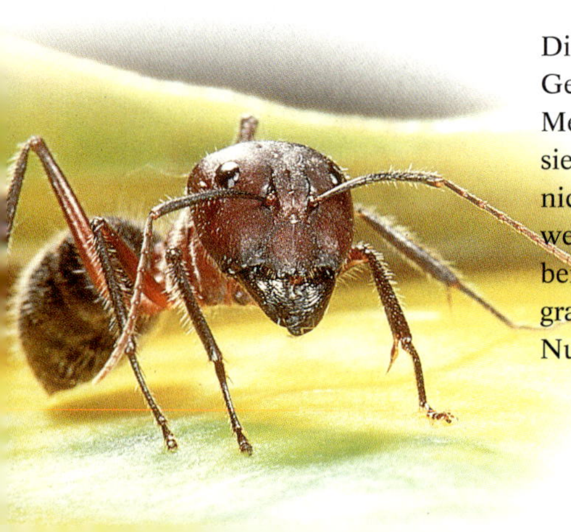

Diese kritische Intelligenz-Schwelle haben Forscher versucht, an der Gehirnmasse festzumachen. Weit verbreitet ist die Annahme, dass Menschen deshalb so intelligent und den Tieren überlegen seien, weil sie ein besonders großes Gehirn hätten. Die bloße Masse kann aber nicht der ausschlaggebende Faktor sein, denn Menschen haben bei weitem nicht das größte Gehirn. Den Rekord halten Pottwale mit sieben bis neun Kilogramm, Elefanten bringen es auf vier bis fünf Kilogramm, der Mensch aber nur auf durchschnittlich 1,3 Kilogramm.
Nun sind Pottwale und Elefanten auch körperlich wesentlich größer,

weswegen das Argument bleibt, der Mensch habe im Verhältnis zu seinem Körpergewicht das schwerste Gehirn. Und tatsächlich nimmt er bei der relativen Gehirngröße eine Spitzenposition ein, aber die teilt er sich mit Spitzmäusen, Fledermäusen, Vögeln und kleinen Affen.
Schon im 19. Jahrhundert wurde gemessen, dass die kleineren unter den Wirbeltieren ein relativ größeres Gehirn haben als die großen. Der Grund für diese Gesetzmäßigkeit ist bis heute nicht eindeutig geklärt. Man errechnete die theoretische Masse, die das Menschengehirn aufgrund der Körpergröße im Vergleich zu den Wirbeltieren haben müsste, und stellte fest, dass es tatsächlich jedoch sieben- bis achtmal mehr wiegt. Bei dieser Berechnungsweise führt der Mensch vor allen Tieren, wenn auch dicht gefolgt von Delfinen, die im Verhältnis zu ihrer Größe ein fünf- bis sechsmal „zu großes“ Gehirn haben.
Auffallend am Gehirn des Menschen ist von außen betrachtet zunächst die riesige Großhirnrinde, die alle tiefer gelegenen Teile überwuchert. Daher liegt es nahe, anzunehmen, Menschen verdankten ihre besondere Intelligenz der größten Hirnrinde im Tierreich. Doch auch sie übertrifft weder absolut noch relativ die von Elefanten oder Walen in besonderem Maße. Was das menschliche Gehirn allerdings hervorhebt, ist die Größe jenes anatomischen Teils der Hirnrinde, in dem Assoziationen hergestellt werden. Vor allem mit der so genannten Frontalen Rinde, gleich hinter der Stirn, sind Menschen reichlich gesegnet. Der Vernetzungsgrad zwischen den Nervenzellen, ermittelt anhand der Synapsenzahl, ist hier ebenfalls sehr hoch.
Bislang konnte beim Menschen jedoch niemand eine Verbindung zwischen der individuellen geistigen Leistungsfähigkeit und irgendwelchen Größenmerkmalen der Gehirne herstellen. So mag das Gehirngewicht zwischen gesunden Menschen um mehrere hundert Gramm schwanken, ohne dass geistige Einbußen damit verbunden sind. So ist das Gehirn von Frauen 140 bis 200 Gramm leichter als das von Männern, ohne dass heute noch jemand ernsthaft behauptet, Frauen seien dümmer.

Gehirngröße und Körpergewicht

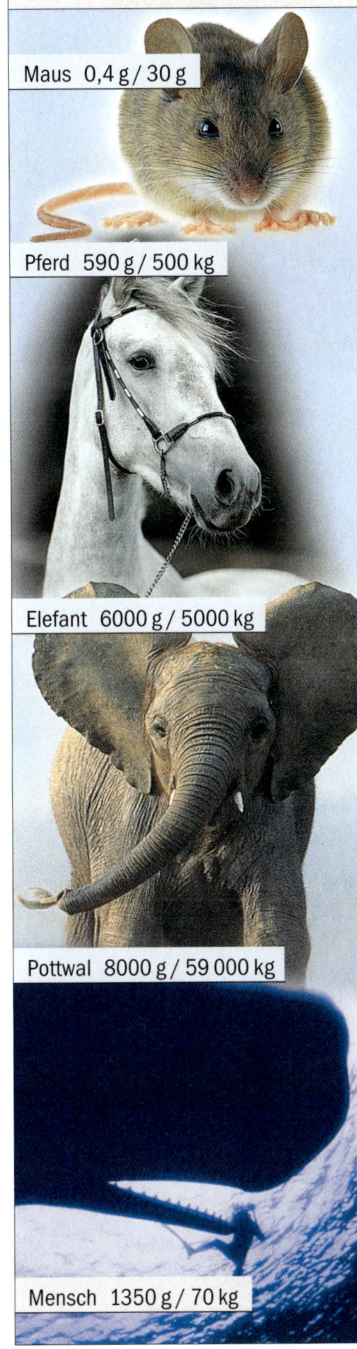
Maus 0,4 g / 30 g
Pferd 590 g / 500 kg
Elefant 6000 g / 5000 kg
Pottwal 8000 g / 59 000 kg
Mensch 1350 g / 70 kg

Heureka!

Angesichts des Regenhosen-Problems haben sich einige Nervenzellen in Vitus' Hirnrinde zu einer Krisensitzung versammelt. Die Konferenz ist virtuell, wie immer im Kopf, denn Nervenzellen sind stationäre Wesen und nicht in der Lage, im Gehirn herumzuwandern (abgesehen von ihrer eigenen Kindheit, der Entwicklungsphase, als jede ihren Platz suchte). Aber sie können sich zusammenschalten zu einem virtuellen Forum, in das jede Nervenzelle ihre Vorschläge und Kommentare per E-Mail einbringt. Zusammen entwickeln die Neuronen einen Plan, wie Vitus seinem Freund zu einer Hose verhelfen kann.

RATGEBER: Der schnelle Check f

Intelligenztest

Sicherlich kennen Sie solche Fälle aus der Schule: Der Klassenbeste, der selbst auf die komplizierteste Frage die Antwort kannte, fristet sein Leben als frustrierter Lateinlehrer oder Taxifahrer. Dessen Freund jedoch, der den Stoff kaum verstand, immer wieder abschrieb und sich nur mit Tricks zum Klassenziel schleppte, ist heute ein erfolgreicher Unternehmer – wer hätte das gedacht! Nicht immer bestimmt die Intelligenz (wenn sie mit Aufgaben gemessen wird, sprechen die Psychologen vom Intelligenzquotienten oder IQ) über den späteren Erfolg im Beruf. Gegner von Intelligenztests wenden ein, der IQ messe nur den Leistungsstand eines Bewerbers und nicht seine Leistungsfähigkeit. Er eigne sich nur als Test innerhalb einer sozialen Schicht und sei außerdem zu stark an kulturelles Wissen geknüpft. So könne beispielsweise von einem Eskimo kaum erwartet werden, dass er wisse, was ein „Heiermann" sei (Antwort: eine umgangssprachliche Bezeichnung für ein Fünfmarkstück). Schon früh schlugen daher Psychologen vor, statt eines einzelnen eine ganze Reihe von Faktoren zur Messung der vielschichtigen menschlichen Intelligenz heranzuziehen. In den 60er Jahren wollte die US-Psychologin Joy Guilford 150 „Vektoren des Geistes" ausgemacht haben. Heute genießt das Modell des Kognitionspsychologen Howard Gardner von der Har-

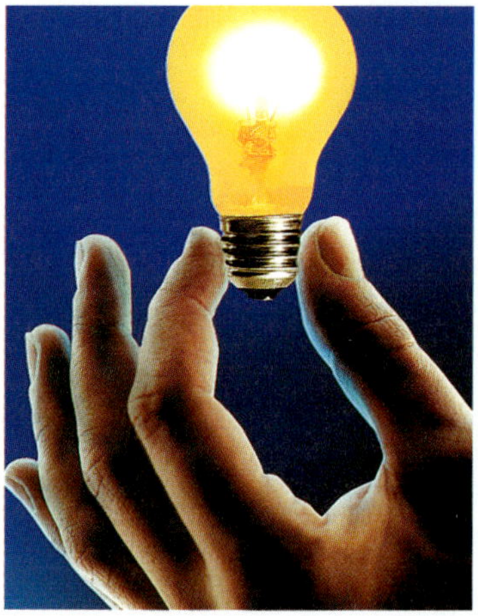

vard-Universität in Boston weite Anerkennung. Gardner ist überzeugt, dass der Mensch acht Intelligenzen besitzt, die von mathematischen Fähigkeiten bis zum musikalischen Genie reichen. Auch in der Welt der Intelligenztests hat sich diese Erkenntnis niedergeschlagen. Einer der bekanntesten und ausgereiftesten ist heute der Test nach dem Berliner Intelligenzstrukturmodell (BIS), den die Psychologen Adolf Jäger und André Beauducel entworfen haben. Zur Optimierung des BIS wurden bis 1999 rund 3000 Versuchspersonen getestet. Ein vollständiger Test umfasst 300 Einzelaufgaben und dauert etwa zweieinhalb Stunden. Gemessen werden folgende Fähigkeiten:

Verarbeitungsgeschwindigkeit – dazu gehören das Arbeitstempo, die Auffassungsgabe und die Konzentrationsfähigkeit.

Einfallsreichtum – hier kann man testen, wie kreativ jemand ein Problem löst und wie schnell er neue Ideen produziert.

Verarbeitungskapazität – wie gut und schnell begreift jemand Informationen oder komplexe Probleme und verarbeitet sie möglichst gleichzeitig? Dies ist ein Kernstück von Intelligenz. Dabei geht es um rechnerische, sprachliche und optische (z. B. Figuren erkennen) Fähigkeiten.

Merkfähigkeit – sie entscheidet nicht nur über die Intelligenz, sondern vor allem darüber, wie man sie nutzen kann. Wenn es darum geht, sich schnell etwas einzuprägen oder sich komplexe Zahlenfolgen zu merken, ist das Gedächtnis entscheidend. Zum Beispiel sollten Sie sich innerhalb von zwei Minuten einen Fahrplan mit zehn Zugnummern und den dazugehörigen Abfahrtzeiten merken und fehlerfrei wiedergeben können.

Der Schachweltmeister Garri Kasparow erzielte in allen Diszplinen sehr gute Ergebnisse, im Fach „Einfallsreichtum" blieb er allerdings blass.

Viele Firmen setzen heute den BIS-Test oder verwandte Modelle ein. Manche Psychologen bleiben aber der Meinung, dass ein Mensch weitere Begabungen benötigt, um beruflich Erfolg zu haben. Dazu zählt die praktische Intelligenz oder der gesunde Menschenverstand. Schließlich gibt es im Leben nur selten eine einzige Lösung für ein Problem. In Betrieben steht man oft vor der Aufgabe, die unter bestimmten Bedingungen richtige Lösung auszuwählen und zielgerichtet umzusetzen.

e grauen Zellen

Training für das Gedächtnis

Wie peinlich! Gerade eben hat sich der neue Verhandlungspartner vorgestellt und Sie wollen ihn persönlich ansprechen. Sie holen Luft - aber der Name ist Ihnen entfallen. Wie ärgerlich! Gestern auf der Party hat Ihnen der nette Typ nicht nur seine Blicke geschenkt, sondern auch seine Telefonnummer gesagt. Sie greifen zum Hörer, um ein Rendezvous zu vereinbaren - und haben die Nummer vergessen. Wem häufig solche Dinge widerfahren, der sollte sein Gehirn und vor allem sein Gedächtnis auf Vordermann bringen. In der Wissenschaft gilt es heute als verbürgte Erkenntnis, dass das Abspeichern und Behalten von Information erlernt werden kann - auch im fortgeschrittenen Alter, wenn die Geisteskraft allmählich nachlässt. Werden bestimmte Schaltkreise oft benutzt, so verstärkt das Denkorgan diese Verdrahtungen durch biochemische Mechanismen. Sie denken fixer, routinierter und das Verlegen von Schlüsseln und Brillen oder das Verpassen von Terminen hat bald ein Ende. Dazu gibt es Tricks: **Namen und Gesichter** merken Sie sich leicht, wenn Sie die Person mit einer Eigenschaft verbinden. Stellt sich ein Herr Kurz vor und reicht dieser Ihnen nur bis zur Schulter, werden Sie seinen Namen nicht mehr vergessen. Vielleicht hat Frau Hahn rote Backen, Herr Holenstein

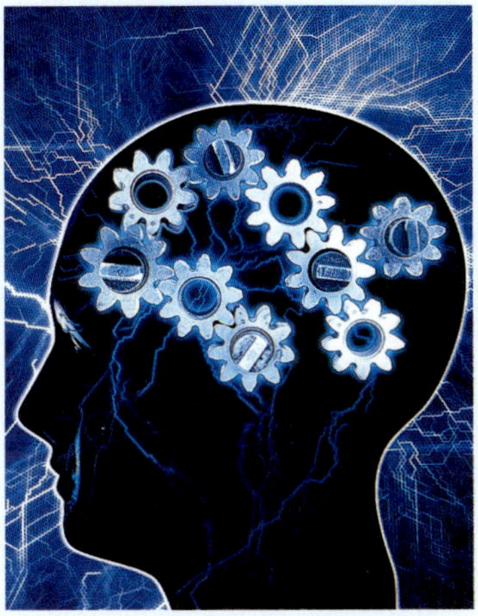

Grübchen oder eine Knollennase? Will Ihnen zu Frau Schmidt partout keine Denkstütze einfallen, reden Sie sie einfach häufig an. So memorieren Sie ihren Namen während des Gesprächs. Auch **Zahlen** können ihren Schrecken verlieren. Zerlegen Sie große Werte in kleine Pakete. 233565 speichern Sie besser als 23/35/65, das braucht weniger Platz. Suchen Sie nach versteckten Folgen. Wenn die Geheimzahl Ihrer EC-Karte 4523 lautet, merken Sie sich diese als 2345. Verstecken sich vielleicht Geburts- oder andere Jubiläumstage in der Zahl, haben Sie sie sich schnell gemerkt. Oder Sie erzählen sich eine Geschichte: Eine Henne, die ein Korn frisst und ein Ei ins Nest legt, steht für die 4523, wenn Sie 4 mit Henne assoziieren, 5 mit Korn usw. Eine gute Gedächtnis-Technik, die schon die alten Römer benutzten, ist die **Loci-Methode**. Haben Sie vor, sich einen Witz zu merken oder eine Rede zu halten, so legen Sie deren Stationen und die damit verknüpften Argumente in Gedanken einfach in den Zimmern Ihrer Wohnung ab. Wenn Sie das Wort ergreifen, machen Sie sich auf einen Rundgang durch Ihr Zuhause und holen die Denk-Pakete in den einzelnen Räumen wieder ab. So werden Sie einen einmal aufgenommenen roten Faden nicht wieder verlieren. Keine Angst schließlich vor der einfachsten aller Lösungen! Sind manche Begriffe allzu sperrig und wollen nicht in den Kopf, schreiben Sie auf, was Sie behalten wollen! Wichtig für ein gutes Gedächtnis ist auch, dass Sie herausfinden, wie Sie am besten lernen. Es gibt Menschen, die sprachliche oder musikalische Information besonders gut speichern können **(auditorischer Typ)**. Andere tun sich mit Bewegungen oder Rhythmus leicht **(motorischer Typ)** oder aber mit Daten, die sie mit den Augen aufnehmen **(visueller Typ)**. Egal, was Sie sich einprägen wollen, „übersetzen" Sie wenn möglich die zu verarbeitende Information in den Kanal, den Sie beherrschen. Vergessen Sie auf der anderen Seite auch nicht, gelegentlich Ihre schwächeren Kanäle zu trainieren. Schließlich gilt: Versuchen Sie nicht, zum Perfektionisten zu werden! Denn die Hauptaufgabe des Gedächtnisses besteht gerade im Vergessen, im Ausblenden von Unwichtigem. Dazu muss man sich nur vorstellen, welche Qual es wäre, nicht vergessen zu können. Wir hätten ein Gewirr von Ereignissen im Kopf und die Vergangenheit würde unser Denken in der Gegenwart völlig dominieren.

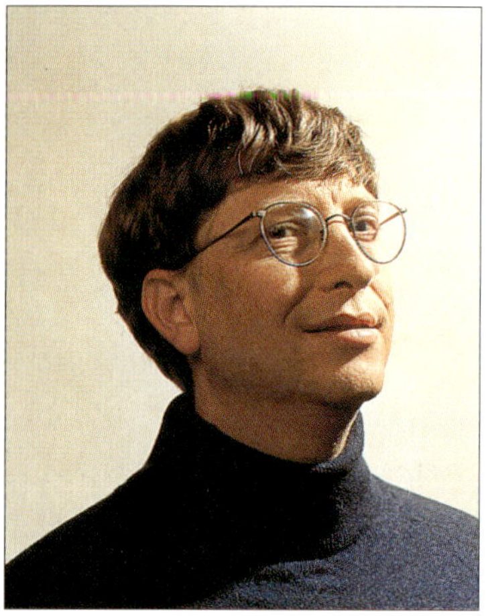

Software-Milliardär Bill Gates agiert sehr erfolgsorientiert, aber persönlich hat er – so Daniel Goleman – Defizite in seiner Impulskontrolle: Er schreit schon mal Mitarbeiter an und beleidigt sie.

Bill Clinton ist ein genialer Kommunikator. Er wirkt einfühlsam, verständnisvoll und kann Menschen überzeugen.

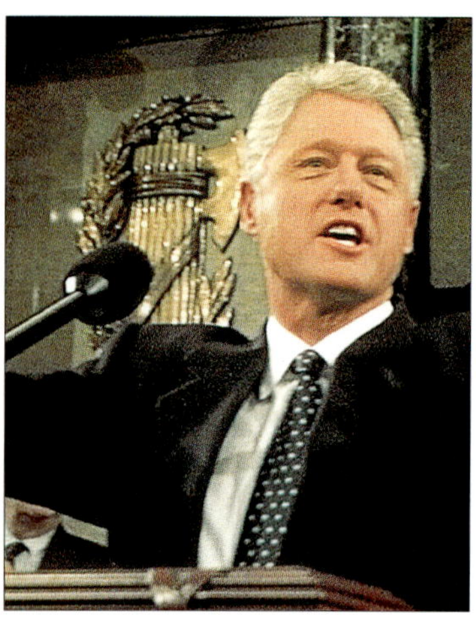

„Ich suche nach einer Idee", beginnt Einstein, „und ich brauche eure Hilfe, möglichst viele Assoziationen. Es geht um den verschlossenen Schuppen. Was haben wir denn dazu im Gedächtnis?"

„Fenster einschlagen!", „Tür aufbrechen!", „Tunnel graben!", „Schlüssel!", kommen die Vorschläge von Einsteins Kollegen aus dem linken Stirn- und Schläfenlappen, die eine Menge Wissen gespeichert haben, auch darüber, wie man in verschlossene Räume eindringen kann.

„Ich sehe etwas großes Braunes mit einem kleinen schwarzen Oval", merkt Optica aus dem hinteren Sehzentrum an.

„Und? Ist die Tür jetzt offen?", erkundigt sich Einstein, nachdem er von den Kollegen aus den Schläfenlappen erfahren hat, dass es sich um eine große braune Tür mit einem kleinen schwarzen Schlüsselloch handelt.

„Zu", lautet die Antwort.

„Das ist ja nun nichts Neues. Sei doch mal still und blockier nicht die Leitungen, solange sich draußen nichts ändert", ärgert sich Einstein.

„Also, ich würde sagen, wir haben es hier mit einem unerfreulichen gruppendynamischen Prozess zu tun, der bei den Beteiligten zu Ärger führt", wirft Amygdala ein.

„Eben", brummt Einstein, „deswegen beraten wir uns ja, um genau das zu ändern. Also noch einmal die Frage an die Kollegen aus den Assoziationsabteilungen: Was fällt euch noch ein, außer Einbruch? Denkt mal an den Schlüssel!"

„Es gibt einen großen, dicken Mann, der einmal in einem roten Sportwagen hergefahren kam und mit einem Schlüssel in den Schuppen ging", erinnern sich die Kollegen im rechten Stirn- und Schläfenlappen. Die Zellen dort können sich besonders gut Ereignisse merken.

„Stimmt, der Clubwart!"

„Er hat einen Schlüssel!"

„Optica", fragt Einstein nach hinten ins Sehzentrum, „siehst du eine Person, auf die diese Beschreibung passt?"

„Nein", antwortet Optica einsilbig. Sie ist noch ein bisschen beleidigt wegen der Abfuhr von gerade eben.

„Einen roten Sportwagen auf dem Parkplatz?"

„Weit und breit nichts Rotes."

„Wer hat noch einen Schlüssel?", grenzt Einstein das Problem ein.

Funkstille auf allen Kanälen.

„Frag doch mal Memo und seine Kollegen, die sind schließlich die Gedächtnismanager. Die müssten doch wenigstens wissen, welche Abteilung dazu Informationen haben könnte", schlägt Einsteins Nachbar in der Stirnrinde vor.

„Blödsinn!", gibt Einstein zurück. „Die Abteilung Hippocampus managt das Einspeichern von neuen Informationen, nicht das Abrufen! Keine Idee zu einem weiteren Schlüssel?", fragt Einstein noch einmal.

„Doch", melden sich zaghaft einige Zellen aus dem rechten Schläfen-

EQ: Emotionale Intelligenz

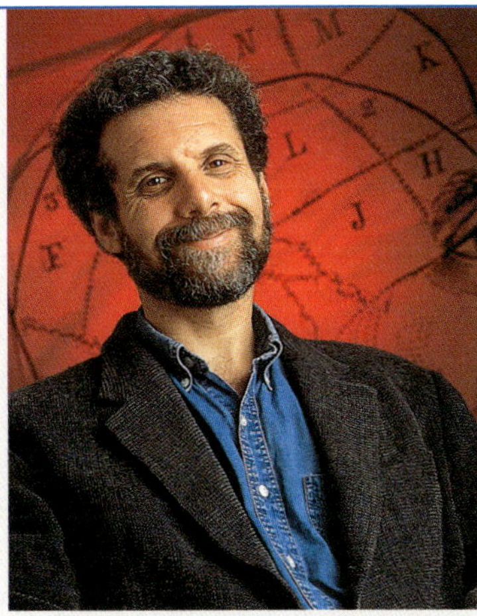

Der US-Psychologe und Buchautor Daniel Goleman berät heute große Firmen und bietet EQ-Trainingsseminare an.

Die Intelligenz der Gefühle wurde 1995 durch ein Buch des Psychologen David Goleman populär. Er beklagte darin, dass Emotionen in allen bisherigen Definitionen von Intelligenz zu kurz gekommen seien. Für ihn bestimmt der EQ noch stärker als der Intelligenzquotient, ob jemand Erfolg im Beruf hat. Nach seiner Analyse von über 500 Firmen bestimmt eindeutig die emotionale Intelligenz den Karriereschub. Der IQ und der Sachverstand sind die Basisvoraussetzungen. Aber je höher man aufsteigt – bis zur Führungsposition –, desto wichtiger wird der EQ. Darunter versteht Goleman die Geisteskraft, die aus uns einen beliebten Klassensprecher, einen guten Ehepartner, einen netten Nachbarn, verständnisvolle Eltern und einen charismatischen Chef macht. Folgende Merkmale kennzeichnen einen emotional intelligenten Menschen:

- Er kann eigene Emotionen erkennen und Gefühle bewusst wahrnehmen,
- eigene Stimmungen regulieren, seine Gefühle managen, impulsive Reaktionen unterdrücken, Belohnungen hinausschieben,
- sich selbst motivieren, nach Enttäuschungen nicht aufgeben,
- soziale Beziehungen nutzen.

Wer es versteht, mit den Emotionen anderer gut umzugehen, hat Führungsqualitäten. Er wirkt überzeugend und charmant, kann sich in andere hineinversetzen und mit ihnen fühlen (Empathie).

lappen, „es gibt da diesen Idioten von der Regattaleitung, den mit dem protzigen Jeep und dem Söhnchen, das zwar immer gewinnen will, aber nichts kann. Der Vater hat doch beim letzten Mal seinem Sohn einen Protest durchgehen lassen, sodass Vitus Punktabzug bekam und nur Fünfter wurde. Das Söhnchen wurde Vierter."

Diese Erinnerung ruft bei Amygdala wieder den alten Ärger wach, und prompt schüttet Hannah im Hypothalamus ein paar Hormone zur Stresserzeugung aus, aber Gott sei Dank nur wenige, sodass Vitus ziemlich ruhig bleibt.

„Da flucht jemand!", unterbricht Sonata aus der Hören-Abteilung.

„Hinsehen!", befiehlt die Abteilung Aufmerksamkeit im Hirnstamm.

„Ein junger Mann auf einem Boot", interpretieren die Schläfenzellen Opticas visuelle Informationen, „mittelgroß, blond, roter Pullover, hat etwas in der Hand, kniet und macht ein hilfloses Gesicht, weiches Profil, Stupsnase, sehr helle Haut, Sommersprossen …"

„Das Söhnchen!", schlussfolgert die Abteilung Gesichtererkennung. Jetzt sprudeln die Assoziationen und Vorschläge nur so hervor.

„Der weiß genau, dass er sich seinen vierten Platz erschlichen hat!"

„Und jetzt hat er ein Problem mit seinem Boot."

Howard Gardner, Psychologe an der Harvard University, entwickelte die Theorie der multiplen Intelligenzen.

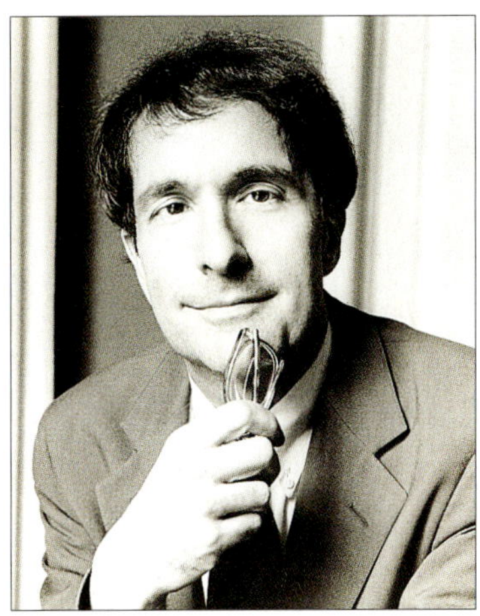

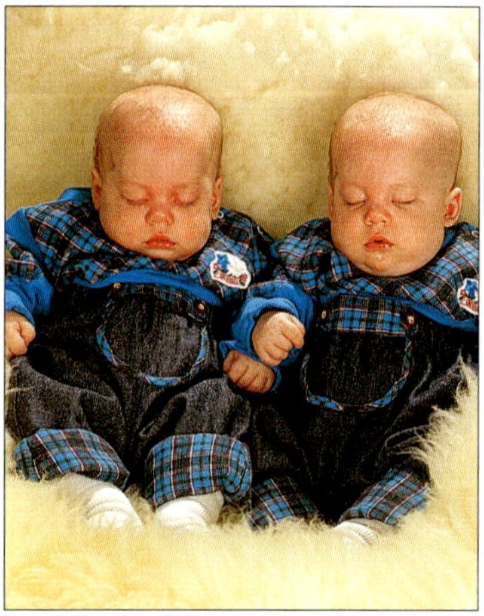

„Und der Schlüssel zum Schuppen hängt an seinem Schlüsselbund ..."
„Dann fragen wir ihn doch, ob er ihn uns mal ausleiht."
„Papa hats bestimmt verboten."
„Wie kommen wir an den Schlüssel, ohne dass er es merkt?"
„Die kaputte Klampe ... Hilfe anbieten und ihn in ein Gespräch verwickeln."
„Inzwischen kann Max sich den Schlüssel schnappen und die Hose aus dem Schuppen holen."
„Heureka!", ruft Einstein. „Genauso machen wirs. Also ..."
Als er dazu ansetzt, die Schritte seines Plans zu erläutern, kommt noch ein verspäteter Kommentar aus einer Assoziationsabteilung:
„Der merkt bestimmt nichts, der ist genauso dumm wie sein Vater."

Gene oder Umwelt?

Eineiige Zwillinge haben die gleichen Gene. Unterschiedliche geistige Fähigkeiten und Persönlichkeitsmerkmale müssten also auf Umwelteinflüsse zurückzuführen sein, so die Grundannahme aller Zwillingsforscher.

Für die Forschung sucht man gezielt nach Zwillingen, die früh getrennt wurden und in unterschiedlichen sozialen Umfeldern aufwuchsen, wie im „Doppelten Lottchen".

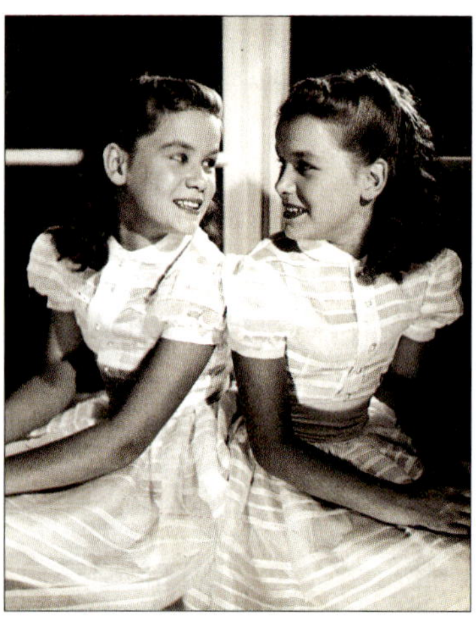

Ob Intelligenz ererbt oder erworben ist, darüber debattieren Wissenschaftler seit mehr als hundert Jahren, und die Neigung zur einen oder zur anderen Fraktion war nicht immer frei von Ideologien.
Sind die Erbanlagen verantwortlich, dann sollten geistig Behinderte nach Ansicht radikaler Eugeniker keine Kinder bekommen. Wären die Erbanlagen allein ausschlaggebend für die Intelligenz eines Menschen, dann könnte man Maßnahmen zur Entwicklungsförderung von Kindern als Zeit- und Geldverschwendung ablehnen. Gentests könnten dann in Zukunft Aussagen über die Intelligenz ungeborener Babys machen. Eine kluge Frau mit Kinderwunsch wäre dann gut beraten, sich einen intelligenten Mann zu suchen oder „intelligente" Spermien von der Samenbank zu kaufen, etwa von einem Nobelpreisträger. Entsprechende Angebote gibt es längst.
Geht man dagegen von einer prägenden Rolle der Umwelt für die Intelligenz aus, dann macht eine Frühförderung von Babys Sinn. Dann haben Eltern die Chance, aus ihrem Kind einen intelligenten Menschen zu machen, aber auch die Verantwortung dafür.
Ideale Anschauungsobjekte für die Klärung der Frage „angeboren oder erworben?" waren und sind Zwillinge, möglichst eineiige, die im Unterschied zu den zweieiigen exakt die gleichen Gene haben. Daher müsste alles, was sie unterscheidet, auf Umwelteinflüsse zurückzuführen sein, so die Ausgangshypothese derartiger Studien. Seit den 70er Jahren suchten und fanden die Forscher eineiige Geschwister, die nicht gemeinsam aufgewachsen waren, sondern als Kinder getrennt worden und jeweils in einem unterschiedlichen sozialen Umfeld groß geworden waren. Nach all diesen Untersuchungen urteilen moderne Zwillingsforscher heute salomonisch, dass Intelligenz zur einen Hälfte erblich und zur anderen Hälfte von der Umwelt beeinflusst ist. Die

Bestrebungen, diese Anteile in exakte Prozentzahlen zu fassen, halten wiederum andere Wissenschaftler für ebenso langweilig wie unerheblich. Dass Gene an unserem Verhalten, unseren Begabungen und der Ausprägung der geistigen Fähigkeiten beteiligt sind, steht inzwischen außer Frage. Ebenso sicher ist, dass selbst die besten Begabungen ohne fördernde Reize der Umwelt verkümmern.
Kürzlich brachten britische und amerikanische Verhaltensgenetiker erste Gene direkt mit Intelligenz in Zusammenhang: ein Gen mit der Bezeichnung IGF-2 (es trägt die Information für einen Nerven-Wachstumsfaktor) und eines mit dem Namen NR2B.

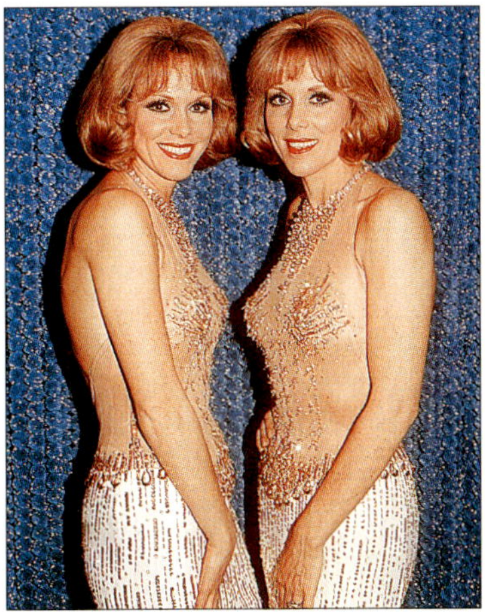

Erwachsene Zwillinge demonstrieren selten solche Uniformität wie Alice und Ellen Kessler. Die meisten betonen eher ihre Unterschiede.

Soziale Intelligenz

„Pass auf, Max", zwinkert Vitus seinem Freund zu. „Ich kenne den Typen. Er ist mit dem Auto seines Vaters da und der hat einen Schlüssel."
„Na, fein, dann fragen wir ihn doch danach", schlägt Max laut und unbekümmert vor.
„Schscht", macht Vitus, „er wird ihn mir nicht geben. Ist ein besonderer Fall. Wir müssen den Schlüssel heimlich holen. Ich gehe jetzt rüber und helfe ihm mit seiner blöden Klampe und du guckst da hinten in seiner Tasche nach einem Schlüsselbund. Wenn du einen findest, probier, ob du damit in den Schuppen kommst. Aber pass auf, dass er dich nicht sieht. Sonst kann ich hier einpacken."
Max nähert sich so unauffällig wie möglich der Tasche, während Vitus mit einem Ausdruck von Interesse und Hilfsbereitschaft auf das Boot seines Rivalen zuschlendert: „Irgendwelche Probleme?"
„Sieh dir das an!", empört sich das Söhnchen, „eine neue Klampe! Bestes Material. Einmal belastet – und zack! Bricht einfach aus dem Kunststoff."
Vitus betrachtet interessiert das Loch im Deck. „Klar", denkt er, da wurde von innen keine Verstärkung dagegen gesetzt. Kann ja nicht halten. Aber wenn ich ihm das sage, steht er vor mir und vor seinem Freund dumm da, und das zahlt er mir bei der nächsten Regatta mit Hilfe seines Papis zurück."
Laut sagt er daher: „Wirklich zu dumm. Könnt ihr denn ohne die Klampe überhaupt segeln?"
„Klar", meint der Freund, „wir nehmen für das Fall einfach die kleine Klampe daneben, nur das Loch müssen wir zukleben."
‚Noch so ein Spezialist', stöhnt Vitus innerlich auf, denn er sieht sofort, dass die Nachbarklampe viel zu schwach ist, um der Zugkraft der Fall-Leine ernsthaften Widerstand entgegenzusetzen. Sie würde mindestens genauso schnell herausbrechen wie die erste und ein vielleicht noch größeres Loch in das beschädigte Deck reißen. Das Clubboot fie-

Treffen sich lange getrennte Zwillinge Jahre später wieder, sind sie oft verblüfft darüber, wie viele Gemeinsamkeiten ihre Lebenswege aufweisen.

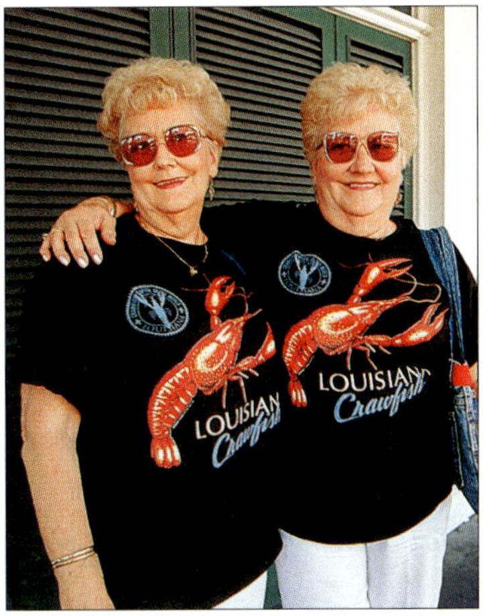

Intelligentes Leben im All?

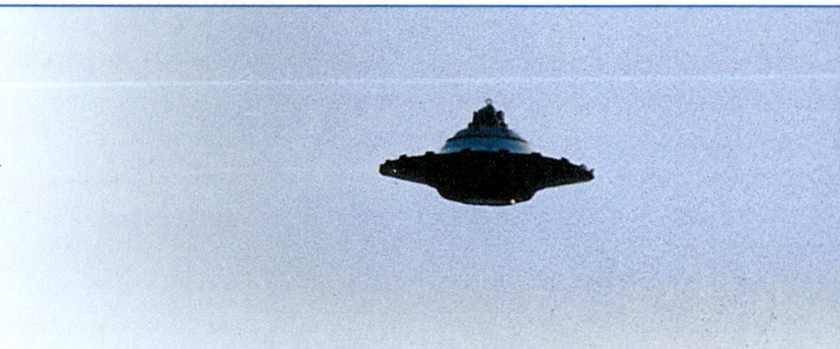

Allein die Milchstraße, unsere Heimatgalaxie, beherbergt etwa 100 Milliarden Sterne. Auf zehn Millionen von ihnen, so berechneten optimistische Wissenschaftler in den 60er Jahren, könnte es intelligentes Leben geben, dessen Träger mit uns Kontakt aufnehmen könnten. Doch das erste Funksignal von vermeintlich Außerirdischen stellte sich als Signal eines Pulsars heraus. Jahrelang lauschten die Forscher mit Radioteleskopen erfolglos ins All, dann trugen 1977 die amerikanischen Raumsonden Voyager 1 und 2 kosmische Botschaften ins All: jeweils zwei Kupferplatten, in die unter anderem Bilder der Erde, der Menschen, Beethovens Fünfte und Grußworte in 55 irdischen Sprachen eingraviert sind. Bis heute kam keine Antwort.

Im Jahr 1992 startete die amerikanische Raumfahrtbehörde NASA das SETI-Projekt: search for extraterrestrial intelligence. Riesige Radioteleskope empfingen und analysierten mehr als 150 Millionen Signale. Nur ein Einziges blieb bis heute rätselhaft: das „Ohio-Wow-Signal". Es wiederholte sich nicht.

Die NASA gab das Projekt aus Geldmangel auf, doch private Finanziers betreiben es weiter, darunter der Microsoft-Chef Bill Gates und der Hollywood-Regisseur Steven Spielberg. Bis heute gibt es aber kein Projekt, das gezielte Funksignale ins All schickt, um sich bemerkbar zu machen. Entscheidend für die Frage, ob es jemals einen Kontakt zwischen unserer und einer potenziellen außerirdischen Zivilisation geben wird, ist nach Ansicht realistischer Astronomen die Wahrscheinlichkeit, mit der zwei solche Zivilisationen gleichzeitig bzw. in passendem Raum-Zeit-Abstand im All kommunizieren. Im Vergleich zu den wahrscheinlich 19 Milliarden Jahren seit dem Urknall, den rund vier Milliarden Jahren seit der Entstehung von Leben auf der Erde und den rund vier Millionen Jahren seit dem Auftauchen der Vormenschen sind die 40 Jahre, seit denen die Menschen nach Außerirdischen suchen, fast nichts. Schlechte Aussichten also, aber nach wie vor eine faszinierende Vorstellung.

le dann sicher für zwei bis drei Wochen aus.

„Schon blöd, wenn das Material nicht hält", beginnt Vitus seine Taktik der Schadensbegrenzung und beobachtet dabei aus dem Augenwinkel, wie Max sich an der Schuppentür zu schaffen macht. „Und heute bläst es ja ganz ordentlich."

„Genau!", begeistert sich das Söhnchen.

„Am letzten Wochenende hats ja auch gut geblasen. Habt ihr von Boot drei gehört?", fragt Vitus ganz nebenbei.

Die beiden Spezialisten sehen ihn groß an. Vitus steigert die Spannung: „Das war wirklich knapp."

„Was war knapp?"

„Denen ist irgendwas am Ruder geknallt, sie haben eine unfreiwillige Halse gefahren, der Vorschoter bekam den Baum an den Kopf und flog bewusstlos ins Wasser. Wäre fast ersoffen."

„Was ist da geknallt?"

„Ach, irgendwas, die haben einen Splint vergessen oder so ..."

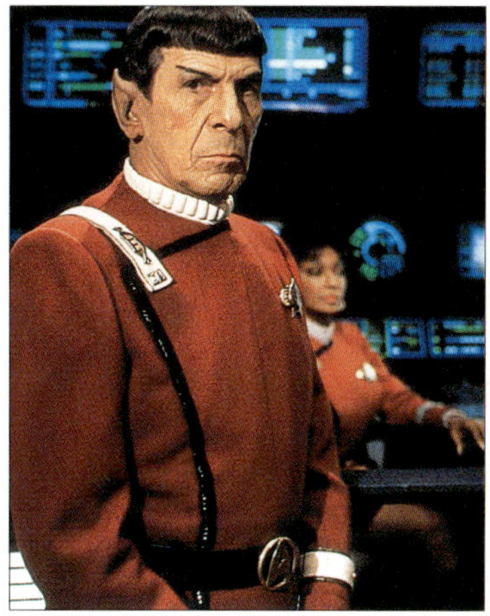

„Beam me up, Scotty!“ Die emotionslosen Vorfahren des Halbvulkaniers Spock, der als Erster Offizier das Raumschiff Enterprise in „Star Trek“ begleitet, bestechen durch ihren klaren Verstand.

Jetzt sehen die beiden Spezialisten sich gegenseitig ängstlich an.
„Hm“, meint das Söhnchen zu seinem Begleiter, „sollen wir die Klampe vielleicht doch wieder richtig montieren lassen?“
Vitus sieht Max mit der grünen Kiste aus dem Schuppen kommen.
„Müsst ihr gar nicht selbst machen“, informiert Vitus die beiden, „es gibt doch den Bootsdienst. Morgen kommen die wieder. Ihr solltet sie nur anrufen und Bescheid sagen.“
Max legt den Schlüssel zurück in die Tasche.
„Gute Idee“, bedankt sich das Söhnchen und zwinkert Vitus zu. „Mit dir kann man echt reden.“

Emotionale Intelligenz

Eine intelligente Lösung – alle sind zufrieden und beide Ziele sind erreicht: Max hat die benötigte Hose und größerer Schaden ist von dem Clubboot abgewendet. Hätte Vitus sich bei seinem Verhalten nur nach seinen eigenen Interessen gerichtet und die klar formuliert, wäre er vielleicht mit seinem Anliegen gescheitert und hätte sicher Unmut provoziert. So aber hat er nicht nur zwei Operationen gleichzeitig in ihren Einzelschritten geplant (nämlich die Schlüsselaktion von Max und das Gespräch mit den beiden anderen Jungen), sondern dabei auch die beteiligten Menschen, ihre Interessen und Stimmungen berücksichtigt. Er musste die Reaktionen und das Verhalten seines Gegenübers vorhersehen und in seine eigene Planung integrieren, er musste Stimmungen erfassen, Gesichtsausdrücke interpretieren und seine eigene soziale Beziehung zu den anderen einschätzen können. Diese Fähigkeit nennen manche Psychologen soziale, andere personale, wieder andere emotionale Intelligenz. Der amerikanische Psychologe David Goleman machte schließlich den EQ populär.
Sozial intelligente Menschen sind meist geschickte Strategen. Sie erreichen ihre Ziele scheinbar mühelos und bringen dabei das Kunststück fertig, zu gewinnen, ohne dass es Verlierer gibt. Oder zumindest fühlen sich die Verlierer nicht als solche. Umgekehrt sind nicht alle guten Strategen auch sozial intelligent. Andere mögen ebenso erfolgreich ihre Interessen durchsetzen, indem sie geschickt in Machtlücken vorstoßen und die Schwächen ihrer Konkurrenten oder Gegner gezielt ausnutzen. Sie benötigen dazu jedoch einiges an Kraft und hinterlassen oft Verärgerung und Neid. Freunde schaffen sie sich damit selten.
Soziale Intelligenz ist eng verwandt mit dem, was man gemeinhin Menschenkenntnis nennt, und sie ist die Voraussetzung dafür, gut mit sich und anderen zurechtzukommen. Wer das gut kann, ist oft beliebt oder – Terminus psychologicus – „teamfähig“ und prädestiniert für eine Führungsposition. Die zentrale Fähigkeit ist dabei ein Gespür für Gefühle – für die eigenen und für die der anderen.

Seit dem Mann im Mond und den kleinen grünen Marsmännchen sind wir von der Vorstellung fasziniert, dass es andere intelligente Wesen im All geben könnte. Dieses stammt aus dem Film „Men in Black“.

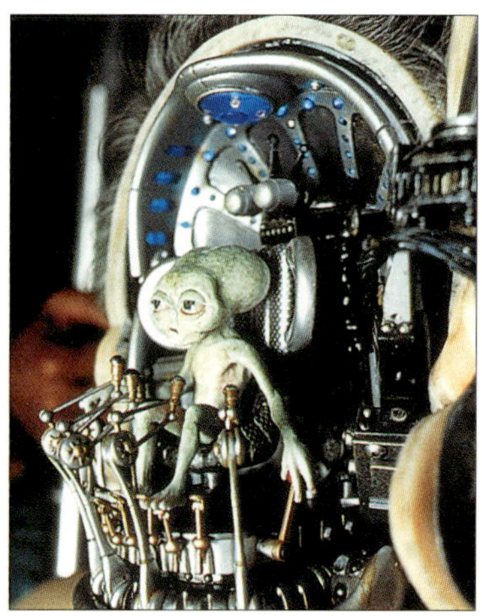

Neben all diesen Definitionen dafür, was Intelligenz eigentlich ist oder was sie ausmacht, gibt es noch eine ganze Reihe weiterer Begabungen, die von verschiedenen Wissenschaftlern als eigenständige Intelligenzen angesehen werden. Der Amerikaner Howard Gardner hat die Theorie der multiplen Intelligenz aufgestellt. Er unterscheidet acht verschiedene: Dazu gehören die sprachliche, die logisch-mathematische, die räumliche, die musikalische, die körperliche und die personale Intelligenz.

Intelligenztests erfassen nur wenig von diesem breiten Spektrum, doch ihre Erfinder und Anwender sind überzeugt, daraus die Wahrscheinlichkeit ableiten zu können, mit der eine Testperson Aufgaben in Schule oder Beruf erfolgreich bewältigen wird. Allein im deutschsprachigen Raum sind mehr als 70 verschiedene Verfahren in Gebrauch, meist jedoch einer der sieben bis acht Spitzenreiter wie der Hamburg-Wechsler-Test oder der Raven-Matrizen-Test. Sie alle messen unterschiedliche Fähigkeiten, die als Merkmale von Intelligenz gelten. Die Aufgaben bestehen zum Beispiel darin, fehlende Elemente in Bildern zu ergänzen, Bilder zu einer Geschichte zu ordnen oder Puzzles zu legen. Solche Elemente gelten als bildungs- und kulturunabhängig und damit als zum Vergleich sehr unterschiedlicher sozialer Gruppen geeignet. Andere fragen Wissen ab, prüfen das Gedächtnis und das Sprachverständnis. Der Prüfling muss kopfrechnen, logische Schlussfolgerungen ziehen und die richtigen Worte finden. Meistens wird nicht nur das Ergebnis, sondern auch die Geschwindigkeit bewertet, in der die Probanden die Aufgaben lösen. Manche davon messen, wie gut und wie schnell man sich in neuen Situationen zurechtfindet. Der relativ neue Berliner Intelligenz-Strukturtest BIS bewertet zum Beispiel auch Einfallsreichtum, Vorstellungsvermögen und Assoziationsfähigkeit.

Der Ursprung aller Intelligenztests liegt im französischen Erziehungsministerium zu Beginn des 20. Jahrhunderts. Die Ministerialen verfolgten damals die Absicht, lernbehinderten Kindern einen besonderen Unterricht angedeihen zu lassen, und forderten einen der führenden Psychologen an der Pariser Sorbonne auf, ein Testverfahren für Lernbehinderungen zu entwickeln. Alfred Binet entwarf daraufhin einen einfachen Test, der das „Intelligenzalter“ eines Kindes maß, also feststellte, ob dieses Kind seiner Altersgruppe voraus war oder eher zurücklag. Darauf basierend erfand der deutsche Psychologe William Stern den Intelligenzquotienten: Das Intelligenzalter nach Binet wurde durch das Lebensalter geteilt, und fertig war der IQ. Um der einfacheren ganzen Zahlen willen einigte man sich darauf, das Ergebnis mit 100 zu multiplizieren.

Der IQ war also ursprünglich für Kinder gedacht. Um auch für Erwachsene eine sinnvolle Aussage machen zu können, modifizierte der Amerikaner David Wechsler die Methode in den 30er Jahren und legte

Silicium oder Kohlenstoff? Das Outsourcing von geistigen Prozessen hat mit den elektronischen Datenspeichern begonnen.

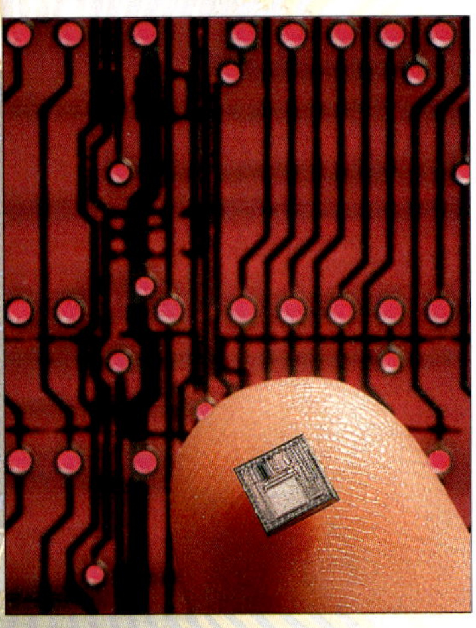

Intelligente Maschinen

In den 50er Jahren haben Informatiker vorhergesagt, dass es innerhalb weniger Jahre Roboter mit menschlichen Fähigkeiten geben würde. Im Sciencefictionroman „2001 - Odysee im Weltraum" aus dem Jahr 1969 widersetzt sich der Supercomputer HAL (der Name ist abgeleitet von IBM, jeweils eine Stelle im Alphabet nach vorne gerückt) bewusst den Anweisungen des Kommandanten. Beides blieb bisher Zukunftsmusik. Dreißig Jahre später stehen Wissenschaftler, die Maschinen und Computern Künstliche Intelligenz (KI) einzuprogrammieren versuchen, immer noch vor dem Problem, dass z. B. kein Roboter aus einem ihm unbekannten Raum selbstständig den Ausgang findet. Dennoch lösen Roboter und Computerprogramme heute Aufgaben, die durchaus ein gewisses Maß an Intelligenz erfordern:

- 1997 besiegte erstmals ein Computer namens Deep Blue den weltbesten Schachspieler;

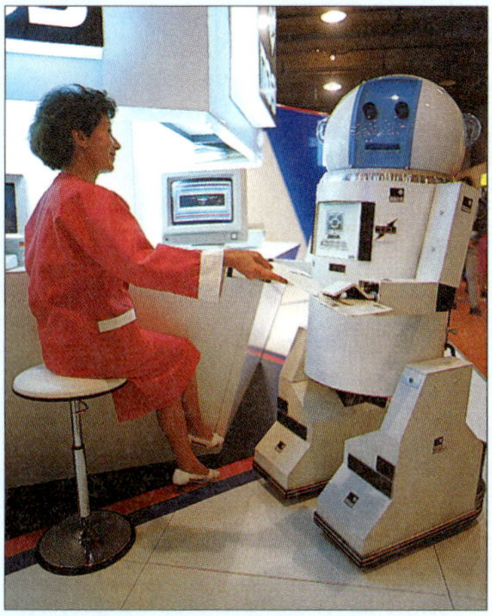

- Computer erkennen komplexe Muster: Sie identifizieren Gegenstände, Sprachprozessoren analysieren menschliche Laute, erste Telefonate mit Computern sind möglich;
- Software-Agenten sind Computerprogramme, die im Auftrag eines Internetsurfers mehr oder minder selbstständig Bibliotheken durchforsten;
- Computerprogramme lernen aus Erfahrung. Sie optimieren auf diese Weise Produktionsabläufe oder simulieren Kleinkinder: „Creatures" war das erste kommerzielle „KL"-Spiel (KL = Künstliches Leben);
- Roboter reinigen selbstständig die Kanalisation oder spüren Haarrisse in Gastanks auf, erste Prototypen putzen Fenster, betanken Autos und fahren in Kliniken das Essen aus;
- Bamberger Psychologen entwickeln Roboter mit „emotions": Computer zeigen menschliche Gefühle, aber sie empfinden sie nicht;
- Roboter fahren Auto oder spielen Fußball: Eine Berliner Mannschaft gewann im Jahr 1997 in Japan die erste Weltmeisterschaft der Fußballroboter: den RoboCup.

Noch hat kein Computer den Turing-Test bestanden, den ultimativen Gradmesser für KI, in dem ein Mensch entscheiden muss, ob verdeckte Antworten von einem anderen Menschen oder von einem Computer gegeben wurden. Aber umgekehrt hat man schon drei Menschen für Maschinen gehalten. Manche Forscher argumentieren jedoch, dass kein Silicium-Computer jemals an alle Leistungen des menschlichen Gehirns heranreichen kann. Andere setzen auf zukünftige Biocomputer: Auf ersten Neurochips sind Nervenzellen zu künstlichen Schaltkreisen verbunden.

damit den Grundstein für die meisten der heute angewandten Tests. Seine Maßzahl war streng genommen gar kein Quotient mehr, sondern ein Abweichungswert zwischen der individuellen Leistung und der Durchschnittsleistung von Erwachsenen, aber der IQ blieb.
Kritiker merken an, dass IQ-Tests nicht eigentlich die Intelligenz messen (zumal eine allgemeingültige Definition, was Intelligenz ist, bis heute fehlt), sondern nur die Fähigkeit, Intelligenztests zu lösen.
Dennoch bestimmt ein solches Testergebnis mitunter den Lebensweg, indem es über die Zulassung zu Eliteschulen, zu bestimmten Studien- oder anderen Ausbildungsgängen oder über die Einstellung in ein Unternehmen mit entscheidet.

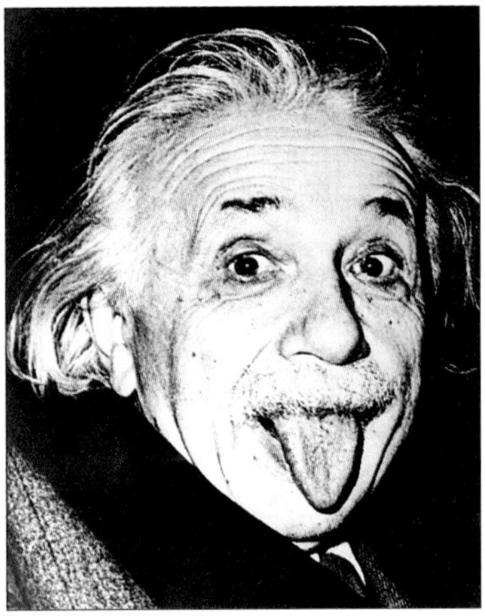

Als Albert Einstein im Jahr 1955 im Alter von 76 Jahren starb, legten Neuropathologen sein Gehirn in Formalin. Einstein hatte dem zu Lebzeiten zugestimmt. Sie wogen und fotografierten es, bevor sie es in 240 Teile zerlegten. Schließlich fertigten sie histologische Schnitte an.

IQ-Tests und Albert Einsteins Gehirn

IQ-Messungen bei Menschen verschiedener Herkunft waren die Basis der Behauptung, Schwarze seien grundsätzlich „dümmer" als Weiße. Es handelte sich dabei um amerikanische Untersuchungen mit amerikanischen Tests, die dem Beweis der Vererbungslehre dienen sollten und tatsächlich zeigten, dass die intellektuellen Fähigkeiten schwarzer Amerikaner hinter denen ihrer weißen Mitbürger zurückblieben. Was dabei außer Acht gelassen wurde, war der gesellschaftliche Status der verglichenen Gruppen. Schwarze Amerikaner sind in der Regel immer noch sozial schlechter gestellt als Weiße. Der Bildungsstand der Familie, vor allem der der Mutter, die wirtschaftlichen und sozialen Verhältnisse aber erlauben eine recht gute Voraussage über den wahrscheinlichen IQ, egal ob schwarz oder weiß.

Was ebenfalls erst später kritisiert wurde, waren die Formulierungen der Aufgaben. Schwarze und weiße Amerikaner benutzen zum Teil unterschiedliche Ausdrücke, weswegen manche der von Weißen erdachten Fragen für die schwarzen Teilnehmer schwerer verständlich waren.

Zudem haben Menschen unterschiedlicher Kulturen oft ganz verschiedene Auffassungen darüber, was intelligent ist. Schon in den 70er Jahren dachte sich der Amerikaner Michael Cole einen intelligenten Versuch aus, um das zu belegen: Er ließ die Menschen eines afrikanischen Stammes einfache Begriffe sortieren. Die Ergebnisse solcher Tests in westlichen Kulturen waren bekannt: Intelligente Menschen ordnen die Begriffe meist nach dem Kriterium ihrer Zugehörigkeit, also etwa das Wort Fisch zur Kategorie Tier; weniger Intelligente sortieren nach der Funktion der Begriffe, zum Beispiel das Wort Fisch zur Kategorie Essen. Die Afrikaner sortierten nach der Funktion und lieferten damit den Anhängern der These „schwarz = dumm" vermeintlich einen Beweis für die Richtigkeit ihrer Annahme. Nun folgte aber die Überraschung und das eigentlich intelligente dieses Intelligenztests: Cole bat die Testpersonen, dieselben Begriffe ein zweites Mal zu sortieren, und zwar so, wie es ein ihrer Meinung nach „dummer" Mensch tun würde. Heraus kamen Gruppen von hierarchisch geordneten Begriffen. Die Probanden waren also durchaus zu beidem in der Lage. Der Unterschied bestand nur in der Auffassung darüber, was dumm oder was intelligent ist.

Das Ergebnis war auch ein Hinweis darauf, dass alle vorliegenden Tests im Wesentlichen messen, ob Menschen wissen, was man von ihnen erwartet, und wie gut sie dieser Erwartung entsprechen können. Für diese Annahme spricht auch die Entdeckung einer seltsamen „Intelligenzvermehrung": In den letzten vier bis fünf Jahrzehnten stieg der durchschnittliche IQ in den westlichen Ländern stetig an. Beim Raven-

Test um rund fünf Punkte pro Jahrzehnt, beim Wechsler-Test immerhin noch um drei. Dass tatsächlich die menschliche Intelligenz innerhalb eines – nach den Maßstäben der Evolution verschwindend kurzen – Zeitraums von einem halben Jahrhundert derart gestiegen sein soll, halten Fachleute für unwahrscheinlich. Sie neigen eher zu Erklärungsversuchen wie einer komplexeren, die Intelligenz stärker fordernden Umwelt, einem gestiegenen Bildungsgrad, besserer Ernährung oder einfach mehr Übung im Umgang mit Tests.

Die Anhänger von Intelligenztests haben allerdings in den letzten Jahren Bestätigung in der Neurobiologie gefunden. Zuvor hatte es schlecht ausgesehen, denn trotz intensiver Suche fanden sich keinerlei anatomische Besonderheiten in den Gehirnen verstorbener Menschen, die als besonders intelligent gegolten hatten. Doch dann machten Wissenschaftler, die die Gehirne lebender Menschen mit einer speziellen EEG-Technik (Elektro-Enzephalogramm) untersuchten, eine wichtige Entdeckung:

Bei Menschen mit hohem IQ haben die Nervenzellen eine besonders hohe Verarbeitungsgeschwindigkeit. Die Signale flutschen bei ihnen besser und deswegen schneller durchs Gehirn. Möglicherweise liegt der Grund in einer besseren Isolierung der Nervenbahnen. Und tatsächlich fand man bei der Untersuchung des Gehirns von Albert Einstein nach seinem Tod eine besonders hohe Zahl von Gliazellen, die ja unter anderem für die Isolierung zuständig sind. Die Häufung trat just im Scheitellappen der Großhirnrinde auf, also dort, wo ein Hauptsitz unserer Assoziationsfähigkeit vermutet wird.

Und noch etwas haben kanadische Wissenschaftler in jüngster Zeit entdeckt: Bei der ersten umfassenden anatomischen Vergleichsuntersuchung zwischen Einsteins konserviertem Gehirn und anderen fanden sie die Scheitellappen seiner Hirnrinde um 15 Prozent vergrößert. Das ist jener Bereich, dem Hirnforscher die Fähigkeiten zu räumlichem Vorstellungsvermögen und analytischem Denken zuordnen. Beide Scheitellappen waren bei Einstein zudem symmetrisch – eine weitere Besonderheit, denn normalerweise ist der linke kleiner als der rechte. Weiter war in Einsteins Gehirn die so genannte Zentralfurche, die die Hirnrinde von der Stirn bis zum Hinterkopf durchgehend entlangläuft, unterbrochen.

In die Lücke, so vermuten die Hirnanatomen, könnten sich mehr Nervenzellen gedrängt haben, die wiederum mehr Kontakte zwischen den Regionen bilden konnten.

Wenn hier tatsächlich das Genie verborgen war, müssten sich ähnliche Unterschiede auch zwischen den Gehirnen anderer exzellenter Mathematiker oder Physiker und denen von Menschen mit durchschnittlichen Leistungen auf diesen Gebieten zeigen. Die Suche nach dem Genie im Kopf geht weiter.

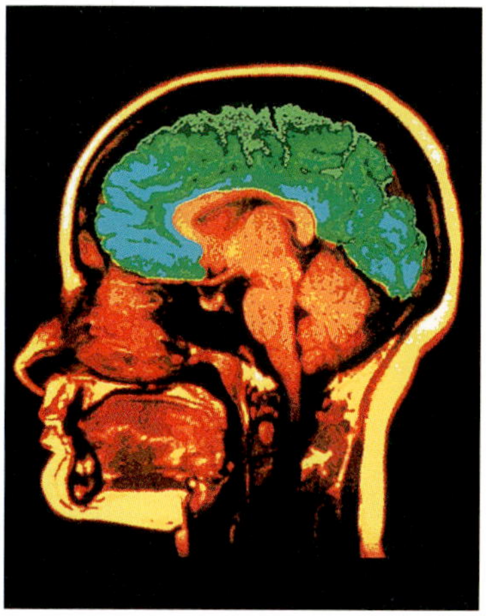

Im Vergleich zu diesem Durchschnittsgehirn fanden die Wissenschaftler bei Einstein einen um 15 Prozent größeren Scheitellappen der Hirnrinde und andere Besonderheiten.

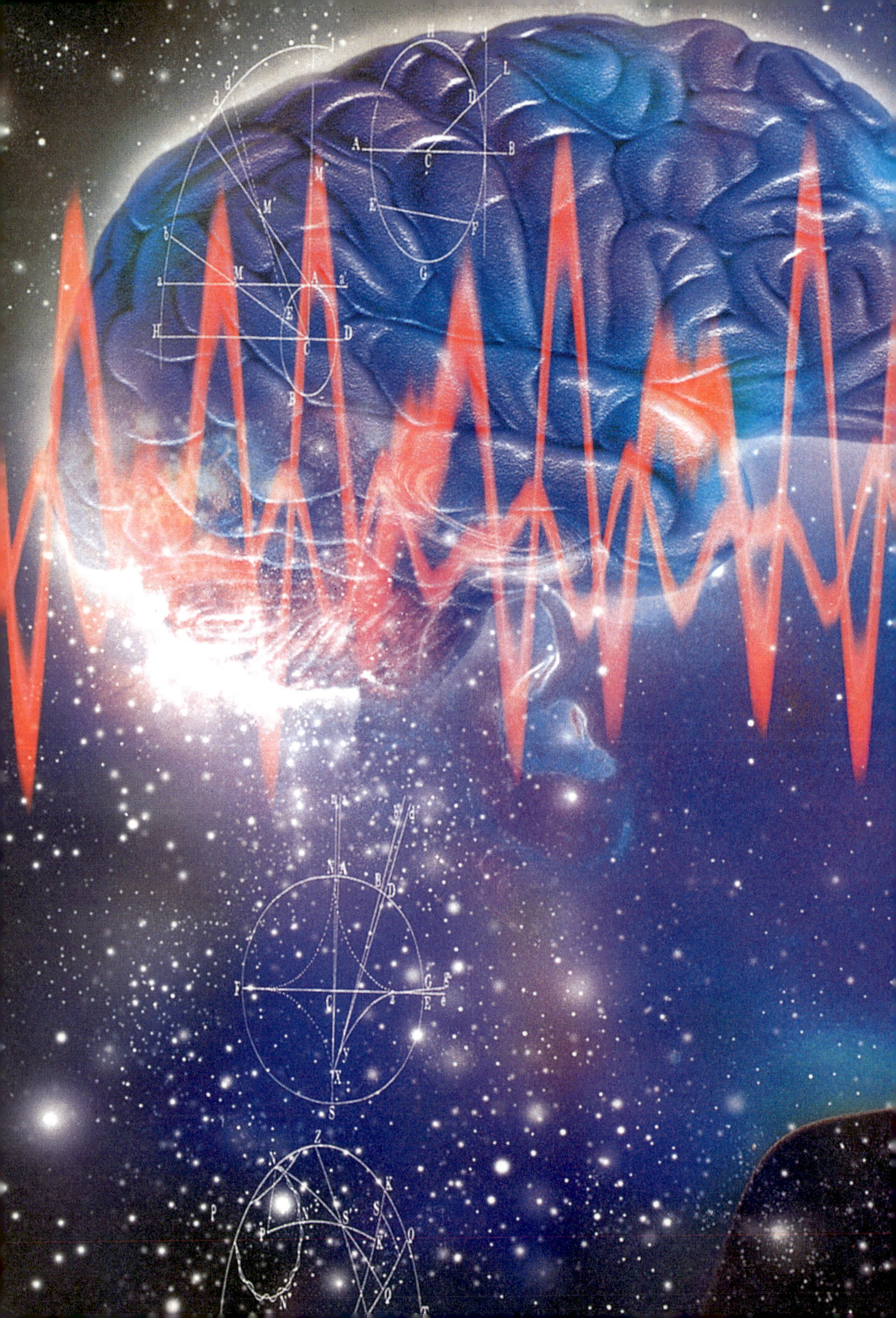

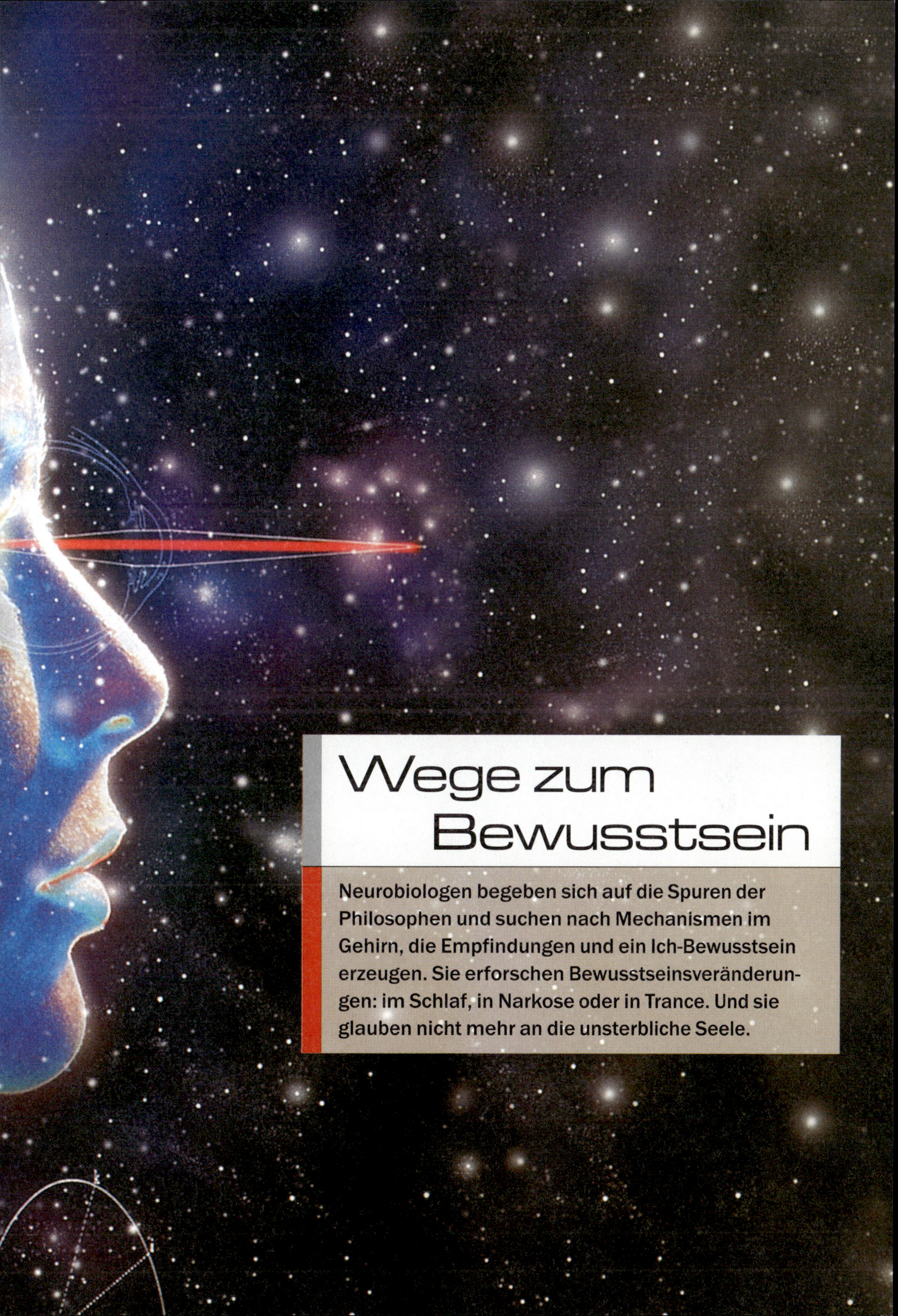

Wege zum Bewusstsein

Neurobiologen begeben sich auf die Spuren der Philosophen und suchen nach Mechanismen im Gehirn, die Empfindungen und ein Ich-Bewusstsein erzeugen. Sie erforschen Bewusstseinsveränderungen: im Schlaf, in Narkose oder in Trance. Und sie glauben nicht mehr an die unsterbliche Seele.

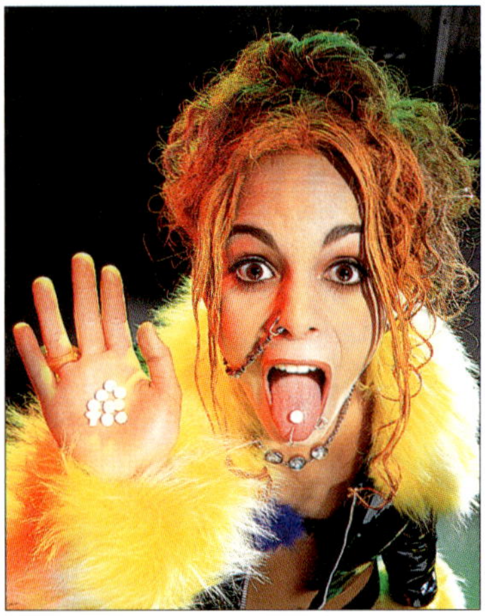

Ecstasy: die angeblich harmlose Power-Droge fürs Bewusstsein. Inzwischen ist aber nachgewiesen, dass das Gehirn darunter leidet: Es produziert weniger Serotonin – einen wichtigen Botenstoff.

Legalize it: Der Wirkstoff der Cannabis-Pflanze, Tetrahydrochlorid (THC), macht nicht nur high, er reduziert auch wirksam Schmerzen.

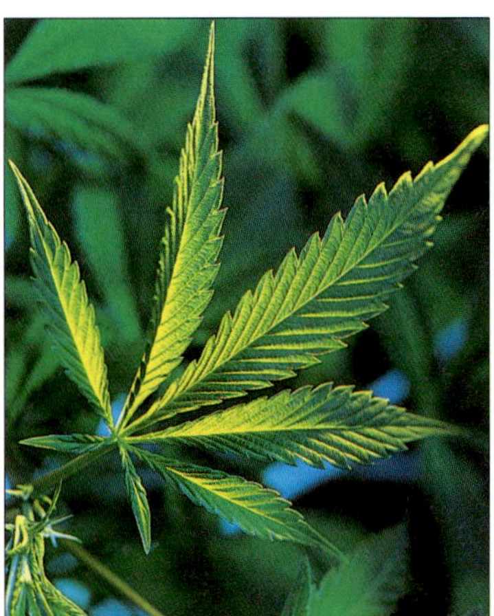

Katerstimmung

„Das Wetter: neblig trüb bei fünf bis acht Grad, nachts leichter Frost möglich. Es ist elf Uhr fünf."

„Aargh." Vitus macht das Radio aus, fischt den abgesunkenen Teefilter aus der Kanne und blickt missmutig auf das viel zu schwarze Gebräu. Max steht daneben und grinst.

„Kein guter Morgen heute morgen, was?"

„Nee, vor allem nicht, wenn ich an meine Seminararbeit denke."

Seit einiger Zeit teilen sich die beiden Freunde eine kleine Wohnung in der Nähe der Uni. Max hat ein paar Semester Vorsprung und gerade sein zweites Staatsexamen in Medizin bestanden. Das haben sie am gestrigen Samstag groß gefeiert. Vitus hingegen konnte sich nach seinem Zivildienst nur zögerlich für ein bestimmtes Fach entscheiden und steckt jetzt gerade mal im siebten Semester Philosophie.

„Worüber schreibst du?"

„Über das Ich", knurrt Vitus und wirft ein Stück Zucker in den Tee und schlurft damit zum Küchentisch.

„Davon ist ja im Augenblick nicht viel übrig", spottet Max und denkt einige Sekunden nach. „Hat das mit dem Bewusstsein zu tun?" Vor kurzem hat er sein Interesse an der Neurologie entdeckt und möchte sich jetzt darauf spezialisieren.

„Ziemlich viel. – Wieso bist du eigentlich so ausgeschlafen?"

„Vielleicht weniger Château migraine", spekuliert Max mit einem viel sagenden Seitenblick.

„Weniger was?"

„Rotwein. Du bist ja sofort ins Bett gefallen und hast gleich ziemlich komatös geschlafen."

Vitus starrt gequält in seinen Tee und hebt dann langsam den Kopf.

„So sind sie, die Mediziner. Mittlere Handwerker, aber angeben mit ihren Fremdwörtern! Kannst du nicht ausnahmsweise mal deutsch reden, wenigstens mit mir?"

„Ich meinte bewusstlos."

„Danke!"

Vitus macht wirklich einen bemitleidenswerten Eindruck. Um seine Laune zu heben, beginnt Max, ein Frühstück zu machen.

„Weißt du was? Jetzt isst du mal was Ordentliches, dann legst du dich noch eine Stunde aufs Ohr, dann eine kalte Dusche und danach setzen wir uns zusammen und besprechen deine Seminararbeit. Ich verstehe zwar nichts von Philosophie, aber zumindest was von Bewusstlosigkeit. Vielleicht findet es dein Seminarleiter ja ganz lustig, mal was anderes zu lesen als immer dieses hochgestochene Gelaber."

„Ich fürchte, nein. Aber die Idee ist trotzdem gut. Nett von dir. Genau so machen wir es."

Der Ursprung des Bewusstseins

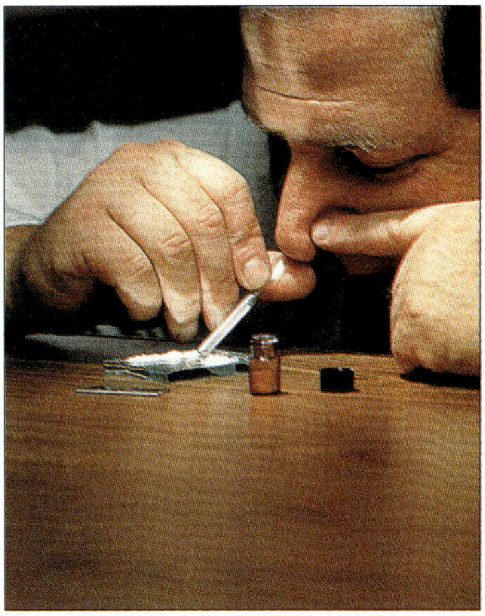

All around my brain: Kokain – die klassische „Edel"-Droge für Konzentration, Wachheit und Leistungsfähigkeit. Allerdings ist der Preis für die Bewusstseinsveränderung hoch: Die Nervenzellen werden süchtig.

Das Bewusstsein – ein Begriff, den wir im Alltag ohne großes Nachdenken verwenden: Wir sind bei Bewusstsein, etwas dringt ins Bewusstsein, wir werden uns einer Sache bewusst. Beim Versuch, den Begriff dingfest zu machen und zu erklären, stoßen wir aber schnell an die Grenze zum Mysteriösen. Was ist das Ich? Was ist das innere Erleben? An den Antworten darauf zerbrechen sich noch heute zeitgenössische Philosophen die Köpfe. Aber sie sind damit nicht mehr alleine: Psychologen und Neurobiologen haben sich dazugesellt, auch Informatiker, die sich mit Künstlicher Intelligenz beschäftigen.

Sie versuchen, das Bewusstsein in überschaubarere Phänomene aufzuteilen: das Selbstbewusstsein, also das Wissen um die eigene Existenz und das eigene Denken; bewusste Empfindungen wie Farben, Düfte, Freude oder Schmerz; und schließlich Bewusstsein als Wachheit, im Gegensatz zur Bewusstlosigkeit im Schlaf, im Koma oder in Narkose. Bei allen dreien steht eine naturwissenschaftliche Erklärung noch aus, und auch die Bewusstseinsphilosophen debattieren zwar engagiert, tappen dabei aber nicht minder im Dunkeln.

In der Evolution gilt das Selbstbewusstsein als höchste Stufe der Bewusstseinsentwicklung. Neben den Menschen besitzen es wahrscheinlich nur einige hoch entwickelte Menschenaffen. Als messbares Kriterium gilt die Fähigkeit, sich selbst im Spiegel zu erkennen.

In einem berühmten Versuch malten Verhaltensforscher verschiedenen Affenarten einen roten Punkt auf die Stirn, während diese betäubt waren, und hielten ihnen nach dem Aufwachen einen Spiegel vor. Schimpansen und auch Orang-Utans fingen daraufhin an, an dem roten Punkt zu reiben, um ihn zu entfernen. Sie verstanden offenbar, dass es sich um ein Bild von ihnen selbst handelt, besitzen also, so die Schlussfolgerung, ein Selbstbewusstsein.

Menschen werden nicht mit der Fähigkeit zur Selbstwahrnehmung geboren. Erst im Alter von acht Monaten beginnen sie diese durch das Zusammenleben mit ihren Bezugspersonen, durch eigenes Verhalten und die Reaktion ihrer Umgebung darauf zu erwerben.

Welchen Vorteil hat es in der Evolution, zu wissen, dass ich ich bin und anders als du? Verhaltensforscher haben die Hypothese aufgestellt, dass das bewusste Wahrnehmen der eigenen Person eine Voraussetzung ist, um in komplexen sozialen Gemeinschaften leben zu können, denn nur wer sich selbst wahrnimmt, kann auch andere durchschauen. Vor sieben bis neun Millionen Jahren könnten Menschenaffen und vielleicht auch andere Tiere schon in der Lage gewesen sein, das eigene Innenleben wahrzunehmen und so auch andere zu durchschauen. Auf diese Weise waren auch komplizierte Gruppenstrukturen möglich, die weit über die reine Herdenbildung hinausgingen und der Gruppe

Pillen für mehr Bewusstsein: Designer-Drogen entstehen auf dem elektronischen Reißbrett der Neuro-Pharmakologen.

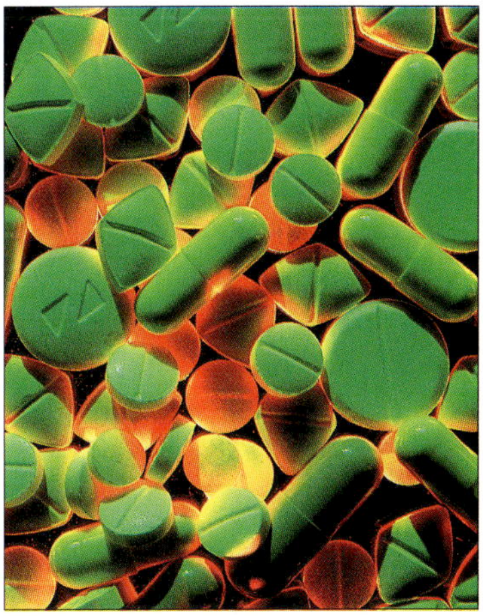

möglicherweise einen Vorteil gegenüber anderen Gruppen verschafften. Eine neuere evolutionsbiologische Theorie zur Entstehung des Selbstbewusstseins geht von der bewussten Wahrnehmung des eigenen Körpers aus. Detaillierte Bewegungsstudien an waldbewohnenden Affen, haben gezeigt, dass sich kleine Affen im Urwald Sumatras nach stereotypen Mustern bewegen. Die höher entwickelten Orang-Utans dagegen schwingen mit äußerst vielgestaltigen Bewegungen von Ast zu Ast. Demnach könnte die Vorstellung von uns selbst in den Köpfen der baumbewohnenden Vormenschen zunächst als Modell des eigenen Körpers entstanden sein. Eine Eigenschaft, die größere Kletterkünste ermöglichte und so einen evolutionären Vorteil verschaffte. Der moderne Mensch verfügt freilich über ungleich mehr: Wir kennen unseren Charakter, unsere Gedanken und Pläne und nehmen unsere individuelle Rolle in der Welt wahr.

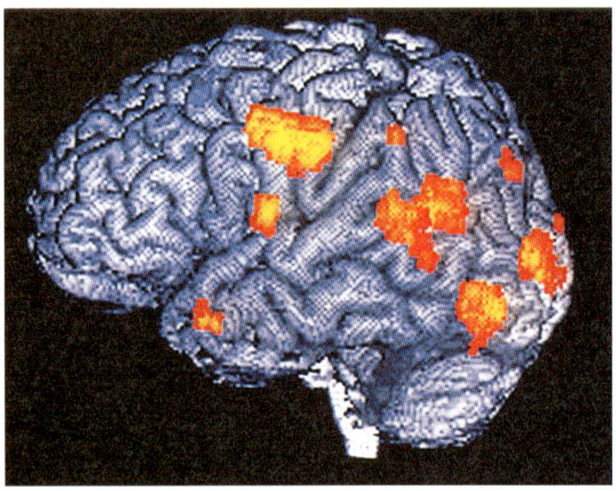

Halluzinationen sichtbar gemacht: Die Aufnahme von der linken Hirnhälfte eines Schizophrenie-Patienten beweist, dass die Betroffenen tatsächlich Stimmen hören und Bilder sehen, wenn sie halluzinieren (in diesem Fall sah der 23-jährige Patient Köpfe, die zu ihm sprachen). Die Seh- und Hörzentren der Hirnrinde sind erkennbar aktiv.

Auch das bewusste Empfinden, eine andere, ältere Art von Bewusstsein, lässt sich evolutionstheoretisch erklären: Ein Lebewesen, das Lust oder Schmerz empfinden kann, ist in der Lage, Unangenehmes zu vermeiden und Angenehmes anzustreben. Dann bleibt mehr Energie für die Produktion und Aufzucht der Nachkommenschaft übrig. Die Fähigkeit zur Empfindung bot also einen klaren Überlebensvorteil.

Bewusstsein entsteht im Gehirn, aber wie, und warum? 99 Prozent von dem, was unser Gehirn täglich leistet, bekommen wir überhaupt nicht mit. Blutfluss und Verdauung, Atmung und auch routinierte Bewegungen geschehen unbewusst, genau wie die Verarbeitung von Sinnesreizen. Unser ganzes bewusstes Erleben macht nur ein einziges Prozent der gesamten Hirnaktivitäten aus: innere Abbildungen der äußeren Welt, Empfindungen, Gedanken, Gefühle.

Das Gehirn arbeitet etwa im Millisekundentakt, das Bewusstsein dagegen nur im Sekundentakt. In jeder dritten Sekunde erleben wir eine andere bewusste Wahrnehmung. Vor jeder Bewusstwerdung hat das Gehirn in vielen Teilbereichen inzwischen bis zu tausendmal andere Zustände eingenommen, ohne dass wir davon etwas merken.

Seelenlose Zombies

„Na, wieder bei klarem Bewusstsein?“

„Schon viel besser!“, bestätigt Vitus, als er gegen eins frisch geduscht und anscheinend wieder nüchtern im gemeinsamen Arbeitszimmer erscheint. „An die Arbeit!“

„Hast du dir denn schon ein Konzept überlegt?“, erkundigt sich Max.

„Ehrlich gesagt, nein. Gelesen habe ich allerdings über die ganze Bewusstseinsphilosophie schon ziemlich viel.“

„Erzähl doch einfach mal, was davon das Spannendste war.“

Wachzustände während der Narkose

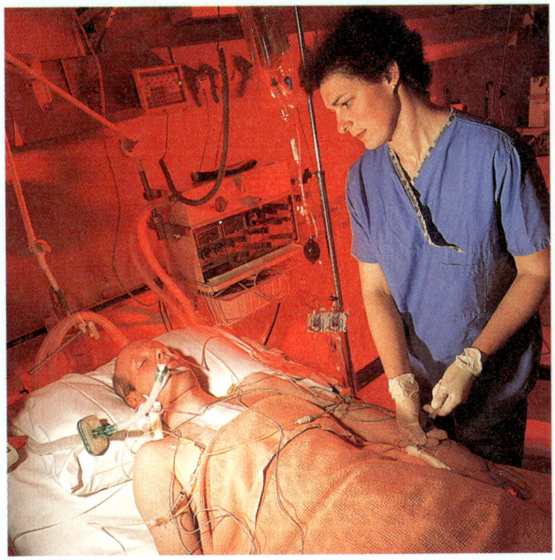

Der Albtraum trifft einen von tausend Patienten im Operationssaal. Während die Chirurgen bei der Arbeit sind, erwacht der vermeintlich Narkotisierte. Er hört die Gespräche, spürt die Manipulationen und empfindet in einem von zehn Fällen sogar Schmerzen. Hilflos und in Panik möchte der Betroffene auf sich aufmerksam machen, doch oft sind seine Muskeln durch Medikamente gelähmt, kein Alarmknopf weit und breit. Objektiv, sagen Anästhesisten, ist das ungefährlich, aber subjektiv eine Katastrophe. Noch Jahre danach können solche Patienten unter Albträumen und dem posttraumatischen Stresssyndrom leiden.

Das Risiko für solche „intraoperativen Wachzustände" ist umso höher, je leichter die Narkose ist. Auch wenn Patienten nicht vollständig erwachen, bekommen sie mehr von der Operation mit, als man bisher annahm. Eine amerikanische Studie aus dem Jahr 1998 zeigt, dass Unfallpatienten, die wegen des hohen Blutverlustes und dementsprechender Kreislaufschwäche während der Notoperation nur leicht narkotisiert worden waren, anschließend Wörter wiedergeben konnten, die ihnen die Forscher während der Narkose über Kopfhörer vorgespielt hatten.

Deswegen sind Chirurgen und Anästhesisten inzwischen vorsichtiger geworden. Muskellähmende Medikamente werden seltener verabreicht. Viele sprechen mit den „schlafenden" Patienten so, als ob sie wach wären. Außerdem werden in einigen Kliniken verbesserte Methoden entwickelt, um die Narkosetiefe zu überwachen. Nicht mehr nur Herz-Kreislauf-Parameter, Tränenfluss oder Schweißausbrüche werden beobachtet, sondern auch eine Ableitung von Hirnströmen mittels verfeinerter EEG-Methoden (Elektroenzephalogramm), manchmal verbunden mit bestimmten Reizreaktionen, etwa auf Berührungen oder Töne. Wenn diese Messungen anzeigen, dass der Operierte beginnt aufzuwachen, kann die Narkose sofort vertieft werden.

Vitus denkt kurz nach und beginnt zu erzählen: „Was bewusste Empfindungen angeht, gibt es neuerdings Philosophen, vor allem Amerikaner, die reden in dem Zusammenhang von Zombies und von Computern."

„Ach! Von richtigen Zombies, wie im Film?"

Vitus lacht. „Es ist wahrscheinlich umgekehrt. Der Film hat die Idee nur aufgegriffen, dass es eigentlich keine bewussten Empfindungen gibt."

„So ein Quatsch!", urteilt Max spontan.

„Na ja, der Ausgangspunkt ist, wenn ich das richtig verstanden habe, der, dass Empfindungen im Grunde Gehirntricks sind. Wir meinen nur, wir würden etwas empfinden, aber wir empfinden es nicht wirklich."

Leib und Seele

Die Suche nach dem Sitz der Seele und des menschlichen Geistes reicht bis weit in die Vergangenheit zurück. Während vor der Zeit anatomischer Untersuchungen Philosophen und Gelehrte sich der Frage ausschließlich theoretisch nähern konnten, glaubten sich die ersten Gehirnanatomen einer Antwort schon recht nah. Doch selbst mit Hilfe modernster naturwissenschaftlicher Methoden ist es Forschern bisher nicht gelungen, Geist, Seele und Bewusstsein zufriedenstellend zu erklären. Dass es eine materielle Grundlage des menschlichen Geistes gibt und dass diese im Gehirn liegt, ist heute allgemein anerkannt. Alle Gedanken, Bewusstseinszustände und Gefühlsregungen basieren auf der Aktivität von Nervenzellen. Wo aber die kritische Schwelle liegt, ab der das Ganze mehr ist als die Summe seiner Teile, wie Nervenimpulse Empfindungen und Erkenntnisse zustande bringen können, ist immer noch ein Rätsel. Während Hirnforscher versuchen, es mit biologischen Mitteln zu lösen, diskutieren Philosophen heute wieder engagiert über das Bewusstsein und das alte „Leib-Seele-Problem“. Manche von ihnen sind der Meinung, man müsse nur die richtigen Fragen stellen. Dagegen behauptet eine Gruppe der „new mysterians“ in der Philosophie, dass die Lösung prinzipiell unmöglich sei: Der menschliche Geist sei zu begrenzt, um sich selbst begreifen zu können. Doch Letztere sind in der Minderzahl. Die meisten sind sich darin einig, dass das Rätsel eines Tages gelöst werden kann und dass der Mensch sich dann ein völlig neues Bild von sich selbst wird machen müssen.

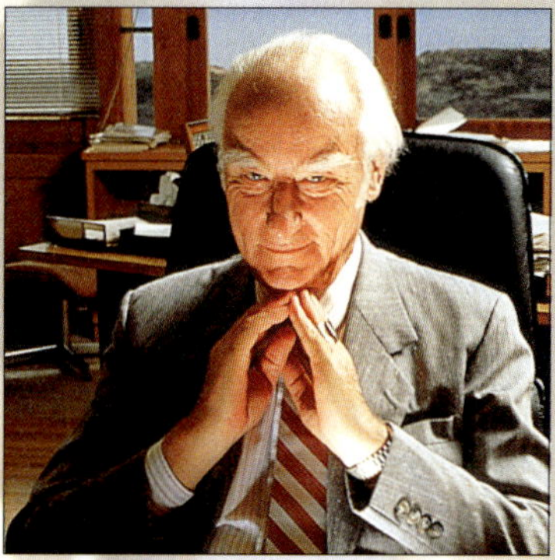

Francis Crick *(geb. 1916): »Subjektives und objektives Bewusstsein sind trennbar.«*

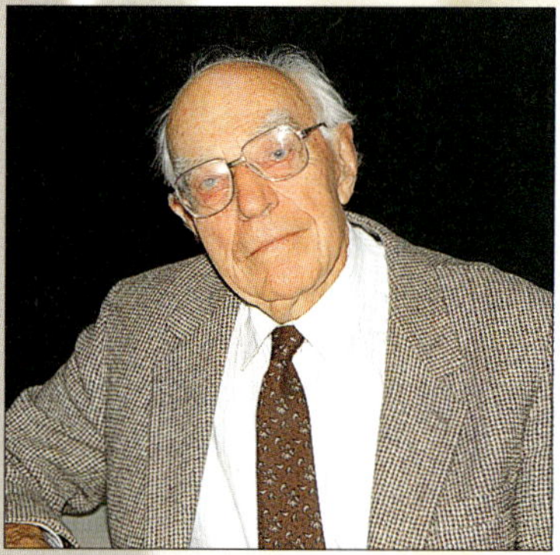

Sir John Eccles *(1903–1997): »Der Geist ist autonom. Das Gehirn sein Instrument.«*

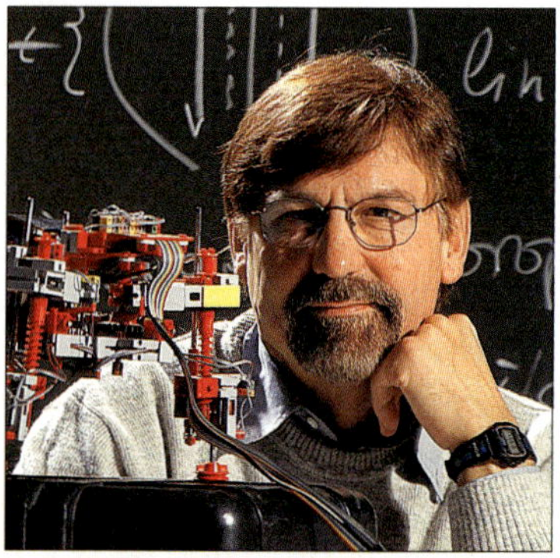

Gerhard Roth *(geb. 1942): »Es gibt keinen Geist außerhalb von Nervenzellen.«*

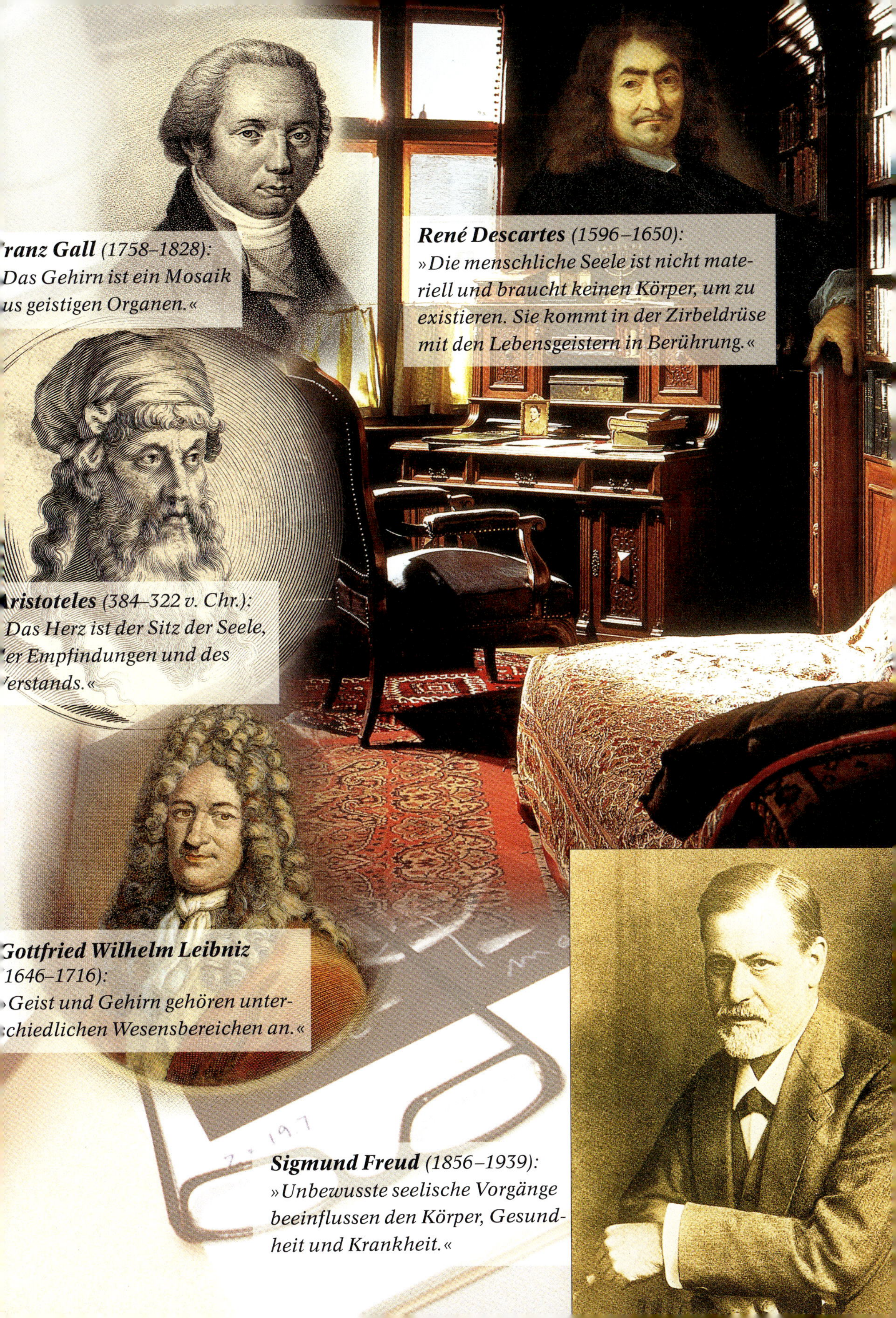

ranz Gall *(1758–1828):*
Das Gehirn ist ein Mosaik us geistigen Organen.«

René Descartes *(1596–1650):*
»Die menschliche Seele ist nicht materiell und braucht keinen Körper, um zu existieren. Sie kommt in der Zirbeldrüse mit den Lebensgeistern in Berührung.«

ristoteles *(384–322 v. Chr.):*
Das Herz ist der Sitz der Seele, er Empfindungen und des erstands.«

Gottfried Wilhelm Leibniz *(1646–1716):*
Geist und Gehirn gehören unterchiedlichen Wesensbereichen an.«

Sigmund Freud *(1856–1939):*
»Unbewusste seelische Vorgänge beeinflussen den Körper, Gesundheit und Krankheit.«

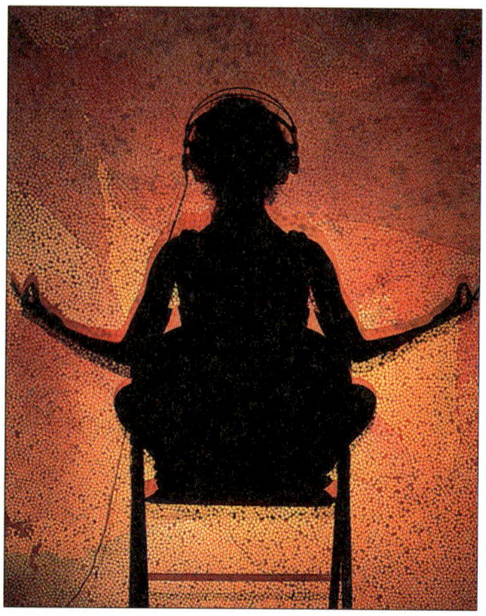

Während einer tiefen Meditation verlangsamen sich nicht nur der Herzschlag und der Stoffwechsel, auch das Gehirn „entspannt" sich. Man nimmt an, dass dabei Erinnerungen der Nervenzellen zum Teil gelöscht werden, quasi also vom Müll befreit werden.

Max stutzt.
„Wo ist denn da der Unterschied?"
„Zwischen Illusion und Wirklichkeit? Da gibt es einen gewaltigen Unterschied!", behauptet Vitus.
„Aber Empfindungen sind doch sowieso subjektiv, oder? Das kann doch keiner objektiv nachprüfen. Und dann ist es doch egal, ob es einfach oder doppelt subjektiv ist."
„Tja ... ähm ..."
Dieser verblüffenden Theorie hat Vitus auf die Schnelle nichts entgegenzusetzen. Deswegen ist er dankbar, dass Max auf vertrautes Terrain zurückkehrt: „Und wo in der ganzen Geschichte ist nun der Zombie?"
„Ein Zombie", erklärt Vitus, „das ist jemand, der nicht empfindet, wie ein lebendiger Roboter. Wenn wir also nicht wirklich empfinden, dann sind wir alle Zombies. Aber das scheint sehr umstritten zu sein. Übrigens gibt es einen anderen amerikanischen Philosophen, der genau deiner Meinung ist."
„Was sagt der?"
„Dass niemand Empfindungen nachprüfen kann. Grundsätzlich nicht. Er meint, man wird im Gehirn eines Menschen niemals die Empfindung entdecken, die jemand anderer beim Geschmack von Schokolade hat. Man kann es beschreiben, aber nicht erleben. Oder: Wir werden niemals wissen, was jemand anders wirklich empfindet."
„Da geraten die Hirnforscher an ihre Grenzen", wechselt Max das Fach. „Man kann Empfindungen nicht neurobiologisch erforschen, denn selbst wenn man alle Neuronen und ihr Zusammenwirken kennen würde, sagen sie nichts über die Empfindung aus."

Bewusstsein verändern

Die Lösung des Problems scheint vertrackt. Manche Wissenschaftler haben es deswegen schon aufgegeben, weiter an einem Phänomen zu forschen, das vielleicht prinzipiell nicht erklärbar ist. Andere Forscher werfen ihnen jedoch vor, dass genau diese Haltung jede weitere Erkenntnis verhindere. Vielleicht müsse man bewusste Empfindungen gar nicht erklären. Bewusstsein könnte ein Gehirnzustand sein, der sich einfach einstellt, wenn die Voraussetzungen stimmen. So wie Gravitation dann auftritt, wenn sich zwei Körper von ausreichender Masse in ausreichender Nähe zueinander befinden. Ändern sich die Voraussetzungen, dann ändert sich auch der Zustand.
Bewusstseinsveränderungen sind seit langem bekannt: Bei Trance oder bei extremen körperlichen Belastungen wie bei einem Marathonlauf, bei extremer Askese oder auch durch schwere psychische Erkrankungen wie die Schizophrenie, durch Alkohol oder Drogen. Aber wie entstehen diese Bewusstseinszustände?

„Sag mal, sind wir gestern Nacht eigentlich ganz alleine nach Hause gekommen?“
„Keine Sorge“, beruhigt ihn Max, „da bin ich mir ziemlich sicher. Du hast einen Blackout, was?“
„Scheint so. Bestimmt sind heute Nacht ein paar Tausend graue Zellen in meinem Kopf den Bach hinuntergegangen.“
„Vielleicht haben sich auch so ein paar Alkoholmoleküle in dein Gedächtnis geschlichen und dort den Dimmer heruntergedreht.“
Vitus schaut ziemlich verständnislos drein: „Wie?“
„Alkohol fließt ungebremst ins Gehirn“, doziert Max, „aber dort muss er die Nervenzellen nicht gleich umbringen. Kann auch sein, dass er einfach den Stromfluss verlangsamt. Wenn das im Sprachzentrum passiert, fängst du an zu lallen, wenn es im Kleinhirn passiert, schwankst du beim Gehen, und wenn es im Gedächtnismanager passiert, dann hast du Erinnerungslücken.“
„Ich weiß jedenfalls von nichts mehr. Bewusstseinstrübung. Im Zweifelsfall bin ich an allem unschuldig.“
„Das sowieso“, meint Max nachsichtig, „aber ich glaube, das war noch harmlos. Ein kleiner Rausch, na und?“

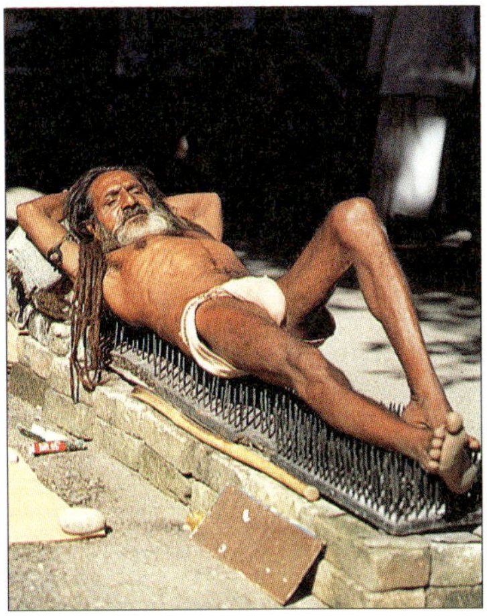

Ein indischer Fakir spürt die spitzen Nägel, auf denen er liegt, nicht, weil die Schmerzwahrnehmung selektiv ausgeschaltet ist. Er beherrscht die Technik, sein Limbisches System derart zu aktivieren, dass er keinen Schmerz empfindet.

Alkohol verändert die Hirndurchblutung und verringert den Energieumsatz der Zellen. Der Zucker- und der Sauerstoffverbrauch im Gehirn ist im Vergleich zum übrigen Körper besonders hoch: Es verbraucht 20 Prozent des gesamten Bedarfs – und das bei einem Anteil von zwei Prozent am Körpergewicht. Unter Alkoholeinfluss hungert das Gehirn, seine Leistungen werden indirekt geringer.
Die Hauptwirkung des Alkohols entsteht aber durch seine direkte Wirkung auf Nervenzellen und ihre Schaltstellen. Dort besetzt das kleine Ethanol-Molekül Andockstellen (Rezeptoren) für verschiedene Überträgersubstanzen, zum Beispiel das aktivierende Glutamat, das hemmende GABA (eine Abkürzung für Gamma-Amino-Buttersäure) und bremst so die Reizübertragung zwischen den Nervenzellen.
Alkohol wirkt auch auf den Kalziumstoffwechsel der Zellen, der bei Nervenzellen eine ganz zentrale Rolle bei der Reizleitung spielt. Er wirkt weiter auf die Endorphine, jene Gefühlsstoffe, die vor allem im Hypothalamus gebildet werden, und entfaltet so seine euphorisierende, schmerzstillende, aber auch aggressionsfördernde Wirkung.
Bei Missbrauch verursacht Alkohol im Gehirn langfristige Schäden. Die benebelten Rezeptoren stellen sich darauf ein und das bewirkt den Gewöhnungseffekt. Deshalb vertragen Trinker mehr als andere. Bei Alkoholikern beginnen bestimmte Hirnabschnitte zu schrumpfen, vor allen Stirn- und Schläfenlappen der Hirnrinde und das Kleinhirn.
Ob nun bei jedem Alkoholrausch Neuronen absterben oder nicht, weiß man noch nicht genau, weil man das bislang nicht messen kann.

Trance und Ekstase

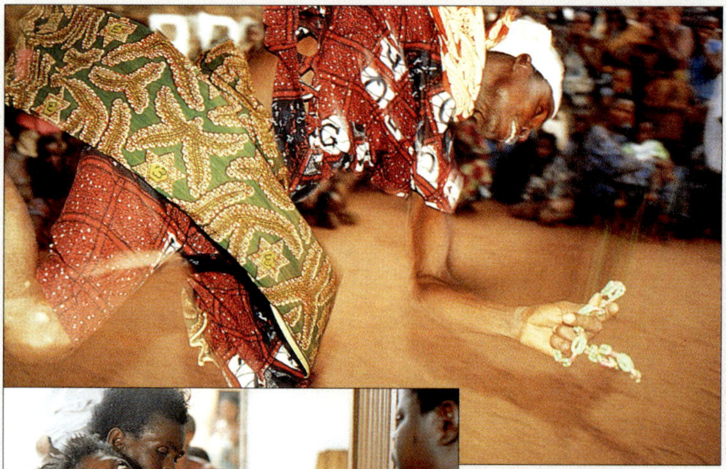

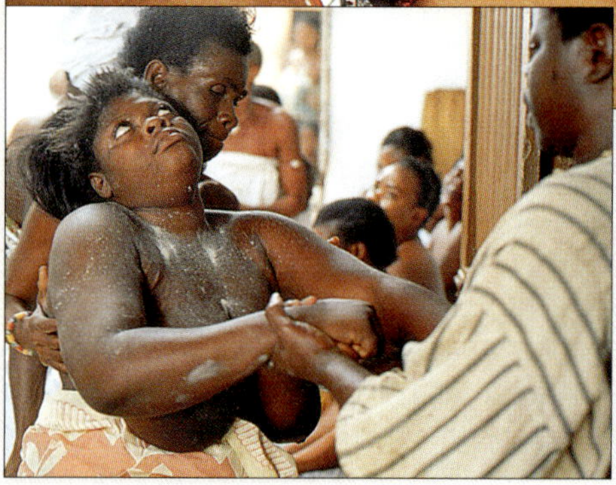

Voodoo-Zeremonien gehören in Togo (links) und Benin (oben) zu festlichen Ritualen.

Trance ist ein veränderter Bewusstseinszustand zwischen Wachen und Schlaf, der mit den Methoden der Hypnose oder in anderen Kulturen durch bestimmte Rituale erreicht werden kann. In Trance nehmen Menschen Zeit und Raum anders wahr, sie empfinden weniger Schmerzen, manchmal haben sie Visionen oder ekstatische Körpergefühle.

Der Grund, Trancezustände herbeizuführen, ist je nach Kultur unterschiedlich. In der schamanischen Medizin hat die ekstatische Trance ihren festen Platz, aber auch andere nichtmedizinische Rituale nutzen die Trance.

Herbeigeführt werden kann der außergewöhnliche Bewusstseinzustand bei rund 85 Prozent aller Menschen durch monotone Bewegungen, Bilder oder Höreindrücke. Das können rhythmische Trommeln, Tanz oder eine suggestive, ruhige Sprache sein. Puls und Atmung verändern sich, Blinzel- und Schluckreflex werden seltener, der Hautwiderstand sinkt. Die Gehirnströme bilden die typischen Alpha-Wellen mit einer Frequenz von zehn Hertz. Bei Schmerzreizen unter „hypnotischer Anästhesie" wurde eine erhöhte Durchblutung speziell der vorderen Hirnregionen gemessen. Was dabei genau passiert, ist immer noch ungeklärt. An den Endorphinen (natürlichen „Glücksstoffen") jedoch scheint es nicht zu liegen. Diese frühere Annahme gilt inzwischen als widerlegt.

Einiges spricht jedoch dafür: Nervenzellen in Laborschalen sterben unter Alkohol; das tun allerdings auch andere Zellen. In den Gehirnen verstorbener Alkoholiker stellte man einen Neuronenschwund fest, vor allem in bestimmten Gebieten des Thalamus im Zwischenhirn, die für die Gedächtnisschaltung zum Hippocampus wichtig sind. Diese Neuronen brauchen Vitamin B. Alkohol aber verhindert die Aufnahme von Vitamin B im Darm. Deshalb vermutet man, dass das Neuronensterben bei Alkoholikern durch einen Vitamin-B-Mangel ausgelöst wird. Das kann dann zum Korsakow-Syndrom führen: Die Patienten können keine Informationen mehr in das Langzeitgedächtnis abspeichern, außerdem ist das Arbeitsgedächtnis beeinträchtigt.

All das erklärt aber nicht, weshalb sich unabhängig von einer Alkoholsucht bei jedem Menschen die bewusste Wahrnehmung verändert, sobald er eine gewisse Menge Alkohol getrunken hat. In der Regel verstärkt Alkohol vorhandene Gefühle: In Gesellschaft wird das Leben leichter und soziale Hemmschwellen sinken. Oder aber man fühlt sich aus einer melancholischen Grundstimmung heraus durch Alkohol noch trauriger oder noch einsamer. Wissenschaftler begründen diese Emotionsverstärkung unter anderem damit, dass die Großhirnrinde unter Alkoholeinfluss insgesamt weniger aktiv ist. Dadurch erhält das Limbische System relativ mehr Einfluss, das heißt, das Gefühl wird wichtiger als die Ratio.
Aber es gibt wesentlich wirksamere bewusstseinsverändernde Drogen. Erst allmählich kam und kommt man dahinter, warum sie wirken. Stimulantien wie Amphetamine oder Kokain beeinflussen die Dopamin-Rezeptoren im Limbischen System.
Sie behindern die rechtzeitige Entsorgung des notwendigen Botenstoffes nach einem Nervensignal und sorgen so für eine Überstimulierung der beteiligten Neuronen. Man vermutet, dass Halluzinationen oder Wahnvorstellungen, die bei schizophrenen Menschen ohne die Einnahme von Drogen entstehen, auf dem gleichen Mechanismus beruhen.
Psychodelika wie LSD oder Mescalin wirken dagegen auf die Raphe-Kerne im Hirnstamm. Sie verändern die Ausschüttung des Stimmungsregulators Serotonin und damit auch das Schmerzempfinden, den Schlaf oder die Körpertemperatur.

In den westlichen Ländern genießt die Hypnose zunehmendes Ansehen auch bei Ärzten. Schmerzfreie Zahnbehandlungen und Operationen sind, einen qualifizierten Hypnotiseur vorausgesetzt, in Hypnose möglich. Manche Therapien gegen psychische Probleme wie Angststörungen oder Zwangsneurosen arbeiten auch erfolgreich mit Hypnose.

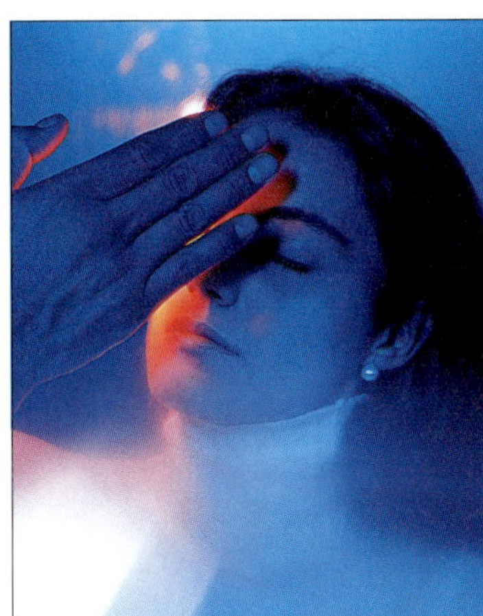

Das Rätsel der Narkose

Auch die älteste und so gesehen „einfachste" Form von Bewusstsein gibt noch heute Rätsel auf: das Wachsein im Gegensatz zu bewusstlosen Zuständen wie Schlaf, Koma oder Narkose.

„Jetzt können die Neurologen und die Neurobiologen mit ihren bildgebenden Maschinen schon gesunden Leuten beim Denken ins Hirn sehen", überlegt Max, „und trotzdem haben sie das Bewusstsein noch nicht gefunden. Wir wissen in der Medizin ja noch nicht einmal, warum ein Patient unter Vollnarkose das Bewusstsein verliert."
Das allerdings verblüfft Vitus.
„Was? Aber die Narkose ist doch schon mindestens hundert Jahre alt!"
„Ja, das ist verrückt. Wir geben jeden Tag Tausenden von Patienten Anästhetika und wissen nicht, was die wirklich machen."
„Das kann doch nicht sein!"
„Doch. Die Anästhesisten geben dir natürlich eine Menge schlauer Erklärungen, wie die Medikamente wirken. Biochemisch. So viel wis-

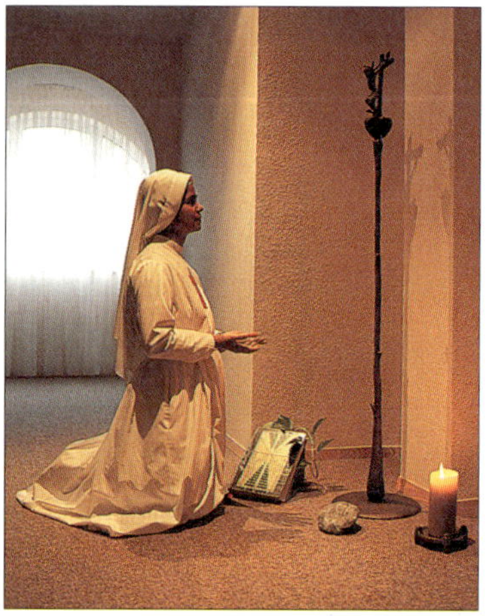

Im Gebet ist das Bewusstsein ganz auf die Zwiesprache mit Gott ausgerichtet. Die Umgebung wird kaum noch wahrgenommen.

sen wir schon. Wir wissen auch, wie sie Schmerzen ausschalten. Aber warum ein Patient das Bewusstsein verliert, warum er nichts mitbekommt von der Operation, warum er sich auch anschließend nicht daran erinnert, davon haben wir keine Ahnung."

Vitus kommt plötzlich ein Artikel in den Sinn, den er vor einigen Tagen in einer Zeitschrift gelesen hat.

„Aber es gibt Leute, die erinnern sich an ihre eigene Operation. Jedenfalls im Traum oder unter Hypnose. Also kriegen sie doch was mit."

„Ja, im Unterbewusstsein, was auch immer das ist. Es gibt Leute, die wachen während der OP wirklich auf und können sich nicht bemerkbar machen."

„Grauenvoll."

„Bei manchen wirkt das wie ein Trauma und sie müssen hinterher jahrelang zum Psychologen. Deshalb werfen Anästhesisten jetzt auch ein Auge auf solche intraoperativen Wachzustände. Aber sie werden nicht dahinterkommen, bevor ihnen die Hirnforscher nicht gesagt haben, was da im Bewusstsein abläuft."

Eine Frage der Rezeptoren

Alles deutet darauf hin, dass bewusste Empfindungen gemeinsame Aktionen von verteilten Nervenzellverbänden sind. Eine erste molekulare Bewusstseinstheorie dazu hat der Bremer Hirnphysiologe Hans Flohr gewagt. Nach seiner Hypothese ist ein bestimmter Rezeptortyp an den Synapsen für das Bewusstsein zuständig: der so genannte NMDA-Rezeptor. NMDA steht für N-Methyl-D-Aspartat, eine Überträgersubstanz, die dem allgegenwärtigen Glutamat chemisch sehr ähnlich ist. Diese Rezeptoren gibt es in allen Hirnteilen, aber besonders zahlreich in der Hirnrinde, im Hippocampus und auch in der Amygdala. Alkohol kann sie blockieren und verändert möglicherweise so die bewussten Wahrnehmungen.

Ein Weiterleben nach dem Tod ist Bestandteil vieler Religionen. Doch kann die Seele eines Menschen losgelöst von seinem Körper, von seinem Gehirn existieren? Naturwissenschaftler sind da skeptisch.

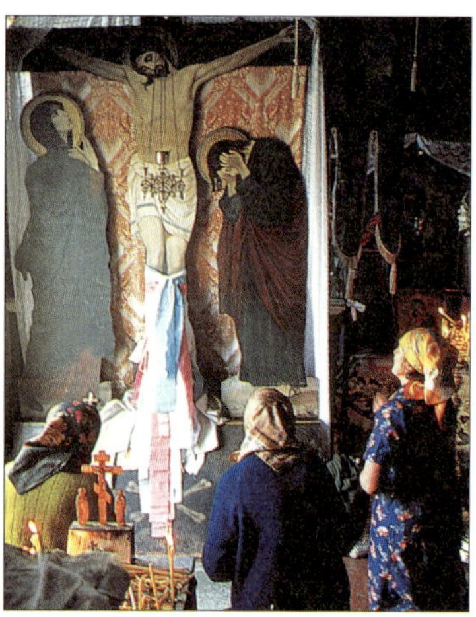

Zum Verständnis von Lernprozessen hat der Kanadier Donald O. Hebb schon in den 50er Jahren vorgeschlagen, dass bestimmte Synapsen ihre Leistung verändern, das heißt Signale bevorzugt oder abgeschwächt befördern können. Seine zweite Idee war, dass sich Nervenzellen in der Großhirnrinde über die nach ihm benannten Hebb-Synapsen zeitweise zu Gruppen zusammenschalten können. Und zwar indem sie sich gegenseitig rückkoppeln, in ihrer Übertragungsleistung aneinander anpassen, und so langfristige Gemeinschaften bilden. Dieser Vorgang entsprach seiner Vorstellung nach einer Erinnerung.

Anfang der 80er Jahre erweiterte der Bochumer Neuroinformatiker Christoph von der Malsburg diese Theorie. Solche Zellgemeinschaften, schlug er vor, bilden nicht nur langfristig Gruppen zum Speichern von Informationen, zum Lernen und zur Gedächtnisbildung, sondern

Warum wir träumen

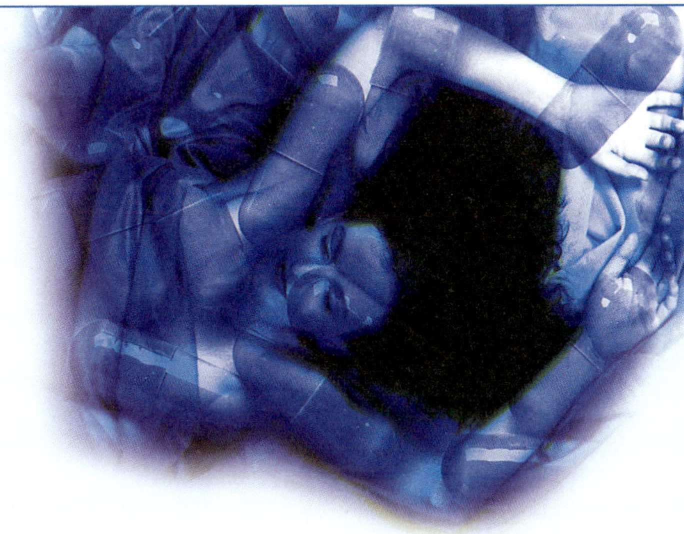

Jeder Mensch träumt pro Nacht in der Summe etwa ein bis zwei Stunden lang - unabhängig davon, ob er sich später noch an seinen Traum erinnert oder nicht. Seit Sigmund Freud vor 100 Jahren „Die Traumdeutung“ als Königsweg zum Unbewussten beschrieb, haben verschiedene Traum- und Gehirnforscher zahlreiche Hypothesen aufgestellt, warum wir Nacht für Nacht mehrfach zehn bis 20 Minuten lang träumen:

- Träume sind die Spielwiese für unbewusste Wünsche, die am Tag unterdrückt werden (Freud);
- Träume sind das Produkt zufälliger Hirnstammsignale (Allan Hobson);
- Träume dienen dem kontrollierten Vergessen, sie sind eine Art Müllentsorgung der Tageserlebnisse (Francis Crick und Graeme Mitchison);
- Träume sorgen für Psychohygiene und Stressbewältigung (Harry Fiss);
- Träume entstehen durch das Abspeichern von tagsüber Erlebtem oder Gelerntem ins Langzeitgedächtnis (Jonathan Winson u. a.). Natürlich gibt es noch viele andere Theorien über dieses Phänomen.

Eine allgemein anerkannte Erklärung für das nächtliche Kino im Kopf steht jedoch immer noch aus. Biologisch spielt dabei die Substanz Acetylcholin eine zentrale Rolle: Wenn wir träumen, versetzt eine Flut dieser Botenstoffe das Gehirn in einen „cholinergen“ Zustand. Keineswegs träumen wir, wie lange Zeit angenommen wurde, ausschließlich im so genannten REM-Schlaf, jenen Phasen erhöhter Hirnaktivität, die mit Augenbewegungen einhergehen (REM = rapid eye movement). Eine Schlüsselrolle scheinen bestimmte Bereiche des mittleren Frontallappens der Hirnrinde zu spielen: Schäden dort führen zu sofortigem Traumausfall.

es gibt sie auch für sehr kurze Zeiträume von ein bis zwei Zehntelsekunden. Das passiert immer dann, wenn in der Hirnrinde ein Eindruck entsteht, zum Beispiel von einer Sinneswahrnehmung.
Auf diesem Gedanken baut Hans Flohrs Hypothese der Bewusstseinsbildung auf. Es könnte durch die nächsthöhere Stufe solcher Gruppenbildungen zustande kommen, wenn sich also Gruppen von Nervenzellen wiederum zu Gemeinschaften verbinden.
Es gibt verschiedene Hinweise darauf, dass diese Zusammenschaltung über besondere Synapsen geschieht, an denen NMDA-Rezeptoren sitzen. Nach allem, was man bisher über die elektrischen und biochemischen Abläufe in einzelnen Nervenzellen weiß, ist dieser Synapsentyp in der Lage, Informationen rückzukoppeln und die Übertragungsleistung kurz- oder langfristig zu steigern.

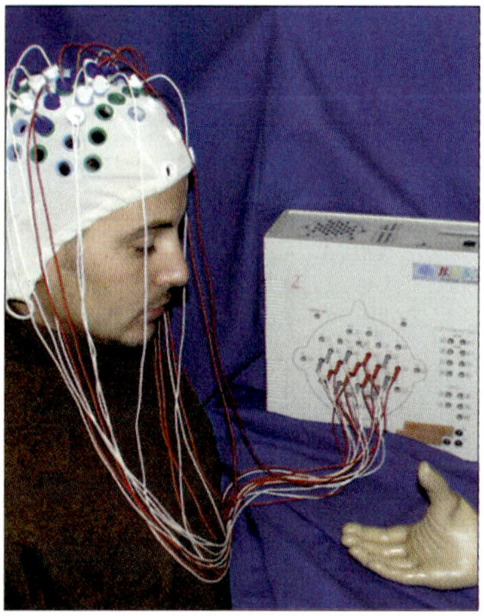

Nur durch die Kraft seiner Gedanken kommuniziert ein vollständig Gelähmter mit seiner Umwelt. Sprechen und lächeln kann er nicht mehr, denn auch diese Muskeln haben aufgehört, auf die Nervensignale zu reagieren. Eine Art Gedanken-Übersetzungsmaschine misst aber seine Hirnströme und generiert daraus Signale, die ein Computer verarbeitet und anderen Menschen zugänglich macht. Noch ist das ein spektakuläres Forschungsprojekt, doch eines Tages sollen Gelähmte so Rollstühle oder Prothesen steuern können.

Rezeptoren im Rhythmus

Hinter Vitus' Stirn sind die Einsteins heftig mit der Planung beschäftigt, wie Vitus nun seine Seminararbeit angehen soll. Gleichzeitig haben die Haupt-Sprachareale Broca und Wernicke auf Hochbetrieb geschaltet, damit Vitus sich mit Max unterhalten kann. Und auch seine Assoziationsabteilungen rechts und links im Schläfenlappen der Großhirnrinde sind recht rege. Gerade sieht Vitus sich vor seinem inneren Auge selbst auf einem Operationstisch liegen. Mehrere kleine Arbeitsgruppen von einigen Hundert Neuronen sind mit den verschiedenen Aspekten beschäftigt.

„Wir zaubern blaue Fliesen in Vitus' Vorstellung", begeistert sich eine Gruppe. Die Nervenzellen bestärken sich gegenseitig, indem sie sich in einem bestimmten Rhythmus gegenseitig Signale senden, wie eine Volleyballmannschaft, deren Spieler sich nach einem gelungenen Ball gegenseitig die Hände beklatschen. Dabei versprühen sie rhythmisch kleine Tröpfchen aus rund 5000 Glutamatmolekülen. Die NMDA-Rezeptoren der Neuronen in der Umgebung fangen sie auf, die Zellen nehmen den Rhythmus auf und machen mit.

„Wir malen das Bild von einem schmalen Tisch und Menschen in grünen Kitteln", erzählt eine andere Gruppe auf die gleiche Weise.

„Und wir komponieren: Biep, biep, biep, biep ... tönt es aus einem Apparat hinter dem Tisch."

„Auf dem Tisch liegt ein Mensch, eingepackt in grüne Tücher, aber mit nacktem Bauch", singt eine vierte Gruppe.

„Wollen wir eine Liga gründen, in der sich alle Gruppen zusammenschließen?", schlägt Einstein im gleichen Takt vor. Er hatte gerade nichts Besseres zu tun und da kam ihm der Gedanke, dass sich mit einer solchen Liga, wenn sie alle ihre Bilder und Eindrücke zusammenfasst, eine hübsche Szene spielen ließe.

„Als Vitus vorgestern mit Max in der Klinik war", weiß Memo zum Thema zu berichten, „waren beide in einem Raum, der so aussah."

„Es stank darin schrecklich nach Desinfektionsmitteln!", berichten Assoziationsgruppen im Schläfenbereich der Hirnrinde.

„Wir stellen uns vor, dass die Chirurgen gerade den Bauch öffnen", kommt eine weitere Gruppe dazu, „vielleicht sogar Vitus' Bauch."

Da übermittelt Sonata aus der Hirnrindenabteilung „Hören eins" Max' Worte an die Sprachzentren: „... es gibt Leute, die wachen während der OP auf ...", und weil das gerade so schön zum Thema und daher in den Rhythmus der Neuronen passt, schließen sie sich der Liga an. Alle zusammen erzeugen den Eindruck, dass Vitus mit offenem Bauch erwacht.

„Schrecklich!", findet Amygdala.

„Stress!", bemerkt Hannah und setzt eine Hormonkaskade in Gang.

„Grauenvoll!", sagt Vitus.

Die Moleküle des Unterbewusstseins

NMDA-Rezeptoren sind möglicherweise auch der Schlüssel zur Erklärung der Anästhesie. Bestimmte Narkosemittel blockieren sie direkt oder indirekt. Die Anästhetika Ketamin oder Phenzyklidin etwa verstopfen den zugehörigen Ionenkanal des NMDA-Rezeptors. Anästhesisten können eine Narkose dadurch aufheben, dass sie Medikamente verabreichen, die die NMDA-Rezeptoren wieder aktivieren.
Demnach wäre im Schlaf, in Narkose oder in anders verursachten Zuständen von Bewusstlosigkeit das NMDA-System abgeschaltet. Das Unterbewusstsein wäre nach der flohschen Theorie alles, was in der Großhirnrinde bei abgeschaltetem NMDA-System abläuft.
Nun kann es aber nicht die Großhirnrinde allein sein, die für ein einfaches Bewusstsein im Sinne von Wachheit und Aufmerksamkeit zuständig ist, wenden Kritiker ein. Dafür ist zuallererst der Hirnstamm nötig. Ohne funktionierenden Hirnstamm fällt der betroffene Mensch ins Koma und wird bewusstlos.
Auch Schlaf, ein anderer Zustand von Bewusstlosigkeit, wird vom Hirnstamm gesteuert. Die dort angesiedelten Raphe-Kerne haben über die Ausläufer ihrer Nervenzellen Kontakt mit der Hirnrinde und schütten dort den Botenstoff Serotonin aus, eine wichtige Voraussetzung, um einschlafen zu können. Warum man aber beim Einschlafen das Bewusstsein verliert und es beim Aufwachen so zuverlässig wiedererlangt, dafür haben Hirnforscher noch keine Erklärung.

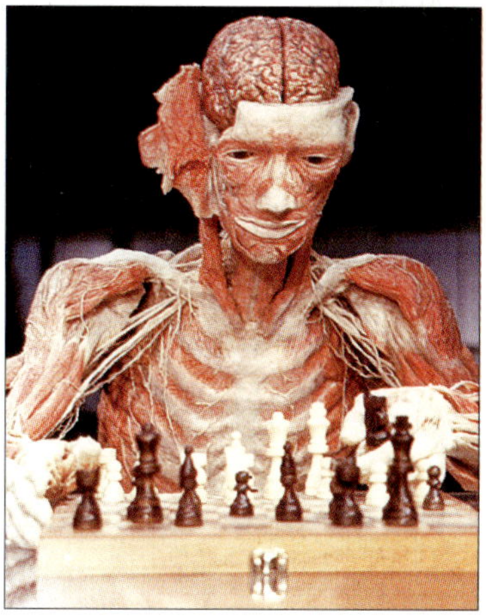

Die Kunst der Plastination des Anatomen Gunther von Hagens, zu sehen in der Ausstellung „Körperwelten“, hat weltweites Aufsehen erregt. Die authentischen Präparate rühren an die alte Frage nach der menschlichen Existenz und schufen bei Hunderttausenden von Ausstellungsbesuchern ein neues Bewusstsein der eigenen inneren Natur.

Die sterbliche Seele

„Und die unsterbliche Seele?“, fragt Vitus.
„Was ist damit?“
„Gibt es sie nun oder nicht?“
„Natürlich nicht!“ Max setzt sich aufrecht hin.
„Aber wenn all das noch so mysteriös ist, wenn noch kein Wissenschaftler weiß, wie ein waches Bewusstsein zustande kommt, wie bewusstes Empfinden, und erst recht nicht, wie ein Ich-Bewusstsein entsteht, wie kannst du dann sagen, dass es keine Seele gibt? Nur, weil ihr sie noch nicht gefunden habt?“
„Ich hab ja nicht behauptet, dass es keine Seele gibt. Mein Seelchen ist sogar sehr empfindsam“, grinst Max, „aber die Vorstellung von ihrer Unsterblichkeit ist doch wohl überholt. Mit dem Gehirn stirbt die Seele oder zumindest der Geist dieses Menschen, denn ohne Nervenzellen kann der ja nicht existieren!“
„Aber Nervenzellen alleine machen auch noch keinen Geist aus. Die sind ja einzeln dumm wie Stroh, soweit ich weiß.“
„Stimmt.“, bestätigt Max.

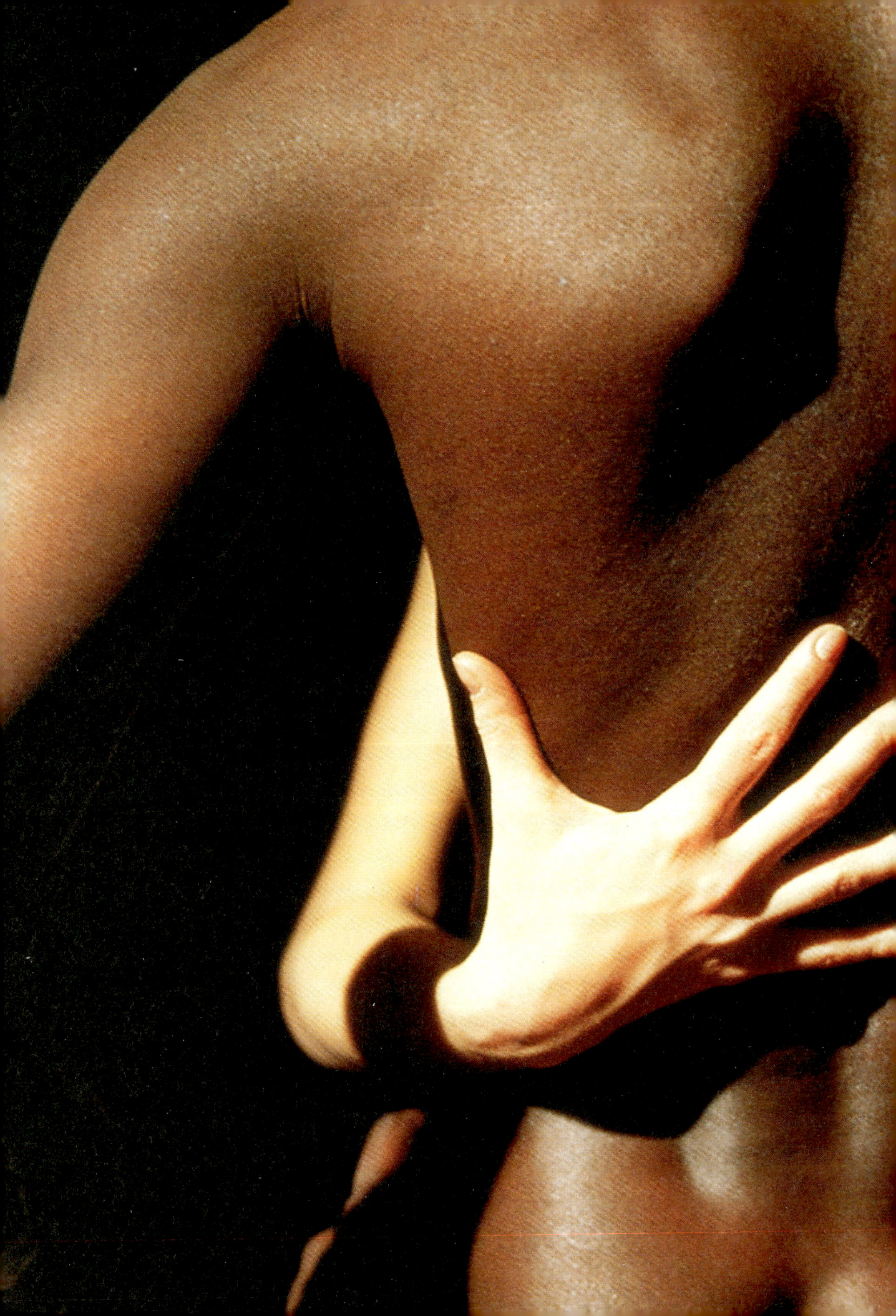

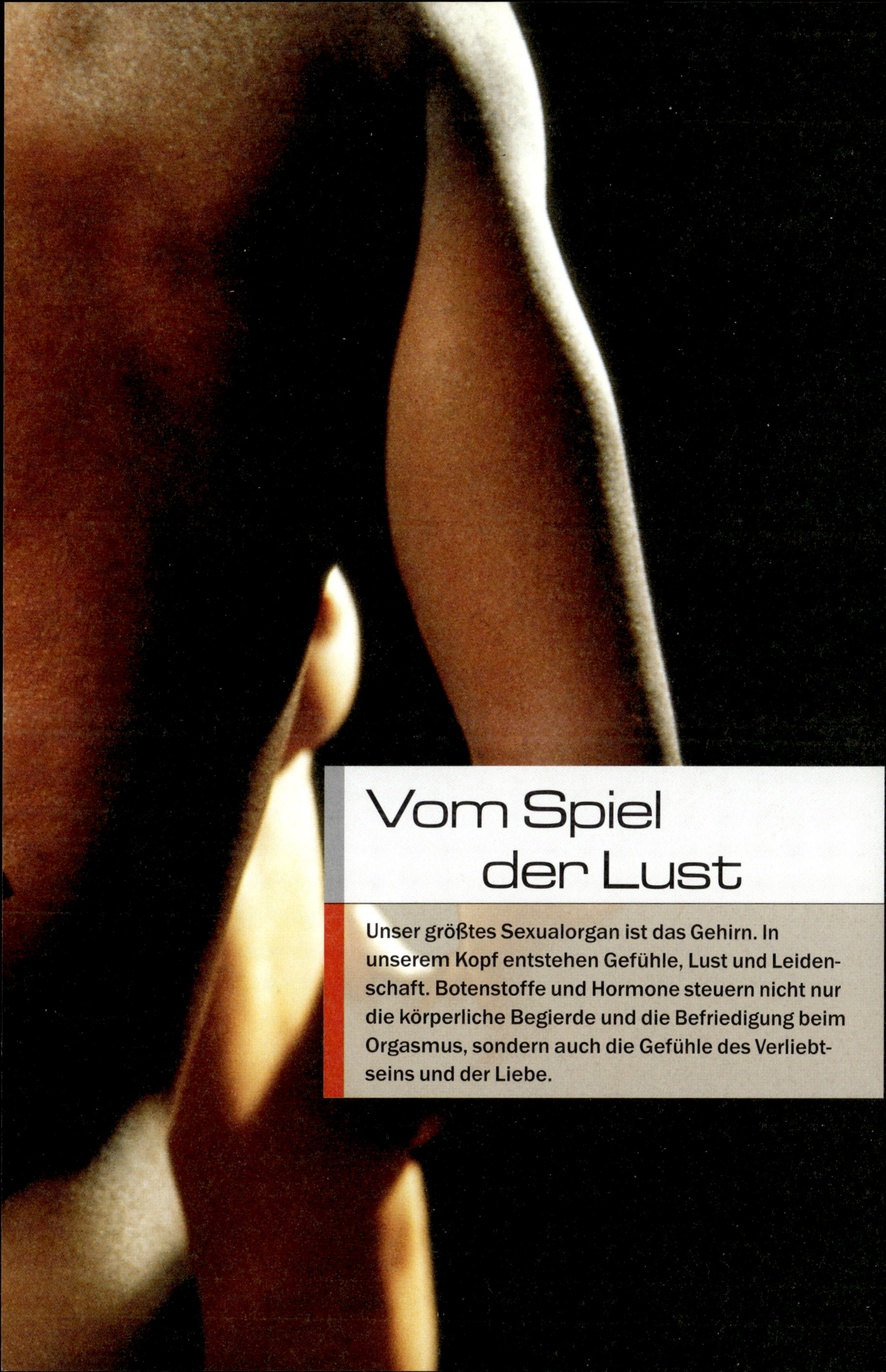

Vom Spiel der Lust

Unser größtes Sexualorgan ist das Gehirn. In unserem Kopf entstehen Gefühle, Lust und Leidenschaft. Botenstoffe und Hormone steuern nicht nur die körperliche Begierde und die Befriedigung beim Orgasmus, sondern auch die Gefühle des Verliebtseins und der Liebe.

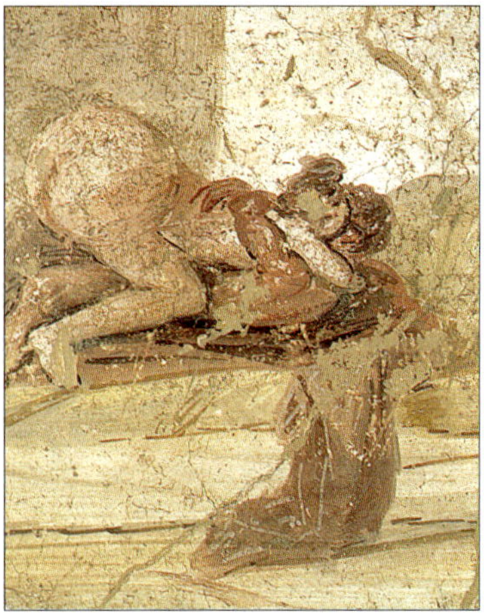

Diese römische Wandmalerei aus Pompeji zeigt eine erotische Szene. Seit alters her beflügeln Liebe, Lust und Leidenschaft auch die Fantasie der Künstler.

Die indische Liebeskunst des Tantra erlebt derzeit in westlichen Ländern eine Renaissance. Das Bild zeigt ein Paar bei einer exzentrischen Variante des Liebesspiels.

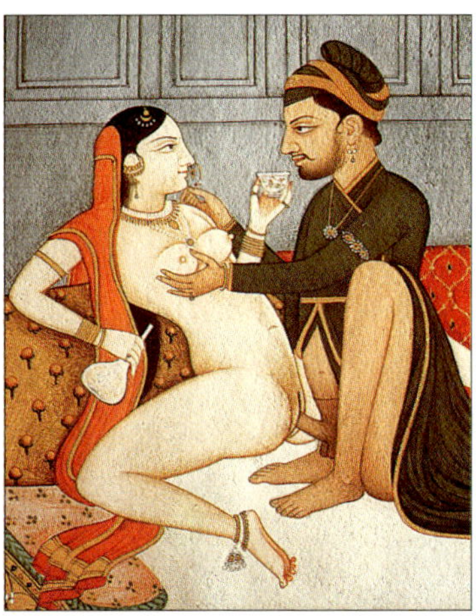

Das Bedürfnis nach Liebe

„Sportlich, sportlich!"
Mit ironisch-beifälligem Blick kommentiert Vitus das offenbar neue Mountainbike, auf dem Max noch etwas unbeholfen daherkommt.
„Nicht wahr? Hat mir Evelyn zum Vierzigsten geschenkt!"
Vitus grinst: „Oh, die Gattin sorgt sich um deine körperliche Fitness."
Max zieht den Bauch ein und räuspert sich: „Na ja, mit den kleinen Kindern kommt man nicht mehr so oft dazu ..."
„Wozu?", erkundigt sich Vitus mit gespielter Neugier. Er ist seit einiger Zeit mal wieder Single und interessiert sich daher brennend für das Intimleben seiner Freunde. Insbesondere für das von Max, der mittlerweile seit tatsächlich neun Jahren verheiratet ist.
„Zum Sport", überhört Max die Anspielung, „wann denn auch? Jeden Tag zwölf Stunden in der Klinik und am Wochenende endlich Zeit für die Kinder, wenn ich nicht gerade mal wieder Dienst habe ..."
Vitus kennt Max' Gejammer schon, seit der seine Klinik-Karriere als Neurologe begann. Vitus beneidet ihn nicht um seinen Job. Er selbst hat als Hochschuldozent für Philosophie ein vergleichsweise ruhiges Leben. Da verdient er zwar deutlich weniger, aber er braucht auch weder ein Mountainbike, noch ein eigenes Reihenhaus mit Garten. Vitus begnügt sich mit einem gebrauchten Rad und mit einer kleinen Wohnung. Insofern hat er leicht reden:
„Jetzt vergiss einmal den Stress und genieß den Tag! Keine Patienten, keine Frau, keine Kinder ... es geht los!"
Sie radeln schweigend einen breiten Waldweg entlang. Max schnauft leicht vornübergebeugt auf seinem nagelneuen Sportgerät, während Vitus ohne jeden sportlichen Ehrgeiz spazieren fährt und nachdenkt.
Plötzlich platzt es unvermittelt aus ihm heraus: „Sie hat abgesagt."
Max blickt weiter auf den Weg vor sich. „Und wer ist sie?"
„Mona."
Vitus geht diese junge Frau mit der einzigartigen Ausstrahlung nicht mehr aus dem Kopf. „Wenn ich nur wüsste, wie ich es anstellen soll!"
Max hebt den Kopf: „Dich hats ja ganz schön erwischt, was? Aber es würde mich schon wundern, wenn nichts daraus würde – bei deinem Erfolg bei den Frauen!"
„Hach", seufzt Vitus, „sie ist so selbstbewusst, sie weiß genau, was sie will, und bestimmt braucht sie nicht so einen alten Typen wie mich."
„Quatsch. Ihr wart verabredet?", forscht Max nach.
„Heute Abend. Aber daraus wird nichts."
„Ach, deswegen willst du mit mir ins Kino gehen."
„Nein, nicht deswegen", Vitus schmunzelt, „aber deswegen heute."
„Na gut. Verziehen. Und wann siehst du sie?"
Vitus atmet einmal tief durch. „Morgen."

Spezialisten für Gefühl und Verstand

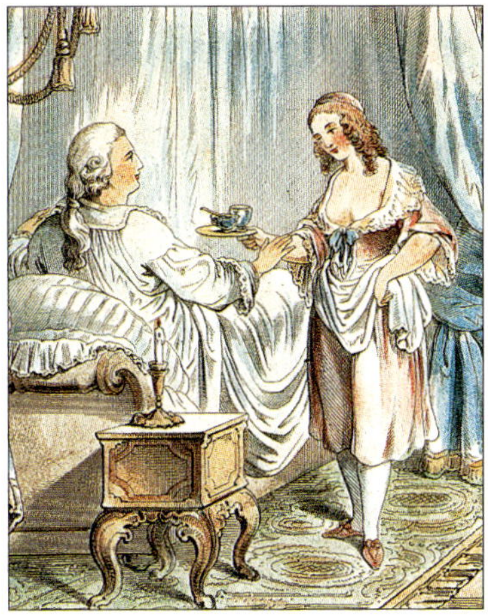

Giacomo Casanova (1725–1798) verstand sich perfekt auf die Kunst der Verführung.

Ein zentraler Gefühlsmotor im Kopf ist ein kleines, gerade einmal mandelgroßes Bündel von Nervenzellen unterhalb der Großhirnrinde, direkt vor dem Gedächtnismanager, dem Hippocampus. Nach seiner Form nannten es die Hirnanatomen Mandel oder Amygdala. Wie fast alle Gehirnstrukturen ist sie doppelt vorhanden: einmal in der rechten, und einmal in der linken Hirnhälfte. Die Amygdala gehört zu den Schaltkreisen des so genannten Limbischen Systems, das insgesamt für Emotionen zuständig ist. Ein gutes Dutzend Gehirnregionen und Unterabteilungen gehört zu dieser Gruppe, zusammengeschaltet aus fast allen Teilen des Gehirns. Wenn Vitus sich an seine Angebetete erinnert, könnte in seinem Gehirn etwa folgende Unterhaltung ablaufen:

Angeregt von Max' Frage kramt Memo in den Assoziationsabteilungen der Hirnrinde.
„Suchst du etwas Bestimmtes?", erkundigt sich Einstein aus dem präfrontalen Cortex.
„Diese Frau, mit der Vitus heute verabredet war, gib mir doch bitte einen Tip, irgendeine Assoziation ..."
„Also, die erste Assoziation zum Thema Frau, die ich hier sehen kann, sind lange Beine, schwarze lange Haare, ein roter Mund und strahlende Augen", berichtet Einstein über die rasch herbeigeholten Signale aus den Assoziationsabteilungen, besonders aus der Bilderabteilung.
„Das ist doch schon mal was." Memo bedankt sich und wendet sich an Amygdala: „Was sagst du dazu?"
„Vorläufig kann ich noch gar nichts dazu sagen", dämpft Amygdala seine Begeisterung. „Ich bräuchte schon noch ein paar Zusatzinformationen aus dem Gedächtnis. In welchem Zusammenhang sind diese Merkmale früher schon einmal aufgetaucht?"
„Ich werde das gleich in Auftrag geben", beeilt sich Memo und hat schon Millisekunden später ein Ergebnis. „Also: Frauenbeine und der rote Mund haben mit Sex zu tun ..."
„Okay, sehr positiv", entscheidet Amygdala, „weiter?"
„Schwarze Haare: Damit assoziiert Vitus seine Schwester, das Covergirl auf der neuesten Zeitschrift ..."
„Auch positiv", findet Amygdala, „schick das mal durch den Limbischen Kreis und gib mir ein Feedback, was dabei herauskommt."
„Moment, Moment", mischt sich Einstein ein, „bevor hier die große Aufregung ausbricht, möchte ich doch zu bedenken geben, dass die Dame gar nicht anwesend ist."
„Sie hat abgesagt", bestätigt Memo.
„Eben", meint Einstein. „Deswegen mahne ich zur Vorsicht! Nur keine verfrühten Hoffnungen!"

Der Maler George Grosz zeigte in dem Aquarell „Liebespaar" (um 1923), wie unterschiedlich die Partner Sex erleben können.

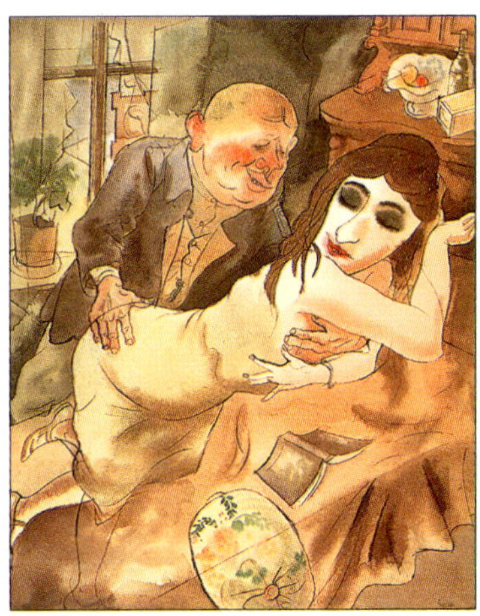

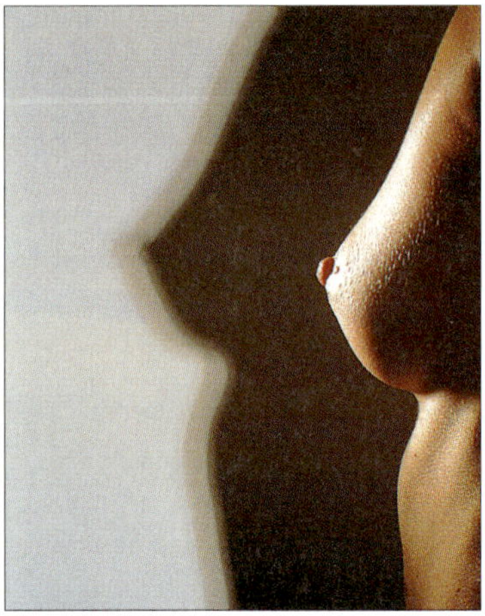

Eine ästhetische Brust ist für Männer das optische Sexsignal Nummer eins. Der Anblick löst im Gehirn eine erregende Reaktionskaskade aus.

Wohlgeformte Muskeln signalisieren dem Frauengehirn Kraft und Gesundheit. Körperliche Merkmale spielen jedoch in den archaischen Partnersuchmustern der Frauen eine geringere Rolle als in denen der Männer.

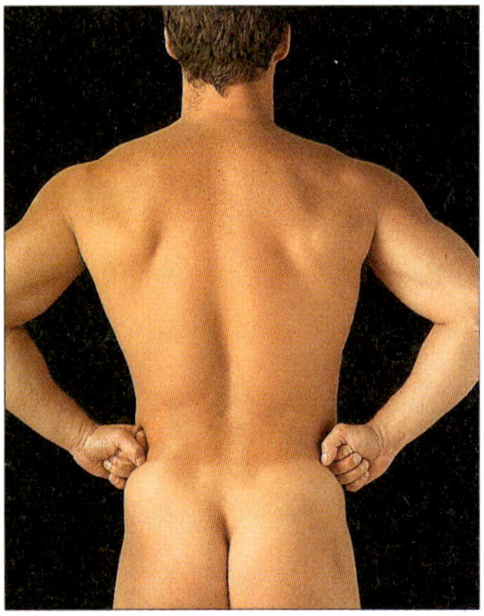

„Warum nicht?", entgegnet Amygdala, „Diese Frau verspricht nur Positives. Lass Vitus doch ein bisschen Lust bekommen."
„Und wenn nichts daraus wird?"
„Dann wird es allerdings unangenehm", gibt Amygdala zu.
„Aber diese Frau ist hier ständig präsent", erwidert Memo, „in allen möglichen Bestandteilen. Schwer, sie draußen zu halten."
Amygdala pflichtet ihm bei: „Ständig. Und sie wird immer verheißungsvoller. Jetzt hat der Nucleus accumbens …"
„Wer?" Einstein kennt diesen winzigen Nervenzell-Knoten kurz vor Amygdala offenbar nicht.
„Nicht so wichtig, auch eine Abteilung bei uns in der Limbischen Gruppe", erklärt Amygdala, „jedenfalls ist der Nucleus accumbens ganz high vor Dopamin und ich habe von dort ziemlich viele Glutamat-Botenstoffe bekommen. Das verheißt nur Gutes! Hannah, aufgepasst!"
Hannah hat im Hypothalamus die ganze Unterhaltung mitangehört. Kein Detail ist ihr entgangen. Trotzdem hat sie bis jetzt gewartet, wie sich die Konferenz entscheidet: Lust-Hormone ausschütten oder nicht?
„Ich sehe noch nicht, dass ihr euch einig seid", reagiert Hannah ganz ruhig, „die Sache scheint mir so zu sein, dass …"
„ … diese Frau ein Super-Weib ist", führt Memo ihren Satz zu Ende.
„Verspricht aufregende Erlebnisse!", stimmt Amygdala zu und verteilt im Überschwang Glücksstoffe an alle Neuronen-Kollegen, die sie erreichen kann.
„Sie ist nicht da!", bemerkt Einstein trocken. „Es ist zwecklos. Spart euch eure Lust für später auf."
„Sie ist doch schon da, hier, ständig", entgegnet Memo. „Wir müssen irgendwas tun."
„Also gut", lenkt Einstein ein, „Hannah, könntest du einige wenige Freisetzungshormone hinüber zur Hirnanhangdrüse schicken, damit Vitus einmal tief durchatmen kann?"

Die Schaltkreise der Emotionen

Manche Nervenzellen der Amygdala besitzen die Fähigkeit, Glücksstoffe zu produzieren: die körpereigenen Endorphine und Encephaline. Endorphine sind biochemisch mit Opium oder Morphium verwandt. Sobald diese körpereigenen Morphine an andere Nervenzellen andocken, die Rezeptoren dafür besitzen, zeigt sich ihre positive Wirkung: Sie mindern zum Beispiel Schmerzen und heben die Laune.
Eine Zielregion für diese Glücksstoffe sitzt im unteren Vorderhirn und wird zum Limbischen System gerechnet: der kleine Nucleus accumbens, die eigentliche Glücksinstanz im Gehirn. Wird er durch Endorphine aktiviert, erzeugen seine Nervenzellen über ihre nachgeschalte-

Wie die Lust im Kopf entsteht

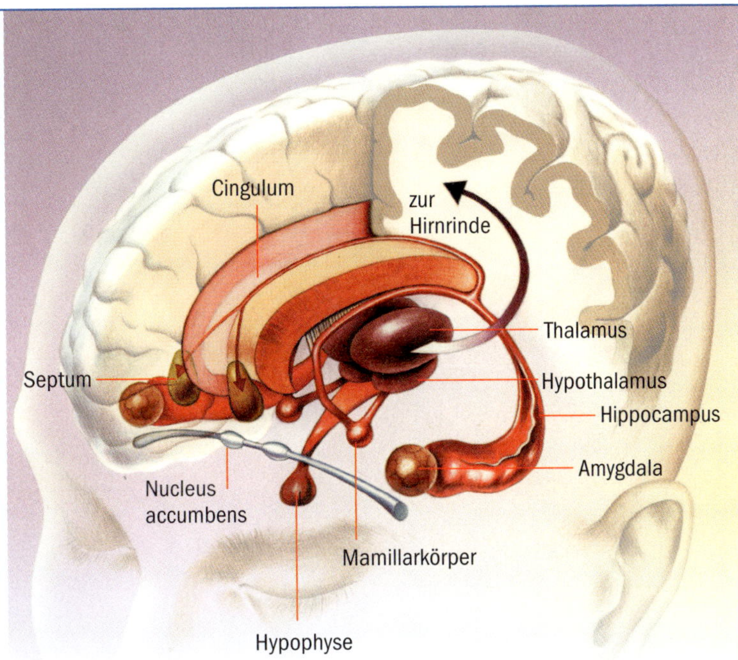

Das Limbische System (rot) ist die Emotionszentrale, die Gefühle steuert, auch Liebe und Sex. In der Amygdala werden Sinneseindrücke emotional bewertet. Hier entstehen Angst und Wut. Das Septum und der Nucleus accumbens sind Relaisstationen zwischen Bewegungen und Gefühlen: Wenn man beispielsweise jemanden vor Freude an sich drückt, sind sie involviert.

Der Hippocampus als weiterer Bestandteil des Limbischen Systems erhält viele Impulse aus dem Riechhirn, von der Amgydala, den Mamillarkörpern und auch aus der Großhirnrinde. So hängen Gefühle und Gedächtnis eng zusammen.

Der Hippocampus selbst leitet Impulse, zum Teil über den Thalamus, in die Hirnrinde. Dort werden uns Emotionen bewusst.

Auch der Hypothalamus als oberste Hormonschaltzentrale erhält unter anderem Informationen vom Hippocampus und kann daraufhin die Produktion von Hormonen ankurbeln oder drosseln.

Er ist durch ein dichtes Nerven- und Gefäßnetz mit der Hirnanhangsdrüse (Hypophyse) verbunden, die ihrerseits Hormone speichern und abgeben kann. So gelangen stimulierende Substanzen aus dem Gehirn in den ganzen Körper.

ten Bahnen Zufriedenheit. Mit seiner Hilfe belohnt sich das Gehirn selbst und erzeugt das Gefühl, ein Ziel erreicht zu haben. Dieses fein regulierte Belohnungssystem bringt uns dazu, Dinge immer wieder zu tun, die uns beim ersten Mal glücklich gemacht haben. Wir essen unser Lieblingsgericht immer wieder, weil die Amygdala, ihre Endorphine und der Nucleus accumbens uns dann zuverlässig ein Wohlgefühl bescheren. Mit einem guten Liebhaber oder einer reizvollen Geliebten wollen wir so oft wie nur möglich ins Bett, denn unser Gehirn weiß genau, dass es dort einen Kick bekommt. Aber dieser Mechanismus kann ebenso Abhängigkeit hervorrufen, auch von Drogen.

Die Amygdala ist durch direkte Nervenstränge mit vielen anderen Bereichen verschaltet: Besonders viele Kontakte hat sie mit dem Hippocampus und mit dem Zwischenhirn, bestehend aus dem Thalamus und dem Hypothalamus darunter sowie mit dem präfrontalen Cortex, also

Streichel-einheiten

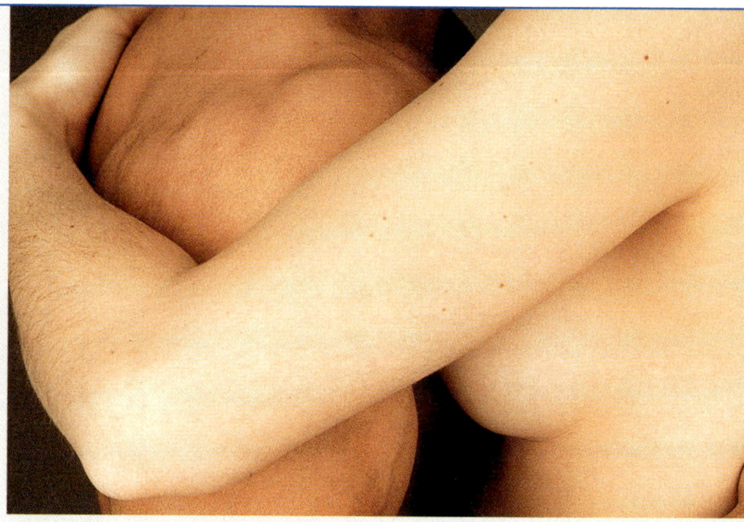

Ist das Gehirn das wichtigste Sexualorgan, dann ist die Haut flächenmäßig das größte: Wen wir lieben, den berühren wir. Dann genießen wir jede Streicheleinheit. Eltern kuscheln mit ihren Kindern, Verliebte streicheln sich stundenlang. Schätzungsweise fünf Millionen Sinneszellen nehmen auf unserer rund zwei Quadratmeter großen Körperoberfläche jede noch so zarte Berührung wahr.
Gesicht, Lippen, Zunge und die Fingerspitzen sind besonders empfindlich: Sie haben bis zu 2500 Hautsinneszellen pro Quadratzentimeter. Sensible Nervenfasern leiten die taktilen Reize über das Rückenmark ins Gehirn. In der Tastrinde des Großhirns nehmen wir die Berührungen wahr, aber erst die Bewertung im Limbischen System macht sie angenehm. Nur dann können wir sie genießen.
Neue Studien belegen, dass der taktile Sinnesgenuss nicht nur angenehm ist, sondern auch Schmerzen lindert und Heilungsprozesse beschleunigt.
Er reduziert Ängste, baut Stress ab, löst Verspannungen, steigert die Lernfähigkeit und stärkt das Immunsystem.

Zärtlichkeiten tun Leib und Seele gut: So schüttet der Körper unter angenehmen Berührungen weniger Cortisol aus, dafür aber mehr Oxytocin – ein Hormon, das unser Gehirn auch während des Orgasmus abgibt. Zusätzlich setzt es auch schmerzhemmende Endorphine frei.

der Hirnrinde hinter der Stirn, wo Persönlichkeit, Entscheidungsfähigkeit und soziales Gewissen sitzen, und auch mit den Assoziationszentren in der Hirnrinde.
Aus dem Thalamus, der Relaisstation für Sinneseindrücke, erhält die Amygdala noch in Rohform alle Wahrnehmungen und versieht sie mit Gefühlsbewertungen, noch bevor sie in der Großhirnrinde bewusst werden. Diese Bewertungen schickt sie dann über ihre massiven und rückgekoppelten Verbindungen in die Hirnrinde, vor allem in jene Teile, die Assoziationen bilden zu dem, was der Mensch sieht, hört oder schmeckt. Nur Geruchsinformationen erhält die Amygdala direkt, ohne Umschaltung im Zwischenhirn, und zwar aus dem so genannten Riechkolben, einer Großhirnstruktur direkt hinter der Nase. Gerüche gelangen so direkt in die Großhirnrinde und unmittelbarer als andere Sinneswahrnehmungen in das Gefühlszentrum. Das ist ein Grund dafür, dass Düfte die Gefühle und Urteile und damit das Verhalten eines Menschen so stark beeinflussen.

Dass Gefühle so heftige Körperreaktionen auslösen können, haben wir dem Hypothalamus zu verdanken. Ohne ihn gäbe es keine biochemische Grundlage für Liebe und keinen Sex. Winzig wie eine Erbse, liegt er auf beiden Seiten jeweils über der Amygdala und ist die Zentrale der Hormonsteuerung. Er macht uns erst zu Säugetieren. Denn nur mit Hilfe der entsprechenden Hormone können Frauen gebären und stillen. Er sorgt dafür, dass wir in bedrohlichen Situationen angemessen reagieren, und mehr noch: Als Hauswirtschaftszentrale steuert er die Vorratshaltung für Flüssigkeit, Salze und Energie.
Das Gehirn kommuniziert mit dem Körper über Nervenverbindungen und Hormone. Über die Hirnanhangsdrüse (Hypophyse), gibt der Hypothalamus den wesentlichen Hormonproduzenten des Körpers Anweisungen, welche Hormone gerade produziert werden sollen und welche nicht. Die Hypophyse ist ebenso winzig wie ihr Befehlsgeber, etwa kirschkerngroß, und wiegt ein halbes Gramm. Empfänger ihrer Signale sind zum Beispiel die Nebennieren, die Hoden und die Eierstöcke. Natürlich sind nicht alle Hormone nur kopfgesteuert, der Hypothalamus ist seinerseits abhängig von den vielfältigen Vorgängen im Körper, über die ihn eingehende Nervenstränge informieren.

Das weibliche Geschlechtshormon Östrogen (das von Männern ebenso, aber in geringerer Menge produziert wird) stellen zwar die Eierstöcke her, die Produktion wird aber vom Hypothalamus – der Hormonschaltzentrale des Gehirns – gesteuert. Im Gehirn selbst schützen Östrogene die Nervenzellen und wirken im Limbischen System stimmungsaufhellend.

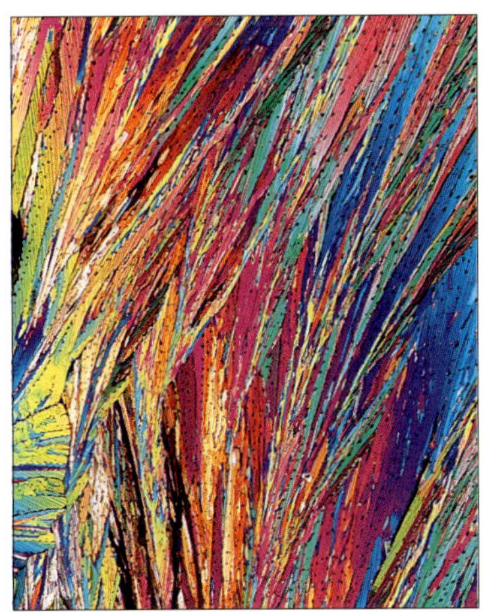

Angst und Schrecken

In der Nacht schreckt Vitus hoch. Was war das für ein Geräusch? Angstvoll setzt er sich auf und lauscht in die Dunkelheit.
Am Abend war er mit Max in einem Horrorfilm. Vitus hatte zuerst überhaupt keine Lust auf grausige Unterhaltung. Aber – war nicht schlecht gemacht, das musste er danach zugeben. Er langweilte sich nicht, sondern ließ sich von den Spezialeffekten faszinieren, die der Film kunstvoll einsetzte. Doch als er dann beim Einschlafen ein ungewohntes Geräusch hört, ist er plötzlich wieder hellwach.
„Wer will denn jetzt noch was von mir?" Thalia antwortet mürrisch auf das Signal aus dem Ohr. Gerade wollte sie ihre anstrengende Tagesarbeit – das ständige Weiterschalten von Sinneseindrücken – beenden, da kommt dieser Nachzügler daher!
„Kkrrrrr – plong!", meldet der Hörnerv.
Thalia lässt die Reizfolge widerstrebend passieren. Ihre Adressaten, Sonata in der Abteilung „Hören 1" der Hirnrinde, Amygdala und Memo würden nicht gerade erfreut sein.
„Kkrrrrr – plong?", fragt Memo sicherheitshalber noch einmal nach. „Das kenne ich aus dem Film: bevor die Außerirdischen zuschlugen."
Amygdala erschrickt: „Hilfe, das bedeutet Gefahr!", und will sofort den Hirnstamm wieder aufwecken. Da fällt ihr ein, dass der sowieso nie schläft. Außerdem ist er noch recht aktiv – die Nachwirkungen des Films – und schickt über seine vielen Nervenleitungen sofort ein paar

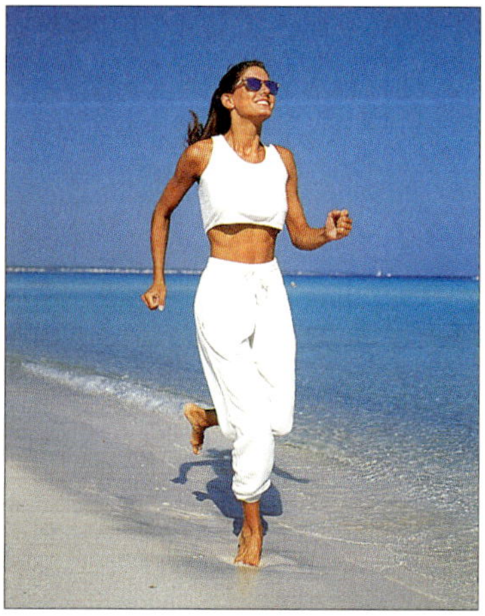

Bewegung beeinflusst die Hormonregulation im Gehirn. Mäßige körperliche Betätigung lässt den Sexhormonspiegel steigen, während bei exzessivem Training die Hormonwerte sinken.

Stöße des Alarm-Botenstoffs Noradrenalin in die Hirnrinde.
„Wie?“ Auch Einstein hatte sich in Aufgaben vertieft, zu denen er tagsüber keine Zeit hat. „Was ist los? Gefahr?“ Mit leichtem Unmut über die ungewohnte nächtliche Störung macht er sich für nötige Entscheidungen bereit.
Die Wahrnehmungsabteilungen sind schon alarmiert. In der Dunkelheit kann Optica im Sehsystem aber nicht viel ausmachen und Sonata lässt auf sich warten. Sie ist von Natur aus langsamer als Amygdala und Memo. Ihre Geräuschanalysen dauern immer doppelt so lange.
Endlich meldet sie sich: „Klingt wie Nachbars Katze.“
„… die mal wieder den Mülleimer umgeworfen hat“, ergänzt Memo.
„Das wäre keine Gefahr“, wertet Amygdala.
„Also, liebe Kollegen“, analysiert Einstein, „wir vermuten, es war die Katze. Außerdem verarbeiten wir diesen schwachsinnigen Film und sind noch ein wenig nervös. Bleibt sicherheitshalber noch ein paar Minuten in Bereitschaft. Aber, Hannah, hörst du mir zu?“
„Klar. Ich höre immer alles.“ Hannah scheint leicht indigniert.
„Das ist gut. Also, keine weiteren Stresshormone ankurbeln, ja?“
„Schien mir auch nicht nötig.“
„Sehr gut“, lobt Einstein und wendet sich wieder an alle beteiligten Abteilungen. „Also, wahrscheinlich falscher Alarm. Der Hirnstamm wird euch sagen, wann ihr euch wieder abmelden dürft.“

Über den Sinn der Gefühle

Jedes Erlebnis ist von Gefühlen begleitet. Das Gehirn taucht jede Wahrnehmung und jeden Gedanken in einen Farbtopf aus Gefühlen. Jede Erfahrung, die in das Bewusstsein dringt, und auch all das, was unbewusst verarbeitet wird, ist immer auch angenehm oder unangenehm, froh oder traurig oder ängstlich oder ärgerlich.
Die Evolution hat Tiere und auch Menschen mit Gefühlen ausgestattet, um das, was der Organismus tut oder erlebt, bewerten zu können. Ob ein bestimmtes Verhalten gut oder schlecht ist, ob es das Überleben sichert oder einen Trieb befriedigt, ob eine Entscheidung richtig oder falsch war, eine Handlung nützlich oder schädlich, alles bewertet das Gehirn nach den Konsequenzen, die das Ereignis oder das Verhalten nach sich zog. Dazu braucht es ein Gedächtnis, um sich überhaupt an die Entscheidungssituation und die anschließende Handlung erinnern zu können, und es braucht einen Bewertungsmaßstab.
Dieser Maßstab sind die Gefühle. Aus Sicht eines Evolutionsbiologen sind Gefühle überlebenswichtig, denn erst durch sie kann das Gehirn ein erfolgreiches Verhalten fördern. Jede Situation und jede Handlung bewertet das Gefühlssystem anhand ihres Ergebnisses für den Organismus, der dann negativ empfundene Situationen vermeiden und positiv

Die Hormonsteuerzentrale

Der Hypothalamus ist nur maximal daumennagelgroß und rund vier Gramm schwer. Als eine Art „Innenministerium" reguliert er die Atmung, den Kreislauf, Hunger, Durst, die Körpertemperatur und die Fortpflanzung. Dies geschieht zum Teil über das vegetative Nervensystem, zumeist jedoch über Hormone:

- Oxytocin, Vasopressin und das Corticotropin-Releasinghormon (CRH), das eine entscheidende Rolle bei Stress spielt, entstehen im Nucleus paraventricularis (2) und im N. supraopticus (4);
- Die Steuersubstanz (Releasinghormon) für das Wachstumhormon wird im Nucleus praeopticus (1) gebildet.
- Das Releasinghormon LHRH, das alle Sexualhormone reguliert, entsteht in der Lamina terminalis (3).

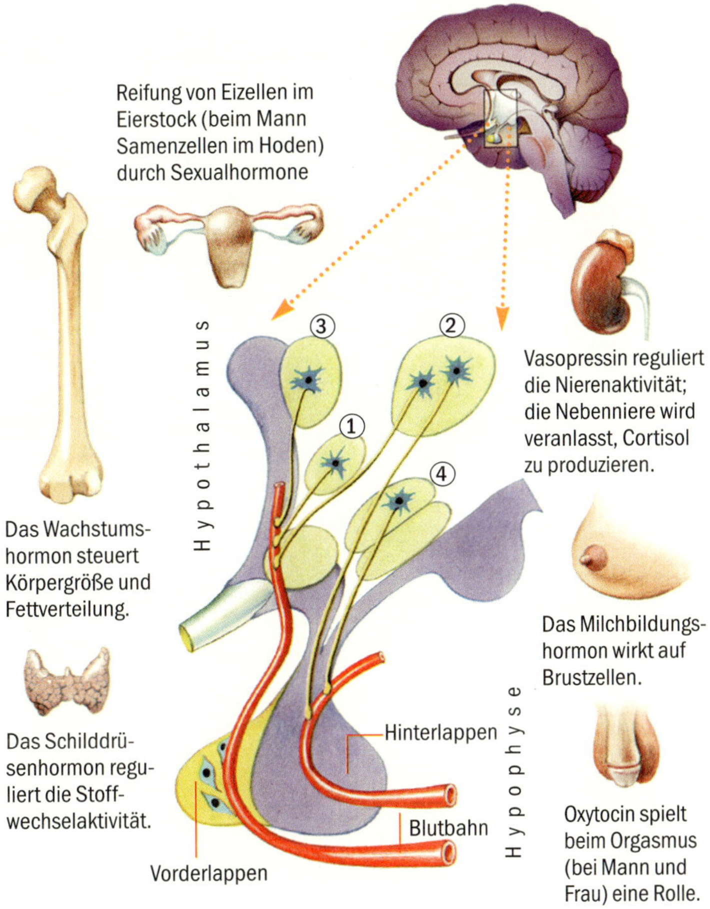

Die Regulation erfolgt generell über die nur kirschkerngroße Hirnanhangdrüse (Hypophyse). In deren Hinterlappen werden Vaspopressin und Oxytocin gespeichert, im Vorderlappen das Wachstumshormon, das Milchbildungshormon Prolaktin und das adrenocorticotrope Hormon ACTH. ACTH stimuliert in der Nebennierenrinde die Ausschüttung des Stresshormons Cortisol. Wichtige Hormone des Vorderlappens sind das follikelstimulierende Hormon FSH und das luteinisierende Hormon LH. Sie ermöglichen die Bildung von Östrogen in den Eierstöcken und die Testosteronproduktion in den Hoden.

erlebte suchen wird. Die Kriterien Lust und Unlust sind deswegen die eigentlichen Triebfedern des menschlichen Verhaltens.
Gefühle werden in bestimmten Gehirnregionen erzeugt und entstehen nicht diffus verteilt im Kopf, wie man lange Zeit annahm. Die Vermutung, dass es sich bei den Gefühlszentren um tief liegende Anteile des zentralen Nervensystems handelt, entstand in den 30er Jahren und kam allen Anhängern der freudschen Psychologie als biologische Erklärung sehr zupass. Archaische Instinkte, Triebe und Gefühle konnte

man sich nach Freud sehr gut in alten Gehirnregionen vorstellen, die „unter“ dem bewussten Erleben der Großhirnrinde liegen und vom Unterbewusstsein gesteuert werden.

Auf welchen Schaltungen jedoch die Gefühle kreisen, war bis in die 50er Jahre hinein unbekannt. Heute kann man ihnen mit den modernen bildgebenden Verfahren wie der Positronen-Emissions-Tomographie (PET) oder der funktionellen Kernspintomographie regelrecht zusehen: Wenn wir uns freuen oder uns ärgern, werden ganz bestimmte Areale stärker durchblutet.

Da eine gute Durchblutung als Zeichen besonderer Aktivität gedeutet wird, nimmt man an, dass genau dort die Nervenzellen sitzen, die bei starken Gefühlen involviert sind.

Körpersprache des Flirts

„Haben Sie auch ein Leben außerhalb des Labors?“, möchte Vitus wissen. Endlich hat Mona ihm das ersehnte Rendezvous gewährt. Sie trägt ein enges T-Shirt, ziemlich transparent.

Obwohl seine letzte Frage nicht gerade vor Originalität strotzte, lacht sie und setzt sich gerade. „Meine Arbeit ist mein Leben.“

Eine Antwort ganz nach Vitus’ Geschmack, bedeutet sie doch wahrscheinlich, dass sie nicht mit einem Mann zusammenlebt. Er betrachtet mit einem raschen Blick ihren Busen.

„So habe ich auch gedacht, als ich so jung war wie Sie“, komplimentiert er, denn warum nicht Kapital schlagen aus dem offensichtlichen

Mann und Frau: der kleine Unterschied in der Gehirnanatomie

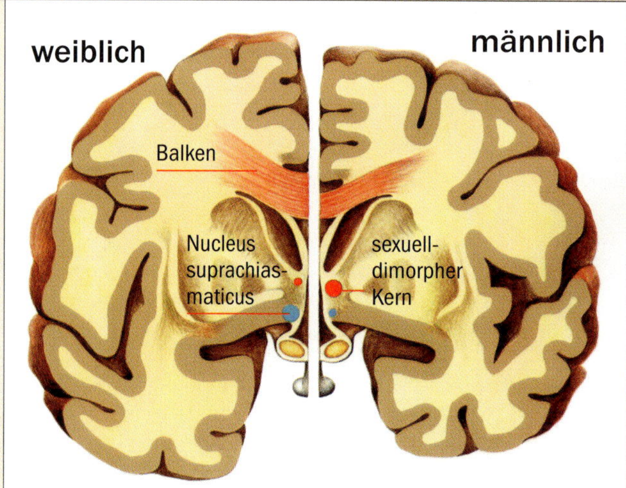

Das durchschnittliche Männergehirn wiegt 1500 Gramm, das der Frau etwa 300 Gramm weniger. Normiert man das Gewicht aber auf das durchschnittliche Körpergewicht, lässt sich zeigen, dass das Gehirn der Frau größer ist als das des Mannes. In den Hirnstrukturen selbst haben Forscher weitere Unterschiede gefunden: So ist der Balken, also die Verbindung zwischen den beiden Hälften, bei Frauen dicker, ein Hinweis dafür, dass der Informationsaustausch besser funktioniert. Kleine Bereiche in der Hormonschaltzentrale des Hirns weisen ebenso Differenzen auf. Ob sie die Bildung von Geschlechtshormonen direkt beeinflussen oder sexuelles Verhalten steuern, ist noch unklar.

Altersunterschied? „Aber dann habe ich festgestellt, dass das wahre Leben an mir vorbeiging. Die Liebe zum Beispiel ...", sinniert er.
Sie lächelt und zieht die Augenbrauen hoch: „Mit der Liebe beschäftige ich mich ja tagtäglich – wissenschaftlich ..."
„Ach ja?", interessiert sich Vitus und hebt das Kinn, um seine männlichmarkanten Züge zu betonen.
„Mit der Liebe der Ratten, ja. Zugegeben, das hat wenig Romantisches an sich, aber über das Entstehen der Lust können wir viel von ihnen lernen." Sie sieht ihn aus großen Augen an, senkt den Blick und neigt den Kopf leicht seitlich. Ein untrügliches Signal.
‚Läuft ja nicht schlecht', denkt Vitus und öffnet leicht die Beine. ‚Was nun? Reden wir gleich über Sex oder noch ein wenig drumherum?' Er entscheidet sich für Letzteres.
„Die Romantik ist ja etwas, wofür wir Menschen als Einzige einen Sinn zu haben glauben, obwohl ja auch viele Menschen gar keinen Sinn dafür haben ...", schwafelt Vitus.
‚Wie nett', denkt sie, ‚ein romantischer Mann. Und schöne Hände hat er.' Sie sagt: „Ja, vor allem Männer halten Gefühle oft für nebensächlich oder gar gefährlich. Aber Sie scheinen ja nicht dazu zu gehören." Sie schüttelt ihr Haar leicht nach hinten.
Vitus beobachtet die einladende Geste und neigt seinen Oberkörper nach vorne. „Sind Sie sicher?"
Sie hält der körperlichen Annäherung stand, fährt sich durchs Haar und spielt mit einer Strähne. Der verbalen Attacke weicht sie dagegen aus und sagt: „Die wenigsten Männer genießen auch die Unsicherheit, dabei liegt doch gerade hier der Reiz." Langer Blick mit bedeutungsvollem Wimpernschlag.
‚Läuft ja wie geschmiert', denkt Vitus und lehnt sich wieder zurück. Dabei drückt er die Schultern nach unten und spreizt die Ellbogen, um gelassene Größe zu demonstrieren.
„Ich bin mir zum Beispiel ganz unsicher, ob ich Sie noch zu einem Glas Champagner einladen darf", kokettiert er mit einem feinen Lächeln, das die Botschaft eindeutig macht.
Mona lacht, reckt das Brustbein nach oben, legt eine Hand in den Nacken und drückt den Po nach außen.
„Auf diese Art von Unsicherheit sollten wir ..."
‚Wir!' denkt er.
„... in der Tat verzichten. Sie dürfen. Aber nicht hier."
‚Was will sie?', fragt sich Vitus. ‚In eine Bar? Tanzen? Gleich zu mir nach Hause?' Er fühlt seinen Herzschlag und bemüht sich, seinen Atem zu kontrollieren.
Hat er zu Hause überhaupt aufgeräumt? Champagner im Eisschrank? Das Bett frisch bezogen?
Er winkt dem Ober.

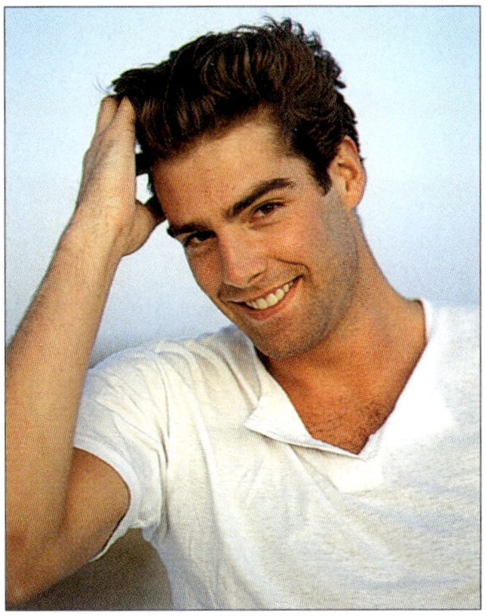

Das männliche Gehirn kann schon durch diskrete visuelle Lustreize schnell erregt werden.

Das weibliche Gehirn benötigt meist mehrere verschiedene Stimulanzien, um erregende Gefühle zu produzieren. Neben sexuellen Reizen entscheidet die emotionale Grundstimmung über die Lust.

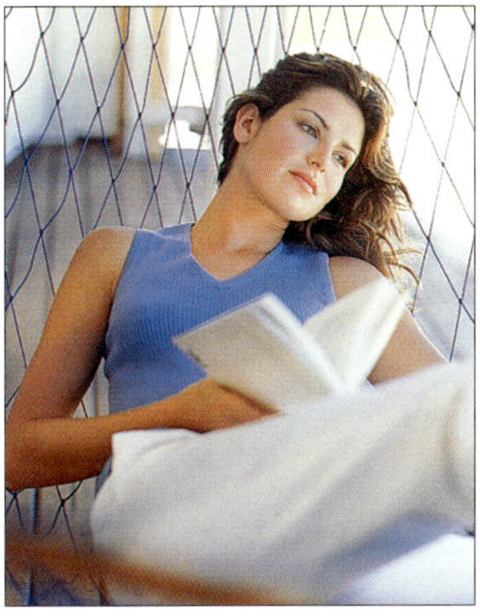

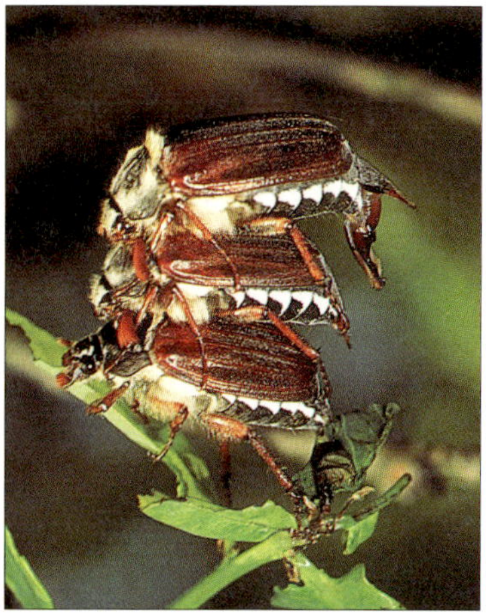

Sexuelle Duftlockstoffe ziehen Maikäfermännchen magisch an. Wenige Moleküle des flüchtigen Pheromons genügen, und das Männchen fliegt – oft nicht allein – zielsicher das Weibchen an.

Nicht genetische Faktoren oder Hormone bestimmen das Geschlecht der Schildkrötenbabys, sondern die Außentemperatur um die Gelege.

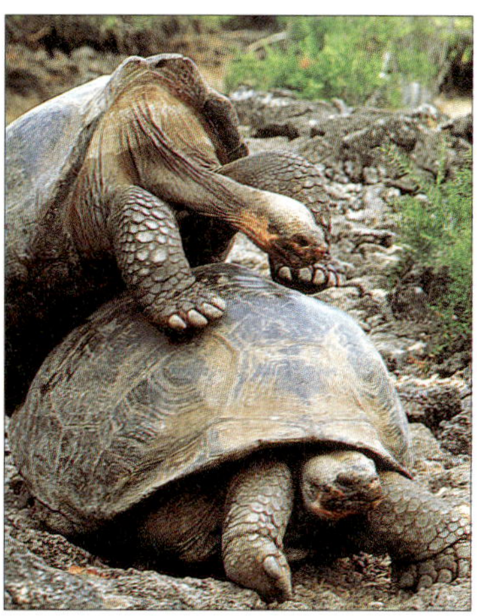

Gefühlshormone

Während Vitus heftig flirtet, sind alle seine Sinne auf Empfang geschaltet. Nur ein Teil der Signale, die seinen Kopf durchfluten, dringt jedoch ins Bewusstsein. Im „Unter"bewusstsein dagegen, im Limbischen System tief unter der Großhirnrinde, sorgen hauptsächlich Amygdala und Hypothalamus für heftige Gefühlswallungen.

Im Laufe des Rendezvous hat Amygdala so viele positive Bewertungen abgegeben, dass alle ihre Weichen jetzt auf „angehm" gestellt sind. Je länger der Abend dauert, desto schöner und attraktiver wird Mona: Der Klang ihrer Stimme, der Ausdruck ihrer Augen, ihre Bewegungen und das, was sie sagt.

Angetrieben unter anderem von Amygdala, produzieren die Nervenzellen des Hypothalamus einen biochemischen Gefühls-Reaktions-Faktor: das Freisetzungshormon CRH (Corticotropin Releasing Factor). Den geben sie in die Blutgefäße ab, die den Hypothalamus durchziehen. Es sind spezielle Blutgefäße, die nur dazu dienen, Stoffe zwischen dem Hypothalamus und der Hirnanhangdrüse (Hypophyse) auszutauschen. Der vordere Teil der Hypophyse beginnt nun, angeregt durch CRH, ein Hormon zu produzieren, das für Herzklopfen und Erregung sorgt: ACTH (Adreno-Cortico-Tropes-Hormon). Das strömt nun durch den ganzen Körper, doch in den meisten Organen und Geweben bleiben die Zellen vom ACTH gänzlich ungerührt. Nur ein kleines, aber ungemein wichtiges Organ der Hormonsteuerung erkennt die erhöhte ACTH-Konzentration im Blut und reagiert: die Nebenniere. Sie produziert die Stresshormone Adrenalin, Noradrenalin und Cortisol. Vor allem der Adrenalin-Schub von der Evolution ursprünglich eingerichtet, um Fluchtreaktionen zu ermöglichen, fördert alle körperlichen Symptome, die auch Verliebte zeigen: Der Blutdruck steigt, das Herz schlägt schneller, die Muskeln sind gespannt, die Reaktionsbereitschaft ist erhöht.

Der hintere Hypophysen-Teil produziert allerdings unabhängig vom CRH das thyroidstimulierende Hormon TSH, das die Schilddrüse anregt, sowie das follikelstimulierende Hormon FSH und das luteinisierende Hormon LH, die in den Eierstöcken bzw. den Hoden für die verstärkte Produktion von Geschlechtshormonen sorgen.

Im weiteren Verlauf des Abends spielt ein weiteres Hormon eine wichtige Rolle im Gefühlsrausch: Oxytocin. Es gilt als Orgasmushormon, als Geburtshormon, als Kuschelhormon und als Bindungshormon. Zwar sind Gefühle und Erregung das Produkt eines komplexen Zusammenspiels von Nervenzellen und Hormonen, und nicht nur das Produkt einer einzigen Substanz, doch über die Wirkungen von Oxytocin haben Wissenschaftler bereits besonders viel herausgefunden. Es wird bei steigender Erregung sowohl von den Nervenzellen im Hypothalamus als auch von der Hypophyse gebildet und ins Blut abgegeben. Im weiblichen Körper bewirkt es, dass sich die glatte Muskulatur der Gebärmutter während des Orgasmus und ebenso bei der Geburt zusammenzieht. Es sorgt auch dafür, dass nach der Geburt der Milchfluss klappt. Beim Mann bringt es den Samenleiter und die Samenkanäle dazu, während der Ejakulation zu kontrahieren. Oxytocin hat aber auch psychische Wirkungen. Das sexuelle Erleben unmittelbar vor, aber vor allem nach dem Orgasmus stehen massiv unter Oxytocin-Einfluss. Das Hormon gelangt über den Hypophysenweg nämlich nicht nur in den allgemeinen Blutkreislauf, sondern wirkt auch im Gehirn selbst. Die Nervenzellen des Hypothalamus geben es am Ende ihrer langen Ausläufer in anderen Gehirnregionen des Limbischen Systems ab, vor allem in der Amygdala. Dort sorgt es für die entspannte Zufriedenheit nach dem Orgasmus und dafür, dass man danach ein Gefühl der Verbundenheit füreinander empfindet.

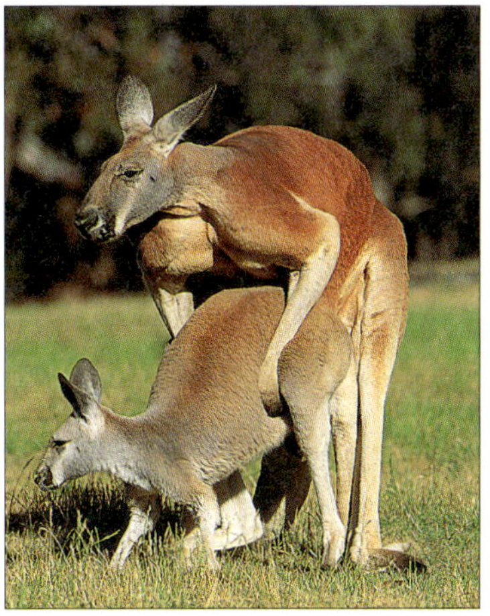

Kängurumännchen streifen möglichst weit umher, um auf viele paarungsbereite Weibchen zu treffen. Durch intensives Beschnuppern stellt ER sofort fest, ob SIE paarungsbereit ist.

Aufruhr im Limbischen System

„Ich habe mir das so vorgestellt", erläutert Einstein aus der präfrontalen Hirnrinde seine Pläne für den Abend, „Vitus geht also mit ihr in ein Restaurant und sie unterhalten sich zunächst über die Uni und über Forschung. Wir konzentrieren uns ganz darauf, um einen möglichst guten Eindruck zu machen. Alles Weitere wird sich zeigen …"

Die beteiligten Nervenzellen sind auf ein mehr oder weniger intellektuelles Gespräch eingestellt. Doch im Lauf des Abends kommt einiges anders. Was auch immer die Neuronen aus den Sinnesabteilungen empfangen und verarbeiten, alles versieht das Limbische System mit positiven Attributen. Die Sehzentren registrieren dunkle Haare und grüne Augen – „Schöne dunkle Haare und strahlende Augen!", kommentiert Amygdala. Die Hörzentren geben Worte und den Klang von Monas Stimme weiter. „Wunderbare Worte und eine so warme Stimme", meint Amygdala, „mehr davon!"

„Das hört sich ja an, als bräuchte Vitus ein bisschen Stimulation", stellt Hannah im Hypothalamus fest und spritzt ein paar CRF-Moleküle in Richtung Hirnanhangdrüse. Wenige Sekunden später macht sich bei Vitus eine leichte Erregung bemerkbar. Einstein registriert sie in der Hirnrinde. Er findet das entschieden zu früh. „Langsam, langsam! Wir sind noch lange nicht im Bett. Vitus sitzt hier in einem Restaurant! Benehmt euch ein bisschen. Es macht keinen guten Eindruck bei der Dame, wenn er sich gleich auf sie stürzt!"

„Wäre aber toll!", schmachtet Amygdala.

„Nein, meine Liebe", bremst Einstein, „so geht das nicht. Frauen wollen Romantik. Darüber sollte Vitus lieber ein wenig sprechen", und gibt entsprechende Instruktionen an die Sprachzentren und jene Be-

Ist eine Löwin paarungsbereit, widmet sich der König der Tiere exzessiv dem Sex: bis zu hundert Mal pro Tag.

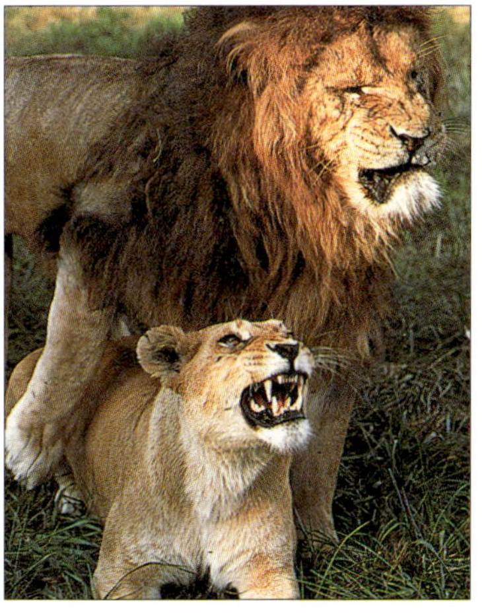

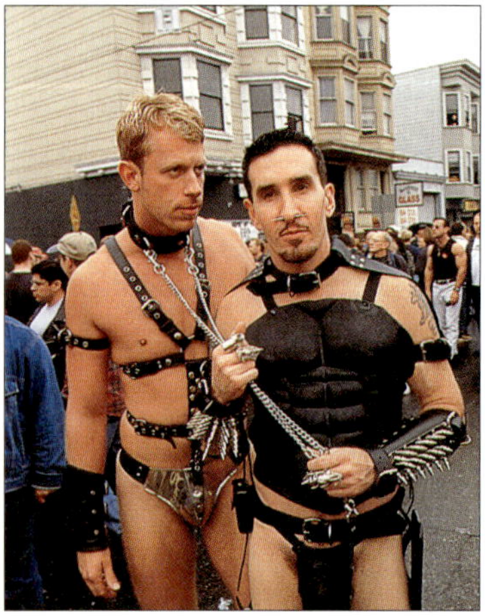

Homosexuelle in San Francisco: Hirnforscher rätseln weiter, ob sich Homosexualität aufgrund besonderer Hirnstrukturen entwickelt oder ob die veränderten Strukturen im Vergleich zu Heterosexuellen eine Folge der homosexuellen Neigungen sind.

wegungsabteilungen, die den Mund steuern.
„Romantik“, hört Sonata Vitus sagen.
„Wir wollen mehr Nähe!“, tönt es immer lauter aus dem Limbischen System. Die Mehrheitsverhältnisse scheinen sich eindeutig gegen Einstein zu richten.
„Okay, überredet“, lenkt er ein, nachdem er aus der Analyse von Monas Körpersprache positive Signale erhalten hat. „Aber bevor wir uns darauf konzentrieren, noch ein letzter Check, damit nichts schief geht. Also, Memo, wie war das: Sind Kerzen im Haus? Ist das Schlafzimmer aufgeräumt, die Wäsche abgenommen?“
„Alles klar!“
„Also dann: Projekt Verführung!“, verkündet Einstein. „Näheres muss ich euch ja nicht mehr erklären. Ihr wisst ja, wie das geht.“
„Oh, das wird bestimmt wieder ganz toll!“, freut sich Amygdala. „Hannah, es gibt was zu tun! Wirf die Hormonproduktion an!“
„Welches Hormon? CRF? Oxytocin?“
„Nein, nein, noch kein Oxytocin! Bitte erst zum Orgasmus.“
„Das möchte ich meinen“, schaltet sich Einstein wieder ein, „Hannah, bitte hör mir noch kurz zu, ein ganz wichtiges Briefing: Wenn es nachher so weit ist, auf gar keinen Fall ohne grünes Licht von mir loslegen! Oxytocin erst ausschütten, wenn ich mein Okay gebe!“
„Das könnte schwierig werden. Was soll ich denn machen, wenn Amygdala mir ständig Jubelschreie in die Ohren bläst ...“
„Halte dich bloß zurück. Nur keine vorzeitige Ejakulation! Sonst war das vielleicht das erste und letzte Mal mit dieser Dame.“

Etwa zwei Prozent aller Frauen lieben gleichgeschlechtlich – sagen Umfragen.

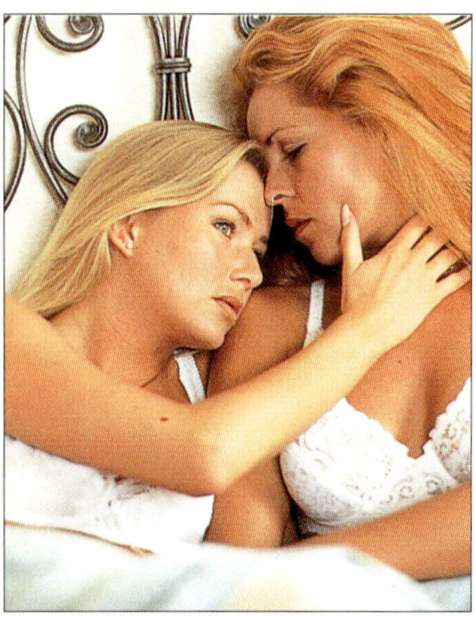

Der kleine Unterschied

Drei Stunden später liegt Mona auf dem Bauch in Vitus' Bett, sehr entspannt und offenbar sehr zufrieden mit seinen Liebhaberqualitäten. Nach einer halben Stunde Kuschelpause hat er sich von ihr gelöst und sich ein Stück Schokolade vom Regal neben sich geangelt.
„Möchtest Du auch eins?“
„Nein danke.“ Sie lächelt zärtlich. „Zigaretten ja, aber Schokolade ...?“
„Energienachschub.“
„Ach so. Ich dachte schon, du wärst nicht glücklich.“
„Wieso nicht glücklich?“
„Schokokade macht glücklich, wusstest du das nicht?“
„Mich macht sie süchtig.“ Vitus kaut zufrieden.
„Das wiederum nicht.“
„Dann werde ich jetzt süchtig nach dir“, kündigt Vitus an und dreht sie auf den Rücken. „Wie ist das mit dem Glücklichsein?“
Sie richtet sich auf und zwinkert. „Durch Schokolade? Alles Biochemie. Willst du das wirklich wissen?“

RATGEBER: Sexuelle Dysfunktion

Die kleine blaue Tablette brachte den Durchbruch: endlich eine Pille gegen Erektionsstörungen. Die Wirksubstanz Sildenafil wird über die Darmwand ins Blut aufgenommen und gelangt in jede Körperzelle (Nebenwirkungen: Kopfschmerzen, Sodbrennen, Durchfall, Kreislaufreaktionen). Vor allem in den Muskelzellen des Schwellkörpers sorgt Sildenafil für Entspannung und dadurch für eine verstärkte Erektion. Ob Viagra auch bei Frauen den Blutfluss in den Genitalien erhöht, prüfen derzeit mehrere Arbeitsgruppen. Eine große Umfrage der Universität von Chicago kam im Februar 1999 zu folgendem Ergebnis: 43 Prozent der Frauen gaben an, unter einem oder mehreren sexuellen Problemen zu leiden (keine Lust auf Sex, Erregungsstörungen wie das mangelnde Feuchtwerden der Scheide, Orgasmusstörungen und Schmerzen beim Sex). Das Therapieangebot bei sexuellen Dysfunktionen beschränkt sich für Frauen noch auf Hormontherapien und psychotherapeutische Beratung. Erste Studien zeigen aber auch bei ihnen einen Effekt von Viagra. Viagra ist erst der Beginn einer neuen Ära, in der noch einige Substanzen als Pillen auf den Markt kommen könnten – für Männer und Frauen:

- Vasomax für Männer und Vasofem für Frauen mit der Wirksubstanz Phentolamin vermindern über komplizierte chemische Reaktionsmechanismen die Kontraktion der Muskelzellen im Schwellkörper.
- Apomorphin wirkt zentral im Hirnstamm und Zwischenhirn. Von dort werden Impulse ins Rückenmark und in jene Nerven entsandt, die zu den Genitalien führen. Diese Aktivierung erweitert sofort die Arterien des Penis.

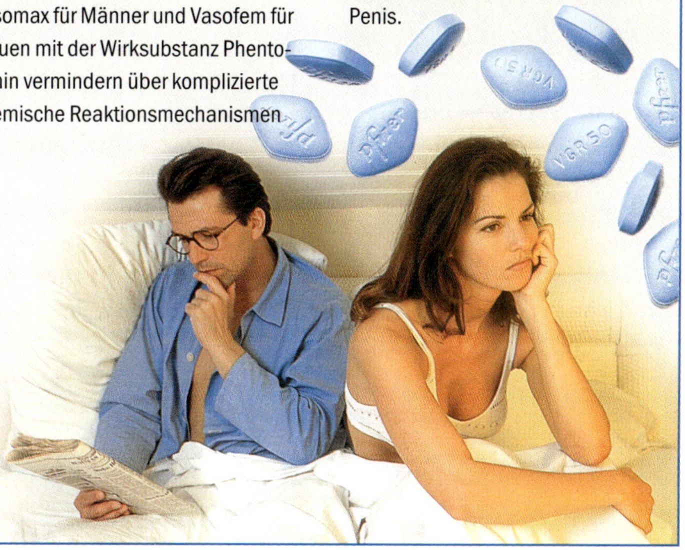

„Wenn du es mir in einem Satz sagen kannst."
„Ich versuchs mal. Also: In Schokolade ist Kakao, im Kakao ist viel Tryptophan – eine Aminosäure – und aus Tryptophan macht der Körper Serotonin, einen Gehirnbotenstoff, und der macht glücklich."
„So einfach ist das? Und wir mühen uns hier ab …", sagt Vitus mit möglichst viel Ironie in der Stimme. Da bringen ihm seine Assoziationszentren eine nette Geschichte in Erinnerung. Er lächelt.
„Worüber lachst du?", wundert sie sich.
„Über diese Geschichte, die mir gerade wieder eingefallen ist: Ein Mann spaziert am Strand von Kalifornien entlang und stolpert über eine Flasche. Er hebt sie auf, zieht den Korken heraus und ein Flaschengeist erscheint. Der ist schon ein bisschen genervt und sagt: ‚Mann, du bist schon der vierte in diesem Monat, immer diese Wünsche! Also gut, einen hast du frei.' Der Mann setzt sich hin, denkt ein wenig nach und

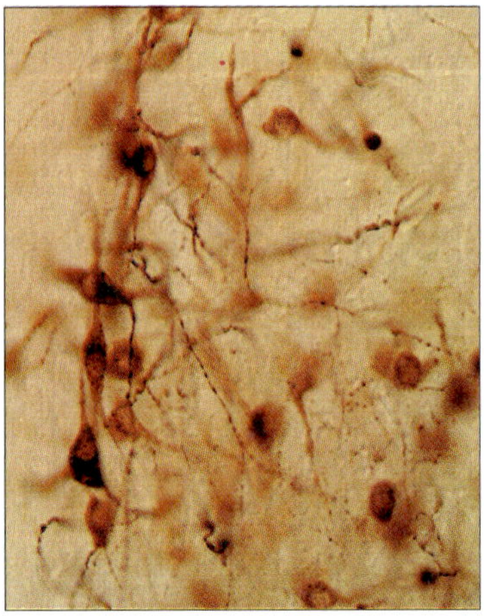

Das Hormon Vasopressin reguliert den Wasserhaushalt, das Durstgefühl und die Urinausscheidung. Meist wird es ein wenig zeitversetzt zusammen mit dem Liebeshormon Oxytocin von der Hypophyse freigesetzt (im Bild: Nervenzellen mit Vaspopressin). Es wirkt aber auch positiv auf das Erinnerungsvermögen und spielt für den Umgang mit Stress eine wichtige Rolle. Auch während des Geschlechtsverkehrs gelangt Vasopressin ins Blut und verhindert so unpassenden Harndrang.

sagt: ‚Ich wollte immer schon mal nach Hawaii, aber ich habe Flugangst und ich werde seekrank. Könntest du mir nicht eine Brücke bauen, sodass ich mit dem Auto hinfahren kann?'
Der Flaschengeist lacht und sagt: ‚Unmöglich. Denk doch mal nach! Wie tief der Pazifik ist und wie weit, und wie viel Material man da bräuchte! Vergiss es. Wünsch dir was anderes.'
‚Okay', sagt der Mann und überlegt sich einen besseren Wunsch: ‚Ich war viermal verheiratet und bin viermal geschieden. Alle meine Frauen haben sich darüber beschwert, dass ich mich nicht genügend um sie gekümmert und sie nicht verstanden hätte. Ich will gern wissen, was Frauen wirklich denken, besonders im Bett, warum sie weinen, was sie wirklich möchten, wenn sie ‚nichts' sagen, wie ich sie glücklich machen kann …'
Da unterbricht ihn der Geist: ‚Willst du die Brücke zwei- oder vierspurig?'

Biologisch bedingte Interessenkonflikte

Verständnisschwierigkeiten und Konflikte, die es in fast allen Beziehungen zwischen Männern und Frauen gibt, haben neben den geschlechtsunabhängigen Gründen auch einen biologischen Ursprung. Frauen haben evolutionsbiologisch bedingt andere Interessen als Männer, was Sexualität, Fortpflanzung und Familie betrifft. Während ein Mann hundert oder mehr Kinder zeugen kann und den Fortbestand seiner Gene mit jedem Kind mehr sichert, hat eine Frau nur begrenzte „Ressourcen" für etwa ein Dutzend Kinder. Um ihre Kinder großzuziehen braucht sie Unterstützung und Hilfe, weswegen nicht nur die körperliche Attraktivität des Mannes – die sie mit einer gewissen Genqualität verbindet – für sie von Bedeutung sein darf. Treue, Fürsorge und materieller Erfolg sind mindestens ebenso wichtig, um den Kindern eine gute Zukunft zu sichern. Evolutionspsychologen führen derartige Erklärungen für den auf der ganzen Welt ähnlichen Interessenkonflikt zwischen Männern und Frauen an. Neurowissenschaftler fahnden nach anderen Kriterien: Da Denken, Fühlen und also auch die Interessen im Gehirn entstehen, suchen sie seit mehr als hundert Jahren nach dem kleinen Unterschied in den Köpfen von Männern und Frauen.
Viel gefunden haben sie bisher nicht. Frauengehirne sind – zum Teil bedingt durch die geringere Körpergröße – um 140 bis 200 Gramm leichter als Männergehirne. Bestimmte Regionen, wie zum Beispiel der Schläfenlappen der Großhirnrinde, haben jedoch bei Frauen zum Beispiel mehr Nervenzellen als bei Männern.
Männer denken asymmetrisch: Sie benutzen beim Sprechen bevorzugt die linke Hirnhälfte – jedenfalls, wenn sie Rechtshänder sind. Frauen dagegen verteilen die Aufgaben im Kopf annähernd symmetrisch, benutzen also die rechte Hirnhälfte genauso intensiv. Hier sitzen bei den meisten Rechtshändern die gefühlsbetonten und künstlerischen

Elemente, während die linke Hirnhälfte mehr auf das analytisch-logische Denken und die verbale Sprache spezialisiert ist. Frauen haben auch einen breiteren information highway zwischen beiden Hirnhälften: Bei ihnen ist der so genannte Balken, durch den eine Million Nervenfasern laufen, um fast ein Viertel dicker als bei Männern. Auch das ist ein Indiz für die stärkere Kommunikation zwischen beiden Hirnhälften beim weiblichen Geschlecht.
Ein Teil des Hypothalamus (der sexuell dimorphe Kern) ist bei Männern mehr als doppelt so groß wie bei Frauen. Eine Unterabteilung des Hypothalamus ist bei jungen Männern stark vergrößert, sowohl was das Gewicht als auch was die Zahl der Nervenzellen angeht, schrumpft aber in der zweiten Lebenshälfte auf „Frauengröße". Auch die Amygdala, zuständig für die Gefühlsbewertung, ist bei Männern im Verhältnis zum Gesamtgehirn größer als bei Frauen.
Bisher sind aber die individuellen Unterschiede von Gehirnen innerhalb desselben Geschlechts immer noch größer als alle gefundenen Merkmale, die die Gehirne von Männern und Frauen unterscheiden.

Das Liebeshormon Oxytocin

Das Liebesmolekül Oxytocin wird bei zärtlichen Berührungen, beim Orgasmus, bei der Geburt und auch beim Stillen freigesetzt. In der glatten Muskulatur löst es Kontraktionen aus, die wir beim Orgasmus in der Beckenbodenmuskulatur und beim Geburtsvorgang in der Gebärmutter spüren. Oxytocin wirkt aber auch im Gehirn und damit auf unser Gefühlsleben. Neuronen im Hypothalamus produzieren dieses wichtige Hormon. Ein Teil wird an die Hypophyse abgegeben, dort gespeichert und dann bei Bedarf in den Blutkreislauf entlassen. Andere Oxytocin produzierende Neuronen haben Verbindungen ins Limbische System. Dort kann Oxytocin Stimmungen, Gefühle und Verhaltensmuster ändern: Es reduziert Angstgefühle, beruhigt, macht uns schmerzunempfindlicher, aktiviert das Immunsystem und löst fürsorgliches Verhalten aus. Auch beim Autismus könnte Oxytocin eine Rolle spielen: Neue Studien lassen vermuten, dass die charakteristische Unfähigkeit, soziale Bindungen einzugehen, auch durch einen Oxytocinmangel hervorgerufen wird.

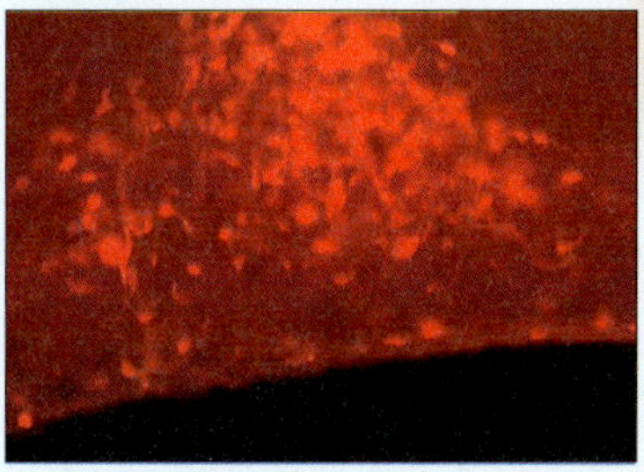

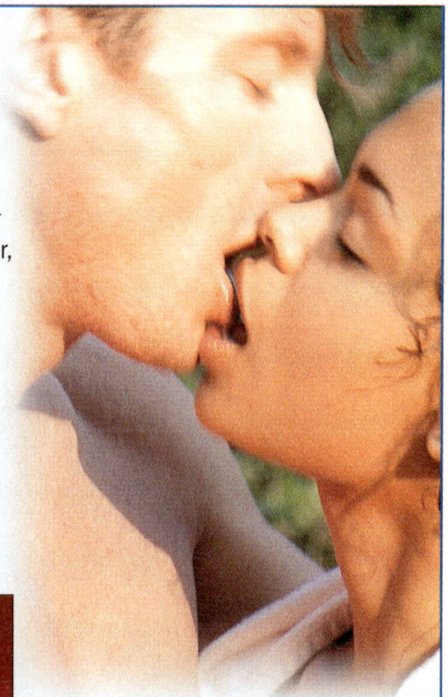

Bei innigen Küssen setzt die Hirnanhangdrüse innerhalb von Sekunden das Hormon Oxytocin frei. Links: Nervenzellen mit Oxytocin (rot).

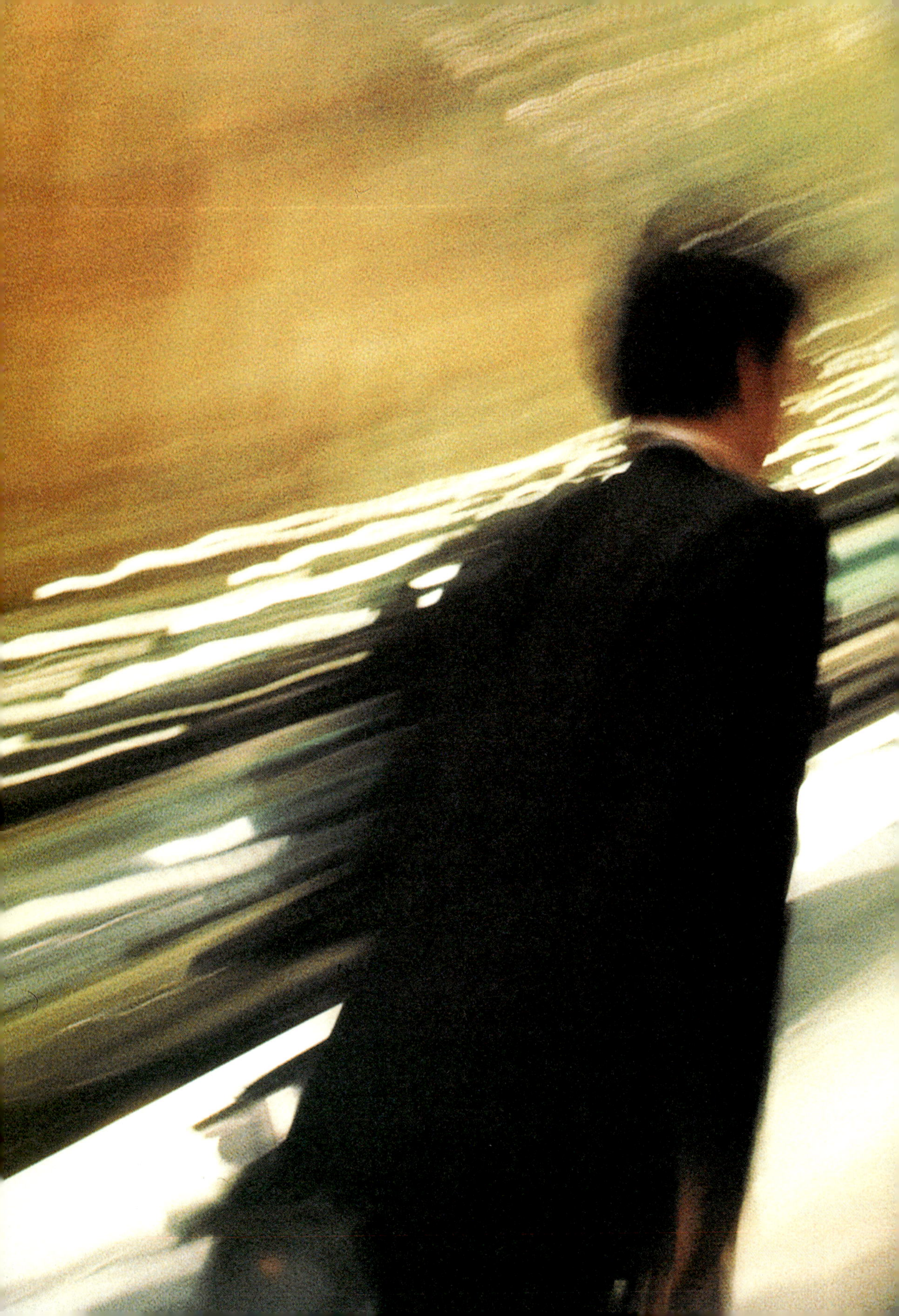

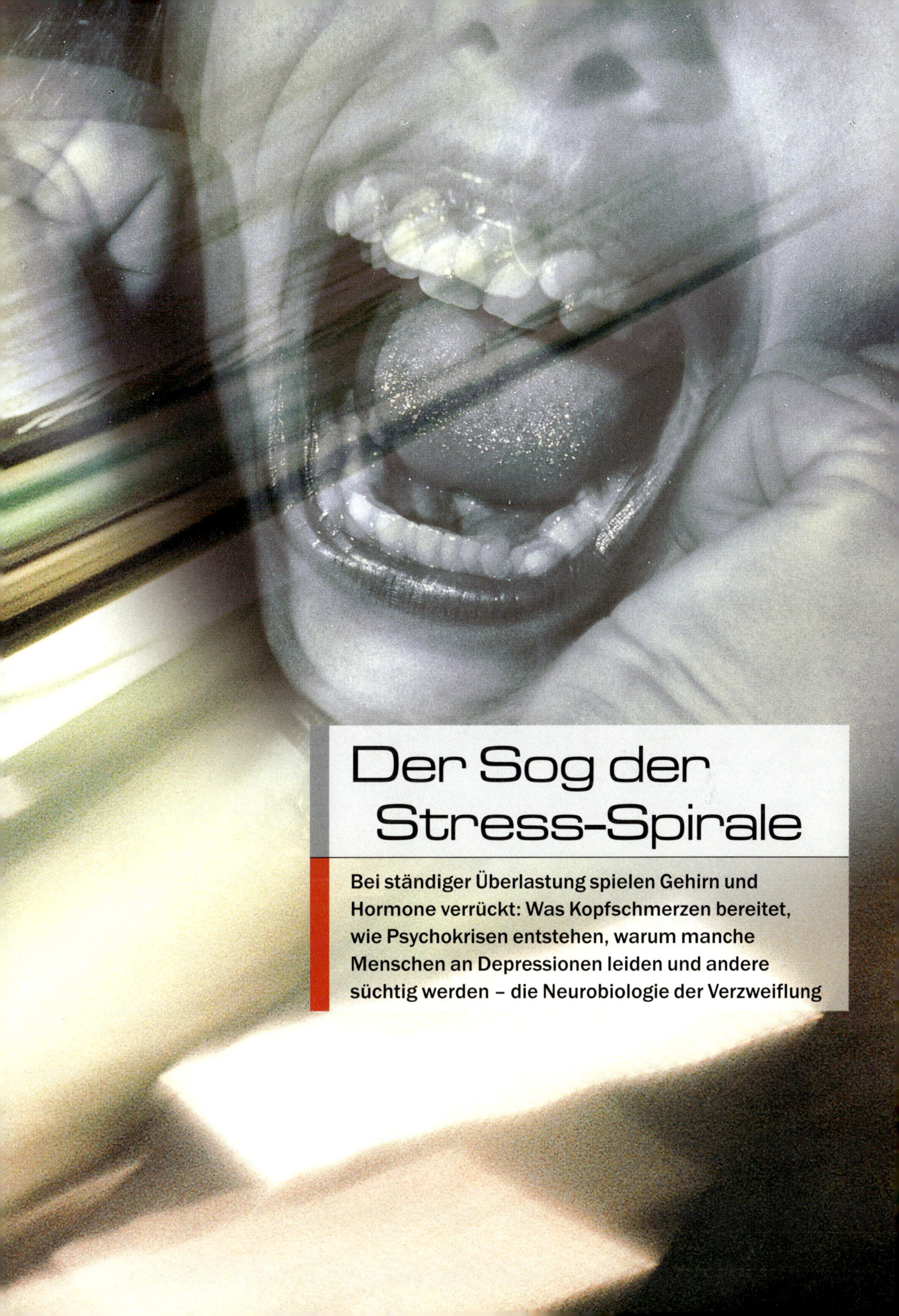

Der Sog der Stress-Spirale

Bei ständiger Überlastung spielen Gehirn und Hormone verrückt: Was Kopfschmerzen bereitet, wie Psychokrisen entstehen, warum manche Menschen an Depressionen leiden und andere süchtig werden – die Neurobiologie der Verzweiflung

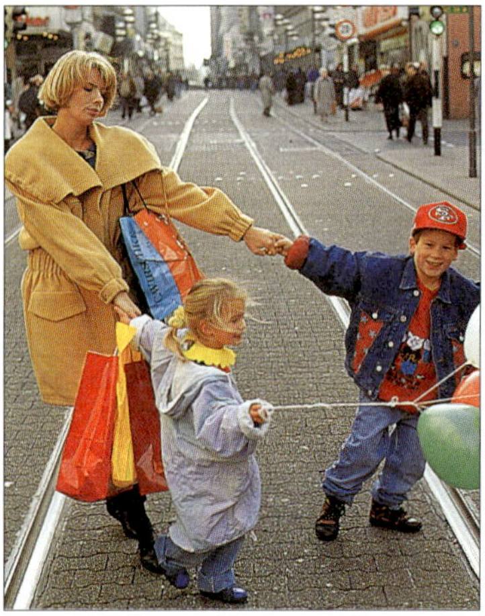

Wenn Mama sich chic einkleiden möchte, die Kinder aber lieber dem Straßenzauberer zusehen, kann das für alle drei in Stress enden.

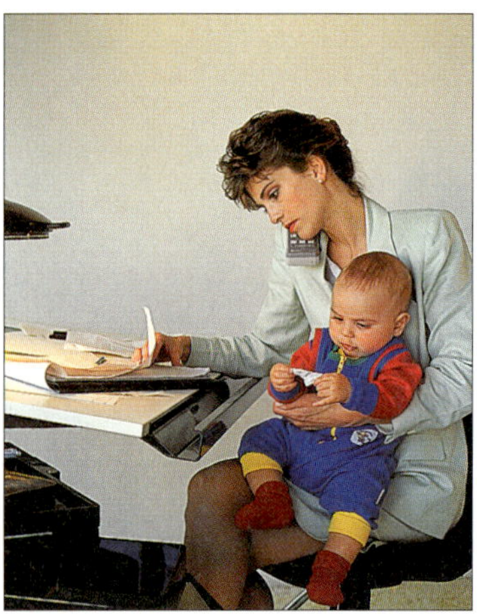

Arbeiten, telefonieren und gleichzeitig ein Kleinkind betreuen? Das ist Alltag für viele Mütter und den meisten Vätern fremd.

Die Belastungsgrenze

„... und vereinbaren Sie den Termin mit meiner Sekretärin. Ich stelle Sie durch. – Auf Wiedersehen."

Vitus drückt den Verbindungsknopf und überlegt. Das passt ihm gar nicht. Noch ein Vortrag, den er halten soll, und schon Anfang nächster Woche! Seit er von der Uni in die Firma gewechselt hat, lässt ihm sein Terminkalender auf Wochen hinaus kaum noch Luft. Als Berater wurde er engagiert, damals, vor acht Jahren, als Mona zum ersten Mal schwanger war. In der Abteilung Interne Kommunikation sollte er für *corporate identity* und ein gutes Betriebsklima sorgen. Nebenbei war er eine Art Obervisionär, Berater der Geschäftsleitung. Damals schien ihm das verlockend: fast das doppelte Gehalt im Vergleich zur Uni, die vermeintlich schillernde Geschäftswelt, und er selbst als philosophischer Paradiesvogel in einer nüchternen Welt aus Zahlen und Bilanzen.

Und er hatte Erfolg. Nach und nach interessierten sich auch andere für seine Gedanken zu einer humanen Arbeitswelt, er hielt Reden für Akademien, für Stiftungen und Verbände und in der Politik. Er verlieh hier einen Preis für innovative Unternehmensführung und dort Urkunden an Nachwuchsmanager. Er konnte nie Nein sagen.

Aus der Sprechanlage quäkt es: „Ihre Frau wäre am Telefon."

„Stellen Sie durch."

„Vitus, ich muss mit dir reden."

„Ist irgendetwas passiert?"

„Nein. Den Kindern gehts gut, aber mir nicht."

„Was ist los?"

„Es geht so nicht mehr weiter."

Vitus schweigt für kurze Zeit. Was soll er machen? Wenn er sich auf ein Grundsatzgespräch einlässt, dauert das mindestens eine halbe Stunde. Die Zeit hat er nicht. Er könnte sie zum Mittagessen einladen – ach nein, er ist ja schon verabredet.

„Mona, es ist im Augenblick schwierig. Hier klingeln ständig alle Telefone, gleich muss ich in eine Sitzung."

„So ist es immer. Ich muss jetzt mit dir reden."

„Meine Liebe, können wir das nicht auf heute Abend verschieben?"

„Heute Abend bist du nicht da."

„Ach so. Ja, dann morgen Abend? Oder schau mal, übermorgen ist Wochenende ..."

„Da gehen wir mit Hubers und den Kindern Skifahren. Vitus, es bleibt nie Zeit für uns. Ich organisiere nur noch die Familie. Es geht so nicht mehr."

Ein Flöten aus dem Telefonlautsprecher: „Frau Doktor Löcklein von der Akademie wäre am Apparat. Sie will mit Ihnen die Schedule für heute Abend besprechen."

„Sofort. – Mona, du hörst ja, es ist im Moment schwierig.“
Schluchzen aus der Leitung.
„Es ist immer schwierig. Und ich wollte dir sagen, dass ich morgen abend nicht da sein werde. Bleib du bei den Kindern. Ich habe eine Verabredung.“
„Mit einem Mann?“
„Ja, mit einem Mann. Einer, der mir zuhört und der Zeit für mich hat.“
Ein Knacksen. Sie hat aufgelegt. Vitus merkt, wie sich sein Magen langsam zusammenzieht. Er presst die Lippen aufeinander und spannt die Brustmuskulatur an. Es ist höchste Zeit, etwas in seinem Privatleben zu ändern. Aber was? Und wann? Er seufzt und drückt einen Knopf.
„Geben Sie mir die Löcklein.“

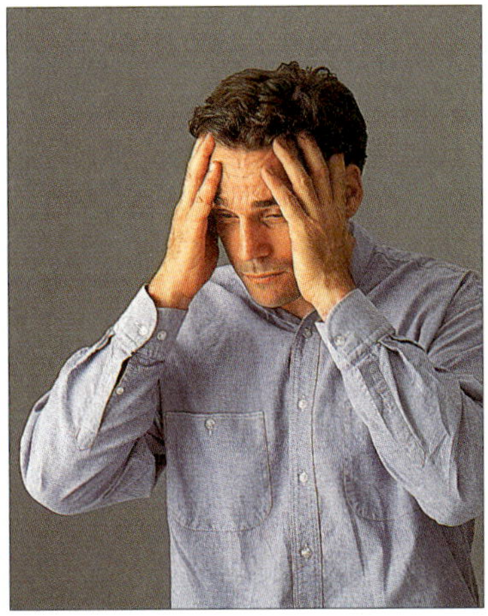

Negativer Dauerstress macht sich früher oder später körperlich bemerkbar – häufig mit Kopfschmerzen.

Der Übeltäter: Cortisol

Vitus' Stress kommt aus dem Stirnlappen seiner Großhirnrinde. In dieser Planungsabteilung sind die Nervenzellen mal wieder überfordert. Womit sollen sie sich zuerst beschäftigen? Wie die sich ständig ändernden Prioritäten setzen? Längst hören sie nicht mehr auf die Amygdala. Das Kriterium Lust wird von Vitus' Hirnrinde seit längerem gnadenlos ignoriert.

In jeder akuten Belastungssituation steigen die Stresshormonspiegel in Vitus' Körper an. Jedes neue Problem löst eine kleine Angstreaktion aus: Die Hirnrinde konstruiert eine virtuelle Bedrohung. Die Gefahrenmeldung veranlasst die Amygdala, den Hypothalamus zu aktivieren und damit die Kaskade der Stresshormonproduktion in Gang zu setzen. Der Blutdruck steigt, der Puls geht schneller, die Magen-Darm-Tätigkeit wird reduziert, die Muskulatur spannt sich. Am Schreibtisch sind diese biologischen Stressreaktionen aber nicht zu gebrauchen. Vitus hat nichts davon, dass sein Körper sich sprungbereit macht. Vor wem, vor was sollte er davonlaufen?

Überarbeitung ist die gesellschaftlich anerkannteste Ursache von Stress. Auch anhaltende Unzufriedenheit mit der Lebenssituation kann diese Folgen haben.

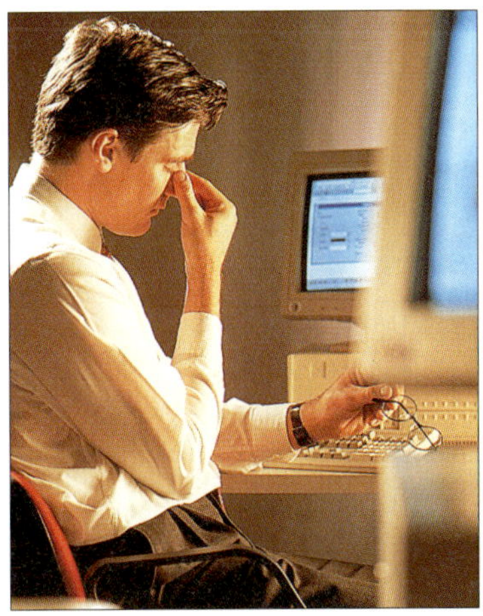

Körperliche Aktivität würde kurzfristig helfen, den Stoffwechsel anzukurbeln und die Stresshormone im Körper schneller abzubauen. Schlecht möglich im Büro, schlecht möglich für einen Kopf-Arbeiter. Ohne angemessene Stressreaktion aber bleiben Adrenalin und Cortisol länger im Kreislauf. Vor allem Cortisol, das eine höhere Halbwertszeit besitzt, kann so über Tage seine Wirkung entfalten. Im Körper wirkt es unter anderem als Immungift: Es blockiert zum Beispiel Entzündungszellen und fördert bei Immunzellen den programmierten Selbstmord. Auch die Geschlechtshormonspiegel sinken bei einem Überangebot von Cortisol, und die Spermienproduktion sinkt.

Als fettlösliches Steroidhormon kann Cortisol besonders gut durch Zellmembranen wandern, die ebenfalls aus fettähnlichen Substanzen aufgebaut sind. Das muss es auch, denn es übergibt seine Botschaft

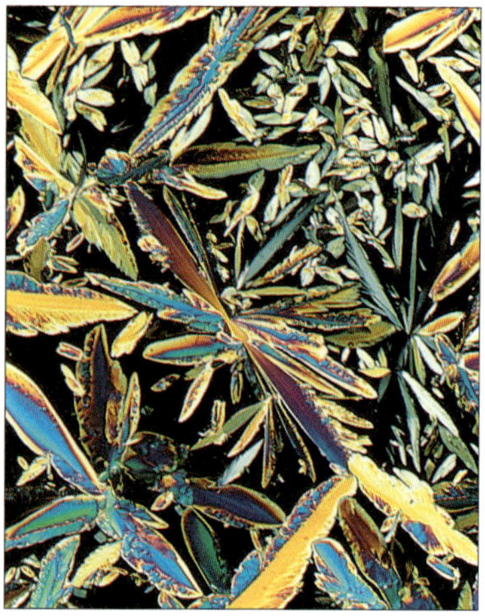

Adrenalin (hier in Form von Kristallen) ist das wichtigste Stresshormon. Es versetzt den Körper und das Gehirn in Alarmbereitschaft.

Cortisol, das zweite wichtige Stresshormon, hat auch Langzeitwirkungen. Es schadet dem Gedächtnis, dem Immunsystem und bestimmten Blutgefäßen.

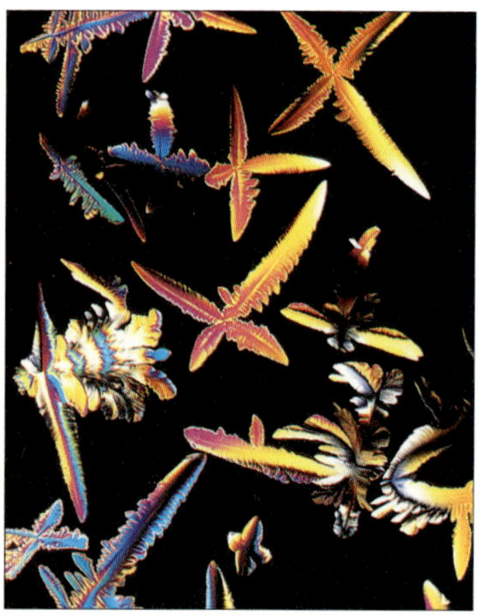

nicht wie verschiedene andere Hormone an der Zelloberfläche, sondern wandert zusammen mit seinem Rezeptor in den Zellkern und kann dort die Regulation der Gene beeinflussen. Diese Eigenschaft, leicht durch Membranen rutschen zu können, macht ihm auch den Weg ins Gehirn frei. Wo andere, wasserlösliche Substanzen chancenlos an der Blut-Hirn-Schranke hängen bleiben, wandert Cortisol einfach weiter zu den Nervenzellen, die hinter der Wand der Blutgefäße im Gehirn liegen.

Atemnot im Hippocampus

Memo hustet: „Was ist denn das für ein Dreck hier? Man bekommt ja seit Tagen kaum noch Luft!"
Den Nervenzellen in der Abteilung Gedächtnismanagement geht es nicht besonders gut. Sie leiden unter einer schleichenden Art von „Umweltverschmutzung" im Gehirn.
„Ich habe das Gefühl, es ist eine Krankheit", mutmaßt ein Kollege und keucht, „Sand im Getriebe oder so etwas."
„Passt mal auf", krächzt Memo, „ich habe hier einen neuen Termin zu merken." Aber die Belegschaft murrt.
„Was ist das? Ein Termin? Wir sind schon voll, kein Platz mehr für neue Informationen. Außerdem greift hier eine merkwürdige Epidemie um sich. Viele leiden unter Atemnot."
„Ja, mir geht es auch nicht gut. Trotzdem müssen wir uns diesen Termin jetzt merken. Wenigstens, bis Vitus ihn irgendwo eingetragen hat."
„Wir können nicht mehr."
„Wir sind am Ende."
„Dreihundert Kollegen sind schon gestorben."
„Ja", seufzt Memo schwermütig, „schrecklich. Wir müssen etwas tun, sonst kann Vitus sich über kurz oder lang gar nichts mehr merken. Wir müssen herausfinden, was uns krank macht."
Die merkwürdige Epidemie im Hippocampus ist ein Problem in den Zellkraftwerken, den Mitochondrien. Sie verarbeiten Sauerstoff und sorgen dafür, dass jede Zelle genügend Energie bekommt. Unter dem dauerhaften Einfluss von Cortisol kann sich die Stoffwechselaktivität der Zellen erhöhen, sie verbrauchen dadurch mehr Sauerstoff, aber die Mitochondrien können ihn nicht mehr sauber verbrennen. Sie „rußen", wobei das Produkt der unvollständigen Verbrennung aus winzigen aggressiven Atomen besteht: den Freien Radikalen. Freie Radikale entstehen auch im normalen Stoffwechsel, aber normalerweise in so geringer Zahl, dass sie von den molekularen Putzkolonnen in der Zelle beseitigt werden können. In größeren Mengen aber vergiften sie die Zelle. Sie kann nicht mehr vernünftig arbeiten und stirbt am Ende womöglich.

Wie Kopf und Körper Stress erzeugen

Stressreaktionen werden durch das Zusammenwirken mehrerer Hirnbereiche, zum Beispiel von Mandelkern, Hypothalamus und der präfrontalen Hirnrinde, erzeugt. Alles Weitere erledigen Hormone: Der Hypothalamus entlässt das Freisetzungshormon CRH (Corticotropin-Releasing-Hormon) und die Hirnanhangdrüse daraufhin das so genannte ACTH (adenocorticotropes Hormon oder Corticotropin). Dieses gelangt unter anderem in die Nebennierenrinde, die sofort das Stresshormon Cortisol freisetzt. Adrenalin wird durch elektrische Nervenimpulse vom Nebennierenmark ausgeschüttet. Es steigert die Durchblutung von Herz, Gehirn und Muskulatur. Cortisol kann auf Dauer das Gehirn schädigen (etwa Gedächtnisfunktionen), das Immunsystem (zum Beispiel die Blut bildenden Zellen im Knochenmark) sowie Blutgefäße in Herz und Lunge.

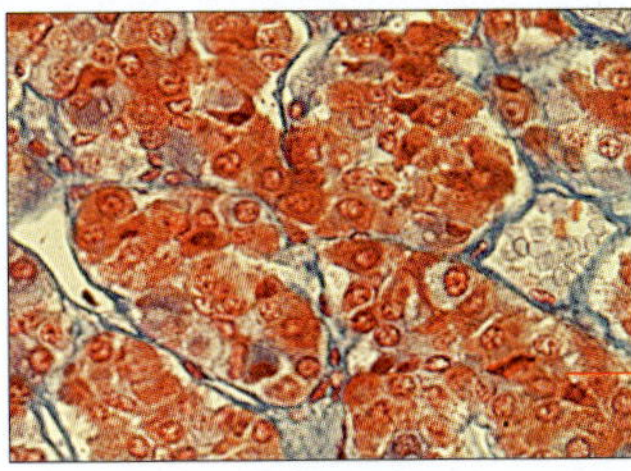

CRH bewirkt im Hypophysenvorderlappen ACTH-Freisetzung.

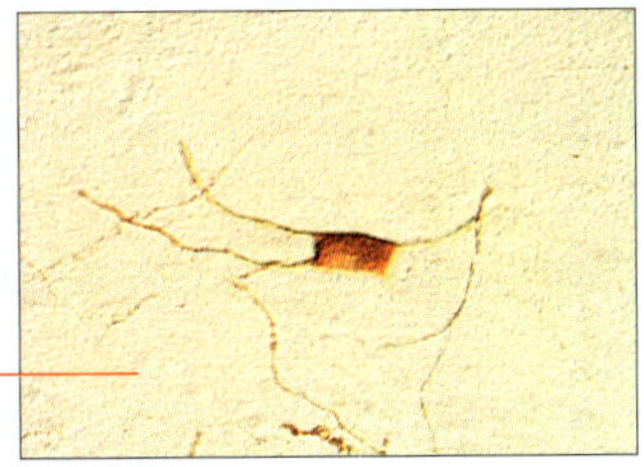

Nervenzellen im Hypothalamus setzen CRH frei.

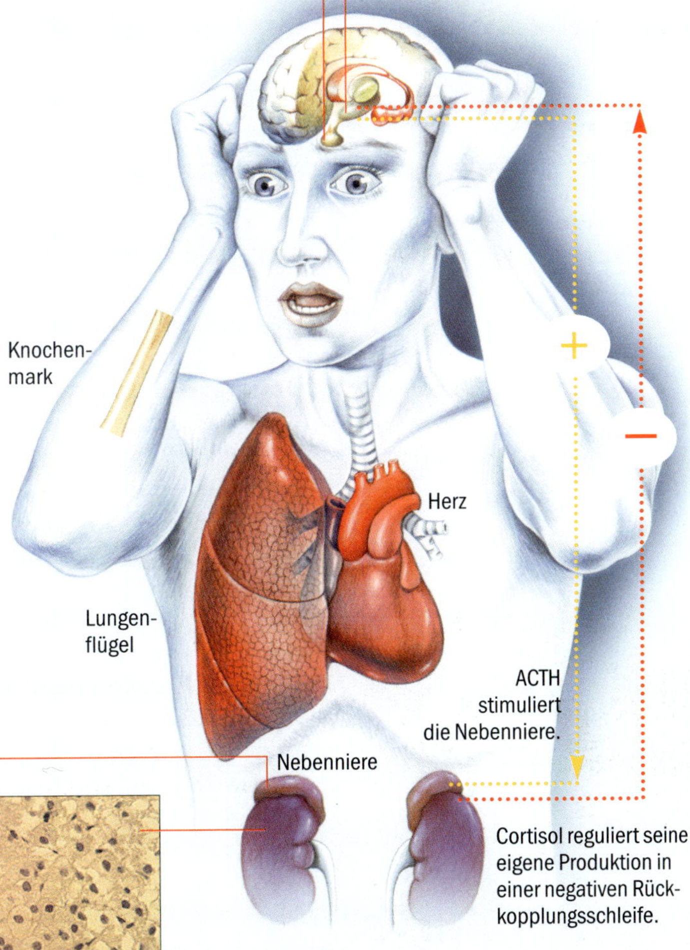

Cortisol reguliert seine eigene Produktion in einer negativen Rückkopplungsschleife.

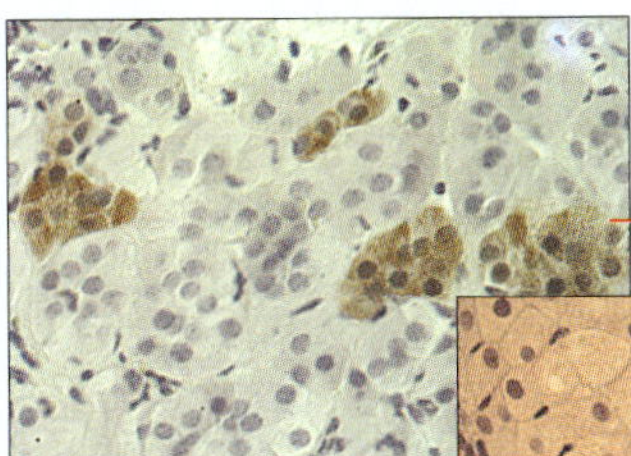

Adrenalin wird im Nebennierenmark durch vegetative Nervenimpulse freigesetzt.

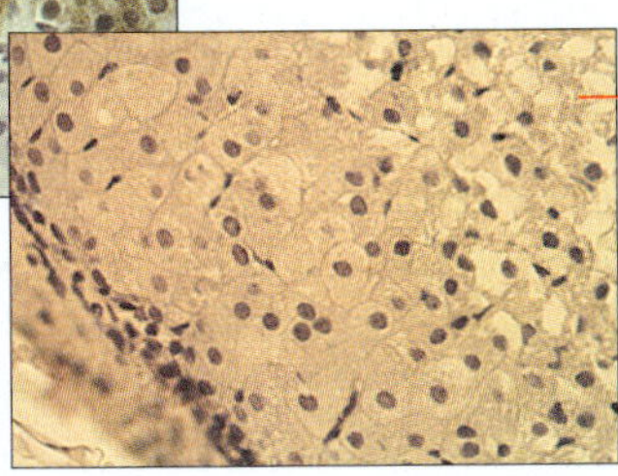

ACTH aktiviert in der Nebennierenrinde die Cortisolausschüttung.

Lustvolle Angst

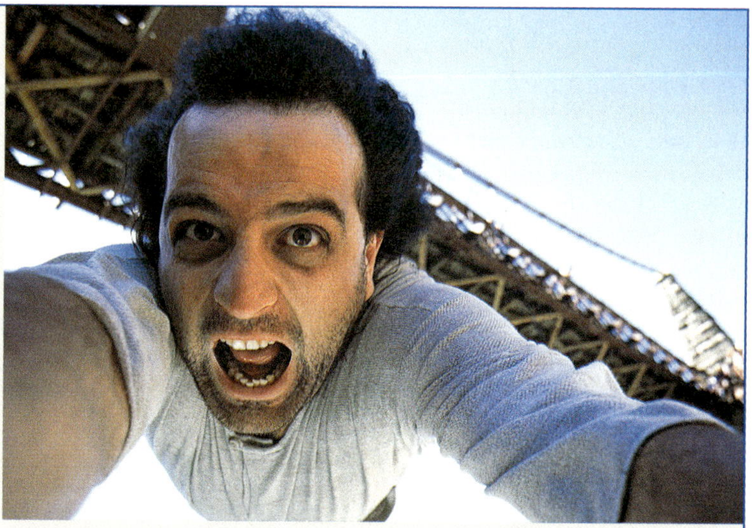

Viele Menschen kennen kaum mehr Angstgefühle. Die Sicherheit in ihrem Leben hat durch vielerlei Anstrengungen einen so hohen Grad erreicht, dass sich Langeweile breit macht. Wenn alles zur Routine und reizlos geworden ist, steigert das Erleben und Bewältigen von Extremsituationen in der Freizeit das Selbstwertgefühl. Bungeejumping, Rafting, Canyoning und Überlebenstraining im Urlaub sind populär geworden. Im freien Fall versetzen die Stresszentren im Gehirn über die Hormone Adrenalin und Noradrenalin das so genannte sympathische Nervensystem im Körper in Erregung. Die Energie fließt in die Muskulatur, die Atmung wird intensiver, das Herz schlägt schneller, Verdauung und Stoffwechsel werden zurückgeschaltet. Im Gehirn werden massiv Endorphine freigesetzt. Diese körpereigenen Glücksstoffe wirken wie natürliche Drogen: Sie blockieren das Schmerzempfinden und rufen Euphorie hervor.

Bungeejumping ist eine einfache und relativ billige Art mit geringem Risiko, um sich den Kick einer Extremsituation zu holen.

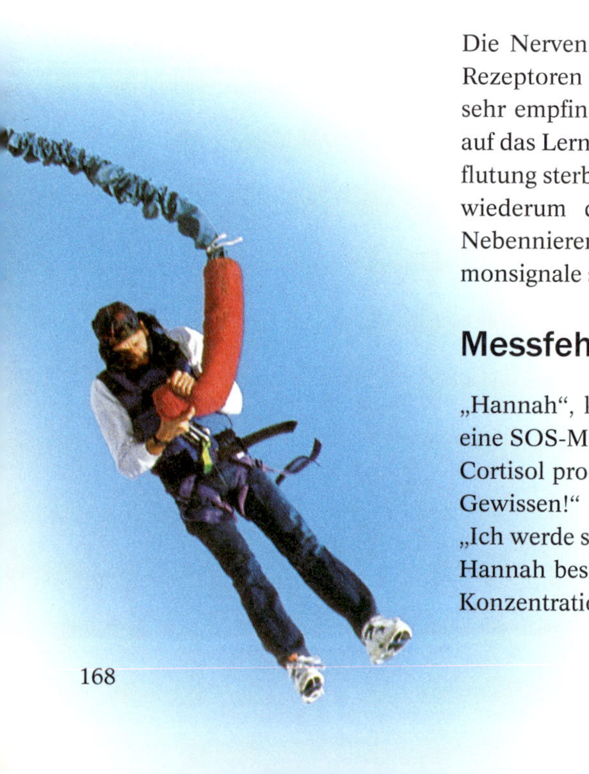

Die Nervenzellen des Hippocampus reagieren durch ihre speziellen Rezeptoren für diese Substanzklasse (die Glucocorticoid-Rezeptoren) sehr empfindlich auf Cortisol. In geringen Mengen wirkt es fördernd auf das Lernen und das Gedächtnis, aber bei dauernder Cortisol-Überflutung sterben viele Nervenzellen in diesem Bereich. Schuld daran ist wiederum der Hypothalamus, der den Cortisol-Produzenten im Nebennierenmark zum Beispiel bei Stress die entsprechenden Hormonsignale schickt.

Messfehler im Hypothalamus

„Hannah", keucht Memo, am Ende seiner Kräfte, „Hannah, dies ist eine SOS-Meldung. Wenn du nicht sofort aufhörst, ständig noch mehr Cortisol produzieren zu lassen, hast du eine halbe Abteilung auf dem Gewissen!"
„Ich werde sofort die Cortisol-Spiegel überprüfen. Einen Augenblick."
Hannah besitzt einige biochemische Messstationen, an denen sie die Konzentration von Cortisol überprüfen kann. Sie zählt kurz durch, wie

viele ihrer Cortisol-Rezeptoren besetzt sind, und meldet: „Meine Kontrolle hat nichts Ungewöhnliches ergeben."
Ihr Gleichmut bringt Memo in Rage.
„Das kann überhaupt nicht sein! Bist du auch schon benebelt? Sind deine Rezeptoren verstopft? Hier ist die Katastrophe im Gange!"
„Ich kann wirklich nichts Auffallendes feststellen", zuckt Hannah unschuldig die Schultern.
„Dann stimmen eben deine Messwerte nicht."
Die hilflose Vermutung ärgert Hannah. „Das ist doch eine üble Unterstellung! Ich kontrolliere die Werte sorgsam in regelmäßigen Abständen, schon im ureigensten Interesse. Es wäre ja selbstmörderisch, wenn ich die Hypophyse nicht bremsen würde, sobald die Blutwerte zu hoch werden."
Memo und seine Kollegen husten. Mit letzter Kraft versuchen sie, die Vorgänge zu analysieren, um den Fehler zu finden.
„Hannah, wir wollen dir nichts unterstellen. Aber du musst etwas tun. Vielleicht stimmt etwas mit deinen Messstellen nicht?"
„Unmöglich!"
Aber Hannah erinnert sich, dass sie bei ihrer letzten Erneuerung der verbrauchten Cortisol-Messstellen beschlossen hatte, nur noch einen Teil durch neue zu ersetzen. Sie waren einfach seit Tagen und Wochen ständig voll und das konnte sie nicht brauchen. Auf Dauer schadeten ihr die unentwegten Cortisol-Signale, und so hatte sie kurzerhand die Messstellen reduziert. Weniger Rezeptoren – weniger Cortisol-Wirkung. Ganz klar. Was sie nicht bedacht hatte, war, dass sie dadurch die rückkoppelnde Kontrolle außer Kraft gesetzt hat. Weil immer mehr Cortisol im Blut war, baute sie immer mehr Messstellen ab und war dadurch zwar selbst unempfindlicher geworden, aber sie nahm auch automatisch den Fuß von der Bremse. Der Level stieg ständig an. Jetzt hat sie ein schlechtes Gewissen und bespricht sich mit ihrer Kollegin vom Mandelkern.
„Amygdala?"
„Was gibts, Hannah, brauchst du wieder einen Stressreiz? Ich hätte jede Menge Ärger anzubieten."
„Danke, im Augenblick kein Bedarf."
„Schade. Wir sind doch in letzter Zeit ein richtig gutes Stressteam geworden."
„Amygdala, die Hippocampus-Leute machen schlapp."
„Ach, wer wird denn? Bisher ist doch alles gut geflutscht. Wir werden immer besser. Ich werde meine Stressreize immer schneller an dich los."
„Ja, aber wir sind zu gut. Ich gebe jetzt schon auf jedes deiner Stresssignale 5000 CRF-Hormone ab, statt 500 wie am Anfang", bilanziert Hannah. „Kein Wunder, dass wir jetzt ein Überangebot an Cortisol

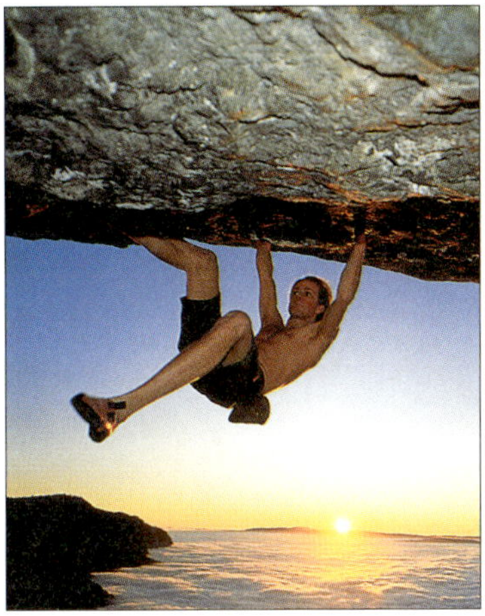

Den ultimativen Kick suchen Freeclimber ohne Seil und Haken – hier an einem Überhang in der Schweiz. Die Gefahr sorgt für die Bildung von Stresshormonen, setzt aber auch Glücksstoffe frei.

Extreme Körperbelastung wie hier beim Training amerikanischer Navy-Soldaten bewirkt ebenfalls eine Ausschüttung von Stresshormonen, hauptsächlich von Cortisol.

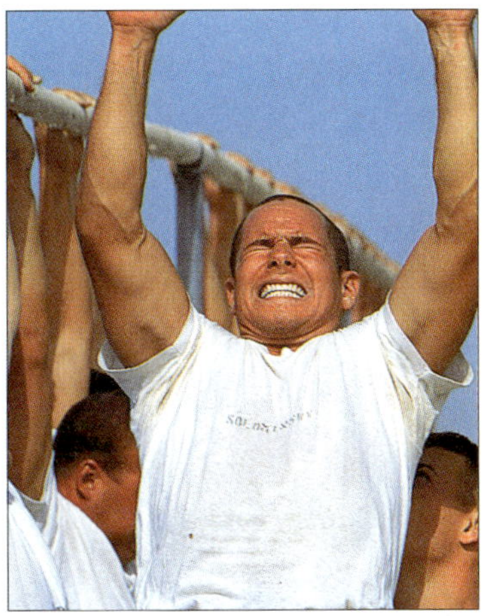

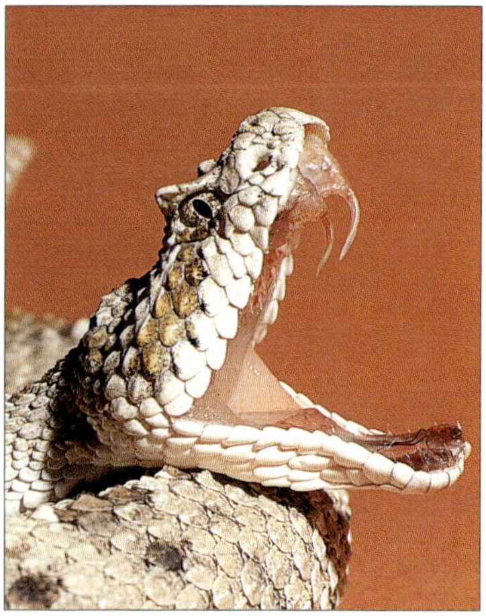

Angst vor Klapperschlangen hat einen biologischen Sinn. Wenn Menschen aber schon beim Anblick einer Blindschleiche von panischem Schrecken gepackt werden, obwohl sie von ihrer Harmlosigkeit wissen, sprechen Psychologen von einer Schlangenphobie.

Schwindelgefühle bei einem solchen Anblick gelten als normal, Panikattacken jedoch als behandlungsbedürftige Höhenangst.

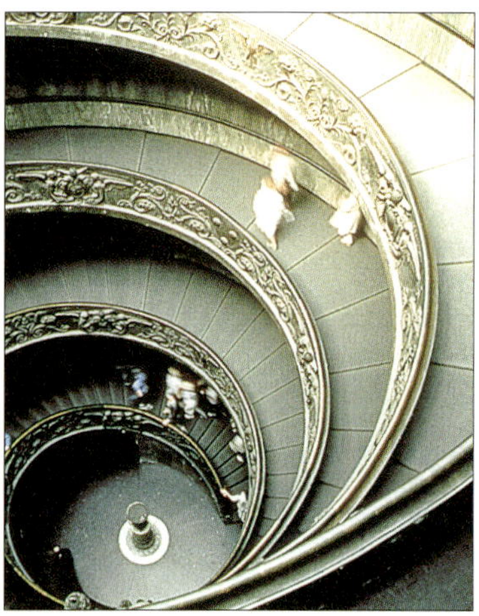

haben. Das vertragen Memo und seine Kollegen nicht. Und nicht nur sie."

Amygdala gefällt die Kehrtwende ihrer Hypothalamus-Kollegin nicht. „Was habe ich damit zu tun? Du leierst doch die Hormonkaskade an!"

„Das siehst du nicht ganz richtig. Ich bin zwar die erste Hormonabgabestelle, aber ohne deine Signale läuft bei mir kaum was."

„Und was soll ich bitte schön machen? Etwa den ganzen Mist runterschlucken und daran ersticken?"

„Ich weiß es nicht. Vielleicht kannst du Einstein sagen, er soll anders planen, damit nicht so viel Ärger entsteht?"

„Einstein? Pah, der weiß doch sowieso nicht mehr, wo ihm der Kopf steht. Der ist völlig überfordert."

„Aber er ist der Einzige, der etwas ändern kann", appelliert Hannah an ihre Gefühlskollegin. „Wenn ich hier an den Rädchen schraube, kommen bloß alle Hormone durcheinander. Du hast doch einen direkten Draht nach oben. Sprich ihn doch mal daraufhin an."

Überdosis im Hirnstamm

Nicht nur das Gedächtnis und der Gefühlshaushalt leiden unter Dauerstress. Auch im Hirnstamm hat eine ständige Überdosis Cortisol verheerende Wirkungen. In einem seiner Spezialbereiche, im so genannten Blauen Kern, sitzen Nervenzellen mit Cortisol-Rezeptoren, die das Stresshormon erkennen und daraufhin einen Reiz in die Hirnrinde schicken, wohin sie ihre langen Axone ausgestreckt und verankert haben. Am Ende der Axone besitzen diese Spezialisten besondere Bläschen, voll gefüllt mit dem Botenstoff Noradrenalin. Im Gehirn fungiert diese Substanz als Neurotransmitter zwischen Nervenzellen, im übrigen Körper als Hormon (dort ist es ein Verwandter und Partner des Adrenalins). In der Hirnrinde hat Noradrenalin unter anderem die Wirkung, die allgemeine Aufmerksamkeit zu erhöhen – eine wichtige akute Stressreaktion.

Bei anhaltendem Stress sind die Noradrenalin-Bläschen der Hirnstammzellen aber bald leer. Von der Nachfüllgeschwindigkeit hängt es unter anderem ab, wie viel Stress man verträgt. Manche Menschen verfügen genetisch bedingt über große Mengen eines speziellen Enzyms, der Tyrosin-Hydroxylase. Mit seiner Hilfe produzieren bestimmte Hirnstammzellen Noradrenalin in relativ kurzer Zeit nach. Daher sind diese Personen trotz häufigen Cortisol-Stresses viel eher in der Lage, konzentriert und aufmerksam zu bleiben und die Übersicht zu behalten. Menschen, deren Noradrenalinvorrat jedoch schneller erschöpft ist, ermüden schneller, vertragen dann keinerlei Belastung mehr und werden in immer stärkerem Maße antriebsschwach. Noradrenalin wirkt dabei im Konzert mit dem Botenstoff Serotonin.

RATGEBER: Angststörungen und Phobien

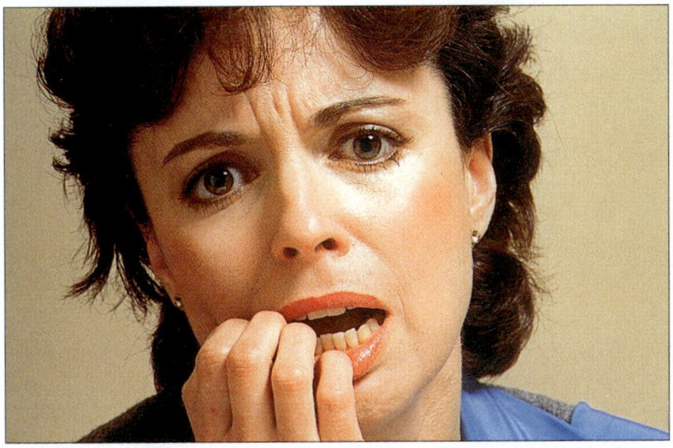

Angsterkrankungen haben ein breites Spektrum: Angst vor bestimmten Situationen (Höhe, Fliegen, enge Räume, große Plätze), vor unbekannten Menschen oder vor harmlosen Tieren. Typisch ist, dass die subjektiv erlebten Panikattacken ohne jede objektive Bedrohung auftreten (Phobie). Mit der Zeit kann sich die Angst verselbstständigen und von einem Menschen völlig Besitz ergreifen. Manche wagen es am Ende nicht mehr, das eigene Haus zu verlassen.

Die Ursachen solcher Störungen liegen in den Gefühlsregionen im Gehirn. Eine Theorie ist, dass die Amygdala unnütze Assoziationen biochemisch gelernt und entsprechende Synapsen verstärkt hat. Bei der Bewertung von Situationen, die für andere Menschen harmlos sind, werden dann „irrtümlich" sehr starke negative Gefühle erzeugt. Kein Irrtum des Gehirns ist jedoch das so genannte posttraumatische Stress-Syndrom, das Psychologen ebenfalls zu den Angststörungen zählen. Es tritt häufig nach katastrophalen Unfällen, nach Situationen mit Überlebensangst, in Kriegen oder nach Folterungen auf – bei Opfern, Helfern und selbst bei den Tätern. Menschen erleben eine körperliche oder seelische Katastrophe, die sich – sofern keine Erinnerungslücken auftreten – unauslöschlich in das Gedächtnis eingräbt und zu Albträumen und Panikattacken führt.

Schmerzende Spannungen

„Hallo, Vitus, ich will nicht lange stören."

„Ach, Max! Du störst nicht. Schön, dass du anrufst."

„Wollte nur schnell fragen, ob das bei euch am Wochenende klargeht mit dem Skifahren."

„Jaja."

Vitus setzt sich, das Telefon am Ohr, erschöpft auf einen Küchenstuhl.

„Vitus – du klingst nicht gut. Ist alles in Ordnung?", fragt Max.

„Das kann man nicht sagen. Mona ist drauf und dran, die Kurve zu kratzen."

„Ah, seid ihr jetzt auch so weit? Mein Gott, ich hätte ja nicht gedacht, dass euch das Gleiche passiert wie in unserer Familie – ihr wart von Anfang an ein so harmonisches Paar, auch mit den beiden Kindern ... – Woran liegt es denn? Soll ich mal rüberkommen? Ich bin ja jetzt abends meistens alleine."

„Nein, danke, Max. Ich muss nachdenken. Außerdem habe ich Kopfschmerzen."

RATGEBER: Pillen oder Psychotherapie

In den letzten 20 Jahren hat die Psychiatrie eine „biologische Revolution" erlebt. Bei den meisten Geisteskrankheiten fand man biochemische Veränderungen im Gehirn, die als Ursachen in Frage kommen. Neue Medikamente wurden entwickelt, die gezielt in das Zusammenspiel zwischen Botenstoffen und ihren Rezeptoren eingreifen. Sie erlauben es dem Gehirn, trotz der vorhandenen Störungen annähernd normal zu arbeiten, und bringen den Patienten eine deutliche Verbesserung, wenn auch manchmal zum hohen Preis gravierender Nebenwirkungen. Werden Psychotherapien dadurch bald überflüssig? Bei einer Reihe von Erkrankungen steht heute die Pharmatherapie im Vordergrund, bei anderen psychotherapeutische Verfahren oder eine Kombination von beidem. In fast allen Fällen gilt aber nicht „entweder - oder", sondern „sowohl - als auch".

Pharmakotherapie

Depressionen

Bei mittleren und schweren Depressionen wird normalerweise ein Anti-Depressivum verordnet. Neue Anti-Depressiva wie zum Beispiel die selektiven Serotonin-Wiederaufnahmehemmer (SSRI, wie Prozac/Fluoxetin) greifen gezielt in Botenstoffsysteme ein. Oftmals kombinieren Therapeuten heute die Pharmakotherapie mit Verhaltenstherapien, Schlafentzugstherapie, Lichttherapie und in sehr schweren Fällen mit einer Elektrokrampftherapie.

Schizophrenie

Diese schwere chronische Erkrankung verläuft oft in Schüben mit akuten Denk-, Wahrnehmungsstörungen und Halluzinationen. Hauptmedikamente sind Neuroleptika.
Die älteren Präparate blockieren Dopamin-Rezeptoren und verursachen als Nebenwirkung oft Bewegungsstörungen. Die neuen „atypischen" Neuroleptika haben diese Nebenwirkungen nicht. Nach der Akutbehandlung sind Psycho- und Soziotherapie wichtig.

Sucht

Zwei Neuentwicklungen gegen Alkohol- und Nikotinsucht können Abhängigen helfen: Anti-Craving-Präparate (engl. craving = Verlangen) wie Campral (Wirkstoff: Acamprosat) bremsen das Verlangen und senken so nach dem Entzug die Rückfallquote. Ähnlich wirkt Zyban, die Pille gegen das Rauchen. Der Wirkstoff Bupropion mildert über Dopamin und Noradrenalin die Folgen des Nikotinentzugs. Beides sind keine Ersatzdrogen wie Methadon für Heroinsüchtige. Auch für Kokainsüchtige könnte es bald ein Medikament geben: An Ratten wurde das Molekül BP 897 erfolgreich getestet.

Psychotherapie

Spezifische Angstkrankheiten (Phobien)

Hier haben sich Verhaltenstherapien bewährt. Die Patienten setzen sich zusammen mit dem Therapeuten bewusst ihrer Angst aus und erfahren, dass sie die gefürchteten Situationen (Höhe, offene Plätze, fremde Menschen, Spinnen etc.) aushalten und damit umgehen können. Spezifische Medikamente gegen Angst gibt es bisher nicht. An Mäusen haben Wissenschaftler einen Rezeptor für den Stressauslöser CRH (Corticotropin freisetzendes Hormon) gentechnisch manipuliert und damit geringere Angstreaktionen bewirkt - möglicherweise ein erster Ansatz, um Medikamente für Menschen zu entwickeln.

Zwangsgedanken und Zwangshandlungen

Häufig sind der Waschzwang oder der Kontrollzwang, zum Beispiel, ob sich bestimmte Gegenstände an ihrem vorgesehenen Platz befinden. Auch hier können Verhaltenstherapien helfen. Der Therapeut hilft dem Patienten, die zwanghaften Gedanken oder die Kontroll-, Wasch- oder Putzrituale in kritischen Situationen zu vermeiden, und sucht gemeinsam mit ihm nach alternativen Bewältigungsstrategien.

Persönlichkeitsstörungen

Übermäßiges Misstrauen (Paranoia), Unfähigkeit zu Entscheidungen oder extrem unberechenbare Persönlichkeitsschwankungen wie beim Borderline-Syndrom sind zum Beispiel oft Anlass für eine psychoanalytische Therapie. Sie ist zeitlich und finanziell sehr aufwändig und zunehmend umstritten. Gesprächstherapien, bei denen der Therapeut eine aktivere Rolle einnimmt und die kurz- bis mittelfristig Veränderungen bewirken können, sind eine Alternative.

„Hast du was dagegen?“
„Klar. Nehme heute schon die fünfte Aspirin.“
„Dann pass mal auf deinen Magen auf. Wie oft hast du denn Kopfschmerzen?“
„Jeden Tag. Oder fast jeden Tag.“
„Spannungskopfschmerz, oder was?“ Als Neurologe hat Max auch ein fachliches Interesse an den Kopfschmerzen seines Freundes.
„Keine Ahnung. Was für Kopfschmerzen gibt es denn noch?“
„Na, Migräne.“
„Ich dachte, das haben nur Frauen.“
„Nicht nur. Aber die Patienten sind schon häufiger Frauen. Männer haben dann eher den Clusterkopfschmerz.“
„Und wie kann ich das unterscheiden?“
„Tuts auf einer Kopfseite weh oder auf beiden?“
„Überall.“
„Dann ist es keine Migräne. Und wahrscheinlich auch kein Cluster. Du klingst nicht so. Die Leute werden verrückt vor Schmerzen.“
„Hmhm.“
„Wie viele Tabletten nimmst du am Tag?“
„Vier oder fünf.“
„Immer Aspirin?“
„Was so da ist.“
„Lass die Finger von den Kombipräparaten. Achte darauf, dass nur ein Wirkstoff drin ist. Das reicht und ist weniger schädlich.“
„Hmhm.“
„Hast du es schon mal mit was anderem versucht? Mit Biofeedback, autogenem Training oder so?“
„Nee, keine Zeit.“
„Vitus, du musst auf dich aufpassen. Wenn du so weitermachst, hast du demnächst ganz viel Zeit – in einer Klinik. Man ist schneller abhängig von dem Zeug, als man denkt. Und ein Entzug ist hart, das sage ich dir.“

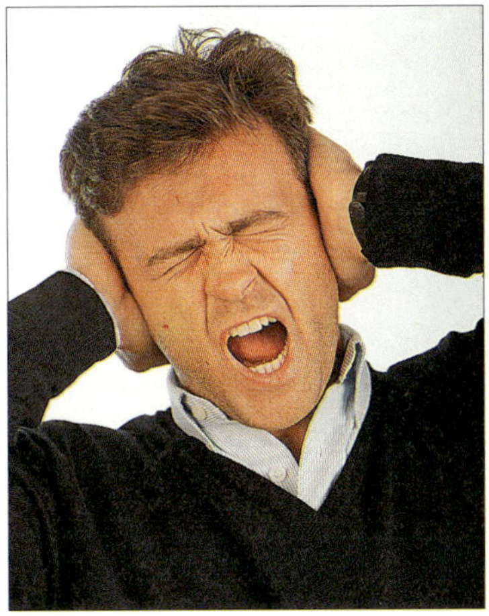

Rund eine halbe Million Menschen in Deutschland leiden an Dauerkopfschmerzen, die durch Schmerzmittel hervorgerufen werden. Abhilfe schafft nur ein Entzug.

Mehr als sieben Millionen Menschen in Deutschland leiden an Migräne. Bis zu 20 Prozent erleben vor dem Anfall die so genannte Aura mit Sehstörungen wie Flimmern und Blitzen.

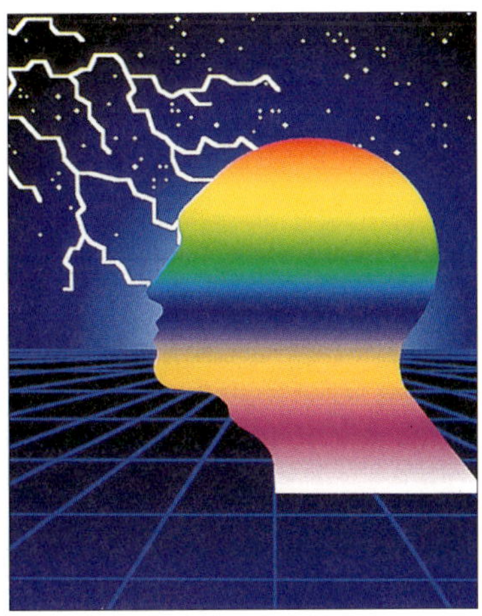

Die Runden der Schmerzschraube

Früher war man der Ansicht, Spannungskopfschmerz entstehe durch eine stressbedingte Anspannung der Stirn- und Nackenmuskeln. Dafür konnte man aber keine wissenschaftlichen Beweise finden. Was statt dessen die genaue Ursache ist, ist immer noch unklar.
Das Gehirn selbst hat jedenfalls keine Sinneszellen, die Schmerz empfinden können. Kopfschmerzen entstehen daher entweder an anderen Geweben im Kopf (sekundärer Kopfschmerz) oder in den Schmerzverarbeitungsstationen des Gehirns (primärer Kopfschmerz). Alle primären Kopfschmerzen sind eine eigene Schmerzerkrankung und nicht das Symptom einer anderen Störung. Spannungskopfschmerzen,

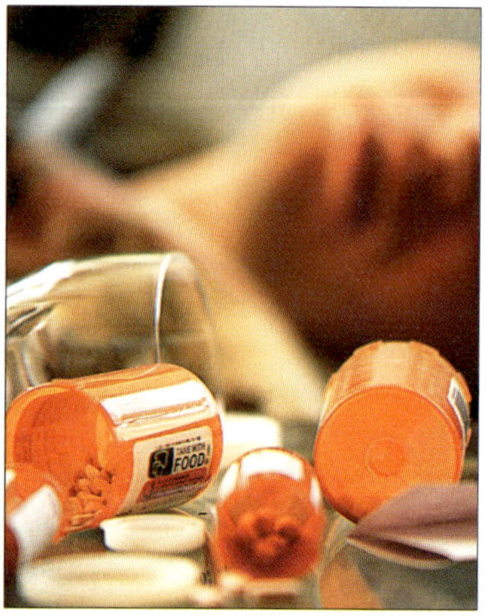

Manche Medikamente sind weit verbreitete Suchtmittel: Schlaf- oder Beruhigungstabletten, Schmerz- oder Aufputschmittel können nicht nur seelisch, sondern auch körperlich abhängig machen.

Migräne und Clusterkopfschmerzen gehören dazu. Bei Kopfschmerzpatienten ist vermutlich die Schmerzschwelle im Gehirn niedriger als bei anderen Menschen. Sie nehmen daher Reize als Schmerzen wahr, die bei Gesunden ebenso vorhanden sind, bei diesen aber schlicht nicht wahrgenommen werden. Menschen mit hoher Schmerzschwelle halten also nicht mehr aus, sondern sie empfinden weniger als solche mit niedriger Schwelle.

Im Gehirn sind mehrere Regionen mit der Verarbeitung von Schmerzen befasst: der Hirnstamm, der Schmerzreize filtern, blockieren oder auch verstärken kann, die Amygdala, die Schmerzen als unangenehm bewertet, und die Hirnrinde, die sie bewusst wahrnimmt.

Der Schlüssel zum Verständnis der primären Kopfschmerzen liegt, so vermuten die meisten Wissenschaftler heute, in den Zellen des Hirnstamms, genauer: in den Nervenzellen der Raphe-Kerne im Hirnstamm. Die Raphe-Kerne haben unter anderem die Aufgabe, den Zugang von Schmerzinformationen aus der Peripherie ins Gehirn zu kontrollieren. Ob eine Verletzung, eine Muskelverspannung oder auch eine Überbelastung der Augen als Schmerzreiz ins Gehirn weitergeleitet oder ob abgeblockt wird, entscheiden diese Spezialisten.

Sie benutzen dazu den Botenstoff Serotonin, einen Abkömmling der Aminosäure Tryptophan. Ist er ausreichend vorhanden, können die Nervenzellen im Hirnstamm und auch schon im Rückenmark unter bestimmten Umständen Schmerzreize abfangen: Sie produzieren körpereigene Morphine (Endorphine), die die Schmerzleitungsbahnen hemmen. Zudem kann Serotonin in Zusammenarbeit mit den Endorphinen und den Neuronen des Nucleus accumbens im Limbischen System euphorisierend wirken. Ist jedoch zu wenig Serotonin vorhanden, funktioniert diese körpereigene Schmerzdämpfung nicht mehr.

Serotonin ist ein wichtiger Botenstoff im Gehirn, der nicht nur Schmerzreize vermittelt, sondern auch als Regulator des Schlafes, der Körpertemperatur und der Stimmungen benötigt wird. Wahrscheinlich fördert der Hirnstamm mit seinen serotoninhaltigen Nervenzellen in den Raphe-Kernen das Einschlafen, das Durchschlafen und den Beginn der Traumphasen (REM-Phasen) im Schlaf. Gute Laune ist wahrscheinlich ohne ausreichenden Serotoninfluss ebenso wenig möglich wie die Fähigkeit, Schmerzen zu ertragen.

Manche Schmerzmittel können die Produktion von Serotonin in den Zellen wieder ankurbeln und wirken so als Schmerzbremse.

So gut die meisten Schmerzmittel zumindest gegen mäßige Spannungskopfschmerzen wirken, so gefährlich sind sie, wenn man sie dauernd einnimmt. Viele Schmerzpatienten geraten, ohne es zunächst zu merken, in einen wahren Teufelskreis. Aus Angst vor einer neuen Attacke nehmen sie die Medikamente nicht erst dann ein, wenn heftige Schmerzen sie quälen, sondern oft schon bei den ersten Anzeichen oder gar vorbeugend an Tagen, an denen sie glauben, fit sein zu müssen. Durch die ständige Zufuhr der Präparate stumpfen aber die Rezeptoren für ihre Wirkstoffe ab. Die Zellen reagieren schwächer und schwächer. Das Medikament wirkt immer weniger, was die Patienten dazu veranlasst, die Dosis zu steigern. Auf eine höhere Dosis sprechen die Zellen tatsächlich wieder an, aber auf häufige größere Mengen reagieren sie wie in der ersten Runde: Sie werden wiederum unempfindlicher. Wenn die Runden dieser Schmerzspirale einige Male durchlaufen sind, kann es geschehen, dass die Patienten schließlich unter andauernden Kopfschmerzen leiden, die mit keinem Schmerzmittel mehr abzustellen sind. Man spricht dann vom Schmerzmittel-Kopfschmerz. Das einzige Gegenmittel ist wie bei jeder anderen Sucht ein Entzug.

Besonders groß ist die Gefahr der Abhängigkeit, wenn Medikamente eingenommen werden, die nicht nur einen, sondern eine Kombination aus verschiedenen Wirkstoffen enthalten. Vielen Schmerzmitteln haben die Hersteller muskelentspannende Wirkstoffe, Beruhigungsmittel, Codein (einen Morphium-Abkömmling) oder Ergotamin (aus dem Mutterkorn-Pilz) zugesetzt. Die Wirkung wird damit nicht stärker, wohl aber die Nebenwirkung. Gerade diese Präparate können bei langer und regelmäßiger Einnahme zu Schmerzmittel-Kopfschmerzen führen.

Entspannungsübung im Limbischen System

Das alles hat Max seinem Freund erklärt. Gleich am nächsten freien Abend – zehn Tage später – übt sich Vitus in Entspannung. In seinem Ohrensessel macht er es sich bequem, auf den Knien ein Buch: „So lernt man autogenes Training“.

Nachdem er die einführenden Kapitel gelesen hat, fängt er an, sich selbst zu suggerieren. „Ich bin ganz ruhig.“ Er versucht, die anderen Gedanken auszuschalten und sich auf sich selbst zu konzentrieren. Es ist nicht einfach, die Kreisel in seinem Kopf zu stoppen: Mona will mich verlassen – kein Wunder, dass sie es nicht mehr aushält – was habe ich falsch gemacht – ich muss mir mehr Zeit für sie nehmen – aber woher – womit zuerst aufhören – an wen kann ich was delegieren – ich muss ein Tor in meinem Kopf öffnen und alle Gedanken hinauslassen – Ruhe – Ruhe – Ruhe. „Ich bin ganz ruhig.“

Als er endlich das Gefühl hat, so weit zu sein, beginnt er mit den Übungen. „Mein rechter Arm ist ganz schwer.“ So überzeugt wie möglich lässt er seinen rechten Arm auf der Lehne ruhen und führt kraft seiner Konzentration eine maximale Entspannung seiner Armmuskulatur herbei. Nach einiger Zeit konzentriert er sich auf den linken Arm, dann auf die Beine und die übrigen Körperteile. Als er so schwer ist, dass ihn die Erde kaum noch trägt, schläft er ein.

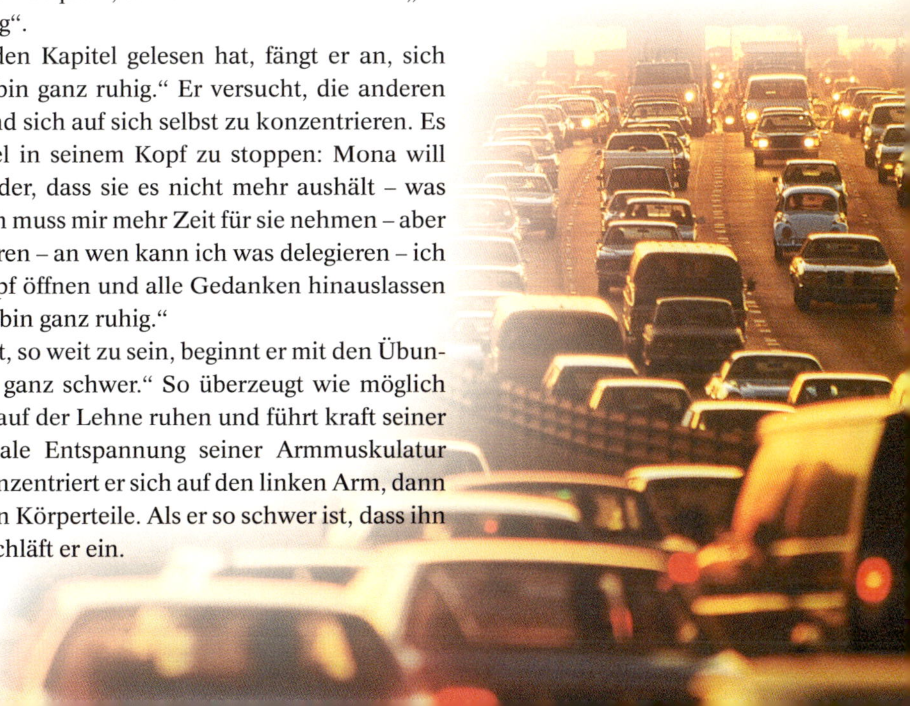

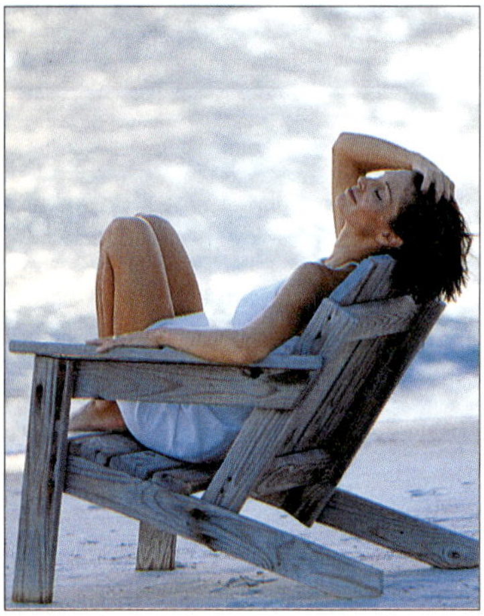

Nur einmal im Jahr zu entspannen rächt sich oft durch eine Urlaubsgrippe oder andere Erkrankungen. Der Adrenalinspiegel sinkt viel schneller als der des schädlichen Stresshormons Cortisol, das den Körper schwächt.

Tägliche Entspannung erlaubt Körper und Geist sich ausreichend zu regenerieren und die Stresshormonspiegel auszugleichen.

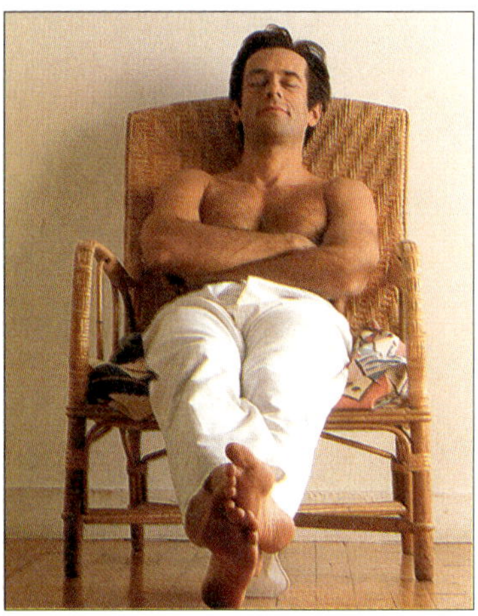

„Hör mal, Amygdala, jetzt ist Entspannung angesagt", appelliert Einstein nach unten ans Limbische System. „Vitus hat beschlossen – also wir hier in der präfrontalen Rinde haben beschlossen, autogenes Training zu machen."

„Soll das ein Witz sein?", höhnt die Angesprochene.

„Wieso?"

„Seit Jahren knallst du uns hier so voll, dass wir nur noch die Stressmaschine am Laufen halten können. Was hatten wir früher für ein sinnliches Leben! Alles dahin. Nur noch Druck, Druck, Druck. Und jetzt plötzlich autogenes Training!"

„Besser jetzt als nie."

Amygdala schickt eine schnelle E-Mail los, um abzufragen, welche Erfahrungen Vitus mit autogenem Training hat. Aber die gesamte Großhirnrinde kann nichts finden.

„Okay", willigt Amygdala schließlich ein, „ich weiß zwar nicht, ob ich Lust dazu habe, aber es kann offenbar nichts schaden. Wie geht das?", erkundigt sie sich bei Einstein.

„Also, wir konzentrieren uns jetzt einfach mal auf Ruhe."

„Soll ich lachen?", fragt Amygdala zynisch.

„Verdammt noch mal, das ist kein Spaß!", echauffiert sich Einstein. „Wenn du auf Konfrontationskurs bleibst, kommen wir nicht weiter. Wir müssen zusammenhalten."

„Ach, auf einmal? Habt ihr etwa zu uns gehalten, die ganze Zeit? Nur mal nachgefragt, wie es uns geht? Nichts habt ihr getan. Die Amygdalas, das sind ja nur zwei kleine Mandelkerne unten bei den Kanalarbeitern, was? Die sind ja belastbar!"

Vor lauter Erregung schickt Amygdala aus Versehen ein paar E-Mails in Richtung Hypothalamus.

„So, so, es gibt mal wieder Stress?", seufzt Hannah. „Na ja. Wir sind ein eingespieltes Team. Ich mache also wieder 5000 CRHs klar ..."

„Du bist nicht gemeint, Hannah, verhalte dich bitte mal einen Augenblick lang ruhig. Das ist jetzt sehr wichtig. Ich habe endlich Einstein in der Leitung."

Fast überhört Amygdala ihren kleinlauten Kollegen im vorderen Oberstübchen: „Es tut mir leid. Ich weiß, ich habe einen Fehler gemacht."

„Einen?", Amygdala kann sich gar nicht mehr beruhigen.

„Wahrscheinlich mehrere. Ich sehe es ein."

Amygdala seufzt. „Nachdem wir ja wahrscheinlich noch ein paar Jahre zusammenarbeiten müssen, würde ich sagen, Einsicht ist der erste Schritt zur Besserung. Blicken wir also nach vorne. Was machen wir jetzt?"

„Wir entspannen uns, das habe ich doch schon gesagt."

Einstein hat wieder Oberwasser. „Wir sind ganz ruhig, und ganz schwer ..."

RATGEBER: Entspannungstechniken

Gegen Stress und Dauerbelastung im Beruf oder im Privatleben und seine negativen Folgen für Körper und Seele ist jede Art von Entspannung ein wirksames Mittel. Bewusst oder unbewusst benutzen viele Menschen ganz unterschiedliche und unsystematische Methoden: Sie hören Musik, gehen spazieren oder treiben Sport, verbringen ein schönes Wochenende (das kein professionelles Wellness-Hotel braucht), baden oder vertrödeln einfach einen Tag. Alles, was Zufriedenheit erzeugt, dient auch der Entspannung.

Wer das aus eigener Kraft nicht schafft oder systematisch vorgehen möchte, für den gibt es zahlreiche Methoden, die man entweder autodidaktisch mit Hilfe von Büchern und Kassetten oder in

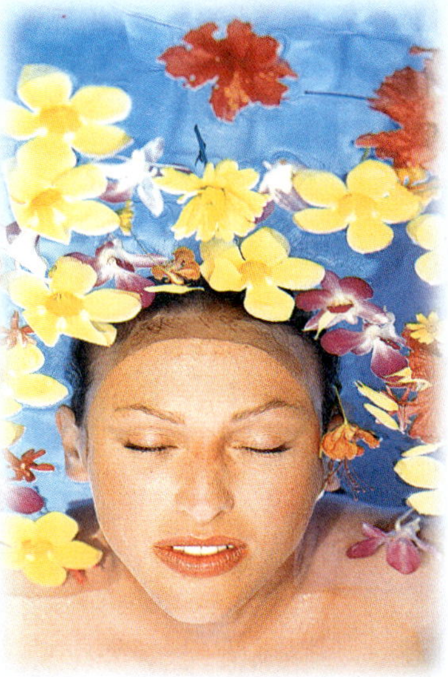

speziellen Kursen lernen kann, zum Beispiel:

- Die progressive Muskelentspannung nach Jacobson oder Atemübungen setzen gezielt den Körper zur geistigen Entspannung ein;
- autogenes Training, Yoga oder Meditation basieren auf der Konzentration, auf Ruhe und Entspannung;
- Biofeedback beinhaltet Vorstellungsübungen.

Einige Krankenkassen, Volkshochschulen und viele private Unternehmen veranstalten auch Kurse für Stressmanagement. Sie haben zum Ziel, belastende Situationen zu erkennen, zu vermeiden oder – wenn sie unvermeidlich sind – besser mit ihnen fertig zu werden.

Amygdala hört sich das eine Weile erstaunt an. Ganz neue Töne. Kennt sie gar nicht von Einstein.

„Ich bin müüüde!", gähnt der Hirnstamm.

„Nicht einschlafen!", befiehlt Einstein. „Erst entspannen."

„Hannah?", fragt Amygdala nach unten.

„Ja?"

„Pass auf, ich glaube, die wollen wirklich die neue Langsamkeit. Fahr doch deine CRH-Produktion ein wenig herunter." Als Zeichen dafür, dass sie es ernst meint, schüttet Amygdala den Inhalt einiger Hemmstoff-Bläschen an den Synapsen zu Hannah hin aus. GABA – Gamma-Amino-Buttersäure. Das lähmt. Und erstaunt Hannah in höchstem Maße.

„Amygdala, ich glaube es einfach nicht. Du und GABA?"

„Doch, das ist mein Ernst!"

„Bravo", schallt es durch den Hypothalamus, „endlich erlöst uns jemand von der Akkordarbeit. Nur leider geht das nicht so einfach. Ein Hemmstoff macht noch keine Entspannung. Unsere Maschinen lassen sich nicht so schnell herunterfahren. Bevor wir nachhaltig etwas ändern können, muss die neue Strategie wesentlich deutlicher werden!"

„Ich bin müüüde!", klagt der Hirnstamm.

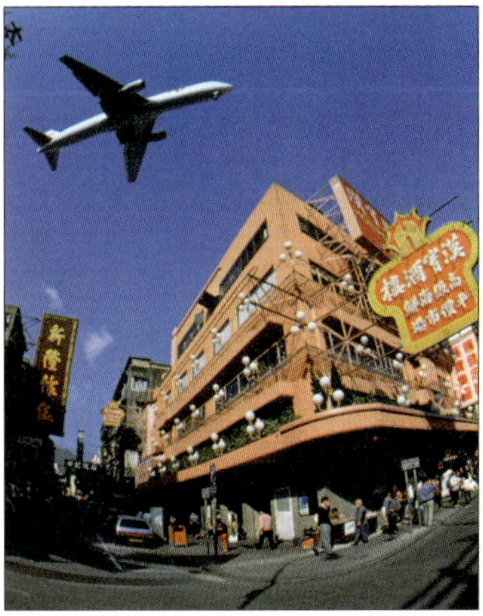

Spezielle Flugangst-Seminare können der Hälfte der Betroffenen die Furcht nehmen. Die Kurse setzen auf Risiko-Aufklärung und Verhaltenstherapie vor Ort.

Melancholie

Eineinhalb Stunden später erwacht Vitus mit einem grässlichen Verspannungsgefühl im Nacken. Dieser Ohrensessel! Er fühlt einen dumpfen Druck auf den Schläfen und im Oberkopf. Im Bad fischt er zwei Tabletten seines aktuellen Schmerzmittels aus der Schachtel und geht statt ins Bett an den Schreibtisch. Dort sitzt er zwei Stunden lang und tut nichts. Er starrt von einem Papierstapel zum nächsten, ohne wahrzunehmen, was es damit auf sich hat. In jedem Stapel, vermutet er, steckt unerledigte Arbeit für mindestens zwei Tage. Es hat gar keinen Sinn, heute Abend noch irgendetwas anzufangen. Ohne Ziel schaltet er den Computer an und sieht dem Bildschirmschoner-Programm zu. Fliegende Toaster schlagen Salti und tanzen Varietee – er betrachtet sie teilnahmslos. Als er Durst bekommt, kocht er sich mechanisch einen Tee. Er schmeckt nach nichts.

Das Telefon klingelt. Er möchte mit niemandem sprechen. Er wartet ab, bis der Anrufbeantworter automatisch anspringt.

Schließlich öffnet er seine Aktenmappe, um die Unterlagen für morgen einzupacken. Beim Gedanken an die vielen Menschen, denen er begegnen wird, beschleicht ihn eine zunehmende Angst. Er weiß, er wird überfordert sein. Er wird nichts anpacken, nichts lösen können. Andererseits – wen wird das kümmern? Macht es überhaupt einen Unterschied, ob er etwas tut oder nicht und was er tut? Die allgemeine Lieblosigkeit der Welt betäubt ihn. Er starrt in die Tasche, blickt ins Leere. Dieses Nichts scheint ihm symbolisch für seinen inneren Zustand zu sein.

Er geht in die Diele, um den Anrufbeantworter abzuhören. Vielleicht war es Mona? Seit einer Woche wohnt sie bei einer Freundin, mitsamt den Kindern. Sie sucht eine Wohnung, hat sie gesagt. Vielleicht will sie aber zurückkommen und hat deswegen angerufen? Hoffnung keimt in ihm auf, um sofort von der Melancholie erschlagen zu werden. Wozu sollte sie zurückkommen? Noch mehr Probleme. Er ist nicht in der Lage, etwas zu ändern. Er macht nur noch Fehler.

Es ist Max. Erkundigt sich nach seinem Befinden. Erzählt irgendwas von sich, der Gute. Er wird ihm auch nicht helfen können.

Die Anfänge einer Depression

Vitus leidet unter den typischen Anfängen einer Erschöpfungs-Depression. Neueren Erkenntnissen zufolge liegt ihre Ursache oder zumindest ein wichtiger Faktor ihrer Entstehung darin, dass die Stress-Achse, die von der Hirnrinde über Amygdala, Hypothalamus und Hirnanhangdrüse zur Cortisol produzierenden Nebenniere verläuft, chronisch überaktiviert ist.

Den Schlüssel dazu findet man im Hypothalamus: Untersuchungen von Hirngewebe verstorbener depressiver Patienten (immerhin 15 Prozent nehmen sich im Laufe der Erkrankung das Leben und die Hälfte aller Selbstmorde verüben wahrscheinlich stark depressive Menschen) haben ergeben, dass in ihrem Hypothalamus oft vermehrt Zellen vorhanden sind, die den Stressaktivator CRH produzieren, und dass einzelne Nervenzellen bei diesen Menschen besonders viel CRH produzieren können. Wie allerdings diese Überproduktion zu den Symptomen einer Depression führt, ist noch nicht Schritt für Schritt aufgeklärt.

Der neurobiologischen Erklärung von Depression nähern sich die Wissenschaftler hauptsächlich vom anderen Ende her: indem sie erforschen, wie eigentlich Medikamente wirken, die sich erfahrungshalber als wirksame Antidepressiva herauskristallisiert haben. Dabei konzentrieren sie sich mehr und mehr auf zwei Botenstoffe, die hauptsächlich im Hirnstamm produziert werden und die eine zentrale Rolle für den Schlaf-Wach-Rhythmus, für Antrieb und Aufmerksamkeit sowie für Empfindungen und Gefühle spielen: Noradrenalin und Serotonin. Offenbar gehen viele Depressionen zumindest teilweise auf Störungen in Nervenbahnen zurück, die mit diesen Transmittern arbeiten.

Eine echte Depression ist etwas anderes als eine depressive Verstimmung. Melancholie, Traurigkeit und tiefe Niedergeschlagenheit verbunden mit Antriebsproblemen erlebt fast jeder einmal. Bei einer krankhaften Depression sind diese Stimmungen derartig ausgeprägt, dass die Betroffenen nicht mehr in der Lage sind, ihr Leben zu organisieren. Sie leiden unter einem totalen Mangel an Lebenskraft, unter absoluter Freudlosigkeit, Hoffnungslosigkeit, übersteigerter Angst, schweren Minderwertigkeitskomplexen und Selbstmordgedanken.

Eine oft verkannte Variante ist das so genannte Sisi-Syndrom, benannt nach der österreichischen Kaiserin Elisabeth. Diese Depressiven sind nicht vom schwermütigen, antriebslosen Typ. Vielmehr sind sie aktiv, engagiert und nach außen hin lebensbejahend, und dennoch unglücklich. Die Symptome passen gut in die Leistungsgesellschaft und lassen sich deswegen jahrelang unauffällig kaschieren. Typisch sind rasche Stimmungswechsel, eine innere Unruhe mit übermäßiger Aktivität in Beruf und Freizeit, und eine große Abhängigkeit des Selbstwertgefühls von Äußerlichkeiten wie Figur, Geld oder Erfolg. Betroffen sind rund ein Drittel aller Depressiven, meist jüngere Frauen. Ihre innere Leere führt sie meist erst dann in eine Therapie, wenn Ess-, Konzentrations- oder Schlafstörungen, Herzrasen oder Magenbeschwerden nicht mehr zu übersehen sind.

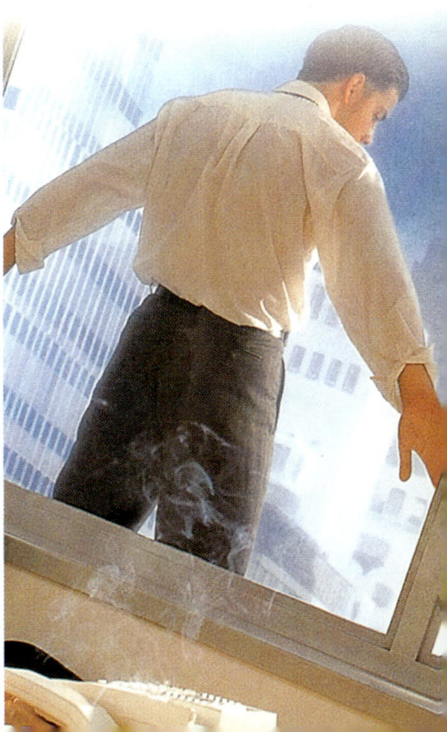

Warum eine Depression manche trifft und andere nicht, dazu gibt es verschiedene Theorien. Es mag wie bei allen Krankheiten die Veranlagung eine Rolle spielen. Möglicherweise liegen bei den Betroffenen

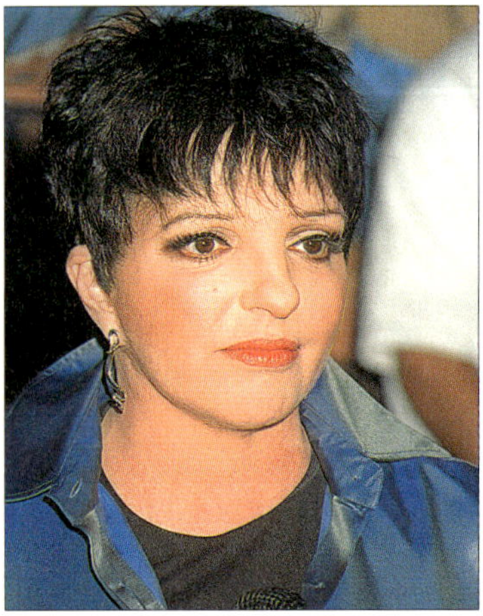

Wenn Prominente in Suchtverdacht geraten, leiden sie oft zusätzlich unter der öffentlichen Sensationslust. So wurden Liza Minellis Klinikaufenthalte mit Alkoholproblemen in Verbindung gebracht.

Michael Douglas spielt nicht nur den leidenschaftlichen Liebhaber: Er ist bekennender Sexsüchtiger.

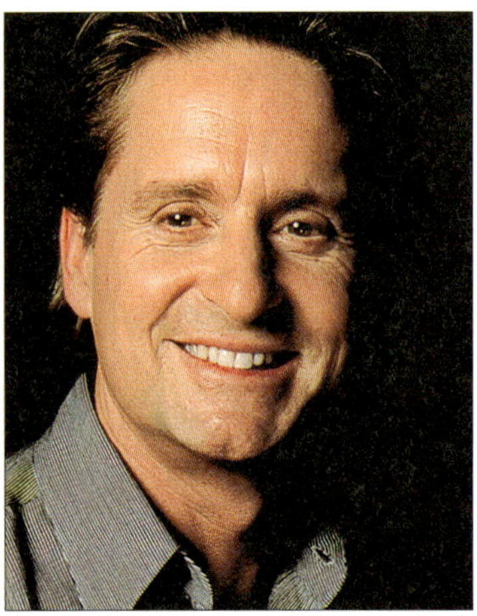

verschiedene Gene in einer anderen Variante vor als bei (in diesem Sinne) Gesunden. Derzeit konzentrieren sich die Genomforscher auf das weibliche X-Chromosom, sodass man in Zukunft vielleicht zumindest teilweise erklären kann, warum doppelt so viele Frauen depressiv werden wie Männer. Aber auch die Chromosomen Nummer 18 und 21 stehen im Blickfeld der Wissenschaftler.

Psychologen und Psychiater haben seit Freud vermutet, dass traumatische Kindheitserlebnisse Depressionen fördern können, etwa eine Trennung von der Mutter, Vernachlässigung oder Gewalterlebnisse. Diese Vorstellung ist experimentell tatsächlich an Ratten und an indischen Hutaffen (die wie Menschen zu den Primaten gehören) bestätigt worden: In den Gehirnen jener Tiere, denen die Wissenschaftler ein Kindheitstrauma zumuteten und die später als erwachsene Tiere die Symptome einer Depression zeigten, fanden sie nach ihrem Tod einen überaktiven Hypothalamus und auffallend erhöhte CRH-Spiegel im Körper. Auch das ist ein Indiz für die Stresshypothese.

Viele Patienten sind jedoch weder familiär vorbelastet, noch tragen die Betroffenen ein Kindheitstrauma mit sich herum, noch litten sie unter jahrelangem Dauerstress. Sie werden anscheinend aus heiterem Himmel von den unerklärlichen und schweren Symptomen überfallen.

In den vergangenen Jahren hat sich die biologische Sicht durchgesetzt. Man betrachtet nun die aus dem Gleichgewicht geratene Stressachse als eine Ursache für Depressionen, und besonders bestimmte Störungen des Hirnstoffwechsels.

Zwei Bereiche im Hirnstamm scheinen beteiligt zu sein: der Blaue Kern (der tatsächlich blau schimmert, wenn man ihn konserviert) und die Raphe-Kerne. Die Nervenzellen des Blauen Kerns produzieren unter anderem den Botenstoff Noradrenalin. Die Zellen der Raphe-Kerne produzieren Serotonin. Ihre Leitungen reichen unter anderem in zahlreiche Regionen des Limbischen Systems. Dort sorgen sie für Emotionen, für Appetit, Schlaf und Libido. An den Enden dieser Nervenzellen, an ihrem jeweiligen Zielort im Limbischen System, wo sie ihre elektrische Nachricht an der Synapse an die nachgeschaltete Nervenzelle übergeben, spielt sich das ab, was Wissenschaftler bei der Entstehung von Depressionen als wesentlich erkannt haben.

Störungen im Transmittersystem

„Hannah, es ist merkwürdig", beginnt Amygdala eines Tages eine Beobachtung zu schildern, „diese Raphe-Zellen aus dem Hirnstamm sind seit einiger Zeit unheimlich geizig."

„Mit Serotonin, nicht wahr?" Auch der Hypothalamuszelle ist die Veränderung aufgefallen. „Anscheinend haben sie Produktionsprobleme."

„Möglich", stimmt Amygdala zu, „aber das kann nicht der einzige

Grund sein. Es ist nämlich so: Zuerst schütten sie eine ganz normale Menge Serotonin in den synaptischen Spalt. Aber noch bevor ich mich daranmachen kann, sie in allen meinen Docks anlegen zu lassen, stellen sie drüben den großen Staubsauger an und saugen alle Serotoninmoleküle wieder ein."

„Das muss ja auch so sein, das ist ja ein allgemeines Prinzip. Wir machen das selbst mit unseren Botenstoffen ja auch nicht anders. Andernfalls würden die Botenstoffe ja viel zu lange in den Synapsen herumschwimmen, und es würde ewig dauern, bis die nächste Nachricht übertragen werden könnte."

„Klar", weiß Amygdala, „aber die Raphes hat der große Geiz gepackt: Sie haben nämlich auch die Kontrolle verstärkt."

„Die Botenstoff-Bremser?"

„Genau die. Kaum schwimmen die ersten Serotonin-Moleküle im Spalt herum, schreien sie sofort ‚Verschwendung' und verbieten, dass die nächsten Blasen geleert werden."

„So kann natürlich nichts rüberkommen."

„Eben."

„Und was machen wir da?"

„Wir könnten unsere Serotonin-Docks verstärken", schlägt Amygdala vor, „dann fangen wir gleich zu Beginn mehr Moleküle ein."

„Meinst du, das hilft?"

„Es ist das Einzige, was mir einfällt."

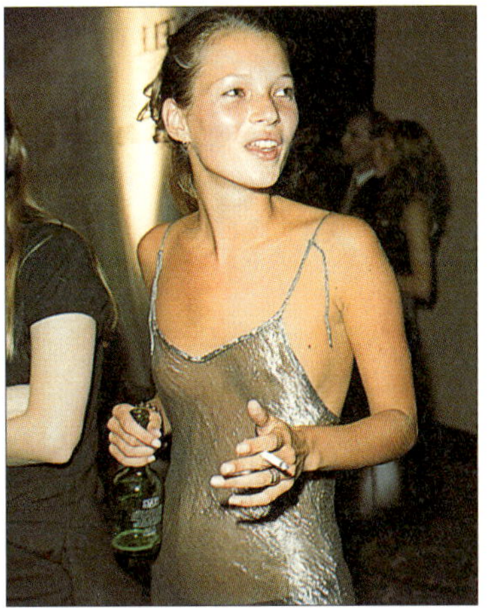

Kandidatin für das Sisi-Syndrom? Das Supermodel Kate Moss gilt als vergnügungssüchtig: Männer, Alkohol und hin und wieder ein Joint brachten ihr diesen Ruf ein.

Der Tiefpunkt

Es hat geläutet. Vitus schleppt sich zur Tür. Max steht draußen in der Abenddämmerung und erschrickt: „Junge! Du siehst gar nicht gut aus." Kreidebleich sieht Vitus seinen Freund aus hohlen Augen an: „Ich habe seit vorgestern nicht geschlafen." Max registriert seinen Zustand mit ernster Miene.

„Du brauchst Hilfe."

„Es ist gut, dass du da bist."

„Ja. Aber nach allem, was du mir am Telefon erzählt hast, und nach allem, was ich sehe, ist es mit Streicheleinheiten nicht getan. Hast du was gegessen?"

„Ich habe nichts mehr im Haus."

Max blickt auf die Uhr. „Okay. Soweit ich weiß, hat der Supermarkt vorne an der Ecke bis acht Uhr geöffnet. Du legst dich jetzt wieder hin und ich bin in einer halben Stunde zurück."

Vitus setzt sich schwerfällig auf einen Küchenstuhl. Sein leerer Blick bleibt an den Messern hängen. Es wäre leicht, Schluss zu machen. Bestimmt wäre er verblutet, bis Max wiederkommt. Wer würde ihn schon vermissen? So, in diesem Zustand, will ihn ja sowieso keiner

Am Ende war Elvis, der King of Rock'n'Roll, nicht mehr Herr seiner selbst: Alkohol und Tabletten zerstörten sein Leben.

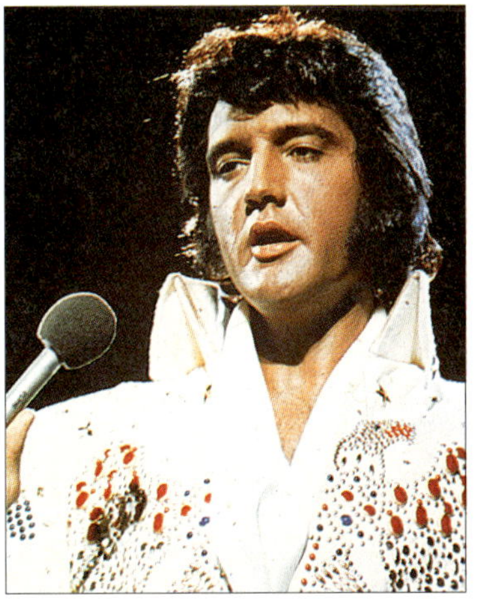

mehr haben. Mona nicht, die Kinder nicht, niemand. Er ist am Ende. Draußen, unter der Laterne, küsst sich ein Pärchen. Die sind glücklich, denkt er. Dieses Gefühl kennt Vitus nicht mehr. Er wird es nie mehr kennen lernen, da ist er sich sicher. Die Ellbogen auf die Knie gestützt sitzt er da und trägt seinen Kopf mit den Händen.

Er hat vergessen, wie lange. Da kratzt ein Schlüssel im Schloss. Es ist Max, der sicherheitshalber Vitus' Wohnungsschlüssel eingesteckt hat. Man kann ja nie wissen.

„So. Wir starten jetzt ein Programm. Es wird dir bald besser gehen."

„Schleppst du mich in die Klinik?"

„Nein. Noch nicht." Jeden anderen in Vitus' Zustand würde Max in die Psychiatrie einweisen. Schon zur Sicherheit, um einem Selbstmord vorzubeugen. Außerdem der Überwachung wegen. Aber er beschließt, heute Nacht selbst bei seinem Freund zu bleiben. Morgen wird man weitersehen. „Jetzt iss erst mal."

„Ich kann nichts essen."

„Doch, du kannst. Wenigstens ein bisschen. Und dann spielen wir Schach wie früher in alten Tagen. Wenn es sein muss, die ganze Nacht. Schlafentzug, das gehört zur Therapie. Außerdem war ich in der Apotheke und habe dir ein Antidepressivum mitgebracht."

Vitus hebt den Kopf. Ein kleines Fünkchen Hoffnung erscheint in seinen Augen. Er ist bereit, alles zu schlucken, wenn es nur diesen Zustand beendet.

„Braucht man kein Rezept dafür?"

Max lächelt: „Zu irgendetwas muss es doch gut sein, einen Arzt zum Freund zu haben."

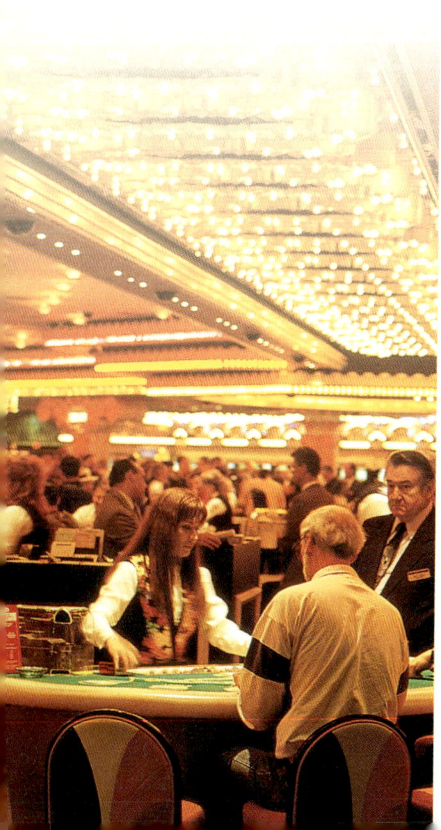

Die Wirkungsweise von Antidepressiva

Bei der Auswahl der Medikamente gegen Depressionen müssen Psychiater trotz vieler neuer Kenntnisse der biologischen Vorgänge immer noch weitgehend auf ihre Intuition vertrauen. Oft bleibt nichts anderes übrig, als mehrere Antidepressiva nacheinander auszuprobieren, denn von einer Einteilung der Depressionen nach ihren biologischen Ursachen ist die Psychiatrie noch ein gutes Stück entfernt.

Antidepressiva greifen an verschiedenen Stellen im Gehirn ein, immer aber an jenen Synapsen, wo Noradrenalin oder Serotonin übertragen werden. Die klassischen Tri- und Tetrazyklika (wie zum Beispiel Imipramin) hemmen die Wiederaufnahme der Botenstoffe Noradrenalin und Serotonin in die Hirnstammzellen.

Die Botenstoffe bleiben länger im synaptischen Spalt und haben damit die Chance, auch bei geringer Menge auf die nachgeschaltete Nervenzelle mit normaler Intensität zu wirken. Sie blockieren aber auch die Rezeptoren für andere Botenstoffe, was zu Nebenwirkungen führt.

Neue Wirkstoffe mit kombinierter, aber gezielterer Wirkung sollen dem abhelfen.
Ein Wiederaufnahmehemmer, der ausschließlich das Serotonin-Recycling bremst, ist der Wirkstoff Fluoxetin. Unter dem Handelsnamen Prozac, in Deutschland Fluctin, avancierte diese „Glückspille" wegen ihrer relativ geringen Nebenwirkungen vor einigen Jahren zum Lifestyle Medikament. Sie blockiert die so genannten Autorezeptoren auf den Serotonin produzierenden Zellen, die normalerweise ein Freisetzungs-Stopp-Signal nach innen geben, sobald genügend Serotonin im synaptischen Spalt ist. Allerdings kann Prozac, wenn es von Nicht-Depressiven als Stimmungsmacher eingenommen wird, auch süchtig machen.
Andere antidepressive Wirkstoffe hemmen ein Enzym, das freie Botenstoffe aus dem synaptischen Spalt abbaut: die Monoaminoxidase (MAO). Gegen leichte Depressionen helfen mitunter auch pflanzliche Medikamente: bewährt hat sich ein Extrakt aus Johanniskraut. Lichttherapie und Schlafentzug sind in manchen Fällen wirksame Mittel, können aber Medikamente nicht ersetzen. Viele Depressive haben einen gestörten Schlaf-Wach-Rhythmus, denn auch der benötigt ein funktionierendes Serotoninsystem. Durch Schlafentzug und auch durch viel Licht bekommt der aus dem Takt geratene körpereigene Rhythmus einen starken Impuls, der die innere Uhr wieder richtig stellen und dadurch Depressionssymptome lindern kann.
An den Ursachen allerdings ändern all diese Therapien nichts. Aber das tun auch die Medikamente nicht. Insofern ist bei Depressiven, selbst wenn die akute Krankheit erfolgreich behandelt wurde, die Rückfallgefahr hoch, solange die Faktoren, die zur Krankheit geführt haben, nicht ausgeschaltet werden.

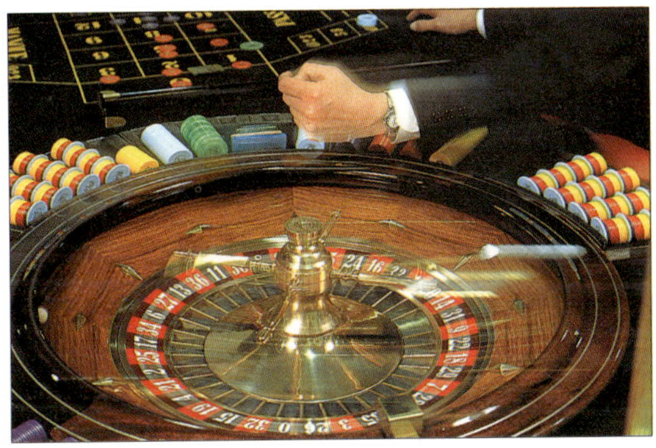

Glücksspiele können Anfällige süchtig machen und in den finanziellen Ruin stürzen – an einem einzigen Abend am Roulette-Tisch oder allmählich mit billigen Automatenspielen.

Suchtgefahren

„Du hast Glück gehabt", resümiert Max acht Wochen später.
Vitus teilt seine Einschätzung nicht ganz: „Findest du? Ich komme mir vor wie mein alter Vater: Ständig ein trockener Mund und Frauen interessieren mich überhaupt nicht mehr."
„Mundtrockenheit und Libidoverlust sind ganz normale Nebenwirkungen. Das vergeht wieder. Mit Glück meine ich, dass gleich das erste Medikament angeschlagen hat."
„Nach vier Wochen!"
„Ja, auch das ist leider normal. Keiner weiß, warum. Aber es hätte auch sein können, dass man monatelang herumexperimentieren muss."

Die Suchtschleife

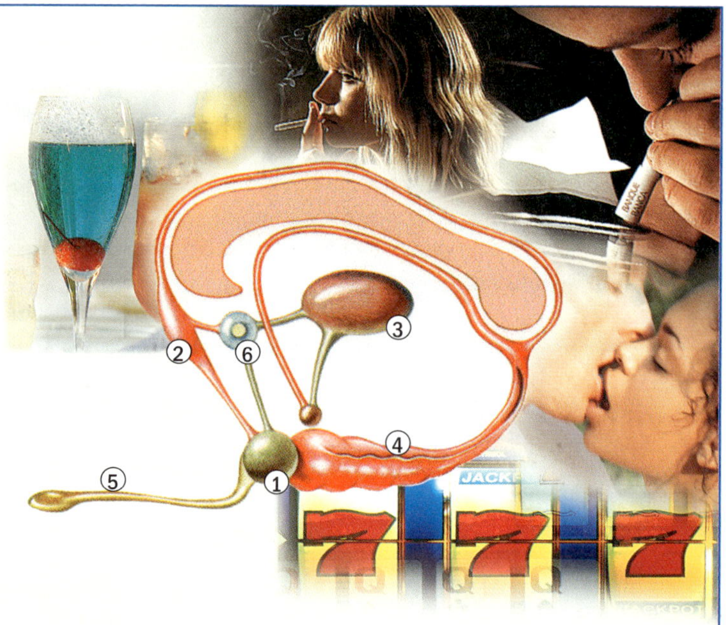

Alle von außen kommenden Reize versieht das Limbische System (rot) mit Gefühlen. Empfindungen, die die Amygdala (1) als besonders angenehm bewertet, leiten das Septum (2) und der Nucleus accumbens (6) an den Thalamus (3) und weiter an die Hirnrinde, wo sie uns bewusst werden. Der Hippocampus (4) sorgt unter dem Einfluss der Amygdala dafür, dass alle besonders positiven Erlebnisse im Langzeitgedächtnis gespeichert werden. Der Nucleus accumbens ist dafür verantwortlich, dass wir solche Wohlgefühle oder auch positive Rauschzustände immer wieder suchen. Seine Impulse können so stark sein, dass sie durch rationale Überlegungen in der Hirnrinde nicht mehr gehemmt werden können. Drogen sind Stoffe, die Neurotransmitter imitieren und diese Suchtspirale direkt hochregulieren können. Sie gelangen entweder über die Riechbahn (5) oder über das Blut an die Rezeptoren der Nervenzellen. Kokain wirkt auf die Dopamin-Rezeptoren, Alkohol auf die Benzodiazepin-Rezeptoren, Opium auf die Opiat-Rezeptoren etc. Ihre Empfindlichkeit verringert sich mit der Zeit und es werden immer größere Mengen der Droge benötigt, um den Rauschzustand zu erleben. Sinneseindrücke können indirekt die Suchtspirale anregen, indem Zellen des Limbischen Systems endogene Drogen, z. B. die Endorphine, produzieren. So entstehen etwa Spielsucht oder Sexsucht.

Vitus ist wieder halbwegs obenauf – dank Max' schneller und entschlossener Hilfe. Zusammen haben sie einen Aktionsplan entwickelt, den Vitus jetzt ängstlich penibel einhält. Unter psychologischer Betreuung hat er sich darangemacht, seine berufliche Belastung zu reduzieren. Regelmäßige Entspannungsübungen und ein Tu-was-für-dich-Programm helfen ihm dabei. Wenn nur die Sache mit Mona nicht wäre. Sie hat sich und die Kinder während der ganzen depressiven Krise demonstrativ von ihm fern gehalten. Da musst du allein durch, hat sie knallhart gesagt, sonst wirst du nie etwas in deinem Leben ändern.

„Ja, Glück gehabt", echot Vitus. „Am Wochenende habe ich zum ersten Mal wieder etwas mit den Kindern unternommen."

„Und?"

„War schön. Und dann wollten sie wissen, was ich die ganze Zeit gemacht habe."

„Und was hast du gesagt?"

„Dass ich krank war. Da meinte der Kleine, warum ich nichts gesagt hätte, Mama hätte mir doch sicher einen Tee gekocht.“
„Ja.“ Max überlegt, ob er Vitus erzählen soll, dass Mona sich jeden Tag bei ihm nach Vitus erkundigt hat. Vitus' Glas ist leer und Max schenkt nach. „Redest du nicht mehr mit ihr?“, fragt er rhetorisch.
„Nein. Ich weiß nicht, worüber.“ Er nimmt einen tiefen Schluck. „Schließlich war sie es, die gegangen ist. Soll sie doch anrufen, wenn sie was will. Oder eben nicht.“ Er stützt den Kopf in die Hände und massiert sich die Schläfen.
„Kopfschmerzen?“
„Ja. Immer noch.“
„Vitus, pass auf dich auf. Besprich das auch mit deinem Therapeuten. Es hat keinen Sinn, wieder wegzulaufen. Die Flucht in die Depression war keine gute Idee ...“
„Du tust ja gerade so, als hätte ich sie absichtlich herbeigeführt!“
„Nein, nein, nicht bewusst“, beeilt sich Max sein Urteil zu mildern. „Aber denk mal darüber nach, was es wirklich ist, das dich quält. Alkohol oder Tabletten jedenfalls sind keine Lösung.“

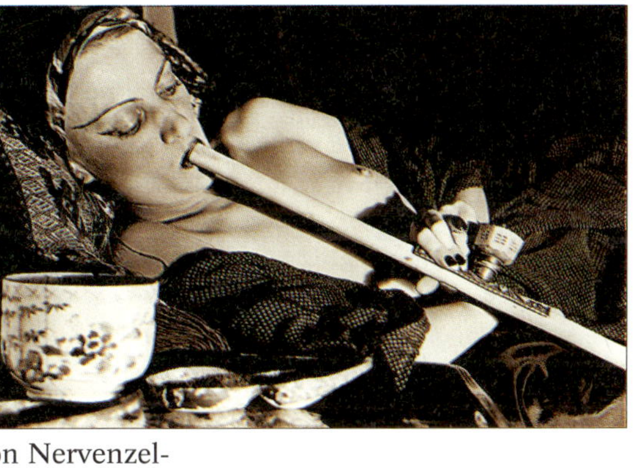

Im Paris der 30er Jahre galt Opiumrauchen als chic. Heute glauben viele Heroinsüchtige, das Rauchen sei weniger gefährlich als das Spritzen der Droge. Jedoch gelangen die Sucht erzeugenden Substanzen über die Lunge schnell ins Blut, ihre Wirkung ist demnach genauso gesundheitsschädlich.

Das Belohnungssystem

Vitus läuft Gefahr, nach der Depression in eine Sucht zu geraten. Das Belohnungssystem in seinem Gehirn hat in letzter Zeit nicht eben üppig gelebt. Auch nachdem der Serotoninhaushalt wieder konsolidiert ist, ist die zentrale Belohnungseinheit im Gehirn weiterhin unterversorgt.
Im Limbischen System sitzt eine kleine Ansammlung von Nervenzellen, die als Bonbonautomat im Gehirn fungiert: der Nucleus accumbens. Wenn die Nervenzellen in dieser entscheidenden Region aktiv sind, erzeugen sie über die Amygdala das gute Gefühl von Erfolg und Zufriedenheit. Damit sie aktiv werden können, brauchen sie einen genau ausbalancierten Cocktail aus verschiedenen Transmittersubstanzen: Serotonin, Noradrenalin, Endorphine und auch Dopamin. Diesen Neurotransmitter bekommen sie an den Synapsen von Nervenzellen, die vom Hirnstamm nach vorne ziehen – nicht vom Blauen Kern oder von den Raphe-Kernen, sondern von einer Region mit Namen ATV (Area Tegmentalis Ventralis). Dass sich Depressive nicht mehr freuen können, liegt übrigens unter anderem daran, dass die ATV keine Signale mehr aus den Serotonin-Zellen bekommt und deswegen den Nucleus accumbens nicht mehr aktivieren kann.
Alle Drogen verstärken über verschiedene Mechanismen diese Achse zwischen ATV und Nucleus accumbens. Heroin oder Kokain besetzen

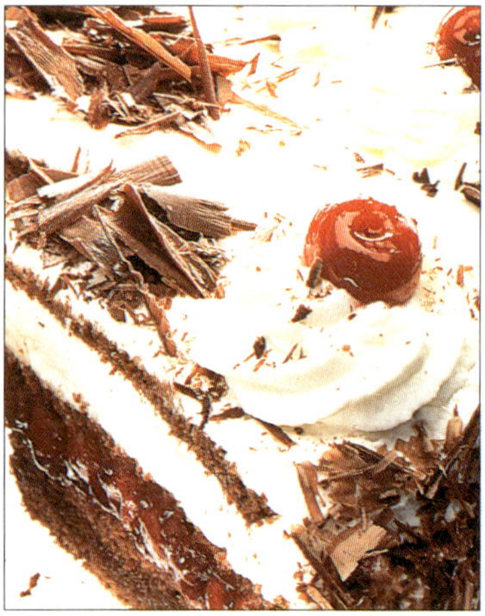

In Stresssituationen braucht das Gehirn besonders viel Energie in Form von Glucose (Traubenzucker). Heißhunger auf Süßes sorgt dafür, dass sie möglichst schnell verfügbar wird.

Die häufige Vermutung, dass Schokolade körperlich abhängig macht, konnten Wissenschaftler bisher nicht beweisen.

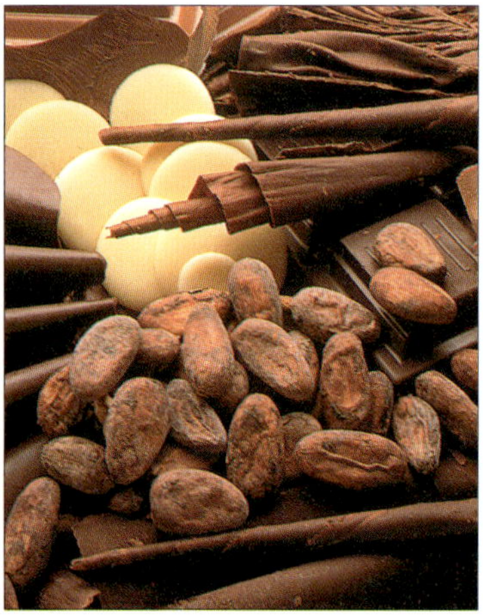

zum Beispiel Opiat-Rezeptoren in der ATV und aktivieren so das Belohnungssystem. Nikotin erhöht den Dopaminausstoß an den Nucleus accumbens, indem es die ATV auf andere Weise aktiviert. Alkohol kann deswegen süchtig machen, weil Ethanol die Wirkung des Botenstoffes GABA (Gamma-Amino-Buttersäure) bremst. GABA ist ein hemmender Transmitter, der unter anderem dafür sorgt, dass die ATV den Bonbonautomaten des Nucleus accumbens nicht zu heftig bedient. Alkohol hebt die Wirkung dieses Hemmstoffs auf, sodass die ATV daraufhin alle eingehenden Reize mit einem guten Gefühl belohnt.

Mit der Zeit lernt das Gehirn, welche Substanzen ihm solch freudige Erlebnisse einbringen, und verlangt deswegen immer wieder nach ihnen. Der Nucleus accumbens hingegen liebt es nicht, ständig mit Dopamin aus der ATV überschüttet zu werden. Um dem Belohnungsstress zu entgehen, schließt er nach und nach einige seiner Dopamindocks. Er macht sich also selbst unempfindlicher gegenüber den Reizen. Seine Nervenzellen produzieren im Zuge der normalen Rezeptoren-Erneuerung einfach weniger Dopamin-Rezeptoren, als sie abbauen, und senken dadurch deren Gesamtzahl.

Um aber trotz reduzierter Dopamin-Rezeptoren dieselben Glücksgefühle zu erleben wie vorher, muss der Süchtige mehr Dopamin freisetzen. Das erreicht er dadurch, dass er die Dosis seiner Droge steigert. Damit beginnt der bekannte Teufelskreis, der am Ende dazu führen kann, dass das Gehirn und der restliche Körper kapitulieren. Wissenschaftler haben Ratten Elektroden in eine Nervenbahn gesetzt, die in den Nucleus accumbens mündet, und in den Käfig einen Hebel eingebaut, durch dessen Betätigung sich die Tiere selbst „belohnen" konnten. Wie zu erwarten, wurden die Tiere süchtig nach dem Hebel. Manche vergaßen zu fressen und zu trinken und stimulierten sich buchstäblich zu Tode.

Zufriedenheit ohne Drogen kann ein Süchtiger nur dadurch erreichen, dass er seinem Nucleus accumbens eine Chance gibt, die normale Dichte an Dopamin-Rezeptoren wieder aufzubauen. Das ist der Sinn des Entzugs. Erst wenn das Belohnungssystem wieder in einem normalen Gleichgewicht ist, kann es ohne Drogen wie früher auf kleine Erfolgserlebnisse ansprechen.

Nach der Talsohle

„Hier spricht Mona."

„Ja?", fragt Vitus ärgerlich. Bestimmt hat sie wieder etwas daran auszusetzen, wie er die Kinder vom Wochenende zurückgebracht hat. Sie wohnt jetzt im angrenzenden Stadtviertel, ganz nett. Und die Kinder, so haben sie vereinbart, sind an jedem zweiten Wochenende bei ihm. Klar, der Kleine hat einen Schnupfen bekommen, weil er zu lange im

RATGEBER: Essen für die gute Laune

Hunger und schlechte Luft schlagen auf die Stimmung, denn das Gehirn benötigt zuallererst Sauerstoff und Energie. Damit es optimal funktionieren und Wohlbefinden erzeugen kann, braucht es aber auch jene biochemischen Bausteine, aus denen der Stoffwechsel so genannte Neurotransmitter herstellt.
Aus dieser Erkenntnis entstanden Rezepte für „Brain Food", eine Ernährung, die Konzentration, Gedächtnisleistung und positive Stimmung fördern soll. Sie ist aus Nahrungsmitteln zusammengestellt, in denen diese Bausteine in besonders hoher Konzentration enthalten sind. Die Botenstoffe Serotonin und Noradrenalin sind zum Beispiel wichtig für unseren Gefühlshaushalt. Um sie aufbauen zu können, benötigt der Körper bestimmte essentielle Aminosäuren, also solche, die er nicht selbst herstellen kann, sondern mit der Nahrung aufnehmen muss. Sie sind besonders in Obst wie Bananen, Feigen oder Ananas, in Vollkorn, Nüssen und Hülsenfrüchten, aber auch in Kartoffeln enthalten. Auch Kakao enthält große Mengen von Tryptophan, eine Aminosäure zur Bildung von Serotonin.
Wer allerdings gut mit den Neurotransmitter-Bausteinen versorgt ist, dessen Laune hebt sich durch eine weitere Zufuhr nicht mehr. Einen Überschuss dieser Stoffe in der Nahrung baut der Körper einfach wieder ab.

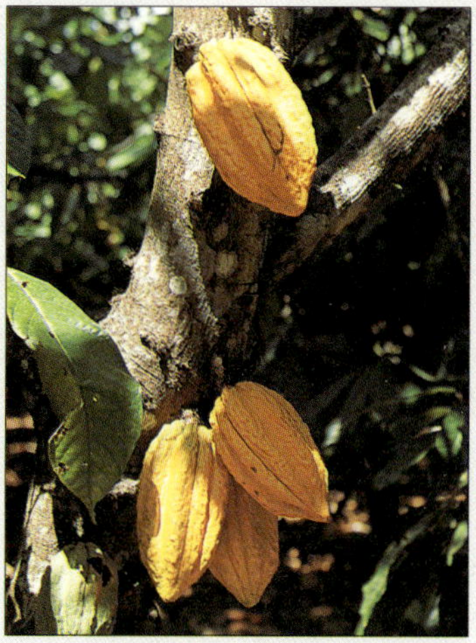

Die Früchte des Kakaobaumes wachsen direkt aus dem Stamm. Sie enthalten viel Tryptophan.

kalten Wasser war. Aber muss sie deswegen extra anrufen?
„Vitus, ich wollte dich fragen …"
Was war das? Ein sanfter Klang in ihrer Stimme. Er hat schon vergessen, dass es einmal eine Zeit gab, in der sie sich immer so unterhielten.
„Wie ist das eigentlich …"
Misstrauisch lauscht er, was sie sagen wird.
„… wohnst du noch alleine?"
Was geht sie das an? Fragt er sie etwa, mit wem sie schläft?
„Ja. Warum?", fragt er unwirsch.
„Ich meine … was machst du mit den ganzen Zimmern?"
Aha. So läuft der Hase. Sie will das Haus. Will, dass er auszieht. Aber da hat sie sich geschnitten!
„Ich schlafe jede Nacht in einem anderen Zimmer", gibt er sarkastisch zurück.
„Entschuldige, ich wollte dich nicht kränken."
„Dann tu es auch nicht. Was willst du mir eigentlich sagen?"
„Ach, nichts."
Es braucht noch viele Anläufe, bis sie wieder miteinander reden können. Und noch viel mehr, bis sie sich nach langer Zeit wieder in die Arme nehmen.

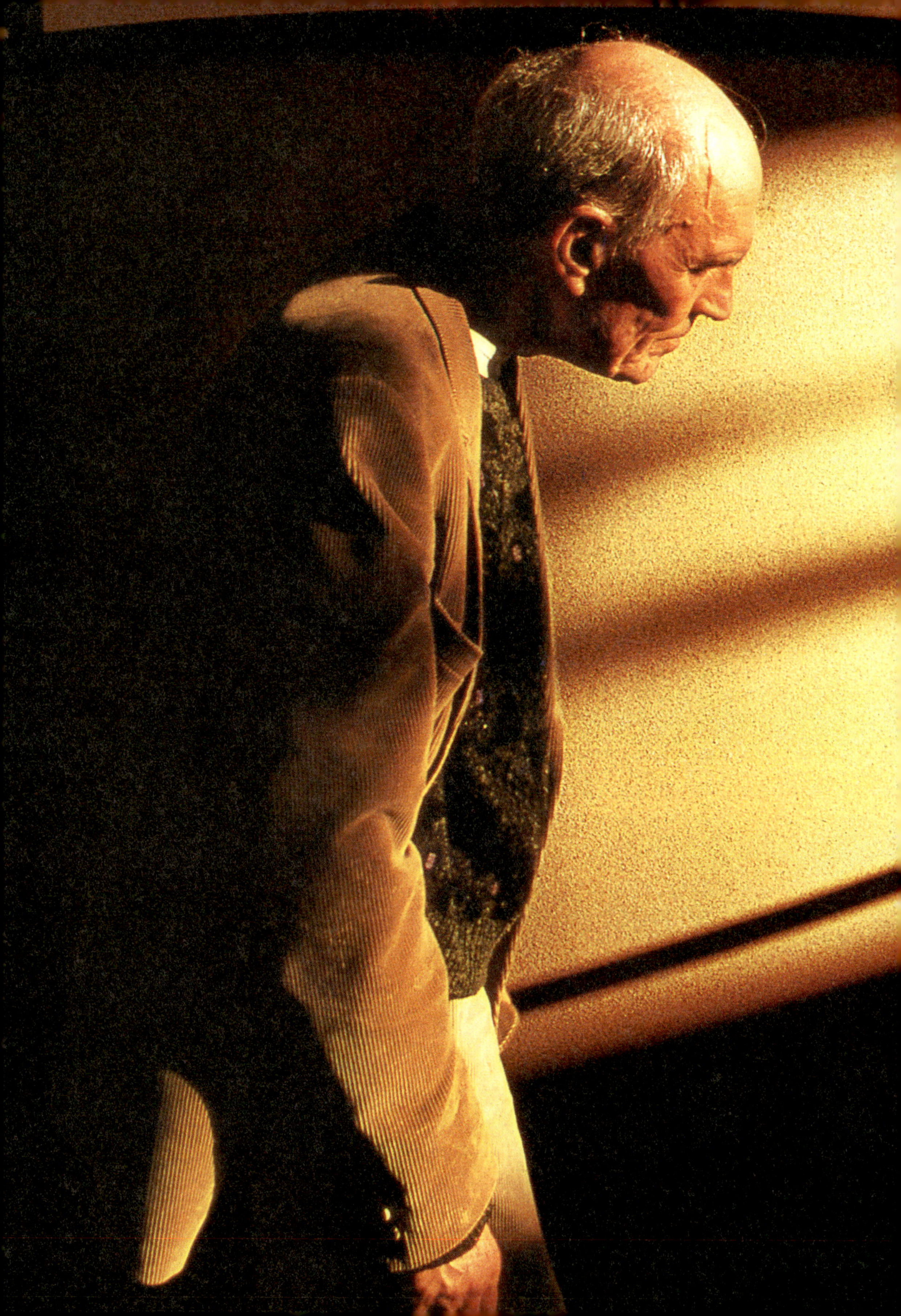

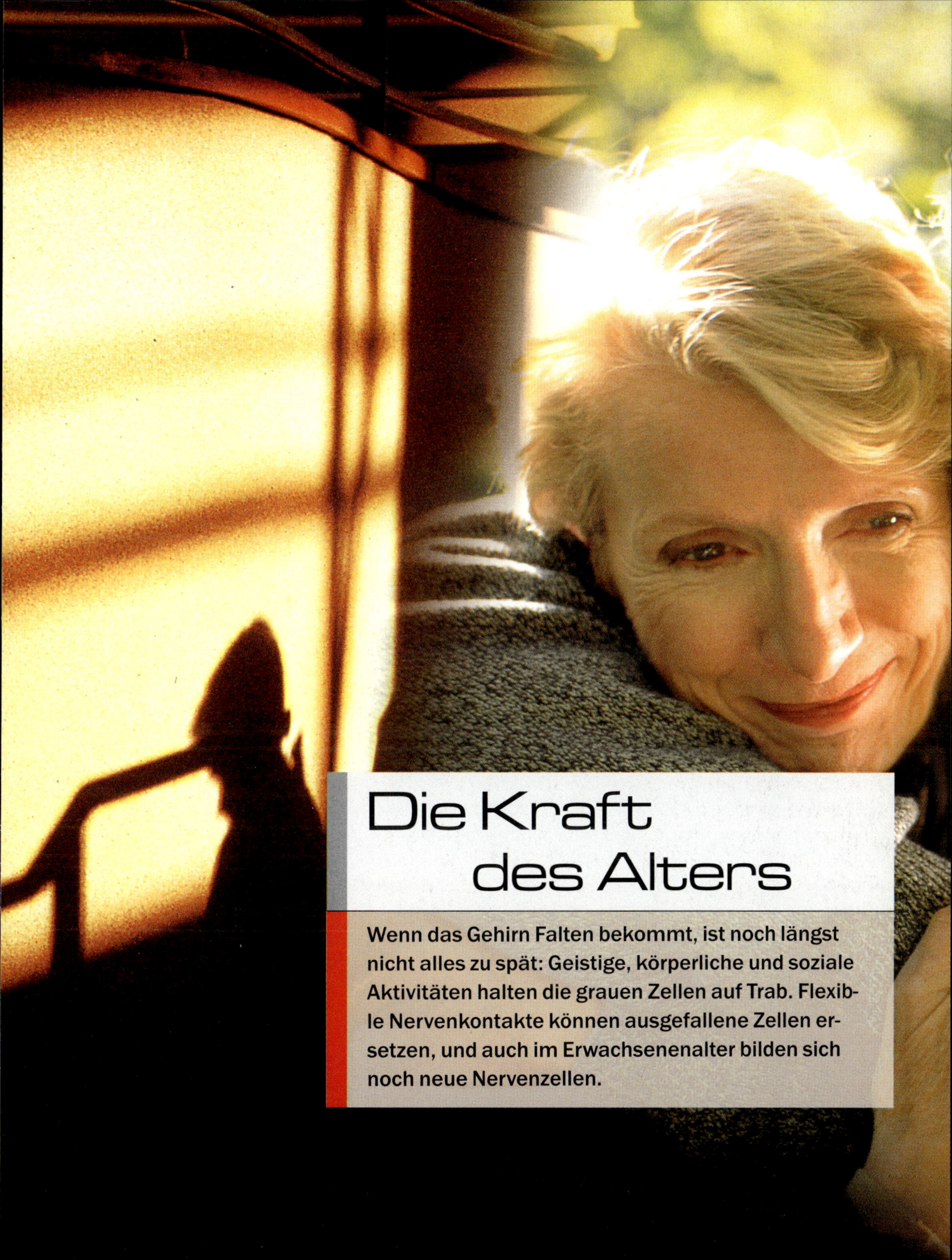

Die Kraft des Alters

Wenn das Gehirn Falten bekommt, ist noch längst nicht alles zu spät: Geistige, körperliche und soziale Aktivitäten halten die grauen Zellen auf Trab. Flexible Nervenkontakte können ausgefallene Zellen ersetzen, und auch im Erwachsenenalter bilden sich noch neue Nervenzellen.

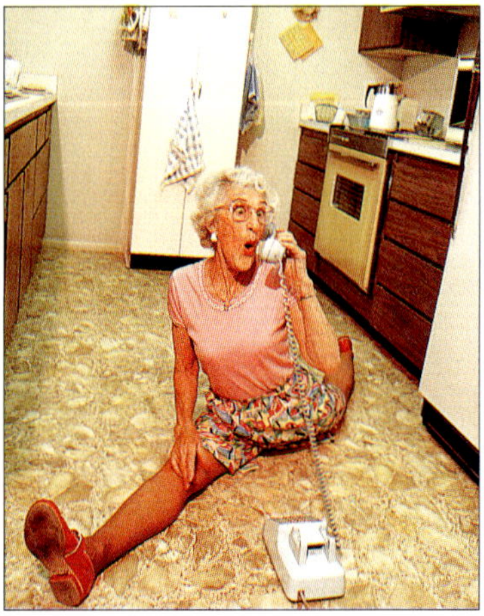

In der Seniorenstadt Sun City (Arizona) mit ihren 45000 Einwohnern wird Fitness groß geschrieben. Wer hier leben will, muss mindestens ein Familienmitglied über 55 aufweisen.

Golf ist ein idealer Sport für Senioren: Lange Spaziergänge halten den Kreislauf in Schwung. Allzu ehrgeizige Aktivitäten dagegen sind eher schädlich.

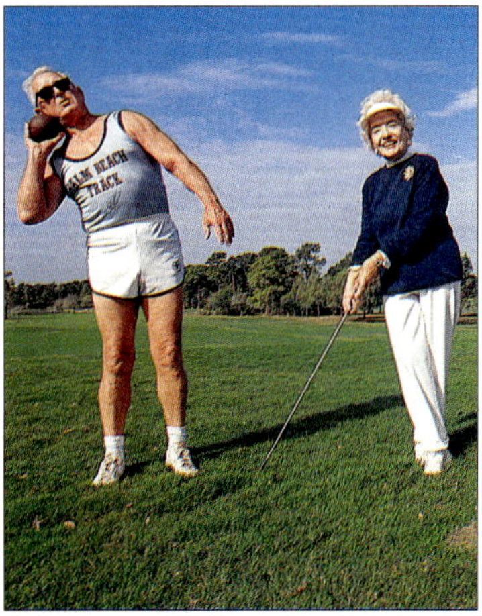

Alte Erinnerungen

„Mona, sei doch so nett und gib mir die kleine Hornbrille."
„Gerne, wenn du mir sagst, wo ich sie finde."
„In der Küche. Oder nein – ich glaube, auf dem Sekretär in der Diele."
Genau genommen hat er keine Ahnung, wo die Brille liegt, aber das muss Mona ja nicht merken. Vitus schmerzen die Augen. Seit drei Stunden sitzt er am Computer und schreibt an seinem neuesten Buch. Das vierte oder fünfte seit seiner Pensionierung.
„Hier, Vitus, sie lag neben dem Telefon. Du solltest dich wirklich nicht überanstrengen. Du bist nicht mehr der Jüngste."
Sie hat leicht reden, mit ihren jugendlichen 60 Jahren!
„Ich höre gleich auf. Ich möchte diesen Gedanken noch zu Ende formulieren. Es geht eben nicht mehr so flott."
Nachsichtig und liebevoll beugt sich Mona über Vitus' rechte Schulter und beginnt in seinen Ausführungen zu lesen.
„Weißt du", sinniert Vitus, „es tut richtig gut, in Ruhe über die Dinge nachdenken zu können. Die Vorträge und vor allem die anschließenden Diskussionen erschöpfen mich doch zunehmend. Mit dem Schreiben ist das anders. Da bin ich Herr meiner Geschwindigkeit."
Die Tür zu Vitus' Arbeitszimmer fliegt auf und herein stürmt sein sechsjähriger Enkel, der am heutigen Sonntag zu Besuch ist. „Opa, schau mal, was ich gefunden habe! Wer ist das?"
Vitus wirft einen Blick auf das Foto. Es zeigt Max auf einem gekenterten Boot. Max als pubertierender Jungsegler! Wo hat der Kleine nur dieses Bild her? Das muss ja mehr als fünfzig Jahre alt sein!
Mona lacht. „Ich war gerade beim Ausräumen des alten Vitrinenschrankes. Er wird doch morgen vom Restaurator geholt."
„Ach ja, richtig. – Das ist Max", klärt Vitus seinen Enkel auf.
„Welcher Max?", fragt das Kind ungläubig.
„Mein Freund Max, mit dem wir gestern spazieren waren."
„Das ist nicht der Doktor Max!"
„Doch, mein Junge. Natürlich sieht er heute ganz anders aus, da hast du schon Recht. Auf diesem Bild ist er ein junger Bursche."
„Und was macht er mit dem Boot?"
Vitus erinnert sich ganz deutlich an den Sommertag in seiner Jugend. Er riecht geradezu den Duft von frischem Heu, das der Wind vom anderen Seeufer herübertrug, und lächelt.
„Komm auf meinen Schoß. Ich erzähle dir, wie Max einmal fast um die Welt gesegelt wäre. Allerdings kam er nur knapp bis zur nächsten Bootsanlegestelle, aber dafür konnte er nichts. Denn das war so ..."
Vitus' episodisches Gedächtnis liefert glasklare Bilder. Als sei es gestern gewesen, erzählt der 73-jährige detailgenau die Geschichte, die mehr als ein halbes Jahrhundert zurückliegt. Das Foto ruft in seiner

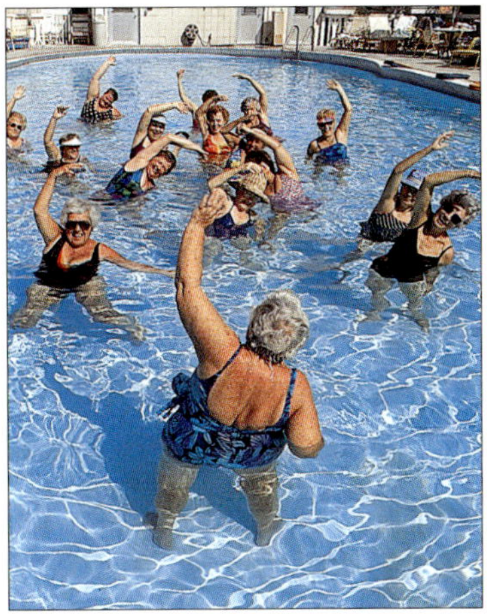

Großhirnrinde längst vergessen geglaubte Erlebnisse wach, und die Signale in seinem Kopf setzen die Erinnerungen von damals wieder detailgetreu zusammen. Eine Reise in die eigene Vergangenheit.
Ist es nicht typisch für ältere Menschen: uralte Geschichten erinnern, aber nach fünf Minuten nicht mehr wissen, wo die Brille liegt?

Wie das Gehirn altert

Viele Menschen sind davon überzeugt, dass sie mit zunehmendem Alter unausweichlich senil werden: vergesslich und verwirrt. Das trifft jedoch nur auf zehn Prozent der über 70-jährigen und 20 Prozent der über 80-jährigen zu, nämlich auf jene Menschen, die an der alzheimerschen Erkrankung oder einer anderen massiven Altersdemenz leiden. Der weit überwiegende Teil alter Menschen ist etwa bis zum 85. Lebensjahr geistig gesund und leistungsfähig. Altern ist keine Geisteskrankheit.

Körperliche Koordinationsübungen im Wasser können die Kommunikation zwischen den beiden Hirnhälften trainieren.

Zwar verändern sich die geistigen Fähigkeiten mit zunehmendem Alter, jedoch nicht nur zum Negativen. Das Gehirn eines 60-jährigen hat rund viermal so viele Informationen gespeichert wie das eines 20-jährigen. Es verfügt über komplexe Erfahrungen und Vergleichsmöglichkeiten und ist wie niemals zuvor in der Lage, „weise" Entscheidungen zu treffen. Die Intelligenz des Alters basiert auf einem einmaligen Reichtum an Assoziationen und Verknüpfungen, bei dem ein junger, noch so intelligenter Mensch nicht mithalten kann.
Oft wird behauptet, ältere Menschen wären nicht mehr lernfähig. Neuropsychologische Untersuchungen haben jedoch bewiesen, dass das nicht stimmt. Zwar können ältere Menschen, die sich schon frühzeitig auf dem Erlernten ausgeruht und Zufriedenheit in ihrer Routine gefunden haben, die also ihre geistige Beweglichkeit permanent vernachlässigt haben, diese im Alter nicht plötzlich neu erwerben. Außerdem lernen Senioren zwar etwas langsamer, doch letzten Endes genauso gut wie Schüler jugendlichen Alters, vorausgesetzt, sie haben das Lernen gelernt und geübt. Und diejenigen, die in jüngeren Jahren ihr Gehirn mit Gedankenexperimenten und ungewöhnlichen Ideen beschäftigt haben, können noch spät zu geistigen Höhenflügen aufbrechen.

Ballspiele fördern die Konzentration und das Reaktionsvermögen.

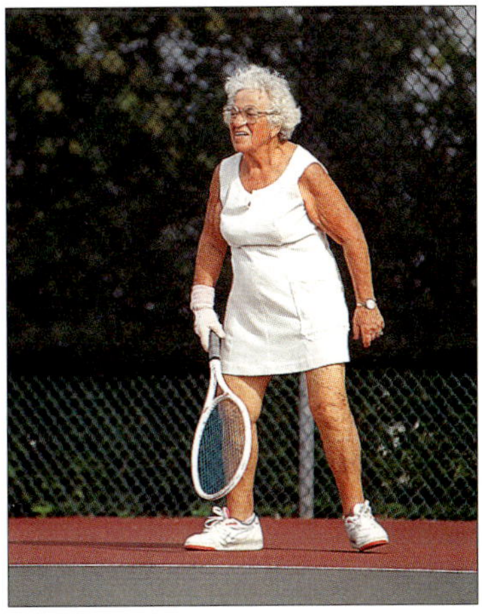

Die Startbahn dafür bekommt freilich immer mehr Schlaglöcher. Die biologischen Voraussetzungen im Gehirn machen die Kopfarbeit im Alter schwieriger. Wahrnehmungs- und Reaktionsgeschwindigkeit nehmen ab. Das Arbeitsgedächtnis, das den augenblicklichen Zustand des Denkens für einige Sekunden bis Minuten speichert, lässt mehr und mehr nach. Alten Menschen fällt es schwerer, nach einer Ablenkung wieder gedanklich an dem Punkt anzusetzen, an dem sie unterbrochen wurden.
Das gealterte Gehirn braucht einen Sekundenbruchteil länger, um sich an Namen oder Gesichter zu erinnern, oder daran, wo man vor weni-

gen Minuten Brille oder Schlüssel abgelegt hat. Wie kommt es zu dieser Verlangsamung? Molekularbiologen haben zwar durchaus Alternserscheinungen an Neuronen beobachtet, etwa zähere Zellmembranen oder müde Stoffwechselenzyme, aber das scheint die Funktionstüchtigkeit der einzelnen Nervenzelle zunächst nicht zu beeinträchtigen. Es entscheidet vielmehr über die Lebenserwartung der Zellen. Mit zunehmendem Verschleiß sterben mehr und mehr Nervenzellen ab – das Gehirn schrumpft im hohen Alter (ab 85 Jahren) um rund 15 Prozent.

Von diesem Zellverlust sind nicht alle Gehirnregionen gleichermaßen betroffen. Besonders anfällig sind die Sinnesareale der Hirnrinde. Das Hören wird etwa nicht nur deswegen schwieriger, weil viele Haarzellen im Innenohr im Alter ihre Arbeit einstellen und absterben: Alten Menschen fällt es auch zunehmend schwer, einer Unterhaltung in größerer Runde zu folgen. Das Gehirn kann wichtige von unwichtigen Tönen nicht mehr scharf trennen. Es kann Störgeräusche immer schlechter herausfiltern und hat Probleme, auf das Wesentliche zu fokussieren.

Im Straßenverkehr nehmen alte Menschen schnelle Bewegungen nicht mehr deutlich wahr – nicht nur, weil die Sehkraft nachlässt, sondern weil das geschrumpfte Sehzentrum mit der Verarbeitung der Bildinformation nicht mehr nachkommt.

Auch der Hirnstamm muss im Alter mit weniger Nervenzellen auskommen, und zwar in zwei wichtigen Regionen: dem Schwarzen und dem Blauen Kern. Wenn die Nervenzellen des Schwarzen Kerns den Botenstoff Dopamin nicht mehr in ausreichenden Mengen produzieren, kann es zu den Symptomen der parkinsonschen Erkrankung kommen. Fehlt Noradrenalin aus dem Blauen Kern, dann können Aufmerksamkeitsstörungen die Folge sein – die Menschen sind „nicht recht bei der Sache" oder werden im Extremfall teilnahmslos.

Ebenfalls stark vom Schrumpfprozess betroffen ist der Stirnlappen der Großhirnrinde: Planen und Entscheiden fällt alten Menschen zunehmend schwer. Nach und nach kann sich dadurch auch die Persönlichkeit verändern. Verbitterung oder Starrsinn können die Folge sein. Am anfälligsten aber ist der Hippocampus. Ab dem fünfzigsten Lebensjahr nimmt sein Gewicht in jedem Lebensjahrzehnt um rund fünf Prozent ab, am Ende des Lebens hat er ein Fünftel seiner Masse verloren. Einerseits ist der Hippocampus selbst der Ort des Kurzzeitgedächtnisses. Andererseits beherbergt er zusammen mit dem präfrontalen Cortex hinter der Stirn das Arbeitsgedächtnis, das für sehr kurzfristiges Merken zuständig ist. Weniger Nervenzellen in dieser Region führen daher ab einer kritischen Schwelle zwangsläufig zu Kapazitätsengpässen. Kurz zurückliegende Ereignisse werden folglich schneller vergessen.

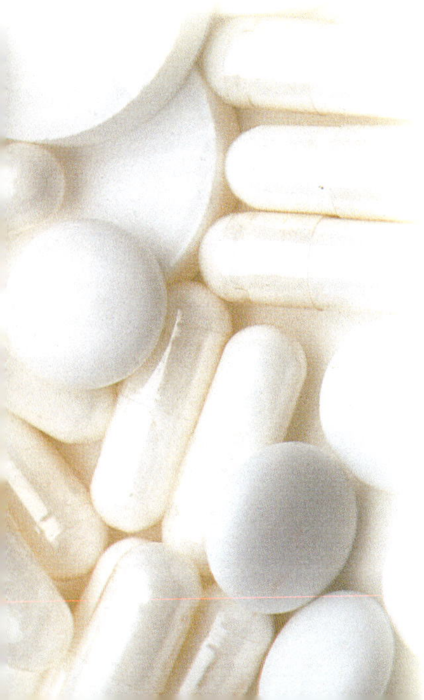

Andererseits filtert der Hippocampus die autobiografischen und faktischen Informationen für das Langzeitgedächtnis, und auch hier kann es zu Schwächen kommen. Neue Erlebnisse und neue Lerninhalte

RATGEBER: Power aus der Apotheke?

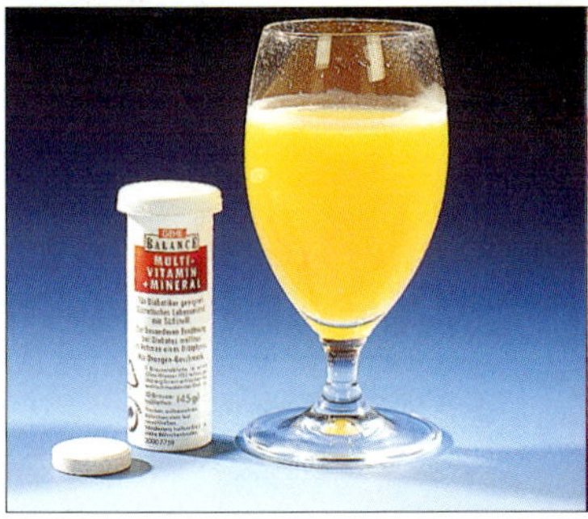
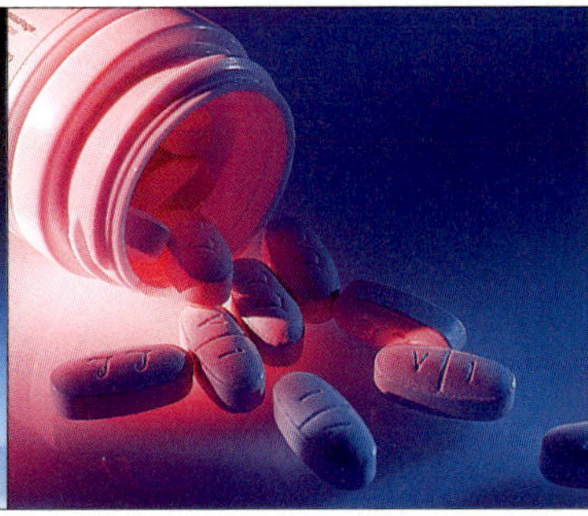
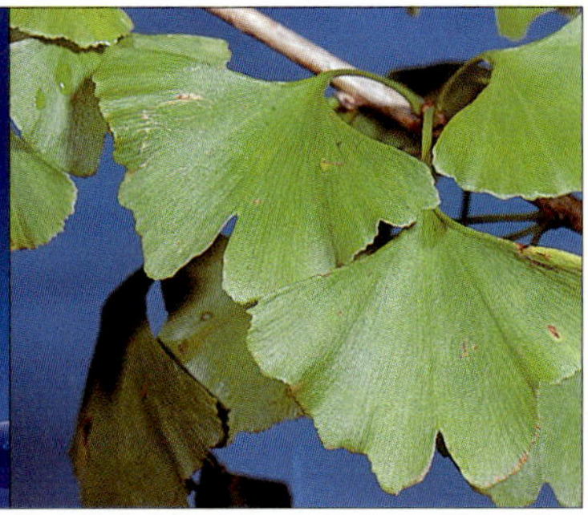

Vitamine, Gedächtnispillen und Ginkgo-Extrakte sollen das Erinnerungsvermögen erhalten.

Extrakte aus den Blättern des ältesten Baums der Erde, Ginkgo biloba, werden seit mehr als hundert Jahren hergestellt, um die Blutzirkulation im Gehirn anzukurbeln und damit die Konzentration und das Gedächtnis zu verbessern.

Auch andere Pflanzenextrakte, etwa aus der indischen Brahmi-Pflanze, aus Heidelbeeren, Pilzen oder verschiedenen Blüten, werden in der Apotheke für mehr Gedächtnispower angeboten.

In den letzten Jahren hat sich ein Arsenal von synthetischen Präparaten dazugesellt, die alle mit einer gedächtnisfördernden Wirkung beworben werden und die nicht nur für ältere Menschen gedacht sind.

Die Zusammensetzung der Präparate, die dem Gedächtnis auf die Sprünge helfen sollen, sind höchst unterschiedlich: Manche der verwendeten Wirkstoffe sind biochemische Verwandte von Nervenzell-Botenstoffen, einige sind Variationen von Medikamenten aus der Psychiatrie. Wieder andere gehören zu den Vitaminen und Spurenelementen oder sind Substanzen aus dem körpereigenen Zellstoffwechsel. Wie sie allerdings genau in den Hirnstoffwechsel eingreifen und ob sie die geistigen Leistungen verbessern, ist pharmakologisch noch völlig unklar.

Immerhin halten nicht nur die Hersteller, sondern auch Wissenschaftler (vor allem Forscher aus den Vereinigten Staaten) wirksame Pillen, die wie Ampakine oder N-Acetyl-Aspartat das Gedächtnis und die Intelligenz fördern, zumindest für möglich.

haben es schwerer, ins Langzeitgedächtnis vorzudringen.

Stress kann den Gedächtnisschwund beschleunigen, denn der Hippocampus besitzt besonders viele Rezeptoren für das Stresshormon Cortisol. Es hemmt den Zuckertransport aus dem Blut in die Nervenzellen und kann altersgeschwächte Neuronen geradezu verhungern lassen. Mit einer dezimierten Zellbelegschaft erbringt der Hippocampus aber nicht nur schlechtere Leistungen in Sachen Kurzzeitgedächtnis, sondern setzt auch einen Teufelskreis in Gang. Normalerweise geben die Hippocampus-Zellen ein Stopp-Signal an den Hypothalamus, sobald sie eine kritische Cortisol-Konzentration bemerken. Der Hypothalamus leitet dann keine Produktionsbefehle mehr weiter. Weniger Hippocampus-Zellen haben aber in der Summe auch weniger Cortisol-

Rezeptoren. Sie brauchen deswegen länger, um hohe Stresshormonspiegel zu bemerken und das Stopp-Signal weiterzuleiten. Auf diese Weise bleibt die Konzentration des Stresshormons länger hoch, was die Neuronen weiter schwächt.
Der Abruf alter Erinnerungen funktioniert hingegen auch bei eingeschränktem Hippocampus reibungslos, denn für diese Funktion wird der Gedächtnismanager gar nicht benötigt. Manchmal braucht es nur einen Anstoß wie ein altes Foto, dann laufen die Signale wieder auf den alten Nervenschienen und rufen Erinnerungen wach.

Stille Reserven

Im südfranzösischen Arles verkaufte die 90-jährige Jeanne Calment im Jahr 1965 ihre Wohnung auf der Basis einer Leibrente. Ein schlechtes Geschäft für den Käufer, einen Notar von damals knapp 50 Jahren: Er zahlte bis zu seinem Tod im Alter von 77 Jahren. Madame Calment dagegen wurde 122 Jahre alt und war damit die älteste Frau der Welt.

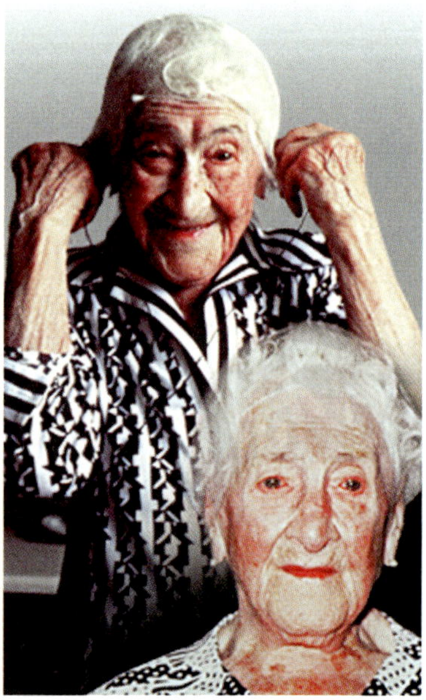

„Haaallo! Memo! Niemand da?“
Memo lauscht. Er glaubt, Einsteins Stimme vernommen zu haben. Doch jetzt herrscht Stille. Bestimmt hat er sich getäuscht.
Es kramt weiter in den Windungen des Hippocampus: „Wo hat Vitus nur seine Brille hingelegt? Tsstsstss, das wird ja immer schlimmer, hier ist schon wieder eine Verbindungs-Trasse eingestürzt und der Kollege da hinten hängt ganz schön durch. Wo schicke ich nur meine E-Mails hin, wie komme ich nur an die Brille?“
„Haaallo! Memo! Niemand da?“ Da ist er wieder.
„Einstein, bist du das? Ich kann dich nur ganz schwach hören!“
„Natürlich bin ich das! Wer soll ich denn sonst sein?“
„Tut mir leid“, bedauert Memo, „ist wohl ein Übertragungsproblem.“
„Hm, scheint mir auch so. Ich habe eine Ewigkeit gebraucht, bis ich dich endlich erreicht habe. Zwei Leitungen waren besetzt, und dreimal kam ‚kein Anschluss unter dieser Nummer‘.“
„Tut mir leid“, wiederholt Memo, dabei hat er sich schon entschuldigt.
„Schon gut. Ich brauche deine Hilfe. Ich muss eine Entscheidung treffen. Die Frage lautet: Soll Vitus weiterschreiben oder damit aufhören?“
„Tja.“
„Ich weiß, das ist nicht dein Job. Aber zum Arbeiten bräuchte er seine andere Brille. Wo ist sie?“
„Ich suche schon – hallo, bist du noch da?“ Funkstille.
„Hallo?“, klopft Einstein an seine Leitung. „Hörst du mich noch?“
„Hallo?“, ruft Memo in den stillen Raum. „Einstein? Falls du mich hören kannst, ruf doch bitte auf einer anderen Leitung noch einmal an.“
Was bleibt ihm anderes übrig? Während Einstein erneut nach einer Verbindung sucht, macht sich Memo auf die Suche nach der Brille. Nach einer halben Ewigkeit von einer Zehntelsekunde bemerkt er wieder ein Signal an einem seiner Dendriten. Es ist Einstein.
„Kannst du mich jetzt verstehen?“
„Klar und deutlich. Wie hast du das gemacht?“
„Über einen Umweg. Ich habe zwei Kollegen eingeschaltet, die zwar

nicht direkt zu unserer Kommunikation gehören, aber nicht viel zu tun haben. Sie sind eingesprungen. Was ist jetzt mit der Brille?"
Memo sucht immer noch.
„Moment, gleich weiß ich es wieder!" Doch es ist zwecklos.
„Vergiss es! Der Hirnstamm hat soeben andere Abteilungen wachgerüttelt. Es geht jetzt um eine Geschichte mit Max."
„Da hab ich was!", berichtet Memo stolz. „Gestern waren wir spazieren. Brauchst du das?"
„Nein. Es geht um eine uralte Geschichte. Du hast einen Augenblick Pause. Gönn dir etwas Ruhe."
So sind sie, die Einsteins, schmollt Memo. Wenn ich einmal etwas weiß! Aber ich gehöre noch lange nicht zum alten Eisen, wir werden unsere Reserven mobilisieren! Da sind nämlich ein paar Tausend Kollegen, die machen sich heimlich bereit, Nachkommen in die Welt des Hippocampus zu setzen. Die in der Hirnrinde werden sich wundern!

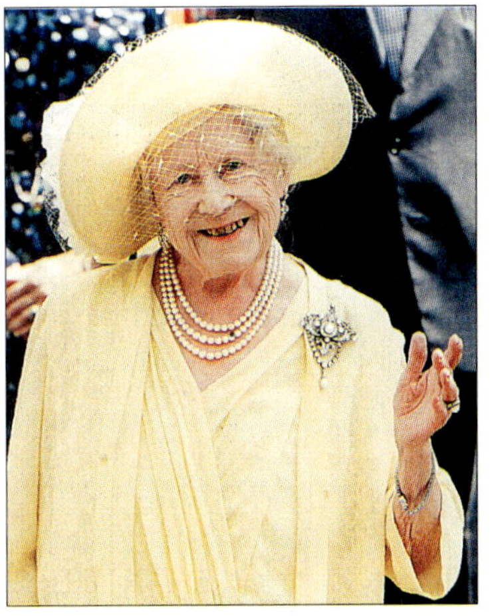

Very amused: „Queen Mom" liebt es auch mit 99 Jahren, zu feiern, und trinkt immer noch gerne einen Gin. Trotz ihres hohen Alters hat sie mehr Energie als mancher aus den Generationen nach ihr.

Und sie teilen sich doch!

Warum sterben Nervenzellen im Alter? Diese Frage setzt nach Ansicht einiger Wissenschaftler am falschen Ende an, denn der Zelltod ist etwas ganz Normales und Alltägliches. Neuronen aber erreichen im Vergleich zu allen anderen Körperzellen ein methusalemisches Alter. Während Immunzellen gerade mal einige Tage alt werden und in Haut, Knochen und fast allen Organen ein ständiger Zellumsatz herrscht, in dem alte Zellen sterben und durch neue ersetzt werden, existieren die meisten Nervenzellen im Gehirn ein Menschenleben lang. Die eigentliche Frage muss daher lauten: Was lässt sie so alt werden?
Die Antworten der Wissenschaft sind bislang dürftig. Ein Jungbrunnen ist wahrscheinlich die gute Versorgung. Im Gehirn werden Nervenzellen geradezu gepäppelt. Sie müssen sich nicht mit der Verdauung von Fetten oder Eiweißen herumschlagen, sondern werden quasi künstlich ernährt. Am Tropf der Gliazellen bekommen sie reinen Traubenzucker und gleichzeitig nehmen ihnen diese Servicezellen alle giftigen Stoffwechselprodukte ab. Durch das engmaschige Blutgefäßsystem im Gehirn erhalten die Neuronen reichlich Sauerstoff.
Ein anderer Faktor ist die lebenslange Schonung. Gehirn-Neuronen arbeiten wie hinter Glas, das heißt, ohne im Normalfall mit den täglichen Gefahren aus der Umwelt in Kontakt zu kommen. Krankheitserreger, viele Umweltgifte oder Medikamente bleiben dank der Blut-Hirn-Schranke an der Wand der Blutgefäße hängen.
Der dritte Faktor: Neuronen haben keinen andauernden Fortpflanzungsstress. In fast allen anderen Körperzellen läuft eine Art Lebensuhr ab, denn bei jeder Zellteilung brechen von den Enden der Chromosomen (den Telomeren) kleine Stückchen ab. Wenn die Telo-

Schlaganfall

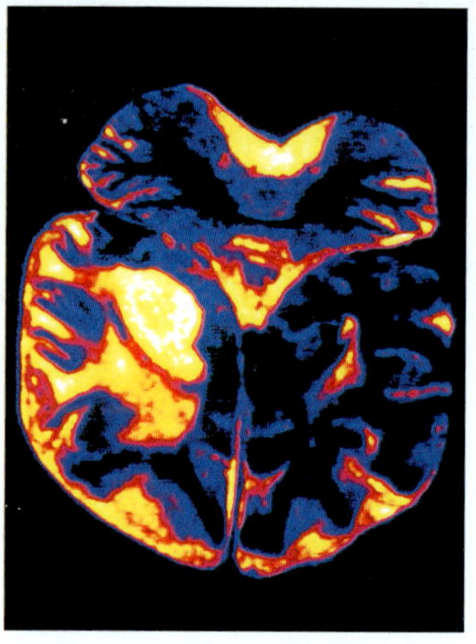

Die tomographische Querschnitts-Aufnahme zeigt den Schlaganfall in der linken Hirnhälfte.

Ein Schlaganfall ist eine Hirndurchblutungsstörung. In den meisten Fällen ist ein Blutgefäß verschlossen, sodass die Nervenzellen einer bestimmten Region nicht mehr mit Blut versorgt werden (Hirninfarkt). Seltener platzt ein Blutgefäß und verursacht eine Hirnblutung. Die entsprechende Region ist lahm gelegt, dort sterben Nervenzellen ab. Häufig sind einseitige Lähmungen, einseitige Wahrnehmungen und Sprachstörungen. Da die Sinnesareale und Bewegungsareale überkreuz mit den Bereichen des Körpers verschaltet sind, bedeuten zum Beispiel linksseitige Lähmungen eine Durchblutungsstörung in der rechten Hirnhälfte, bei rechtsseitigen Lähmungen und bei Sprachstörungen ist eine Region in der linken Hirnhälfte betroffen (die Sprachzentren liegen normalerweise links).

mere zu kurz sind, kann sich die Zelle nicht mehr teilen und stirbt. Da sich Nervenzellen hingegen höchst selten teilen, bleiben ihre Telomere wie sie sind und die Zeiger der Lebensuhr stehen still.

Jahrzehntelang hat man sogar geglaubt, dass sich Nervenzellen nach der Geburt überhaupt nicht mehr teilen können. Dieses Dogma wurde jedoch vor kurzem widerlegt. Zuerst bei Mäusen, dann bei Affen und inzwischen auch bei Menschen haben Neurowissenschaftler gezeigt, dass es im Gehirn Regionen gibt, in denen Nervenzellen ihre Erbsubstanz verdoppeln – ein untrügliches Zeichen dafür, dass demnächst eine Zellteilung ansteht. Bei Menschen hat man dieses Phänomen zumindest im Hippocampus und im Riechzentrum des Großhirns, gleich hinter der Nase beobachtet. Eine Neurogenese – die Neubildung von Nervenzellen – ist also offenbar bei Erwachsenen doch möglich. Diese Entdeckung macht große Hoffnungen auf neue Therapien bei Querschnittslähmungen, Parkinson oder bei Alzheimer.

Um den Zellverlust im Alter wettzumachen, hält das Gehirn jedoch auch andere Strategien bereit: Nervenzellen in der Umgebung von toten Neuronen können sich neue Empfangsantennen (Dendriten) wachsen lassen und damit neue Synapsen mit anderen Zellen ausbilden; sie übernehmen dann nach und nach die Aufgabe der abgestorbenen oder kranken Kollegen. Das Gehirn ist folglich flexibel. Davon profitieren besonders Menschen nach einem Unfall mit Schädel-Hirn-Verletzung oder nach einem Schlaganfall. Trotz abgestorbenen Hirngewebes können sie durch geeignete und rechtzeitige Rehabilitationsmaßnahmen verloren gegangene Fähigkeiten wieder neu erlernen.

Die Halbseiten-Welt

„Mona, meine Liebe, ich mache mir Sorgen um Max“, sagt Vitus einige Nachmittage später, „er meldet sich nicht, obwohl ich schon einige Male auf seinen Anrufbeantworter gesprochen habe.“

„Hat er als Emeritus nicht noch ein Büro in der Universität? Dort müsste man doch zumindest wissen, ob er in wissenschaftlicher Mission unterwegs ist“, schlägt Mona vor.

„Das ist eine gute Idee. Ich werde gleich nachfragen“, beschließt Vitus. Die Institutssekretärin weiß offenbar Bescheid, möchte aber keine Auskünfte geben. Stattdessen verbindet sie ihn sofort mit ihrem Chef.

„Ein Schlaganfall?“ Vitus ist entsetzt. Bilder von halbseitig gelähmten, hilflosen, pflegebedürftigen Alten schießen ihm durch den Kopf. Max! Er ruft sofort im Krankenhaus an – Gott sei Dank, keine Lebensgefahr, Max ist bei Bewusstsein und ansprechbar. Vor drei Tagen schon ist es passiert. Er kam sofort in die Klinik.

Als Vitus und Mona auf der „Stroke Unit“, einer Spezialstation für Schlaganfallpatienten, eintreffen, sitzt Max im Bett, vor sich einen Tel-

RATGEBER: Rehabilitation ab dem ersten Tag

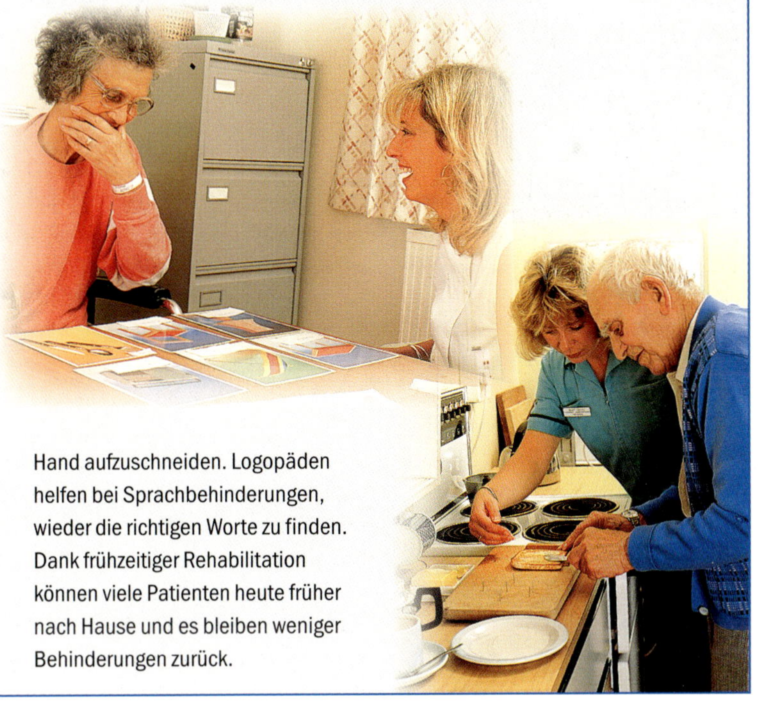

Nach einem Schlaganfall kommt es auf jede Stunde und auf jeden Tag an. In Kliniken mit einer „stroke unit“ (Spezialstation für Schlaganfallopfer) kann heute innerhalb von einer Stunde eine genaue Diagnose über Ausmaß und Ursache gestellt werden. Wird ein Patient eingeliefert, ist ein Arzt speziell für ihn da. Er sorgt für schnelle Untersuchungen ohne Wartezeiten.
Auf diesen Spezialstationen beginnt die Rehabilitation am ersten Tag. Die Übungen richten sich danach, was die Patienten noch können. Krankengymnasten bewegen den gelähmten Arm oder das Bein, sie üben und gehen mit den Patienten. Ergotherapeuten machen Frühstückstraining mit den halbseitig Gelähmten, damit sie zum Beispiel lernen, ein Brötchen mit einer Hand aufzuschneiden. Logopäden helfen bei Sprachbehinderungen, wieder die richtigen Worte zu finden. Dank frühzeitiger Rehabilitation können viele Patienten heute früher nach Hause und es bleiben weniger Behinderungen zurück.

ler mit dem Mittagessen. In der Rechten hält er eine Gabel, die linke Hand liegt auf der Bettdecke. Seine linke Gesichtshälfte wirkt schlaff: Augenlid und Mundwinkel hängen herunter. Trotzdem scheint Max guter Dinge zu sein: „Vitus! Mona! Schön, dass ihr mal reinschaut!“ Sprechen kann er also noch, registriert Vitus erleichtert.
„Was machst du denn für Sachen, alter Junge!“
„Kleiner Schlaganfall. Bin gleich hergefahren.
„Du selbst? Mit dem Auto?“
„Keine Angst, brav mit Blaulicht. Die haben mich gleich durch die Mühle gedreht: Ultraschall, CT, Kernspin und so weiter.“ Er belädt seine Gabel. „Ich hoffe, es stört euch nicht, wenn ich weiteresse. Wird sonst kalt.“
„Nein, iss nur!“ Vitus freut sich, seinen Freund so vital vorzufinden.
Max beginnt vom rechten Tellerrand zu essen. Verglichen mit den anderen Patienten auf der Station scheint er Glück gehabt zu haben. Vitus entdeckt zwei Stühle und stellt jeweils einen auf jede Seite des Bettes. Mona setzt sich zur Linken von Max, er selbst nimmt auf der rechten Seite Platz. Fein säuberlich isst Max das Ragout und etwas

RATGEBER: Früherkennung bei Parkinson

Die parkinsonsche Krankheit ist die zweithäufigste neurologische Erkrankung im Alter. In Deutschland leiden rund 250 000 Menschen an der früher so bezeichneten „Schüttel-Lähmung“, die auf einen Ausfall von Dopamin produzierenden Nervenzellen im Hirnstamm zurückgeht. Dazu kommt eine Dunkelziffer von rund 30 Prozent, denn bei vielen Patienten wird die Erkrankung oft jahrelang nicht diagnostiziert. Gerade im Anfangsstadium, wenn die Symptome noch wenig typisch und ausgeprägt sind, erkennen Hausärzte, Orthopäden, aber auch Neurologen die Zeichen oft nicht.
Die Diagnose wird bis heute fast ausschließlich danach gestellt. Seit einigen Jahren gibt es aber eine zu 95 Prozent sichere Methode zur Früherkennung: die Positronen-Emissions-Tomographie (PET) mit Dopamin. Eine solche Untersuchung kostet mehrere Tausend Mark und wird deswegen meist nur für Forschungszwecke angewandt. Für bestimmte Sonderformen und für junge Patienten sollte sie nach Meinung der Deutschen Parkinson-Vereinigung dennoch zum Einsatz kommen, zumal durch eine frühe Diagnose auch Therapiekosten eingespart werden könnten.

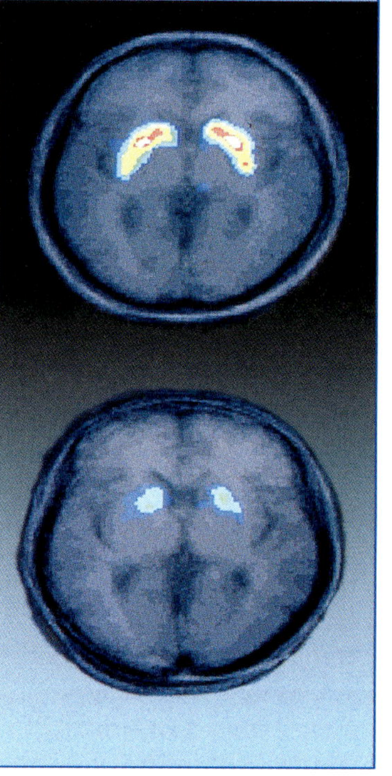

In den bewegungssteuernden Basalganglien ist der Botenstoff Dopamin aktiv (oben). Parkinson-Patienten mangelt es dort an Dopamin (unten) – sie leiden unter Bewegungsstörungen.

Reis. Die grünen Bohnen lässt er liegen.
„Magst du kein Gemüse?“, fragt Mona.
Max isst unbeirrt weiter. Er scheint sie nicht gehört zu haben.
„Magst du kein Gemüse?“, wiederholt Vitus, etwas lauter.
„Doch, sehr, nur leider haben sie mir heute keines gebracht“, antwortet Max. „du brauchst übrigens nicht so zu schreien.“
Das ist allerdings merkwürdig, findet Vitus. Wieso behauptet Max, man hätte ihm kein Gemüse gebracht, wo doch die Bohnen vor ihm auf dem Teller liegen? Wieso hört Max ihn, aber Mona nicht?
Als Max seine Mahlzeit beendet hat, verläuft eine senkrechte Linie über den Teller: rechts ist alles leer gegessen, auf der linken Seite aber liegen die Bohnen und der restliche Reis unangetastet.
„Schade, sie bringen mir immer so wenig.“, bedauert Max.
Befremdet blicken sich Vitus und Mona an. Der Teller ist doch noch halb voll! Sieht er den Rest etwa nicht? Vitus schiebt den Teller etwas nach rechts und beobachtet Max dabei aufmerksam. Keine Reaktion. Max scheint zu glauben, alles aufgegessen zu haben. Vitus dreht den Teller unabsichtlich um einige Grad, sodass die Grenze zwischen der leeren und der vollen Hälfte nun diagonal verläuft. Zu seiner Verblüf-

fung ruft Max: „Da sind ja noch Bohnen! Hatte ich gar nicht gesehen." Und er isst das Gemüse mit großem Appetit – genau bis zur jetzigen Tellermitte.

Neurotraining nach dem Schlaganfall

Das bizarre Verhalten von Max ist die ganz normale Folge seines Schlaganfalls. Es hat mit der betroffenen Hirnregion zu tun. Wenn der rechte Scheitellappen der Hirnrinde durch einen Gefäßverschluss nicht ausreichend durchblutet wird und deswegen ein Teil seiner Nervenzellen abstirbt, besteht die Welt für die Betroffenen nur noch aus einer Hälfte, und zwar der rechten. Links existiert für sie nicht mehr.
In Max' Gehirn ist ein kleines Gebiet abgestorben, das Teile des rechten Stirn- und Scheitellappens umfasst. Da die zuständigen Areale jeweils überkreuz zum Körper im Gehirn liegen, verursacht ein Schaden in der rechten Hirnhälfte Ausfälle auf der linken Körperseite und umgekehrt. Nun leidet Max an einem typischen Neglect-Syndrom: der Halbseiten-Welt. Dazu gehört auch, dass er seine Einschränkungen nicht wahrnimmt. Er weiß, dass er einen Schlaganfall hatte, aber er leugnet die Symptome.
Wenn die Rehabilitationsmaßnahmen früh beginnen, hat er dennoch gute Chancen, nach einigen Wochen wieder der Alte zu sein, dank der Plastizität seines Gehirns: Aufgrund von äußeren Einflüssen können Nervenzellen ihre Verschaltungen und Aktivitäten ändern.
In der „Zone der Hoffnung" rund um das tote Nervengewebe entscheidet sich bei allen Patienten in den ersten Stunden bis Tagen nach dem Schlaganfall, welche Behinderungen bleiben und welche wieder verschwinden. Die Nervenzellen dort leben noch, aber sie sind in höchster Gefahr: Die unterversorgten und sterbenden Neuronen senden ein unkoordiniertes, wildes elektrisches Feuer aus. Ähnlich einem SOS-Ruf senden sie Signal um Signal ziellos irgendwohin. Das auszuhalten kann die benachbarten Nervenzellen ihre letzte Energie kosten, denn die Panik ist ansteckend.
In der frühen Rehabilitation nach einem Schlaganfall, die sofort und parallel zu der Behandlung mit Medikamenten beginnen sollte, ist es daher wichtig, die Nachbarneuronen abzulenken, ihnen etwas zu tun zu geben.
Leitungen in der Umgebung des toten Gebietes, die vorher unterbeschäftigt waren und beispielsweise nur zehn Synapsenschaltungen hatten, werden durch Reha-Maßnahmen rekrutiert und bilden plötzlich zehntausend Synapsen an anderer Stelle. Dendritenbäume mit mächtiger Krone wachsen an Nervenzellen, die vorher nur ein ärmliches Büschel trugen. Wenn diese neuen Synapsen regelmäßig benutzt werden, verstärken sie schließlich ihre individuelle Leistung und werden immer

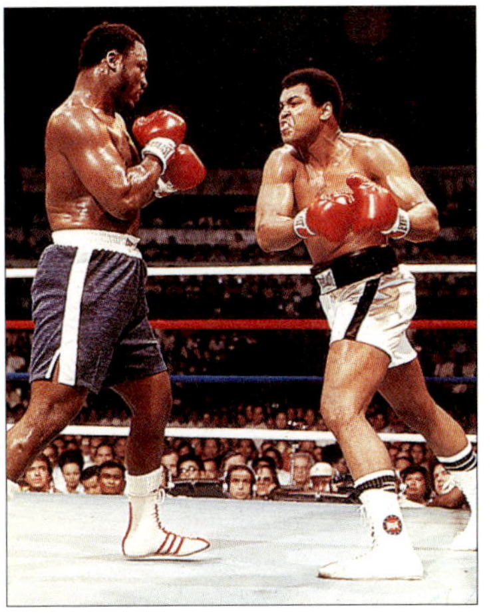

„Ich bin schön. Ich bin schnell. Ich bin unbesiegbar." Cassius Clay alias Muhammad Ali wurde dreimal Weltmeister im Schwergewicht (hier 1975 gegen Joe Frazier im berühmten „Thrilla in Manila").

22 Jahre später: Muhammad Ali (hier neben George Foreman) ist gezeichnet von den Folgen einer parkinsonschen Erkrankung. Seine Prominenz setzt er heute ein, um anderen Betroffenen zu helfen.

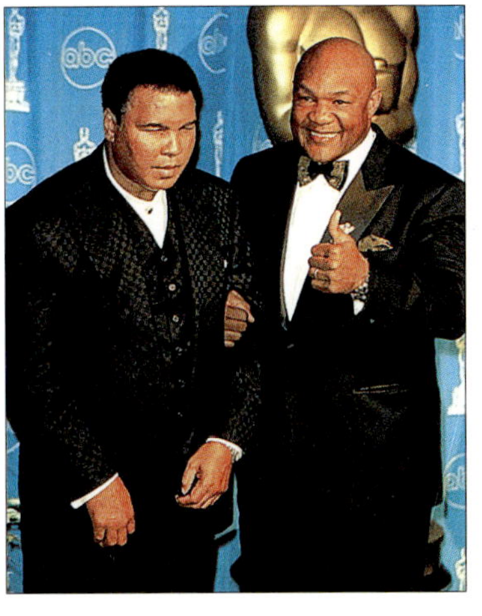

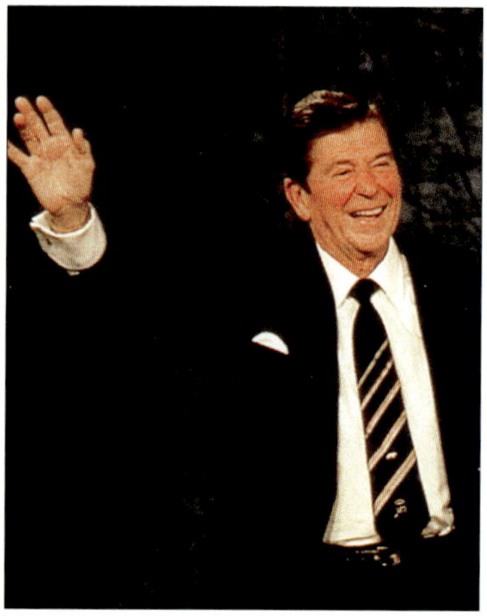

Ronald Reagan, der 40. Präsident der USA (1981–89). Fünf Jahre danach rührte er selbst seine politischen Gegner zu Tränen: In einem Abschiedsbrief an die Nation verkündete er seine Diagnose – Alzheimer. Er endete mit den Worten: „Ich beginne nun die Reise, die mich in den Sonnenuntergang des Lebens führen wird. Ich weiß, dass es aber für Amerika immer wieder eine neue helle Morgendämmerung gibt.“

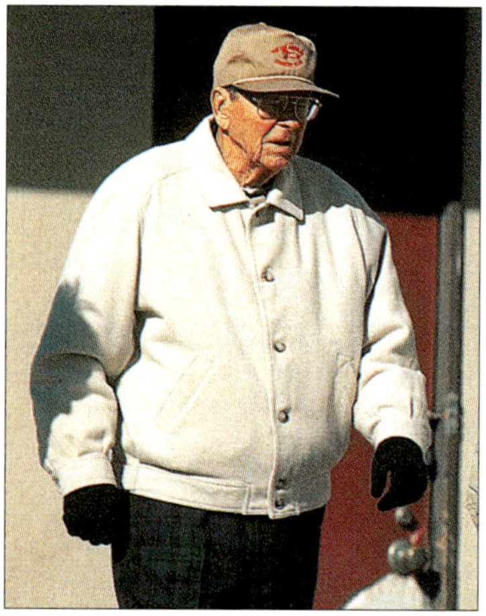

fitter. So kehren durch gezielte Beanspruchung und Übung Tag für Tag verlorene Fähigkeiten des Gehirns und damit des ganzen Menschen zurück.

Diese Erkenntnisse haben nicht nur die praktische Vorgehensweise nach einem Schlaganfall verändert, sondern das Bild des alternden Gehirns revolutioniert. Während man früher das erwachsene Gehirn als eine statische, unveränderliche Struktur angesehen hat, die langsam, aber unaufhaltsam zerfällt und dabei immer stärker verkrüppelt, betrachtet man es heute als Organ, das flexibel auf Anforderungen reagieren, noch in hohem Alter wachsen, lernen und mit den normalen Verschleißerscheinungen sehr gut fertig werden kann, wenn man es nur ordentlich fordert. Wer rastet, der rostet, gilt nicht nur für den Körper, sondern erst recht für den Kopf – Bequemlichkeit ist aller Neuronen Ende.

Tod im Hirnstamm: Parkinson

Die parkinsonsche Erkrankung gehört im Unterschied zum Schlaganfall zu den degenerativen Gehirnerkrankungen, die sich immer weiter verschlimmern. Ihre Ursachen liegen, anders als beim Schlaganfall, der auf geschädigte Blutgefäße zurückgeht, in den Neuronen selbst.

Im Jahre 1817 beschrieb der Londoner Arzt Dr. James Parkinson erstmals die „Schüttellähmung“. Kleine körperliche Unsicherheiten im Alltag ergreifen von den Betroffenen ganz allmählich Besitz. Sie werden langsamer in ihren Bewegungen, sind nicht mehr so leistungsfähig und schnell müde. Sie können sich schlechter konzentrieren und neigen zu depressiven Verstimmungen. Die einzelnen Anzeichen sind bei älteren Menschen nichts Besonderes, und daher geschieht es häufig, dass die Krankheit erst sehr spät erkannt wird. Oft wird die Diagnose erst dann gestellt, wenn die Symptome unübersehbar sind: Die Muskeln versteifen sich zusehends und es kommt bei vielen Patienten zu den typischen Zitterbewegungen in Ruhe, die der Krankheit ihren ursprünglichen Namen „Schüttellähmung“ gegeben haben.

Schuld daran ist ein fortschreitendes Nervenzellen-Sterben in einer hoch gelegenen Region des Hirnstamms: Bis zu 80 Prozent der Neuronen in der Substantia nigra, der schwarzen Substanz, gehen langsam zugrunde. Normalerweise produzieren sie in ihren Ausläufern, die hauptsächlich in den darüber liegenden, so genannten Streifenkörper des Endhirns münden, den wichtigen Botenstoff Dopamin. Die Mittelhirnzellen ihrerseits geben ebenfalls mittels Dopamin der Hirnrinde und dem Kleinhirn Informationen darüber, wie Muskelbewegungen initiiert und koordiniert werden.

Die Folge des Neuronensterbens in der Substantia nigra ist ein zunehmender Mangel an Dopamin und damit ein nur noch stockender Sig-

Markersubstanzen gesucht

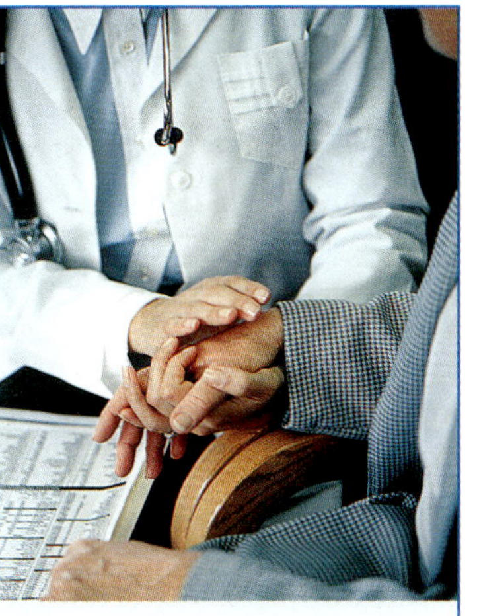

Die Diagnose der alzheimerschen Erkrankung wird heute noch hauptsächlich anhand der Symptome und deswegen relativ spät gestellt - oft sogar erst nach dem Tod. Wissenschaftler arbeiten jedoch intensiv an Methoden, um durch bildgebende Verfahren oder Laborwerte früher und zuverlässiger zu erfahren, ob frühe Symptome tatsächlich den Beginn einer alzheimerschen Erkrankung anzeigen oder nicht.
In bestimmten Arealen der Hirnrinde, in den so genannten Scheitel- und Schläfenlappen, sinkt zum Beispiel der Glucose-Verbrauch. Auf PET-Bildern zeigen sich dann charakteristische Muster, die ein weiterer Hinweis auf die Erkrankung sind, aber kein Beweis dafür. Auch bestimmte Gentests können Risikofaktoren für Alzheimer im Erbgut anzeigen: Gesucht wird etwa nach der Variante 4 des ApoE-Gens, die auf noch unbekannte Weise mit der Krankheit in Zusammenhang steht. Auch die Marker PS-1 und Tau/AB42 CSF, Kürzel für komplizierte biochemische Verbindungen, scheinen von Nutzen für die Diagnose zu sein. Daneben werden zahlreiche andere Marker dahingehend geprüft, ob und wie sicher sie Alzheimer anzeigen können. Alle bisherigen Marker können aber für sich genommen noch keine Aussage machen, sondern nur zusammen mit anderen Hinweisen einen Krankheitsverdacht bestätigen oder abschwächen.
An Mäusen wurde ein erster möglicher Impfstoff mit Erfolg geprüft. Hergestellt aus den ß-Amyloid-Plaques, soll er jetzt in klinischen Studien erprobt werden.

nalfluss auf den betroffenen Nervenbahnen. Die Patienten brauchen Minuten, bis sie Bewegungen ausführen können, zu denen sie sich entschlossen haben. Ihre Sprache verlangsamt sich, die Schrift wird enger und mit der Zeit unleserlich.
Die Krankheitsursache kennt bis heute niemand genau. Wissenschaftler vermuten, dass es molekulare Verschleißerscheinungen in den Zellen sind, die sich summieren und irgendwann eine kritische Schwelle überschreiten. In letzter Zeit konzentriert sich die Forschung auf zwei Gene auf den Chromosomen 2 und 4, die in manchen Parkinson-Familien verändert sind.
Die Erkrankung ist bis heute unheilbar. Medikamente können sie aber aufhalten. Mit ihnen versucht man im Wesentlichen das fehlende Dopamin zu ersetzen oder das verbliebene Dopamin wirksamer zu machen. Die Patienten müssen sehr sorgfältig auf eine geeignete Dosis der Ersatzstoffe eingestellt werden, denn ein Zuviel erzeugt schizophrenieähnliche Symptome wie Wahrnehmungsstörungen (während umgekehrt manche Präparate gegen Schizophrenie Parkinson-Symptome erzeugen). Auch eine Bewegungs- oder eine Sprachtherapie kann helfen. Seit einigen Jahren werden spektakuläre neue Methoden erprobt: In

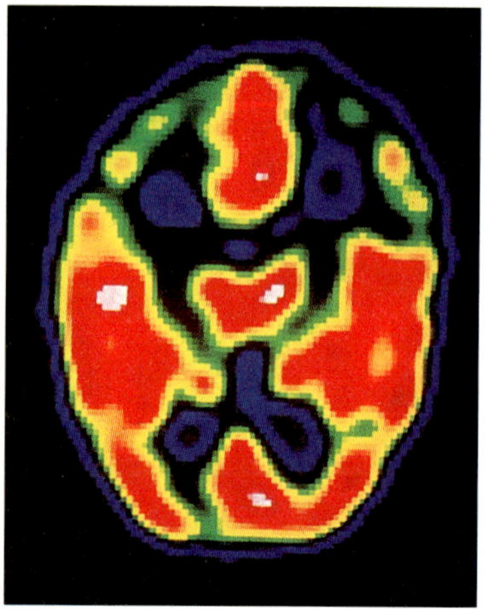

Diese PET-Aufnahme zeigt ein gesundes Gehirn. Die leuchtenden Regionen sind gut durchblutet und aktiv. Alle Bereiche erscheinen voll funktionsfähig.

manchen Ländern wie Großbritannien und Schweden ist es gesetzlich erlaubt, junge Gehirnzellen aus abgetriebenen Embryonen in die Parkinson-Gehirne zu injizieren. Man hofft, dass sie bei Patienten unter 60 Jahren die Funktion der toten Zellen teilweise übernehmen, aber die Erfolge sind bisher mäßig.
In anderen klinischen Studien wird ein Hirnschrittmacher eingesetzt, der durch elektrische Impulse die chaotischen Regionen wieder in den richtigen Takt bringen soll. Auch mit Nerven-Wachstumsfaktoren versucht man, den Krankheitsprozess zu bremsen.
Mit diesen neuen Verfahren konnte man bisher aber nur einige Symptome der in Deutschland zweithäufigsten neurologischen Erkrankung im Alter lindern. Geheilt werden konnte noch niemand.

Vergesslichkeit und Alzheimer

Obwohl der bayerische Nervenarzt Alois Alzheimer die Symptome schon im Jahre 1910 beschrieb und damit der Krankheit ihren Namen gab, unterschieden Wissenschaftler noch in den 80er Jahren nicht zwischen den normalen Abbauprozessen im alternden Gehirn und den zerstörerischen Vorgängen bei Alzheimer-Kranken. Sie gaben deswegen über lange Jahre die Zahl der normalerweise im Alter absterbenden Nervenzellen im Gehirn viel zu hoch an. Die meisten hielten die typischen Eiweißbündel, die in den kranken Neuronen zu finden sind, und die charakteristischen Plaques zwischen den Nervenzellen für harmlose Alternserscheinungen, solange sie nicht überhand nahmen. Noch heute gibt es Experten, die nur einen quantitativen Unterschied zwischen einer normalen Demenz und Alzheimer sehen: Statt fünf Prozent des Nervengewebes sind bei Letzterer 80 bis 90 Prozent betroffen. Alzheimer-Forscher halten jedoch auch die fünf Prozent für keinesfalls harmlos, sondern für die ersten Anzeichen der Erkrankung, die früher oder später zu den typischen Symptomen führen.
„Suchst du was?“, fragt Max den in seinen Manteltaschen wühlenden Vitus und schlägt zum Schutz vor dem kalten Dezemberwind den Kragen hoch. Ein Dreivierteljahr nach seinem Schlaganfall hat er sich weitgehend erholt.
„Meine Schlüssel“, antwortet Vitus und sieht auf. Mit den Augen sucht er den Parkplatz des Konzerthauses ab, um seinen Wagen ausfindig zu machen. Max steht wartend daneben: „Ein beeindruckender Abend, nicht wahr?“
„Wie? Ja, gewiss. Wo haben wir geparkt?“
„Geparkt?“ Max schmunzelt. „In der Garage.“
Sie hatten den Wagen zu Hause stehen lassen und waren mit einem Taxi zum Konzerthaus gefahren, um anschließend in der Stadt noch ein Glas Wein trinken zu können.

„In welcher Garage?“, fragt Vitus, der seinen Irrtum nicht bemerkt, ärgerlich.
„Zu Hause“, erklärt Max. „Komm, lass uns ein Taxi rufen. Wo wollen wir den Abend beschließen?“
„Ach. Ich hatte felsenfest geglaubt, das Auto hier geparkt zu haben.“ Vitus schüttelt den Kopf.
„Ja, so fängt es an“, orakelt Max mit einem nachsichtigen Lächeln, „aber mach dir nichts draus, das passiert jedem mal.“
Diese Art von Vergesslichkeit ist in den meisten Fällen kein Drama, doch wenn ungewöhnliche Gedächtnisstörungen häufig auftreten, können sie erste Anzeichen für eine Altersdemenz sein. Die alzheimersche Demenz macht sich oft dadurch bemerkbar, dass die Betroffenen Dinge vergessen, an die sich alte Menschen normalerweise erinnern: Namen von Bekannten oder Angehörigen, wie die Kaffeemaschine funktioniert, oder den Weg nach Hause.

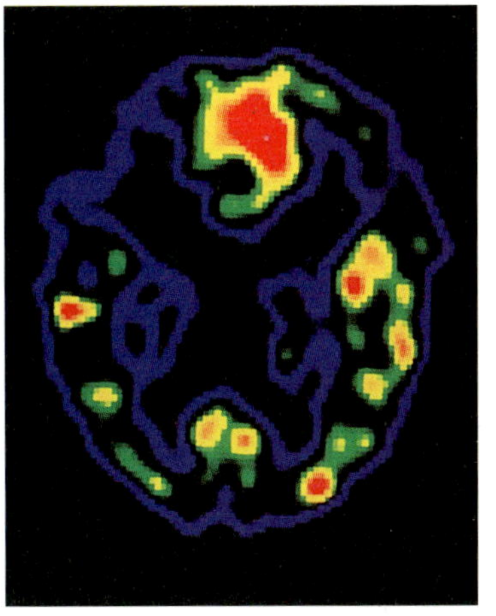

Das Gehirn eines Alzheimer-Patienten im PET-Bild. Vor allem die seitlichen Regionen sind auffallend schlecht durchblutet. Dort sind schon viele Nervenzellen abgestorben.

Gedächtnis in Not

In Vitus' Hippocampus haben merkwürdige Veränderungen begonnen. Fast ein Drittel der Belegschaft leidet unter einer Art zellulärem Knochenschwund. Memo geht es noch halbwegs gut, aber er ächzt unter der Belastung. Mehr und mehr Überstunden entstehen durch den Ausfall und die verminderte Arbeitskraft der kranken Kollegen.
„Wo ist das Auto?“, fragt Einstein aus der Stirnrinde.
„Einen Moment Geduld!“, wehrt Memo ab. „Ich muss erst meine Kanäle wieder flottmachen. Hatte gerade noch mit der letzten Erinnerung zu tun.“
„Ich sehe kein Auto!“, informiert Optica aus der Sehrinde.
„Das macht nichts“, antwortet Einstein, „fragen wir die Kollegen im Hippocampus.“
„Memo – wo hat Vitus geparkt?“
„Ich habe momentan keinen Zugriff auf die diesbezüglichen Informationen“, bedauert Memo und schimpft, „kein Wunder, hier sieht es aus wie auf einer Mülldeponie!“
„Warum? Was ist los?“
„Neuerdings wirft hier jeder einfach seinen Müll vor die Haustür! Zudem ist eine rätselhafte Epidemie ausgebrochen. Die Kollegen können sich teilweise kaum mehr auf den Beinen halten. Sie klagen über weiche Knie und Kraftlosigkeit.“
„Ich sehe, ihr habt ernste Probleme. Aber wir können leider nicht auf euch verzichten, auch nicht vorübergehend.“
„Immer noch kein Auto“, meldet Optica.
„Ich höre was von Garage“, versucht Sonata aus der Hörrinde zu helfen, „sagt dir das was, Memo?“

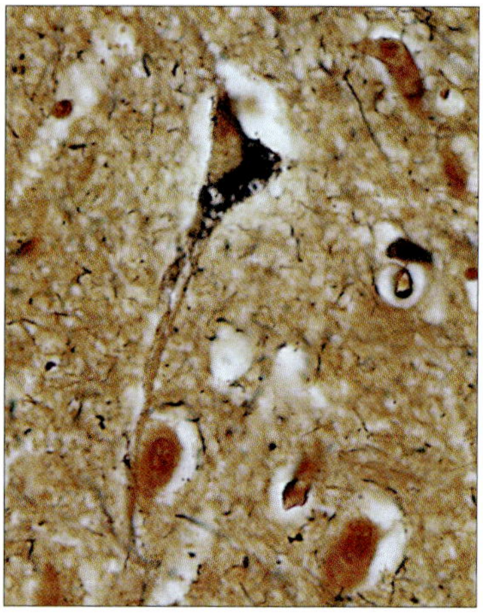

Gehirngewebe unter dem Mikroskop: Zwischen gesunden Nervenzellen (braun) liegen Amyloid-Körnchen (schwarz) – möglicherweise erste Anzeichen einer alzheimerschen Erkrankung.

Im fortgeschrittenen Stadium bilden sich große Amyloid-Plaques. Die Nervenzellen sterben ab. Wissenschaftler rätseln noch, ob die Plaques Ursache oder Folge der Krankheit sind.

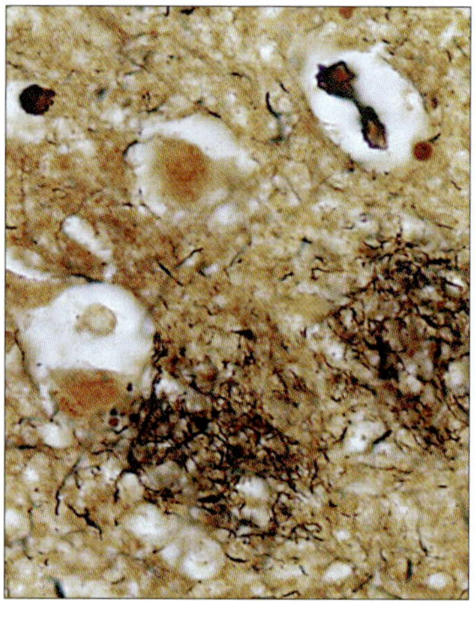

„Nein."
„Ihr könnt es aufgeben", entwarnt Einstein, „Vitus' Auto steht nicht auf diesem Parkplatz, sondern zu Hause."
„Ach ja, jetzt erinnere ich mich", sagt Memo und macht sich Vorwürfe, nicht selbst darauf gekommen zu sein.

Verräterische Plaques

Die sichere Diagnose, ob Vitus an Alzheimer gelitten hat oder nicht, wird erst nach seinem Tod möglich sein. Erst, wenn man sein Gehirn zerlegen, in Scheiben schneiden und unter dem Mikroskop betrachten kann, wird man die verräterischen Plaques sehen, die sich zwischen den Nervenfasern, in den Gehirngefäßen und den Hirnhäuten angesammelt haben.
Sie bestehen aus Eiweiß, dem ß-Amyloid, das aus den Membranen der Nervenzellen stammt. Aus einem noch unbekannten Grund sammeln sich „falsche" Bruchstücke der Amyloid-Vorläufer-Proteine (APP für Amyloid Precursor Protein) in den Nervenzwischenräumen an, verklumpen und bilden kugelige Ablagerungen.
Das zweite Hauptmerkmal von Alzheimer-Gehirnen sind die neurofibrillären Bündel. Jede gesunde Zelle hält ihre Form durch ein Skelett aufrecht, das jedoch nicht aus Knochensubstanz besteht, sondern aus filigranen Proteinleitern. Ein bestimmter Typ von Leiterstützen besteht aus einem Stoff, der auch in Muskelfasern vorkommt: Aktin. Die Sprossen bildet das Tau-Protein, und dieses ist bei der alzheimerschen Krankheit so verändert, dass es die Leitern nicht mehr zusammenhalten kann. Sie werden brüchig und zerfallen. Die Trümmer sammeln sich auf dem Zellboden an und werden dort als Bündel sichtbar.
Sowohl bei den Plaques als auch bei den neurofibrillären Bündeln ist noch unklar, ob sie Ursache oder Folge des Krankheitsprozesses sind. Es scheint inzwischen aber sicher, dass bei der Entstehung der Krankheit die genetische Veranlagung eine große Rolle spielt. Das APP-Gen auf dem Chromosom Nummer 21 ist ein wichtiger Faktor, das so genannte Apolipoprotein E4 auf dem Chromosom 19 ein anderer. Daneben gibt es zwei weitere Gene auf den Chromosomen 1 und 14, deren Ausprägung mit dem Alzheimer-Risiko zusammenhängt. Menschen mit Down-Syndrom (früher Mongolismus genannt) besitzen das Chromosom Nummer 21 dreifach anstatt doppelt. Sie erkranken, falls sie ein Alter von etwa 40 Jahren erreichen, nahezu ausnahmslos an der alzheimerschen Krankheit.
Seit Anfang der 90er Jahre weiß man, dass das Apolipoprotein-E-Gen auf dem Chromosom Nummer 19 eine Aussage über das Alzheimer-Risiko erlaubt. Dieses Gen trägt die Information für den Bau eines Eiweißstoffes, der dem Körper normalerweise als Cholesterintranspor-

RATGEBER: Hilfen für Alzheimerbetroffene

An der Spitze der neurologischen Erkrankungen im Alter stehen Demenzen, allen voran die alzheimersche Krankheit. Schätzungsweise 800.000 Menschen in Deutschland und rund sechs Millionen in Europa sind betroffen. Mediziner und Alternsforscher prognostizieren einen rasanten Anstieg aufgrund der zunehmenden Zahl alter Menschen: Schon im Jahr 2005 werden rund 1,2 Millionen Deutsche erkrankt sein.

Im Verlauf der Krankheit verändert sich allmählich die Persönlichkeit. Viele Betroffene werden ängstlich oder unruhig, manche aggressiv, die meisten verwirrt. Manche erkennen ab einem gewissen Zeitpunkt ihre engsten Verwandten nicht mehr. Sie können sich immer schlechter selbst versorgen und verlieren schließlich die Kontrolle über ihre Körperfunktionen. Spätestens dann brauchen sie eine intensive Dauerpflege.

Zwei Drittel der Kranken werden in ihren Familien versorgt, zum Teil unterstützt von Pflegediensten. Rat und Hilfe, um die ungeheuren Belastungen tragen zu können, finden Angehörige in Selbsthilfegruppen, in Informationsbroschüren und bei den Beratungsstellen der Alzheimer-Gesellschaften.

Die Deutsche Alzheimer Gesellschaft hat Regeln für den Umgang mit Demenzkranken zusammengestellt, die das Miteinander erleichtern können. In erster Linie sollten die Angehörigen

- sich über die Krankheit informieren und sich auf den Verlauf einstellen;
- die Krankheit nicht verleugnen, sondern als Tatsache annehmen;
- versuchen, den Kranken, sein Verhalten und seine Äußerungen zu verstehen;
- langsam und deutlich sprechen, an Gewohntes anknüpfen und für einen festen Tagesablauf des Kranken sorgen;
- die Lebensbedingungen anpassen, zum Beispiel elektrische Geräte sichern, für eine Nachtbeleuchtung sorgen, zweckmäßige Kleidung für den Kranken anschaffen und ihn Name und Adresse immer bei sich tragen lassen.

Die Hilfsmöglichkeiten der Ärzte sind noch eingeschränkt. Trotz intensiver Forschung gibt es bisher keine Therapie, die die Ursachen beseitigt. Die einzigen speziellen Medikamente sind so genannte Cholesterinesterase-Hemmer. Sie hindern das Enzym Acetylcholinesterase daran, den Gehirnbotenstoff Acetylcholin abzubauen. Da der Zelltod im Gehirn insbesondere solche Nervenzellen heimsucht, die diesen

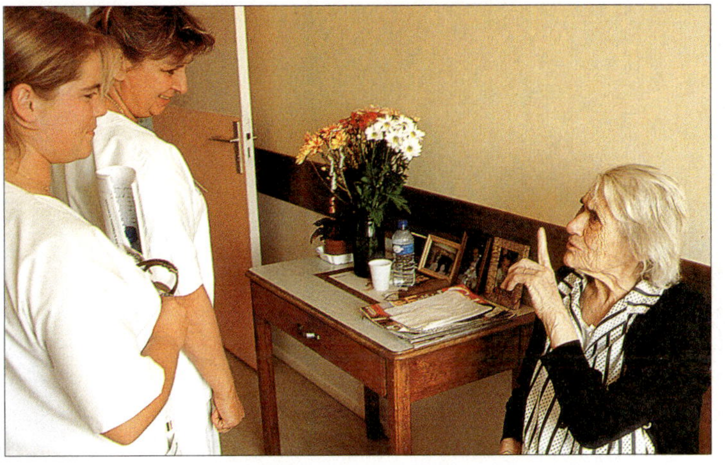

Vom Zeitpunkt der Diagnose an leben Alzheimer-Patienten im Durchschnitt noch neun Jahre. Im fortgeschrittenen Stadium der Krankheit brauchen sie Pflege rund um die Uhr.

Botenstoff herstellen, können die Medikamente den Zellverlust eine Zeit lang ausgleichen, indem sie dafür sorgen, dass den verbliebenen Nervenzellen mehr Botenstoff bleibt. Sie können so den Verlauf der Krankheit vorübergehend verzögern, aber nicht aufhalten. Zumindest im Frühstadium können auch Antioxydantien wie Vitamin E oder Hormone wie Östrogen den Prozess hinauszögern. Antioxydantien fangen schädliche freie Radikale in den Zellen ab und wirken so als allgemeine Verschleißbremse. Östrogene können den Verzweigungsgrad von Nervenzellen erhöhen; möglicherweise ist dies ein Schutzmechanismus gegen Alzheimer.

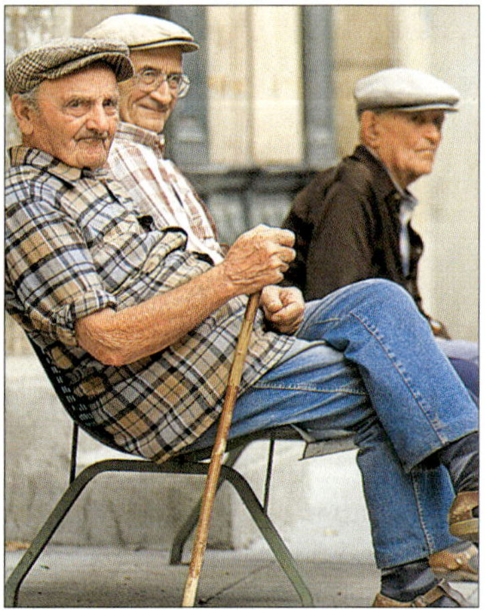

Lebensabend im südfranzösischen Languedoc: Mit Gelassenheit sehen die alten Männer dem Trubel zu und halten gehirnschädigenden Stress fern.

Diskussionen im italienischen San Gimignano: Wer aktiv am sozialen Leben teilnimmt, hält seine grauen Zellen fit.

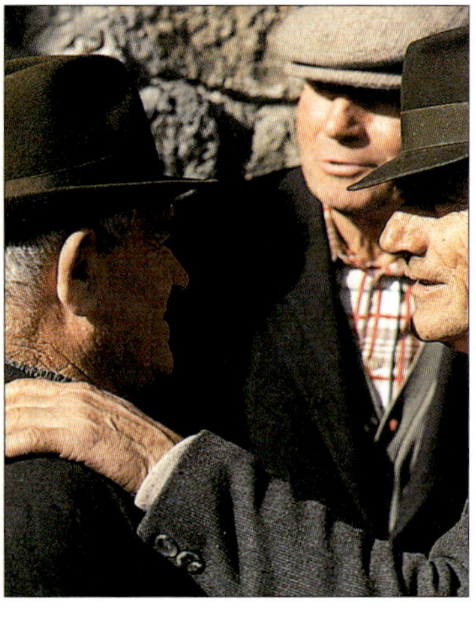

ter dient. Er sammelt sich jedoch auch in den typischen Alzheimer-Amyloid-Plaques an. Wie und warum es dahin kommt, ist eine noch offene, wissenschaftliche Frage. Zur Zeit vermuten die Forscher, dass „Apo-E" mit dafür sorgen könnte, dass bei der Plaque-Bildung das Amyloid chemisch ausfällt.

Bei den meisten Menschen tritt das Gen in einer von drei Varianten auf: E2, E3 oder E4. Menschen mit der E2-Form haben ein statistisch niedrigeres Alzheimer-Risiko. Die häufigste E3-Form verhält sich Alzheimer-neutral, die E4-Form dagegen erhöht das Erkrankungsrisiko um das Vier- bis Fünffache.

Sobald diese Zusammenhänge bekannt waren, war schnell ein Gentest für Apo-E entwickelt. Seither kann durch einen einfachen Bluttest die individuelle Apo-E-Variante bestimmt werden. Das Testergebnis macht wie alle Gentests freilich nur eine Aussage über die statistische Wahrscheinlichkeit, mit der die Getesteten erkranken werden.

Bei Verdacht kann eine alzheimersche Erkrankung heute mit fast 90-prozentiger Sicherheit diagnostiziert werden: anhand der Pupillenreflexe, mit einem Test auf Amyloid-Ablagerungen in der Haut oder durch Überprüfung auf höhere geistige Fähigkeiten. Oft kann das Ergebnis eine quälende Unsicherheit bei Betroffenen und Angehörigen beseitigen. Eine hundertprozentig sichere Standard-Diagnose gibt es für die Kranken jedoch bis heute nicht, ebenso wenig wie eine ursächliche Therapie.

Vor allem im frühen und mittleren Stadium, wenn die Betroffenen noch nicht rund um die Uhr professionelle Pflege brauchen, ist es wichtig, dass sie geistig und körperlich gefordert, aber nicht überfordert werden. Im englischen Sprachraum ist der Satz „Use it or loose it" (gebrauche oder verliere es) zur Faustregel für das Gedächtnis und andere höhere Gehirnfunktionen bei Alzheimer-Kranken geworden. Es entstehen Einrichtungen zur Tagesbetreuung und Kurzzeitpflege, um die Angehörigen zeitweise zu entlasten, ohne die Kranken in Pflegeheimen unterbringen zu müssen. In Forschungsprojekten werden spezialisierte Wohnformen entworfen, die unter anderem mit baulichen und technischen Hilfen die Behinderungen und Bedürfnisse von Alzheimer-Kranken berücksichtigen. Solange diese noch nicht realisiert sind, kommen Sozialpädagogen oder andere Helfer ins Haus, kaufen ein, essen mit den Patienten, beschäftigen und begleiten sie. Die Alzheimer Gesellschaften und andere Organisationen bieten Informationen und Rat für Angehörige.

Das Verhalten gegenüber den Betroffenen und ihrer Erkrankung, die schon die Krankheit des 21. Jahrhunderts genannt wird, ähnelt dem Umgang mit Krebs noch vor wenigen Jahrzehnten. Während heute niemand mehr ernsthaft bezweifelt, dass die Aufklärung von Krebspatienten wichtig für die Krankheitsbewältigung und notwendig für die akti-

RATGEBER: Länger fit in der Gemeinschaft

Nicht nur geistige Aktivitäten halten den Kopf fit, auch soziale. Wer in der Familie oder in einer anderen sozialen Gemeinschaft lebt, sich einerseits darin geborgen fühlen kann und andererseits täglich mit Neuem konfrontiert wird, hat auch bessere Chancen, geistig aktiv zu bleiben. Und nicht nur das: Auch körperliche Probleme treten seltener auf.

Das gilt für ältere Menschen ohne Demenzen ebenso wie für Alzheimer-Patienten in einem frühen Stadium.Sie verbringen nach dem Auftreten der ersten Anzeichen den größten Teil ihrer Lebensspanne in den Familien und außerhalb von medizinischen Einrichtungen. In dieser Zeit ist am wichtigsten, die Leistungsfähigkeit der Betroffenen möglichst lange zu erhalten.

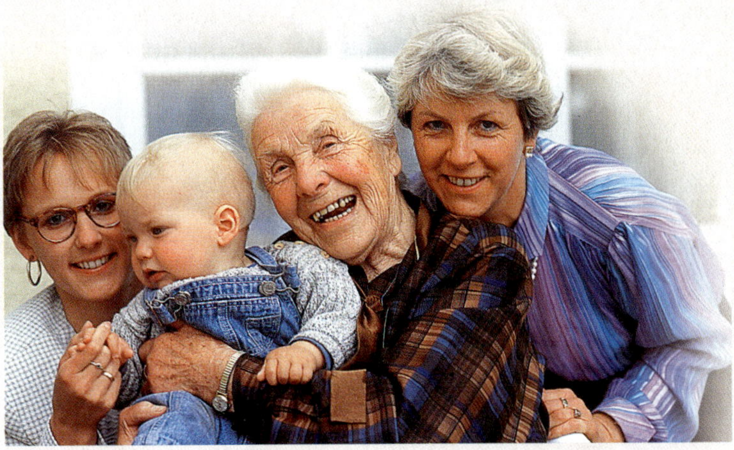

Das gelingt umso besser, je intensiver die alten Menschen eingebunden sind, je mehr sie sich aufgehoben und gestützt fühlen und je mehr sie sich im Alltag kleinen Herausforderungen stellen müssen, die sie noch bewältigen können.

Gerade bei Alzheimer-Patienten ist das aber eine Gratwanderung, denn Überforderung kann die gegenteilige Wirkung haben.

ve Mitarbeit bei der Behandlung ist, diskutieren Ärzte in medizinischen Fachzeitschriften heute noch ernsthaft darüber, ob und wie man Alzheimer-Patienten über ihre Diagnose aufklären soll. Im Alltag wird über jede Vergesslichkeit mit „beginnendem Alzheimer" gewitzelt, aber die Kranken werden oft genug versteckt, die Diagnose im Bekanntenkreis verschwiegen. Alzheimer ist heute eine ähnliche Tabuerkrankung wie Krebs es einmal war. In Todesanzeigen und Medienveröffentlichungen bedeutete „Er verstarb nach langem Leiden" früher Krebs, heute vielfach Alzheimer. Die Enttabuisierung steht der alzheimerschen Krankheit erst noch bevor. Aber sie ist nötig, um den betroffenen Familien gerecht zu werden.

Liebe gegen den Gedächtniszerfall

Fünf Jahre später muss Vitus seine Arbeit aufgeben. Er liest immer noch viel, doch anspruchsvolle Texte überfordern ihn zunehmend. Ein paar Lieblingsbücher stehen neben seinem Sessel, in dem er Abend für Abend und auch tagsüber immer länger sitzt. Wieder und wieder liest

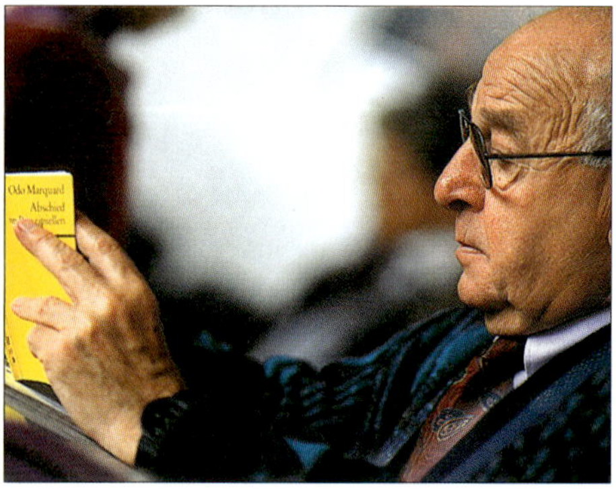

Wer sich zeitlebens geistig gefordert hat, kann im Alter die Früchte ernten: Nie zuvor hat das Gehirn derartig viele Zusammenhänge gespeichert. Und es kann natürlich noch neue Erkenntnisse dazugewinnen.

er darin. Sie sind ihm vertraut, und das gibt ihm Kraft und Sicherheit.

Wenn er nur besser schlafen könnte! Jede Nacht liegt er ratlos wach oder in einem trüben Dämmerzustand und findet keine Erholung. Manchmal steht er auf und wandert ziellos durch die Wohnung. Es beruhigt ihn, wenn er in anderen Häusern Licht sieht. Hinter diesen wenigen Fenstern sind auch Menschen wach. In solchen Momenten fühlt er sich den Unbekannten nahe, die die Nacht mit ihm teilen. Mitunter beschleicht ihn die Angst, der Welt bei Tage nicht mehr gewachsen zu sein. Wenn Mona morgens gegen halb sieben aufwacht, ist er meist schon seit einer Stunde auf und bereitet sich auf den Tag vor. Er will nicht, dass sie merkt, wie zerfahren er dann ist.

Als sie an einem Dienstagmorgen ins Bad kommt, ist er innerlich aufgeräumt, äußerlich frisch und fast fertig mit dem Rasieren. Bei den letzten Bartstoppeln am Hals angekommen setzt der Elektrorasierer aus.

„Mona, was bedeutet das?", wendet er sich hilfesuchend an seine Frau.

„Ach, wahrscheinlich ist der Akku leer. Lad ihn doch einfach wieder auf, dann wird es schon gehen."

Vitus blickt auf den Rasierapparat. Was muss er tun? Der Akku, was war das nochmal? Oh Gott, warum weiß er das nicht mehr? Bloß nichts anmerken lassen!

„Mona, Liebes, könntest du das für mich tun?"

„Aber sicher", antwortet sie gütig und greift kopfschüttelnd zu dem Gerät. Vitus lächelt sie dankbar an und verlässt das Badezimmer. Was nun? Ach ja, das Frühstück und die Zeitung. Er öffnet die Wohnungstür und hebt die Morgenlektüre vom Fußabstreifer auf. Als er damit ins Esszimmer tritt, erschrickt er: „Mona, warum hast du die Möbel umgestellt?"

„Bitte?" Sie ist noch mit ihrer Morgentoilette beschäftigt.

„Warum hast du umgeräumt?"

„Was umgeräumt?" Mit verständnislosem Blick kommt sie aus dem Bad. Vitus steht im Esszimmer, vor seinem angestammten Platz und zeigt wütend auf die Anrichte. Sie steht dort, wo sie immer stand.

„Was soll das da?", fragt er mürrisch, „Räum das wieder weg. Vorher war es gut genug!"

In diesem Augenblick wird Mona klar, dass ihr Verdacht richtig war. Seit Monaten beobachtet sie ihren Mann. Nachdem die Merkwürdigkeiten sich häuften, hat sie sich über die Symptome der alzheimerschen Erkrankung informiert.

„Vitus", sagt sie gefasst, „ich habe nichts umgeräumt. Alles ist an seinem Platz. Komm, lass uns Kaffee trinken."

Rund 25 000 Senioren sind derzeit an Deutschlands Hochschulen für ein Studium eingeschrieben. Die Maxime vom lebenslangen Lernen verwirklichen sie besonders eindrucksvoll.

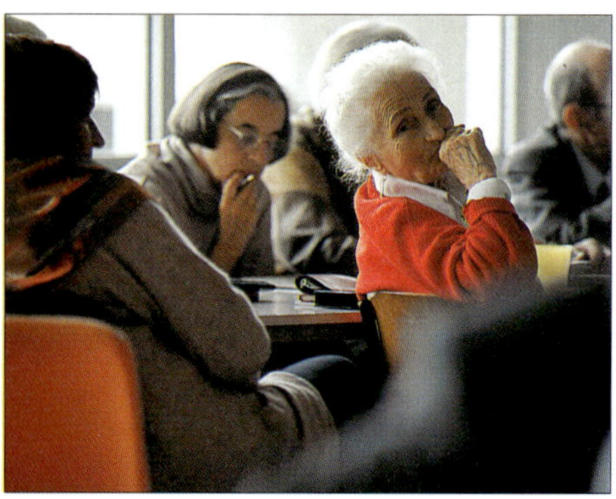

Schweigend nehmen sie ihr Frühstück ein. Vitus ist ratlos und beschämt. Sie hat Recht. Alles ist wie immer. Wie kommt er nur dazu, das Gegenteil zu behaupten?
„Vitus, ich habe mit Max gesprochen", beginnt Mona vorsichtig.
„Schön. Worüber denn?"
„Über dich. Max meint, wir sollten mal zu einer Untersuchung gehen."
Was für eine Untersuchung? Mit ihm war doch eigentlich alles in Ordnung! Sicher, das eine oder andere Wehwehchen, sein Gedächtnis lässt nach, und manchmal versteht er die Welt nicht mehr. Man wird eben nicht jünger!
„Ich brauche keine Untersuchung", entgegnet Vitus schroff.
„Mein Lieber, es wäre gut für dich. Und für uns. Wenn wir Bescheid wüssten, könnten wir uns das Leben entprechend einrichten."
„Worüber Bescheid wüssten?", fragt Vitus misstrauisch.
Mona seufzt. Sie weiß, dass sie ungeheure Kraft brauchen wird. Sie wird selbst Hilfe benötigen und eine große Menge Selbstdisziplin. Man kann es hinauszögern, aber nicht verhindern. Er wird sich immer schwerer zurechtfinden und am Ende wird er sie nicht mehr erkennen. Vor allem davor hat sie Angst. Doch dann besinnt sie sich auf das Hier und Jetzt.
„Vitus", sagt sie liebevoll, „wir können uns glücklich schätzen, dass unsere alten Körper uns bisher nicht im Stich gelassen haben. Wir tun viel dafür: Wir gehen spazieren, wir essen gesund und wir führen ein ausgeglichenes Leben ..."
Ihre ruhige Art besänftigt ihn.
„Außerdem lieben wir uns", fügt er lächelnd hinzu.

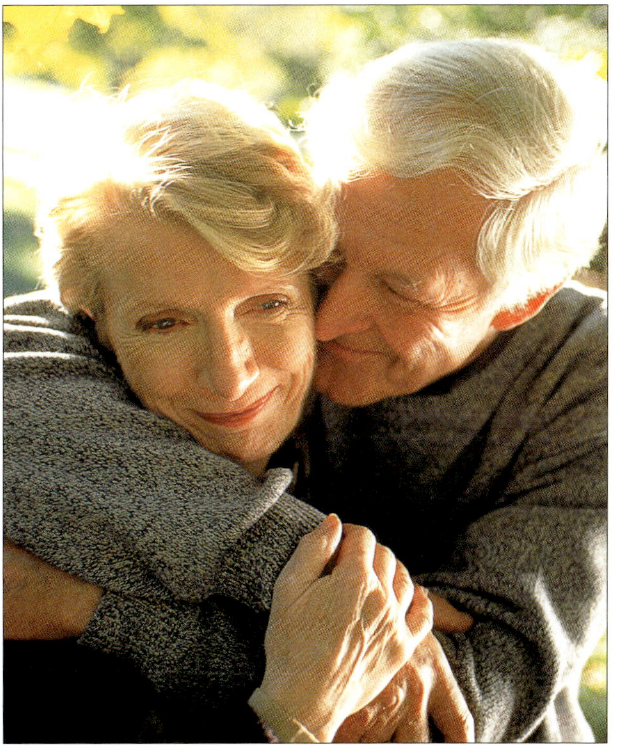

Liebe und Sexualität mögen sich im Alter verändern – verschwinden müssen sie nicht. Glück und Geborgenheit halten auch die grauen Zellen gesund und lebendig.

Mona ist erleichtert. „Ja, und wir lachen immer noch viel miteinander."
Vitus blickt zufrieden drein.
„Wir sollten aber auch auf unseren Kopf achten", wiederholt Mona ihren Vorschlag, „auf die grauen Zellen hier oben. Sie machen manchmal schneller schlapp, als einem lieb ist. Und deswegen könnten wir nächste Woche zu einem Gesundheits-Check-up gehen, einfach so. Wir lassen uns beide untersuchen und wissen hinterher, ob alles in Ordnung ist."
Na schön, wenn sie meint. Mit einer Mischung aus Nachsicht, Liebe und Dankbarkeit lächelt Vitus seine Frau an: „So machen wir es."

Alzheimer
Alzheimer Angehörigen Initiative e.V.
Brunnenstr. 5
10119 Berlin
Tel.: 0 30/44 33 87 41
Fax: 0 30/44 33 87 22
E-Mail: info@alzheimerforum.de
Internet: www.alzheimerforum.de

Deutsche Alzheimer Gesellschaft
Kantstr. 152
10623 Berlin
Tel.: 0 30/31 50 57 33
Fax: 0 30/31 50 57 35
E-Mail: deutsche.alzheimer.ges@t-online.de
Internet: www.deutsche-alzheimer.de

Aphasiker
Bundesverband für die Rehabilitation der Aphasiker e.V. (BRA)
Robert-Koch-Straße 34
97080 Würzburg
Tel.: 09 31/25 01 30-0
Fax: 09 31/25 01 30-39
E-Mail: Aphasiker@t-online.de
Internet: www.wuerzburg.de/aphasiker

Angststörungen
Agoraphobie e.V. – Berliner Angstzentrum
Taunusstraße 5
12161 Berlin
Tel.: 0 30/8 51 58 24
Angstsprechstunde:
jeden Donnerstag 18 bis 19.30 Uhr
Fax: 0 30/8 51 58 24
Internet: www.angstzentrum.de

DASH – Deutsche Angststörungenhilfe und Selbsthilfe e.V.
Gerhard Schick
Bayerstr. 77a Rgb
80335 München
Tel.: 0 89/54 40 37 75
Fax: 0 89/54 40 37 76

Autismus
Bundesverband Hilfe für das autistische Kind – Vereinigung zur Förderung autistischer Menschen e.V.
Bebelallee 141
22297 Hamburg
Tel.: 0 40/5 11 56 04
Fax: 0 40/5 11 08 13
E-Mail: Autismus-BV-HAK@t-online.de
Internet: www.autismus.de

Gehirn-/Gedächtnistraining
Bundesverband Gedächtnistraining nach Dr. med. Franziska Stengel e.V.
Zum Appelhof 1
51570 Windeck-Herchen
Tel.: 0 22 43/34 43
Fax: 0 22 43/84 09 66
Internet: www.bv-gedaechtnistraining.de

Gesellschaft für Gehirntraining e.V.
GfG
Valentingasse 9
85560 Ebersberg
Postfach 14 20
85555 Ebersberg
Tel.: 0 80 92/86 49 30
Fax: 0 80 92/86 49 50

Verband der Gehirntrainer Deutschlands e.V.
Karl-Flößer-Str. 4
76189 Karlsruhe
Tel.: 07 21/86 54 21
Fax: 07 21/86 54 21

Gesellschaft für Gedächtnis- und Kreativitätsförderung e.V. (GGK)
Brunnenweg 4
88260 Argenbühl
Tel.: 0 75 66/26 55
Fax: 0 75 66/13 87

Gehörschädigungen
Deutscher Gehörlosen-Bund e.V.
Paradeplatz 3
24768 Rendsburg
Tel.: 0 43 31/58 97-22
Fax: 0 43 31/58 97-45
E-Mail: info@gehoerlosen-bund.de
Internet: www.gehoerlosen-bund.de

Deutsche Gesellschaft zur Förderung der Gehörlosen und Schwerhörigen e.V. DG
Niemöllerallee 18
81739 München
Tel.: 0 89/67 92 02 48
Fax: 0 89/67 92 02 49
E-Mail:
101552.332@COMPUSERVE.COM

Hochbegabung
Bildung und Begabung e.V.
Informationsdienst
Postfach 20 14 48
53144 Bonn
Tel.: 02 28/95 92 50
Fax: 02 28/37 65 54

Deutsche Gesellschaft für das hochbegabte Kind (DGhK) e.V.
Dorothea Karcher
Sondershauser Straße 80
12249 Berlin
Tel.: 0 30/7 11 77 18
Internet: www.dghk.de

Hochbegabtenförderung e.V.
Am Pappelbusch 45
44803 Bochum
Tel: 02 34/93 56 70
Fax: 02 34/9 35 67 25
E-Mail: hbf@hbf-ev.de
Internet: www.hochbegabtenfoerderung-ev.de

Mensa in Deutschland (MinD) e.V.
Vereinigung von Menschen mit hoher Testintelligenz
Cirsten Novellino
Einsteinstraße 1
82152 Planegg
Tel.: 0 89/85 66 38 00
Fax: 0 89/85 74 974
E-Mail: mensa-info@gmx.de
Internet: www.de.mensa.org

Hypnose
Deutsche Gesellschaft für zahnärztliche Hypnose
Esslinger Str. 40
70182 Stuttgart
Tel.: 07 11/ 24 40 32
Fax: 07 11/ 2 36 06 18
E-Mail: mail@dgzh.de
Internet: www.dgzh.de

Milton-Erickson-Gesellschaft für klinische Hypnose e.V. – M.-E.-G.
Konradstr. 16
80801 München
Tel.: 0 89/34 02 97 20
Fax: 0 89/34 02 97 20
E-Mail: 101512.1136@compuserve.com

Legasthenie/Lese-Rechtschreib-Schwäche
Bundesverband Legasthenie e.V.
Königstr. 32
30175 Hannover
Tel.: 05 11/31 87 38
Fax: 05 11/31 87 39
E-Mail: BVLEGAST@aol.com
Internet: www.selbsthilfe-online.de/bv/legasthenie/

Lernbehinderung
Lernen fördern –
Bundesverband zur
Förderung Lernbehinderter e.V.
Rolandstr. 61
50677 Köln
Tel.: 02 21/38 06 66
Fax: 02 21/38 59 54
E-Mail: lernenfoerdernbv@netcologne.de
Internet: http://selbsthilfe-online.de/bv/lernenfoerdern/

Migräne
Deutsche Migräne- und Kopfschmerzgesellschaft
Leopoldstr. 59/II
80802 München
Tel.: 0 89/33 40 03
Fax: 0 89/33 29 42
Anfragen an:
Herrn Prof. Dr. G. Haag
Elztal-Klinik
Pfauenstr. 6
79215 Elzach-Oberprechtal
Tel.: 0 76 82/80 53 33
Internet: www2.dmkg.org/dmkg/

Migräne-Liga e.V.
c/o Nikolai Karheiding
Westerwaldstr. 1
65462 Ginsheim-Gustavsburg
Tel.: 0 61 44/22 11
Fax: 0 61 44 /3 19 08
E-Mail: karheiding@migraeneliga-deutschland.de
Internet: www.migraeneliga-deutschland.de

Parkinson
Deutsche Parkinson Vereinigung e.V. – Bundesverband
Moselstr. 31
41464 Neuss
Tel.: 0 21 31/41 01 6/7
Fax: 0 21 01/4 54 45
Internet: www.uni-ulm.de/klinik/expneuro/dpv

Psychosen
Aktion Psychisch Kranke (APK)
Brunsgasse 4–6
53117 Bonn
Tel.: 02 28/67 67 40/41
Fax: 02 28/67 67 42
E-Mail: apk@psychiatrie.de

Bundesverband der Angehörigen psychisch Kranker (BApK)
E-Mail: bapk@psychiatrie.de
Bundesverband der Psychiatrie-Erfahrenen (BPE)
Adresse/Tel./Fax/Internet wie Dachverband Psychosozialer Hilfsvereine
E-Mail: bpe@psychiatrie.de

Dachverband Psychosozialer Hilfsvereine
Thomas-Mann-Str. 49 a
53011 Bonn
Tel.: 02 28/63 26 46
Fax: 02 28/65 80 63
E-Mail: dachverband@psychiatrie.de
Internet: www.psychiatrie.de

Deutsche Gesellschaft für Soziale Psychiatrie e.V. (DGSP)
Stuppstr. 14
50823 Köln
Tel.: 02 21/51 10 02
Fax: 02 21/52 99 03
E-Mail: dgsp@netcologne.de
Internet: www.psychiatrie.de

Schädel-Hirn-Trauma
Bundesverband Schädel-Hirn-Patienten in Not e.V.
Bayreuther Str. 33
92224 Amberg
Tel.: 0 96 21/6 48 00
Fax: 0 96 21/6 36 63
E-Mail: S-H-Patienten_in_Not@dfx.de
Internet: www.dfx.de/Schaedel-hirn

Schlaganfall
Deutsche Gesellschaft zur Förderung der neurologischen Rehabilitation
Priv.-Doz. Dr. Hömberg
Neurologisches Therapiecentrum (NTC)
Hohensandweg 37
40591 Düsseldorf
Tel.: 02 11/8 71 61 22

Deutsche Gesellschaft für Neurotraumatologie und klinische Neuropsychologie
c/o Dr. Martin Prosiegel
Neurolog. Krankenhaus München
Tristanstr. 20
80804 München
Tel.: 0 89/36 08 71 30
Fax: 0 89/36 08 71 97
E-Mail: prosiegel-nkm@t-online.de

Stiftung Deutsche Schlaganfall-Hilfe
Carl-Bertelsmann-Str. 256
33335 Gütersloh
Postfach 104
33311 Gütersloh
Tel.: 0 52 41/9 77 00
Fax: 0 52 41/70 20 71
Internet: www.schlaganfall-hilfe.de

Schmerzen
Deutsche Schmerzhilfe e.V. – Bundesverband
Sietwende 20
21720 Grünendeich
Tel.: 0 41 42/81 04 34
Fax: 0 41 42/81 04 35

Deutsche Schmerzliga e.V.
Roßmarkt 23
60311 Frankfurt a. M.
Tel.: 0 69/29 98 80 75
Fax: 0 69/29 98 80 33
E-Mail: Schmerzliga@t-online.de
Internet: www.dsl-ev.de

Hilfe für medikamentenabhängige Schmerzkranke e.V. (HIMS)
Ascherfeld 11
28757 Bremen
Tel.: 04 21/65 14 95
Fax: 04 21/65 14 30

Sehbehinderung
Bund zur Förderung Sehbehinderter e.V.
Max-Planck-Straße 24
4080 Ratingen
Tel.: 0 21 02/44 47 37
Fax: 0 21 02/44 47 37
Internet: www.medizin-forum.de/bfs

Deutscher Blinden- und Sehbehindertenverband e.V.
Bismarckallee 30
53173 Bonn
Tel.: 02 28/95 58 20
Fax: 02 28/35 77 19
E-Mail: info@dbsv.org
Internet: www.dbsv.org

Sprachheilpädagogik
Deutsche Gesellschaft für Sprachheilpädagogik (dgs)
Goldammerstraße 34
12351 Berlin
Tel.: 0 30/6 61 60 04
Fax: 0 30/6 61 60 24
E-Mail: dgs@ulro.com
Internet: www.sprachtherapie.de/dgs

Suizidprävention
Deutsche Gesellschaft für Suizidprävention – Hilfe in Lebenskrisen e.V.
c/o Prof. Dr. Wolfersdorf
Bezirkskrankenhaus Bayreuth
Nordring 2
95445 Bayreuth
Tel.: 09 21/2 83-3 01
Fax: 09 21/2 83-3 95

Hilfe zum Weiterleben e.V.
Moltkestr. 10
32756 Detmold
Postfach 18 18
32708 Detmold
Tel.: 0 52 31/3 29 84
Fax: 0 52 31/ 3 84 20

Sucht
Anonyme Alkoholiker Interessengemeinschaft e.V.
Lotte-Branz-Straße 14
80939 München
Tel.: 0 89/3 16 95 00
E-Mail: kontakt@anonyme-alkoholiker.de
Internet: www.anonyme-alkoholiker.de

Blaues Kreuz in Deutschland e.V.
Freiligrathstr. 27
42289 Wuppertal
Postfach 20 02 52
42202 Wuppertal
Tel.: 02 02/6 20 03-0
Fax: 02 02/6 20 03-81
E-Mail: bkd@blaues-kreuz.de
Internet: www.blaues-kreuz.de

Deutsche Hauptstelle gegen die Suchtgefahren e.V.
Westring 2
59065 Hamm
Tel.: 0 23 81/9 01 50
Fax: 0 23 81/90 15 30
E-Mail: info@dhs.de
Internet: www.dhs.de

K

L

M

N

O

P

Bildnachweis

alphabetisch
Anordnung im Layout: l. = links, r. = rechts, o. = oben, m. = Mitte, u. = unten, a. = außen, i. = innen, h. = unterlegter Hintergrund

TITEL: Mauritius

UMSCHLAGRÜCKSEITE (von l. o. nach r. u.): Miketta, Gaby; Jirikowski, Gustav; IFA (2); Focus

INHALT (von l. o. nach r. u.): Jirikowski, Gustav; Lennart Nilsson, „Ein Kind entsteht"/Mosaik Verlag; IFA; Okapia; IFA; AKG (2); Tony Stone; Focus (2); Mauritius; Bavaria; Focus; IFA; Focus (h.)

INNENTEIL: **action press**: Seite 60 (r. u.), 94, 96 (o., u.), 97 (o., u.), 99, 115 (o.), 118 (u.), 180 (o.), 181 (o., u.), 194, 199 (u.), 200 (o., u.); **AKG**: Seite 60 (o. l., m. r.), 60/61 (h.), 61 (o., u.), 80 (u.), 95 (l. und 2. von l.), 108/109 (l., o.), 110 (o., u.), 111 (o., u.), 126, 135 (o. l., o. r., m. l., m. r., u. l., u. r.), 146 (o.: Erich Lessing, u.: Werner Forman), 147 (o.), 185; **Bavaria**: Seite 31, 70 (o.), 90 (u.), 116, 124 (l.), 148 (u.), 155 (o., u.), 161 (r.), 162/163 (l.), 175, 177, 179, 182, 184 (r. u., r. m.); **Blaas, Harm Gerd/University Hospital Trondheim**: Seite 32; **Chapell, Webb**: Seite 119 (o.); **dpa**: Seite 81 (o.), 195; **Focus**: Seite 11 (o., u.), 15, 16/17 (h.), 18 (o., 2. und 3. von o.), 20 (o.), 28, 33, 34 (o., u.), 40 (u.), 50 (u.), 58 (o., u.), 59 (a.), 65, 67 (l., r. o., r. u.), 77 (o.), 78 (o.), 79 (o. m.), 81 (u.), 83 (o., u.), 89 (o.), 90 (o.), 104, 115 (3. von o.), 118 (o.), 128/129, 130 (u.), 131 (u.), 132, 133, 136, 138 (o., u.), 139, 140 (u.), 141, 144/145, 151, 158 (o.), 166 (u.), 169 (u.), 188/189 (l.), 190 (o., u.), 191 (o., u.), 193 (r.), 197 (l., r.), 199 (o.), 205, 206 (o., u.), 208 (o., u.); **Guger, Christoph/TU Graz/Abteilung für medizinische Informatik**: Seite 142; **Harvard University/Jessy Bauer**: Seite 119 (u.); **IFA Bilderteam**: Seite 35 (o.), 42/43, 44 (o., u.), 45 (o.), 52 (r. o., r. u.), 66 (o.), 74 (r., l.), 76 (o., u.), 77 (u.), 78 (u.), 79 (r. u., l. u.), 86/87, 88 (o.), 89 (u.), 95 (2. von r., ganz r. o.), 103 (u.), 105, 112, 113 (l., r.), 114 (o., u.), 115 (o., 2. von o.), 120 (o.), 121 (u.), 124 (u.), 125, 131 (o.), 140 (o.), 148 (o.), 152, 158 (u.), 159 (u.), 164 (o., u.), 165 (o., u.), 171, 173 (o., u.), 176 (o., u.), 178, 186 (u.), 187, 189 (r.), 192, 193 (l., 2. von l.), 201, 207, 209; **Image Bank**: Seite 115 (u.); **Institut für Graphische Datenverarbeitung (IGD)/Fraunhofer Gesellschaft, Darmstadt**: S. 24 (o., u.); **Institut für Plastination**: Seite 143; **Interfoto**: Seite 80 (o.), 120 (u.), 122, 123 (o., u.); **Jirikowski, Gustav**: Seite 8/9, 16 (u.), 17 (o., m.), 25 (o., u.), 40/41 (h.), 41 (o., u.), 160, 161 (l.), 167 (o. r., o. l., u. r., u. l.), 204 (o., u.); **Mauritius**: Seite 35 (u.), 45 (u.), 48 (o., u.), 49 (o., u.), 52 (l.), 53, 56, 57, 66 (u.), 70 (u.), 71 (o., u.), 75, 84, 88 (u.), 101, 106, 107, 130 (o.), 137, 150, 163 (r.), 168 (o., u.), 169 (o.), 170 (u.), 174, 183, 184 (r. o.) ; **Max-Planck-Gesellschaft**: Seite 82; **Miketta, Gaby**: Seite 17 (u.); **Moritz, Mike**: Seite 93 (l.); **Nilsson, Lennart, „Ein Kind entsteht"/Mosaik Verlag**: Seite 12, 13, 22/23, 26, 27 (l.), 29 (l.), 38, 39; **Odenwald, Michael**: Seite 134 (u. m.); **Okapia**: Seite 10 (o., u.), 16 (o., m.), 18 (u.), 20 (u.), 27 (r.), 29 (r.), 40 (o.), 50 (o., 2. von o.), 59 (i.), 62 (o., u.), 64, 68/69, 93 (r.), 127, 166 (o.), 170 (o.), 196, 198, 202, 203; **Pohlmann, Andreas**: Seite 72; **Saal, Rich**: Seite 134/135 (h.); **von Salomon, Thomas**: Seite 159 (o.); **Stockfood/Susie Eising**: Seite 184 (l. o.), **The Wellcome Institute**: Seite 102 (o., u.); **Tony Stone:** Seite 7, 100, 109 (u.), 117; **VG Bild-Kunst Bonn 1999/AKG**: S. 147 (u.); **Viollet, Roger**: Seite 60 (l. u.); **Visum/Wolfgang Steche**: Seite 134 (u. r.); **Warner Brothers:** Seite 180 (u.); **Wildlife**: Seite 95 (r.), 98, 156 (o., u.), 157 (o., u.); **Wolter, Harro**: Seite 85; **Zabert Sandmann Verlag**: Seite 186; **Zefa**: Seite 172; **Zuma Images/James Aronovsky**: Seite 134 (u. l.); **ohne credit**: Seite 103 (o.)

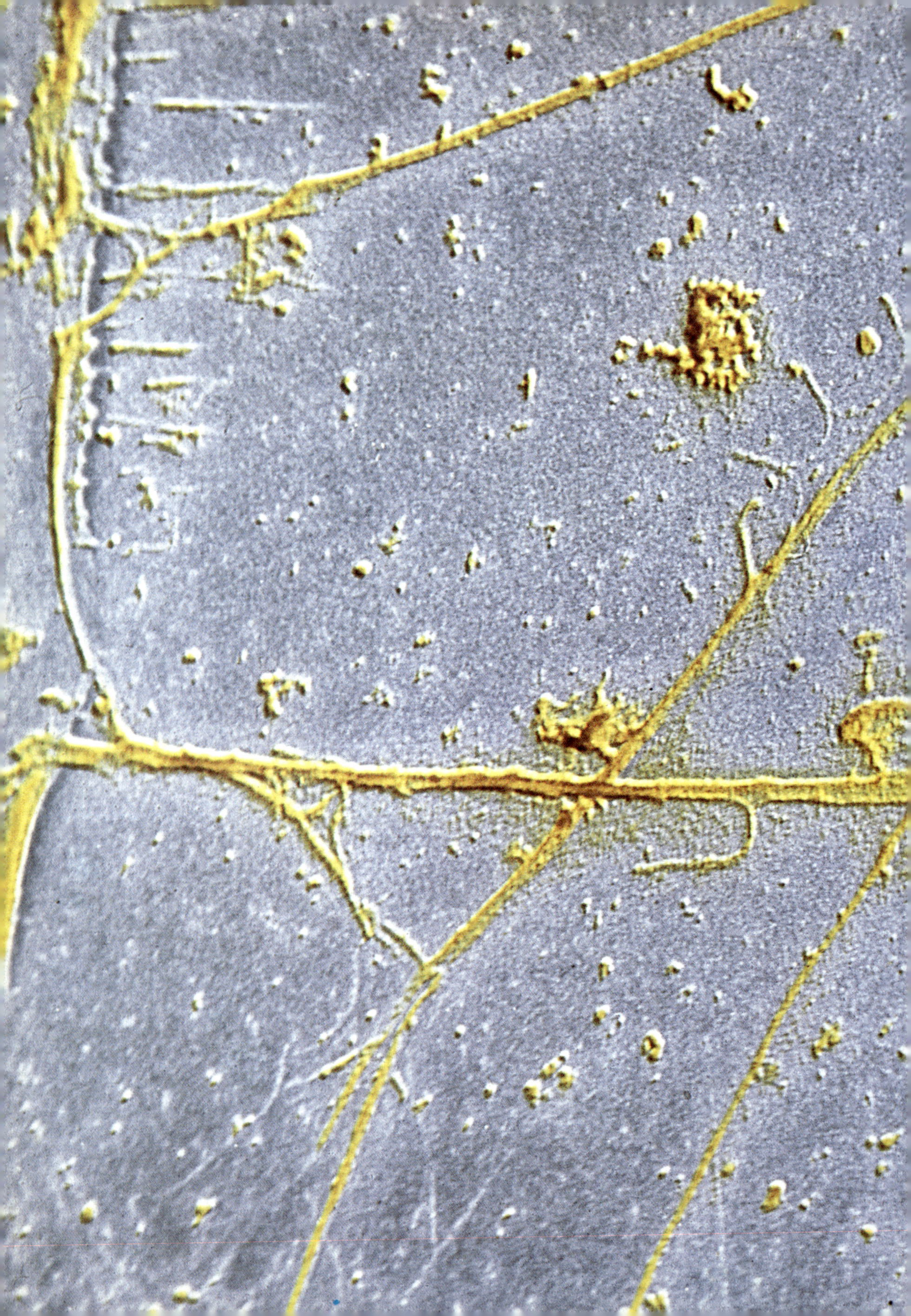